U0335920

中医

内科常见病诊疗与康复

主编 张文海 李 丽 徐立娜 陈会娟 王海威 向召娣 高乘成

黑龙江科学技术出版社

图书在版编目（CIP）数据

中医内科常见病诊疗与康复／张文海等主编. —— 哈
尔滨：黑龙江科学技术出版社，2021.8
ISBN 978-7-5719-1078-5

Ⅰ．①中… Ⅱ．①张… Ⅲ．①中医内科－常见病－诊
疗②中医内科－常见病－中医学－康复医学 Ⅳ．①R25

中国版本图书馆CIP数据核字（2021）第169348号

中医内科常见病诊疗与康复
ZHONGYI NEIKE CHANGJIANBING ZHENLIAO YU KANGFU

主　　编　张文海　李　丽　徐立娜　陈会娟　王海威　向召娣　高乘成
责任编辑　项力福
封面设计　宗　宁
出　　版　黑龙江科学技术出版社
　　　　　地址：哈尔滨市南岗区公安街70-2号　邮编：150007
　　　　　电话：（0451）53642106　传真：（0451）53642143
　　　　　网址：www.lkcbs.cn
发　　行　全国新华书店
印　　刷　山东麦德森文化传媒有限公司
开　　本　787 mm×1092 mm　1/16
印　　张　19.5
字　　数　624千字
版　　次　2021年8月第1版
印　　次　2021年8月第1次印刷
书　　号　ISBN 978-7-5719-1078-5
定　　价　158.00元

前　言

　　中医学是研究人体生理和病理以及疾病的诊断、防治、保健的一门学科,其萌芽于远古社会,至宋金元时期进入了快速发展阶段,时至今日,已有数千年的悠久历史。中医学是中华民族在与疾病长期斗争的过程中积累的宝贵财富,其有效的实践与丰富的知识蕴含着深厚的科学内涵,是中华民族优秀文化的重要组成部分,为人类健康做出了不可磨灭的贡献。随着人们生活水平的不断提高和健康意识的不断增强,中医学在诊疗难治性疾病、原因未明疾病、体质性疾病及身心性疾病方面越来越具有独特的优势。因此,了解和掌握中医学的基础知识和临床治疗技能,丰富临床诊疗手段,提高疗效尤为重要。为此,我们结合历史文化发展中的中医精粹及现代前沿科研成果,特编写了《中医内科常见病诊疗与康复》一书。

　　本书内容共分为11章,首先系统地阐述了中医内科的基础理论知识,包括中医学说、中医诊断方法等内容;然后重点介绍了脑系常见病证、心系常见病证、肺系常见病证等疾病的临床辨证诊疗,包括疾病的病因病机、诊断与鉴别诊断、辨证论治、预后转归等方面;最后介绍了常见病证的中西医结合治疗。本书结构层次清晰,资料翔实,紧密结合临床实践的实用性,把握学科进展和诊治水平的先进性。本书可供中医各科的临床医师及从事中医教学、科研的工作者参考,也可作为中医院校学生初进临床的参考书,对临床医师综合分析问题和解决问题能力的提高有很强的指导作用。

　　鉴于编者的临床经验及编书风格迥异,加之时间仓促,书中存在的疏漏或不妥之处,恳请广大读者批评指教。

《中医内科常见病诊疗与康复》编委会

2021 年 5 月

目　录

第一章　中医学说 ·· (1)

　　第一节　阴阳学说 ·· (1)

　　第二节　五行学说 ·· (2)

　　第三节　藏象学说 ·· (4)

　　第四节　经络学说 ·· (9)

　　第五节　气血津液学说 ·· (10)

第二章　中医诊断方法 ·· (13)

　　第一节　望诊 ·· (13)

　　第二节　闻诊 ·· (17)

　　第三节　问诊 ·· (19)

　　第四节　切诊 ·· (20)

第三章　经络与腧穴 ·· (24)

　　第一节　经络 ·· (24)

　　第二节　腧穴 ·· (27)

第四章　脑系常见病证 ·· (35)

　　第一节　眩晕 ·· (35)

　　第二节　颤证 ·· (40)

　　第三节　痴呆 ·· (44)

　　第四节　痫病 ·· (47)

第五章　心系常见病证 ·· (53)

　　第一节　心悸 ·· (53)

　　第二节　不寐 ·· (60)

　　第三节　多寐 ·· (64)

第四节　健忘 ………………………………………………………………… (66)

第六章　肺系常见病证 ……………………………………………………… (69)

第一节　感冒 ………………………………………………………………… (69)

第二节　咳嗽 ………………………………………………………………… (73)

第三节　肺胀 ………………………………………………………………… (77)

第四节　肺痨 ………………………………………………………………… (82)

第五节　肺痈 ………………………………………………………………… (87)

第六节　肺痿 ………………………………………………………………… (88)

第七节　肺癌 ………………………………………………………………… (93)

第八节　喘证 ………………………………………………………………… (100)

第九节　哮病 ………………………………………………………………… (102)

第十节　失音 ………………………………………………………………… (105)

第七章　肝胆系常见病证 …………………………………………………… (112)

第一节　肝著 ………………………………………………………………… (112)

第二节　肝癖 ………………………………………………………………… (116)

第三节　黄疸 ………………………………………………………………… (122)

第四节　胁痛 ………………………………………………………………… (124)

第八章　脾胃系常见病证 …………………………………………………… (127)

第一节　呃逆 ………………………………………………………………… (127)

第二节　噎膈 ………………………………………………………………… (133)

第三节　反胃 ………………………………………………………………… (138)

第四节　胃痛 ………………………………………………………………… (143)

第九章　肾系常见病证 ……………………………………………………… (153)

第一节　水肿 ………………………………………………………………… (153)

第二节　尿浊 ………………………………………………………………… (159)

第三节　阳痿 ………………………………………………………………… (163)

第四节　遗尿 ………………………………………………………………… (168)

第五节　遗精 ………………………………………………………………… (171)

第六节　癃闭 ………………………………………………………………… (177)

第七节　关格 ………………………………………………………………… (180)

第八节　耳鸣、耳聋 ………………………………………………………… (187)

第九节　子痫…………………………………………………………………（192）

第十章　内分泌科常见病证………………………………………………（194）

　　第一节　消渴…………………………………………………………………（194）

　　第二节　汗证…………………………………………………………………（209）

　　第三节　肥胖…………………………………………………………………（214）

第十一章　常见病证的中西医结合治疗……………………………………（220）

　　第一节　颅内肿瘤的中西医结合治疗……………………………………（220）

　　第二节　甲状腺功能亢进症的中西医结合治疗…………………………（233）

　　第三节　甲状腺功能减退症的中西医结合治疗…………………………（240）

　　第四节　慢性支气管炎的中西医结合治疗………………………………（246）

　　第五节　肺脓肿的中西医结合治疗………………………………………（253）

　　第六节　急性胃炎的中西医结合治疗……………………………………（261）

　　第七节　慢性胃炎的中西医结合治疗……………………………………（266）

　　第八节　消化性溃疡的中西医结合治疗…………………………………（274）

　　第九节　肝硬化的中西医结合治疗………………………………………（282）

　　第十节　尿崩症的中西医结合治疗………………………………………（292）

　　第十一节　更年期综合征的中西医结合治疗……………………………（298）

参考文献……………………………………………………………………（304）

第一章

中 医 学 说

第一节 阴 阳 学 说

阴阳学说是中国古代朴素的对立统一理论,它认为阴和阳两个对立统一的方面,贯穿于一切事物之中,是一切事物运动和发展变化的根源及其规律。

阴阳是宇宙中相互关联的事物或现象对立双方属性的概括。凡是运动的、外向的、上升的、温热的,无形的,明亮的、兴奋的都属于阳。相对静止的、内守的、下降的、寒冷的、有形的、晦暗的、抑制的都属于阴。

一方面阴阳双方是通过比较而分阴阳;如 60 ℃的水,同 10 ℃的水相比,当属阳,但同 100 ℃的水相比则属阴。因此,单一事物就无法定阴阳;另一方面,阴阳之中复有阴阳,如昼为阳,夜属阴,而白天的上午属阳中之阳,下午则属阳中之阴,黑夜的前半夜为阴中之阴,后半夜为阴中之阳。但是必须注意任何事物都不能随意分阴阳,不能说寒属阳,热属阴,也不能说女属阳,男属阴,必须按照阴和阳所特有的属性来一分为二才是阴阳。

阴阳学说的基本内容概括为以下五个方面。

一、阴阳交感

阴阳交感是指阴阳二气在运动中互相感应而交合的过程,阴阳交感是万物化生的根本条件。在自然界,天之阳气下降,地之阴气上升,阴阳二气交感,形成云、雾、雷、电、雨、露,生命得以诞生,从而化生出万物。在人类,男女媾精,新的生命个体诞生,人类得以繁衍。如果阴阳二气在运动中不能交合感应,新事物和新个体就不会产生。

二、阴阳对立制约

对立即相反,如上与下,动与静,水与火,寒与热等。阴阳相反导致阴阳相互制约。如温热可以驱散寒气,冰冷可以降低高温,水可以灭火,火可以使水沸腾化气等,温热与火属阳,寒冷与水属阴,这就是阴阳对立相互制约。阴阳双方制约的结果,使事物取得了动态平衡。

三、阴阳互根互用

阴阳互根是指一切事物或现象中相互对立着的阴阳两个方面,具有相互依存,互为根本的关系,即阴和阳任何一方都不能脱离另一方而单独存在。每一方都以相对的另一方的存在为自己存在的前提和条件;如热为阳,寒为阴,没有热也就无所谓寒,没有寒也就无所谓热。阴阳互用是指阴阳双方不断地资生,促进和助长对方;如藏于体内的阴精,不断地化生为阳气,保卫于体表的阳气,使阴精得以固守于内,即阴气在内,是阳气的根本,阳气在外是阴精所化生的。

四、阴阳消长平衡

阴阳消长平衡是指对立互根的双方始终处于一定限度内的,彼此互为盛衰的运动变化之中,致阴消阳长或阳消阴长等。包括以下四种类型。

(一)此长彼消

这是制约较强造成的,如热盛伤阴,寒盛伤阳皆属此类。

(二)此消彼长

这是制约不及所造成的,如阴虚火旺,阳虚阴盛皆属此类。

(三)此长彼亦长

这是阴阳互根互用得当的结果。如补气以生血,补血以养气。

(四)此消彼亦消

这是阴阳互根互用不及所造成的,如气虚引起血虚,血虚必然气虚,阳损及阴,阴损及阳等。

阴阳平衡,指对立互根的阴阳双方,总是在一定限度内、在一定条件下维持着相对的动态平衡。

五、阴阳相互转化

阴阳相互转化指对立互根阴阳双方在一定条件下可以各自向其相反的方面发生转化。即阳可转为阴,阴可转为阳,气血转化,气精转化,寒热转化等,一般都产生于事物发展变化的"物极"阶段,即所谓"物极必反"。阴阳消长是一个量变的过程,而阴阳转化是在量变基础上的质变。

(李　丽)

第二节　五行学说

五行学说也属古代哲学范畴,是以木、火、土、金、水五种物质的特性及其"相生"和"相克"规律来认识世界,解释世界和探求宇宙规律的一种世界观和方法论。所谓五行是指木、火、土、金、水五种物质及其运动变化。

一、五行特性

(一)木的特性

"木曰曲直","曲"屈也,"直"伸也。曲直即是指树木的枝条具有生长柔和,能曲又能直的特性。因而引申为凡具有生长、升发、条达、舒畅等性质或作用的事物均归属于木。

(二)火的特性

"火曰炎上","炎"是焚烧、热烈之义,"上"是上升。"炎上"是指火具有温热上升的特性。因而引申为凡具有温热、向上等特性或作用的事物,均归属于火。

（三）土的特性

"土爰稼穑","爰"通"曰","稼"即种植谷物,"穑"即收割谷物。"稼穑"泛指人类种植和收获谷物的农事活动。因而引申为凡具有生化、承载、受纳等性质或作用的事物,均归属于土。

（四）金的特性

"金曰从革","从",由也,说明金的来源,"革"即变革,说明金是通过变革而产生的。自然界现成的金属极少,绝大多数金属都是由矿石经过冶炼而产生的。冶炼即变革的过程,故曰"金曰从革"。因而凡具有沉降、肃杀、收敛等性质或作用的事物,都归属于金。

（五）水的特性

"水曰润下","润"即潮湿、滋润、濡润,"下"即向下,下行,"润下"是指水滋润下行的特点。故引申为凡具有滋润、下行、寒凉、闭藏等性质或作用的事物皆归属于水。

二、自然界五行结构系统

自然界五行结构系统见表1-1。

表 1-1　自然界五行结构系统

五行	五音	无味	无色	五化	五方	五季	五气
木	角	酸	青	生	东	春	风
火	徵	苦	赤	长	南	夏	暑
土	宫	甘	黄	化	中	长夏*	湿
金	商	辛	白	收	西	秋	燥
水	羽	咸	黑	藏	北	冬	寒

* 长夏指农历六月份

三、人体五行结构系统

人体五行结构系统见表1-2。

表 1-2　人体五行结构系统

五行	五脏	五腑	五官	形体	情志	五声	变动	五神	五液	五华
木	肝	胆	目	筋	怒	呼	握	魂	泪	爪
火	心	小肠	舌	脉	喜	笑	忧	神	汗	面
土	脾	胃	口	肉	思	歌	哕	意	涎	唇
金	肺	大肠	鼻	皮	悲	哭	咳	魄	涕	毛
水	肾	膀胱	耳	骨	恐	呻	栗	志	唾	发

人体五行结构系统统构成了中医脏象学说的理论构架。

四、五行的生克制化规律

（一）五行相生

五行相生是五行之间递相资生、促进的关系,是事物运动变化的正常规律。其次序为木生火、火生土、土生金、金生水、水生木、木生火。

（二）五行相克

五行相克是五行之间递相克制、制约关系，是事物运动变化的正常规律。其次序为木克土、土克水、水克火、火克金、金克木、木克土。

五行相生关系又称为"母子关系"，任何一行都存在"生我"和"我生"两方面的关系。"生我者为母"，"我生者为子"。五行相克关系又称为"所胜""所不胜"关系，"克我"者为"所不胜"，"我克者"为"所胜"。

（三）五行制化

五行制化是指五行之间生中有制，制中有生，递相资生制约以维持其整体的相对协调平衡的关系。如木克土，土生金，金克木，说明木克土，而土生金，金反过来再克木，维持相对平衡关系。水克火，水生木，木生火。说明水既克火，又间接生火，以维持相对协调平衡的关系。

五、五行乘侮和母子相及

（一）五行相乘

五行相乘是五行中的某一行对被克者的另一行过度克制，从而致事物与事物之间失去了正常的协调关系，其原因是克我者一行之气过于强盛或我克者一行之气本气虚弱。如生理状态下，木克土；在病理状态下，即出现木乘土，原因有木旺乘土或土虚木乘。

五行相乘规律与五行相克的次序完全一致，但意义不同，前者是病理状态，后者是生理状态。

（二）五行相侮

五行相侮是五行中某一行对原来克我者的一行反向克制，从而使事物间失去了正常的协调关系。其原因是我克者一行之气过于强盛或克我者一行之气本身虚弱。如生理状态下，木克土；在病理状态下，即出现土侮木。五行相侮规律与五行相克规律相反，是一种病理状态。

（三）母子相及

1.母病及子

母行异常影响到子行，结果母子两行均异常。

2.子病犯母

子行异常影响到母行，结果母子两行均异常。

（李　丽）

第三节　藏象学说

藏象学说是通过对人体的生理、病理现象的观察，研究人体脏腑等的生理功能、病理变化及其相互关系的学说。

一、内脏的分类及其区别

内脏的分类及其区别见表1-3。

表 1-3　内脏的分类及其区别

类别	内容	生理功能特点	形态特点
五脏	心，肝，脾，肺，肾	藏精化气生神 藏精气而不泻 满而不能实	主要为实体性器官
六腑	胆，胃，大肠，小肠，膀胱，三焦，心包络	传化物而不藏 实而不能满 以通降为用	多为管腔性器官
奇恒之腑	脑，髓，骨，脉，胆，女子胞(精室)	藏精气而不泻， 不传化物。 除胆外，无表里关系。 除胆外，无阴阳五行配属关系	形态中空有腔 相对密闭

二、五脏

(一)心的主要生理功能及病理表现

(1)心主血脉是指心气推动血液在脉中运行,流注全身,发挥营养和滋润作用。心主血脉的前提条件是心行血,指心气维持心脏的正常搏动,推动血液在脉中运行;心生血,是指心火将水谷精微"化赤"生血;心主脉,是指脉道的通畅,血液在脉中的正常运行,形成脉象。心主血脉的生理表现,主要从以下四个方面观察。面色红黄隐隐,红润光泽;舌质淡红;脉象和缓有力,节律均匀,一息四至;虚里搏动(指心尖)和缓有力,节律均匀,其动应手。其病理表现:心气虚,心血虚,血脉空虚可导致心悸不安,面色苍白或萎黄,舌质淡白,脉细弱微,虚里心悸不安;心血淤,心血阻滞,可出现心绞痛症状,面色灰暗,唇青舌紫,脉结、代、促、涩,虚里闷痛。

(2)心藏神主要是指心具有主宰人体五脏六腑,形体官窍的一切生理活动和人体精神意识思维活动的功能。而精神意识思维活动主要体现在五神,即神、魂、魄、意、志。五志,即喜、怒、忧、思、悲。五神五志又分属五脏,但主宰是心。中医学中有心(属五脏)和脑(属奇恒之腑)等概念,但以心概脑。心主神志的生理表现,主要是精神饱满,反应灵敏。其病理表现如下。①心不藏神:反应迟钝,健忘,神志亢奋,烦躁不安,失眠,谵语多梦。②神志衰弱:神志不合,萎靡不振;神志错乱和癫狂等,后者属现代医学重型精神病范畴。

(二)肺的主要生理功能和病理表现

(1)肺主宣发指肺气向上升宣,向外布散。其生理作用如下。①通过呼吸运动,排除人体内浊气;②通过人体经脉气血运行,布散由脾转输而来的水谷精微,津液于全身,内至五脏六腑,外达肌腠皮毛;③宣发卫气,调节腠理开合,排泄汗液,并发挥抗邪作用。病理表现为肺失宣发:恶寒发热、自汗或无汗、胸闷、咳喘、鼻塞、流清涕,属现代医学上感范畴。

(2)肺主肃降指肺气向下通降或使呼吸道保持洁净,其生理作用:①通过呼吸运动,吸入自然界清气。②通过经脉气血运行,将肺吸入清气和由脾而来的水谷精微,津液下行布散。③通过咳嗽等反射性保护作用,肃清呼吸道内过多的分泌物,以保持其清洁。其病理表现:肺气上逆,肺失肃降,胸闷,咳喘。

(3)肺主气,司呼吸:肺主气指肺具有主持呼吸之气,一身之气的功能概括。肺司呼吸,指肺具有呼浊吸清,实现机体内外气体交换的功能。其生理作用如下。①吸入自然界的清气,促进人体气的生成,营养全身。②呼出体内浊气。排泄体内废物,调节阴阳平衡。③调节人体气机的升降出入运动。其病理表现:胸闷,咳喘,呼吸不利,呼吸微弱。

(4)肺主通调水道指肺主宣发肃降功能对体内水液的输布排泻起着疏通和调节作用。水道指人体内水液运行的通道。肺主通调水道其生理作用主要是调节体内水液代谢的平衡。机制主要是肺主宣发使津液向外,向上散布,濡养脏腑、器官、腠理、皮毛,呼浊和排汗,将部分水分和废物排除人体外。肺主肃降,使津液下行布散,濡养人体,使代谢后水液下行布散至膀胱,通过膀胱的气化作用生成尿液。其病理表现:肺通调失职可出现痰饮水肿。

(5)肺朝百脉,助心行血:肺朝百脉指全身血液通过经脉聚会于肺并进行气体交换,再输布于全身。肺气宣发肃降具有协助心脏、助心行血、促进血液运动的作用。其病理表现:肺气虚,血脉瘀滞,肺气宣降失调,胸闷,心悸,咳喘,唇青舌紫。

(6)肺主治节指肺具有协助心脏对机体各个脏腑组织器官生理活动的治理调节作用,是肺的生理功能的概括。

(三)脾的主要生理功能和病理表现

(1)脾主运化水谷指脾对饮食物的消化,化为水谷精气,以及对其的吸收、转输和散精作用。其生理机制:①脾协助胃消磨水谷。②脾协助胃和小肠把饮食物化为水谷精微。③吸收水谷精微转输到心肺,经肺气宣发肃降而布散全身经脉、气血运行布散全身。其病理表现:主要表现为纳差,腹胀,便溏,四肢倦怠无力,少气懒言,面色萎黄,舌质淡白。

(2)脾主运化水液指脾对水液的吸收、转输、布散作用。其生理机制:①脾吸收津液。②将津液转输到肺,通过肺的宣降而布散全身,起濡养作用,转输到肾,膀胱,经膀胱的气化作用而形成尿液。其病理表现:脾虚失运而致水液停滞,表现内湿。痰饮,水肿,带下,泻泄。

(3)脾主升清指脾具有将水谷精微等营养物质吸收并上输入心肺头目。化生气血以营养全身的功能。其病理表现:①升清不及可出现眩晕,腹胀,便溏,气虚的表现。②中气下陷,腹部胀坠,内脏下垂,如胃下垂,脱肛,子宫下垂等。

(4)脾主统血指脾有统摄血液在脉内运行,不使其逸出脉外的作用。其病理表现如下。脾不统血表现有脾气虚,出血,崩漏,尿血,便血,皮下出血等。

(四)肝的主要生理功能及病理表现

(1)肝主藏血指肝具有贮藏血液、调节血量、防止出血的生理功能。其病理表现如下。①机体失养:如头目失养,视力模糊,夜盲,目干涩,眩晕;筋脉失养:肢体拘急,麻木,屈伸不利;胞宫失养:月经后期,量少,闭经,色淡,清稀。②血证:肝血虚,肝火旺盛,热迫血行。③肝肾阴虚:肝阳上亢,阳亢生风,眩晕,上重下轻,头胀痛,四肢麻木。④月经过多,崩漏。

(2)肝主疏泻指肝具有疏通、宣泻、升发、调畅气机等综合生理功能,其病理表现如下。疏泻不及:气郁,气滞,胸胁、乳房、少腹胀痛。疏泻太过:气逆,面红目赤,心烦易怒,头目胀痛。气滞则血瘀,胸胁刺痛,痛经,闭经。气滞则水停,鼓胀水肿。肝失疏泻还可引起肝脾不调、肝胃不和致腹胀,恶心,呕吐,嗳气,返酸。肝胆气郁则口苦,恶心,呕吐,黄疸等。肝气郁结:闷闷不乐,多疑善虑,喜太息。肝气上逆,情志亢奋,急躁易怒,失眠多梦。肝失疏泻可引起气血不和,冲任失调,经带胎产异常,不孕不育。

(五)肾的主要生理功能及病理表现

(1)肾藏精是指肾具有封藏精气、促进人体生长发育和生殖功能,以及调节机体的代谢和生殖活动的作用。

肾精包括先天之精和后天之精。先天之精指禀受于父母的生殖之精,后天之精即水谷精微和脏腑之精,二者之间的关系是后天之精依赖于先天之精活力资助,才能不断化生,先天之精依赖于后天之精的培育充养。肾精可化生肾气,肾气有助于封藏肾精。肾中精气按其功能类别可划分为肾阴、肾阳。肾阴是指肾中精气对各脏腑组织器官起滋养濡润作用的生理效应。肾阳指肾中精气对各脏腑组织器官起推动温煦作用的生理效应。其病理表现:①肾中精气不足,可导致生长发育障碍,生殖繁衍能力减弱,发生某些遗传性或先天性疾病。②肾阴阳失调,肾阳虚可致虚寒证,肾阴虚可致虚热证。

(2)肾主水液指肾主持和调节人体的水液代谢平衡。人体代谢水液经三焦下行归肾,肾将含废物成分多的水液下注膀胱。通过肾及膀胱气化作用而排出体外,以维持体内水液代谢的平衡。其病理表现:肾气(阳)虚(肾气不化)可致气化失常,导致水液代谢障碍,津液停滞,尿少,痰饮水肿,癃闭;津液流失(肾气不固),尿频,尿多。

(3)肾主纳气指肾具有摄纳肺所吸入的清气,以防止呼吸表浅的作用。病理表现:呼吸表浅微弱,呼多吸少,动辄气喘。

三、六腑

(一)胆的生理功能

(1)藏泻精汁助消化。

(2)主决断,指胆在精神意识活动中具有准确判断作出决定的作用。

(二)胃的生理功能

(1)主受纳,腐熟水谷:指胃具有接受容纳饮食物,消化饮食物成为食糜,吸收水谷精微和津液的功能。

(2)胃主通降,以通降为和:指胃气下行降浊特点而言,主要是指胃受纳水谷并将食糜下传入小肠的作用,同时也概括了胃气协助小肠将食物残渣下传入大肠协助大肠传化糟粕的功能。

(三)小肠的生理功能

(1)主受盛化物指小肠具有接受由胃下降的食糜并将其进一步消化,化为水谷精微的功能。

(2)主分清别浊指小肠将食糜进一步分别为水谷精微,津液和食物残渣,剩余水分的功能。

(四)大肠的生理功能

主传化糟粕,具有接受食物残渣,吸收水分,将食物残渣化为粪便,排除大便的功能。

(五)膀胱的主要生理功能

膀胱的主要生理功能是贮藏津液排泄小便。

(六)三焦的概念及生理功能

三焦的概念其一是指脏腑的外围组织,是分布于胸腹腔的大腑,又称孤腑,其主要功能如下。①通行元气:元气通过三焦而至五脏六腑,推动和激发各脏腑生理功能活动。②决渎行水:具有疏通水道,通行水液的功能,是水液、津液运行输布的道路。

三焦的概念其二是指人体上中下三个部位及其相应脏腑功能的概括。上焦指横膈以上,即心、肺、心包络、头面部、上肢。中焦指横膈以下脐以上,包括脾、胃、肝脏等。下焦指脐以下,包括肝、肾、大小肠、膀胱、精室、子女胞、下肢。其中肝按功能特点可划归下焦,按部位分类划归中焦。三焦的主要生理功能:"上焦如雾",指上焦心肺布散全身津液,营养周身的作用,如同雾露弥散一样。"中焦如沤",是指中焦脾胃消化饮食物,吸收水谷精微,津液的作用,如同酿酒一样。"下焦如渎",是指胃、大肠、小肠,膀胱传导糟粕,排泻废物作用,如同沟渠必需疏通流畅。

四、脏与脏之间的关系

(一)心和肺

心和肺主要表现在气血互根互用。肺主气司呼吸,生成宗气,主宣降,肺朝百脉,助心行血,促进心主血脉的生理功能。心行血,肺脏得养,血为清气载体而布散全身,促进肺主宣降的生理功能。

(二)心和脾

心和脾主要表现在血液的化生、运行上的相辅相成。脾运化水谷精微,则心血充盈。心脏化赤生血,则脾得血养。脾主统血,防止血逸脉外,心气维持心脏的正常搏动,推动血行脉中。

(三)心和肝

心和肝主要反映在血液运行,精神活动的相辅相成。心气维持心脏的正常活动;肝主疏泄则气机条畅,促进血液运行,肝主藏血,调节人体部分血量,有助于血液的正常运行。在精神活动方面,心藏神,产生和主宰人的精神活动,调节人体脏腑生理功能,肝主疏泄,调畅人的精神情志活动,肝藏魂,主谋虑。

(四)心和肾

心和肾主要表现在心肾相交。肾阴上济于心,以滋心阴,则心火不亢,心火下降于肾,以温肾阳,则肾水不寒。

(五)肺与脾

肺与脾主要表现在气的生成,津液输布代谢的协同作用。脾为生气之源,脾主运化水谷精微功能旺盛,则水谷精气来源充足。肺为主气之枢,肺在自然界中吸入清气和脾主运化水谷精气,合称宗气。肺的宣降作用推动全身气血正常运行。在代谢方面,脾主运化水液,上输布于肺,经肺的宣降而输布全身,肺主宣降,通调水道,防止内湿痰饮。

(六)肺与肝

肺与肝主要表现在气机升降协调,气血运行的协同作用。肺主肃降,肝主升发,升降相因,则气机协调,肺朝百脉助心行血,促进气血运行,肝主疏泄,气机条畅,促进血液运行,肝主藏血,调节血量,有助于血液的正常运行。

(七)肺与肾

肺与肾主要表现在水液代谢,呼吸运动。脏阴互资的协同作用。肾主水液,升清降浊,肺主宣发肃降,通调水道,维持水液代谢平衡。肺司呼吸,肺主气,肾主纳气,摄纳肺从自然界吸入之清气,防止呼吸表浅,肾阴是一身阴液之根本,肾阴充养肺阴,肺主肃降下输清气,水谷精气,滋养肾阴。

(八)肝与脾

肝与脾主要表现在对饮食物消化。血液的生成运行方面的协同作用:"土得木而达",脾属土,肝属木,肝主疏泄,气机条畅,促进脾纳腐运化,促进脾升胃降,疏泄胆汁,进入小肠,有助消化。"木赖土以培之",脾胃功能健旺,气血生化有源,促进肝藏血,藏魂。脾主运化水谷精微,气血生成有源,肝主疏泄,气机条畅,促进血液运行,肝主藏血,调节血量。脾主统血,防止血逸脉外。

(九)肝与肾

肝与肾主要表现在肝肾同源。肝藏血,肾藏精,精血同源于水谷精微,且精血互化。

（十）脾与肾

脾与肾主要表现在水液代谢中的协同作用（见前述）和先后天的资生促进作用。肾阳温煦脾阳，脾运化水谷精微充养肾精。

由于六腑是以传化物为其生理特点，故六腑之间的相互关系主要体现于饮食物的消化吸收和排泻过程中的相互联系和密切配合。

五脏与六腑之间的关系，实际上就是阴阳表里的关系，由于脏属阴，腑属阳，脏为里，腑为表，一脏一腑，一阴一阳，一里一表，相互配合，并有经脉相互络属，从而构成脏腑之间的密切联系。

（李　丽）

第四节　经　络　学　说

经络是经脉和络脉的总称，是人体运行全身气血，联络脏腑形体官窍，沟通上下内外的通道。经络学说是研究人体经络系统的组织结构，生理功能，病理变化及其与脏腑形体官窍，气血津液等相互关系的学说，是中医理论体系的重要组成部分。

一、经络系统

经脉是人体气血循行的主要通道，经脉包括十二正经，奇经八脉和十二经别。经脉有固定的循行路线，且循行部位一般较深，多纵行分布于人体上下。十二正经包括手、足三阴经和手、足三阳经。奇经包括督脉、任脉、冲脉、带脉、阴跷脉、阳跷脉、阴维脉、阳维脉，十二经别是十二经脉的较大分支，起于四肢，循行于脏腑深部，上出于颈项浅部。

络脉也是经脉的分支，但多无一定的循行路径，纵横交错，网络全身，多布于人体浅表。络脉有别络、浮络和孙络之分，其中别络的主要功能是加强相为表里的两条经脉之间在体表的联系。

经脉外连经筋和皮部，经脉络脉内络属脏腑，联系全身的组织、器官，散布于体表各处，同时深入体内，连属各个脏腑。经络的基本生理功能是运行全身气血，营养脏腑组织，联络脏腑器官，沟通上下内外，感应传导信息，调节功能平衡。

二、十二经脉

（一）经脉的命名与分布

经脉的命名主要是根据阴阳、手足、脏腑三个方面而定的。人体各部位按阴阳分类，脏为阴，腑为阳，内侧为阴，外侧为阳，手经循于上肢，足经循于下肢。阴经属脏，循行于四肢内侧，阳经属腑，循行于四肢外侧。

十二经脉命名及分布规律见表1-4。

（二）走向规律

手之三阴，从胸走手；手之三阳，从手走头；足之三阳，从头走足；足之三阴，从足走腹胸。阴经向上，阳经向下。

表 1-4 十二经脉命名及分布规律

			（前）	（中）	（后）
十二经脉	阴经	手	肺	心包	心
		（内侧）	太阴	厥阴	少阴
		足	脾	肝	肾
	阳经	手	大肠	三焦	小肠
		（外侧）	阳明	少阳	太阳
		足	胃	胆	膀胱

（三）交接规律

阴阳经交于四肢末端，阳经交于头面部，阴经交于内脏，即手三阴经与手三阳经交于上肢末端，手三阳经与足三阳经交于头面部，足三阳经与足三阴经交于下肢末端，足三阴经与手三阴经交于内脏。

（四）表里关系

主要与脏腑的表里关系有关，如手太阴肺经，属肺络大肠，手阳明大肠经，属大肠络肺，其特点是四肢内外侧相对的两条经互为表里。如手太阴肺经分布于上肢内侧前部，手阳明大肠经分布于上肢外侧前部。

（五）流注次序

手太阴肺经示指端，手阳明大肠经鼻翼旁，足阳明胃经足大趾端，足太阴脾经心中，手少阴心经小指端，手太阳小肠经目内眦，足太阳膀胱经足小指端，足少阴肾经胸中，手厥阴心包经无名指端，手少阳三焦经目外眦，足少阳胆经足大趾，足厥阴肝经肺中交于手太阴肺经。

三、奇经八脉

奇经八脉是督、任、冲、带、阴跷、阳跷、阴维、阳维脉的总称。其主要功能是可加强十二经脉之间的联系，调节十二经脉气血，参与肝、肾、女子胞、脑、髓等重要脏器生理功能。其中督脉为阳脉之海，总督一身之阳经。任脉为阴脉之海，总督一身之阴经，冲脉为血海，调节十二经脉气血。

（李　丽）

第五节　气血津液学说

一、气

气是构成人体和维持人体生命活动最基本的物质。

（一）气的生成来源

先天之精气：是指肾中精气，来源于父母生殖之精。后天之精气：来源于饮食物，经脾胃化生之水谷精气和来源于自然界经肺吸入之清气。

（二）气的生理作用

气具有推动人体各脏腑组织器官生理功能的作用。气可促进精血、津液的化生,输布及其功能活动。

（三）气机

气机指气的运动。脏腑的气机规律:心气主降,肺气主宣发肃降,脾气主升,肝主升发,肾气主升,六腑都主降。气机失调的主要表现形式有气滞(郁)、气逆、气陷、气闭、气脱等。

（四）气的分类

1.元气(原气)

元气是人体中最基本,最重要的根源于肾的气,其生成依赖于肾中精气所化生和水谷精气的充养,其分布形式是发源于肾,以三焦为通道,输布于全身。其主要生理功能:①推动人体生长发育和生殖。②促进和调节各脏腑、经络、组织生理功能活动。③决定体质强弱,具有抗病能力。

2.宗气

宗气是指由肺吸入之清气和脾胃化生之水谷精气汇集于胸中结合而成。在一定程度上是心肺功能的代表。其分布积聚于胸中,贯注于心肺。向上出于肺,循喉咙而走息道,向下注入丹田,并注入足阳明之气街(相当于腹股沟部位)而下行于足,其贯入心者经心脏入脉,在胸中推动气血的运行。其主要生理功能:①走息道司呼吸。②贯心脉而行气血。③与人体视听言动等功能相关。

3.营气

营气是行于脉中、具有营养作用之气。由于营气行于脉中化生为血,营气和血可分而不可离,故常称"营血",营气和卫气相对而言。营气在脉中,卫气在脉外,在外者属阳,在内者属阴,故又称营阴。其生成主要由脾胃运化之水谷精气中的精纯柔和部分所化生,其主要功能是化生血液,营养全身。

4.卫气

卫气是行于脉外之气,由脾胃化生水谷精气中剽疾滑利部分所化生。卫气行于脉外,白昼依赖体表手足三阳经脉,由头面部别行布散至肢端而不还流。夜晚从肾开始,依相克次序在五脏中运行。其主要生理功能:①护卫肌表抗御外邪。②启闭汗孔,调节体温。③温养脏腑,润养皮毛。④维持人体"昼精而夜瞑"的生理状态。

二、血

血是运行于脉中而循环流注于全身的富有营养和滋润作用的红色液体,是构成人体和维持人体生命活动的基本物质之一。其生成依赖于水谷精微化血,津液化血,精髓化血,与脾、胃、心、肝、肾密切相关。血行于脉中,运行于全身,环周不休,有节律的流动。心气充沛是维持血循的基本动力。肺朝百脉,助心行血和宗气的推动作用;肝主疏泄,促进血的运行和调节血量作用;脾主统血作用等是血循的基本条件。血的主要功能是润养和滋润全身,且血液是神志活动的主要物质基础。

三、津液

津液是人体一切正常水液的总称。在机体内除血液之外,其他所有的液体均属津液范畴,包括各脏腑组织的内在体液及其正常的分泌物。津液来源于饮食物。其生成、输布、排泄,与脾主运化水液,肾主水液,肺主通调水道,肝主疏泄,胃主纳腐,小肠分清别浊,大肠主津,膀胱贮藏津液,排泻小便,三焦的决渎功能等密切相关。其中与脾肺肾关系最为密切,而以肾最为重要。其排泄方式有汗、呼气、尿、粪。津液的生理功能:津液经孙脉络渗入血脉中化为血液滋润和濡养全身,通过排泄代谢废物而调节阴阳平衡,津液还是气之载体之一。

四、气血之间的关系

（一）气对血的作用

气为血之帅,是气对血的生成循行中的主导作用而言,对气的生血、行血、摄血作用的概括。气能生血是指水谷精微是血液生成的主要物质来源。气化作用是血液生成的动力。气能行血是指气的推动和温煦作用是血循行的动力。气能摄血是指气的固摄作用具有防止血逸脉外的功能。

（二）血对气的作用

血为气之母,是指血为气的物质基础和依附根源而言,是血能载气,血能养气的概括。血能载气是指血为气的载体,气依附于血,才不致浮散脱失,血能养气是指血不断为脏腑组织功能活动提供营养,血足则气充。

五、津血之间的关系

津血之间的关系主要表现在津血同源,即同源于水谷精微,主要依赖于脾胃功能活动所化生,津和血之间可以互相转化。

六、气与津液的关系

气与津液的关系主要表现在气能生津,气能推动和激发脾胃功能,有助于脾胃运化水谷精微,津液源于水谷精气,故气是津液生成的物质基础和动力。气能行津,指气的运动变化是津液输布排泻的动力。气能摄津,是指气的固摄作用控制着津液的排泄。

（向召娣）

第二章

中医诊断方法

第一节 望　诊

望诊是医师运用视觉观察患者的神色形态、局部表现、舌象、分泌物和排泄物色质的变化来诊察病情的方法。望诊应在充足的光线下进行,以自然光线为佳。

一、全身望诊

全身望诊主要是望患者的精神、面色、形体、姿态等,从而对病性的寒热虚实,病情的轻重缓急,形成总体的认识。

(一)望神

神,广义是指高度概括的人体生命活动的外在表现,狭义是指神志、意识、思维活动。望神即是通过观察人体生命活动的整体表现来判断病情。

1.得神

得神多见精力充沛,神志清楚,表情自然,言语正常,反应灵敏,面色明润含蓄,两目灵活明亮,呼吸顺畅,形体壮实,肌肉丰满等。

2.少神

少神多见于神气不足,精神倦怠,动作迟缓,气短懒言,反应迟钝,面色少华等。

3.失神

失神多见于神志昏迷,或烦躁狂乱,或精神萎靡;目睛呆滞或晦暗无光,转动迟钝;形体消瘦,或全身水肿;面色晦暗或鲜明外露;还可见到呼吸微弱,或喘促鼻扇,甚则猝然仆倒,目闭口开,手撒遗尿,或撮空理线,寻衣摸床等。

4.假神

假神多见大病、久病、重病之人,精神萎靡,面色暗晦,声低气弱,懒言少食,病未好转,突然见精神转佳,两颊色红如妆,语声清亮,喋喋多言,思食索食等。也称"回光返照""残灯复明"。

(二)望色

望色是指通过观察皮肤色泽变化以了解病情的方法。能了解脏腑功能状态和气血盛衰、病邪的性质及邪气部位。

1.常色

正常的面色与皮肤色,包括主色与客色。

(1)主色:终生不变的色泽。

(2)客色:受季节、气候、生活和工作环境、情绪及运动的因素影响所致气色的短暂性改变。

2.病色

病色包括五色善恶与五色变化。五色善恶主要通过色泽变化反映出来,明润光泽而含蓄为善色;晦暗枯槁而显露为恶色。五色变化主要表现有青、赤、黄、白、黑五色,主要反映主病、病位、病邪性质和病机。

(1)青色:主寒证、痛证、惊风、血瘀。

(2)赤色:主热。

(3)黄色:主湿、虚、黄疸。

(4)白色:主虚、寒,失血。

(5)黑色:主肾虚、水饮、瘀血。

(三)望形体

形体指患者的外形和体质。

1.胖瘦

胖瘦主要反映阴阳气血的偏盛偏衰的状态。

2.水肿

面浮肢肿而腹胀为水肿证;腹胀大如裹水,脐突、腹部有青筋是臌胀之证。

3.瘦瘪

大肉消瘦,肌肤干瘪,形肉已脱,为病情危重之恶病质。小儿发育迟缓,面黄肌瘦,或兼有胸廓畸形,前囟迟闭等,多为疳积之证。

(四)望动态

动态指患者的行、走、坐、卧、立等体态。

1.动静

阳证、热证、实证者多以动为主;阴证、寒证、虚证者多以静为主。

2.咳喘

呼吸气粗,咳嗽喘促,难于平卧,坐而仰首者,是肺有痰热,肺气上逆之实证;喘促气短,坐而俯首,动则喘甚,是肺虚或肾不纳气;身肿心悸,气短咳喘,喉中痰鸣,多为肾虚水泛,水气凌心射肺之证。

3.抽搐

抽搐多为动风之象。手足拘挛,面颊牵动,伴有高热烦渴者,为热盛动风。伴有面色萎黄,精神萎靡者为血虚风动;手指震颤蠕动者,多为肝肾阴虚,虚风内动。

4.偏瘫

猝然昏仆,不省人事,偏侧手足麻木,运动不灵,口眼㖞斜,为中风偏枯。

5.痿痹

关节肿痛,屈伸不利,沉重麻木或疼痛者多是痹证;四肢痿软无力,行动困难,多是痿证。

二、局部望诊

局部望诊是对患者的某些局部进行细致的观察,而了解病情的方法。

(一)望头面

头部过大过小均为异常,多由先天不足而致;囟门陷下或迟闭,多为先天不足或津伤髓虚;面肿者,或为水湿泛溢,或为风邪热毒;腮肿者,多为风温毒邪,郁阻少阳;口眼㖞斜者,或为风邪中络,或为风痰阻络,或为中风。

(二)望五官

1.望眼

眼部内应五脏,可反映五脏的情况。其中目眦血络属心,白睛属肺,黑睛属肝,瞳子属肾,眼胞属脾。望眼主要包括望眼神、色泽、形态的变化以了解人体气血盛衰的变化。

2.望耳

耳主要反映肾与肝胆情况。

3.望鼻

鼻主要反映肺与脾胃的情况。

4.望口唇

口唇主要反映脾胃的情况。

5.望齿龈

齿龈主要反映肾与胃的情况。

(三)望躯体

见瘿瘤者,为肝气郁结,气结痰凝;见瘰疬者,为肺肾阴虚,虚火灼津,或感受风火时毒,郁滞气血;项强者,为风寒外袭,经气不利,或为热极生风;鸡胸者,多为先天不足,或为后天失养;腹部深陷,多为久病虚弱,或为新病津脱;腹壁青筋暴露者,多属肝郁血瘀。

(四)望皮肤

主要观察皮肤的外形变化及斑疹、痘疮、痈疽、疔疖等情况。

(五)望毛发

主要为色泽、分布及有无脱落等情况。

三、望排出物

望排出物包括望排泄物和分泌物。如痰、涎、涕、唾,呕吐物,大小便等,通过观察性状、色泽、量的多少等辨别疾病的寒热虚实,脏腑的盛衰和邪气的性质。

四、望小儿指纹

望小儿指纹适用于3岁以内的小儿,与成人诊寸口脉具有相同的诊断意义。小儿指纹是手太阴肺经的分支,按部位可分为风、气、命三关。示指第一节为风关,第二节为气关,第三节为命关。正常指纹为红黄隐隐于示指风关之内。其临床意义可概括为纹色辨寒热,即红紫多为热证,青色主惊风或疼痛,淡白多为虚证;淡滞定虚实,即色浅淡者为虚证,色浓滞者为实证;浮沉分表里,即指纹浮显者多表证,指纹深沉者多为里证;三关测轻重,即指纹突破风关,显至气关,甚至显于命关,表明病情渐重,若直达指端称为"透关射甲",为临床危象。

五、望舌

舌诊对了解疾病本质,指导辨证论治有重要意义。

望舌时应注意光线充足,以自然光线为佳。患者应自然伸舌,不可太过用力。并注意辨别染苔。正常舌象可概括为淡红舌,薄白苔,即舌质淡红明润,胖瘦适中,柔软灵活;舌苔薄白均匀,干湿适中,不黏不腻,揩之不去。

(一)望舌质

1.舌色

(1)淡白舌:舌色红少白多,色泽浅淡,多为阳气衰弱或气血不足,为血不盈舌,舌失所养而致。主虚证、寒证。

(2)红舌:舌色鲜红或正红,多由热邪炽盛,迫动血行,舌之血脉充盈所致。主热证。

(3)绛舌:舌色红深,甚于红舌。主邪热炽盛,主瘀。

(4)青紫舌:色淡紫无红者为青舌,舌深绛而暗是紫舌,二者常常并见。青舌主阴寒,瘀血;紫舌主气血壅滞,瘀血。

2.望舌形

(1)老嫩:舌质粗糙,坚敛苍老,主实证或热证,多见于热病极期;浮胖娇嫩,或边有齿痕,主虚证或寒证,多见于疾病后期。

(2)胖瘦:舌体肥大肿胀为胖肿舌,舌体瘦小薄瘪为瘦瘪舌。

(3)芒刺:舌乳头增生、肥大高起,状如草莓星点,为热盛之象。

(4)裂纹:舌面有裂沟,深浅不一,浅如划痕,深如刀割,常见于舌面的前半部及舌尖侧,多因阴液耗伤。

(5)齿印:舌边有齿痕印记称为齿痕舌,多属气虚或脾虚。

(6)舌疮:以舌边或舌尖为多,形如粟粒,或为溃疡,局部红痛,多因心经热毒壅盛而成。

(7)舌下络脉:舌尖上卷,可见舌底两侧络脉,呈青紫色。若粗大迂曲,兼见舌有瘀斑瘀点,多为有瘀血之象。

3.望舌态

(1)痿软:舌体痿软无力,伸卷不灵,多为病情较重。

(2)强硬:舌体板硬强直,活动不利,言语不清,称舌强。

(3)震颤:舌体震颤抖动,不能自主。常因热极生风或虚风内动所致。

(4)歪斜:舌体伸出时,舌尖向左或向右偏斜,多为风中经络,或风痰阻络而致。

(5)卷缩:舌体卷缩,不能伸出,多为危重之证。

(6)吐弄:舌体伸出,久不回缩为吐舌。舌体反复伸出舐唇,旋即缩回为弄舌,为心脾经有热所致。

(7)麻痹:舌体麻木,转动不灵称舌麻痹。常见于血虚风动或肝风挟痰等证。

(8)舌纵:舌体伸出,难以收回称为舌纵,多属危重凶兆。

(二)望舌苔

1.苔质

(1)厚薄:透过舌苔能隐约见到舌质者为薄,不见舌质者为厚。苔质的厚薄可反映病邪的浅深和轻重。苔薄者多邪气在表,病轻邪浅;苔厚者多邪入脏腑,病较深重。由薄渐厚,为病势渐增;由厚变薄,为正气渐复。

(2)润燥:反映津液之存亡。苔润表示津液未伤;太过湿润,水滴欲出者为滑苔,主脾虚湿盛或阳虚水泛。苔燥多为津液耗伤,或热盛伤津,或阴液亏虚。舌质淡白,口干不渴,或渴不欲饮,多为阳虚不运,津不上承。

(3)腐腻:主要反映中焦湿浊及胃气的盛衰情况。颗粒粗大,苔厚疏松而厚,易于刮脱者,称为腐苔,多为实热蒸化脾胃湿浊所致;颗粒细小,状如豆腐渣,边缘致密而黏,中厚或糜点如渣,多为湿热或痰热所致;苔厚,刮之不脱者,称为腻苔,多为湿浊内蕴,阳气被遏所致。

2.苔色

(1)白苔:多主表证、寒证、湿证。

(2)黄苔:多主里证、热证。黄色越深,热邪越重。

(3)灰苔:多主痰湿、里证。

(4)黑苔:主里证,多见于病情较重者。苔黑干焦而舌红,多为实热内炽;苔黑燥裂,舌绛芒刺,为热极津枯;苔薄黑润滑,多为阳虚或寒盛。

3.苔形

舌苔布满全舌者为全苔,分布于局部者为偏苔,部分剥脱者为剥苔。全苔主痰湿阻滞;偏苔,多属肝胆病证;苔剥多处而不规则称花剥苔,主胃阴不足;小儿苔剥,状如地图者,多见于虫积;舌苔光剥,舌质绛如镜面,为肝肾阴虚或热邪内陷。

(王会民)

第二节 闻 诊

闻诊是通过听声音和嗅气味来诊察疾病的方法。

一、听声音

(一)声音

实证和热证,声音重浊而粗、高亢洪亮、烦躁多言;虚证和寒证,声音轻清、细小低弱,静默懒言。

(二)语言

1.谵语

神志不清,语无伦次,语意数变,声音高亢。多为热扰心神之实证。

2.郑声

神志不清,声音细微,语多重复,时断时续。为心气大伤,精神散乱之虚证。

3.独语

喃喃自语,喋喋不休,逢人则止。属心气不足之虚证,或痰气郁结清窍阻蔽所致。

4.狂言

精神错乱,语无伦次,不避亲疏。多为痰火扰心。

5.言謇

舌强语謇,言语不清。多为中风证。

（三）呼吸

1.呼吸

呼吸主要与肺肾病变有关。呼吸声高气粗而促,多为实证和热证;呼吸声低气微而慢,多为虚证和寒证。呼吸急促而气息微弱,为元气大伤的危重证候。

2.气喘

呼吸急促,甚则鼻翼煽动,张口抬肩,难以平卧,多为肺有实邪或肺肾两虚所致。

3.哮

呼吸时喉中有哮鸣音。哮证有冷热之别,多时发时止,反复难愈,多为缩痰内状,或外邪所诱发。

4.上气

气促咳嗽,气逆呕呃。多为痰饮内停,或阴虚火旺,气道壅塞而致。

5.太息

时发长吁短叹,以呼气为主。多为情志抑郁,肝不疏泄。

（四）咳嗽

有声无痰为咳,有痰无声为嗽,有痰有声为咳嗽。暴咳声哑为肺实;咳声低弱而少气,或久咳暗哑,多为虚证。

（五）呕吐

胃气上逆,有声有物自口而出为呕吐,有声无物为干呕,有物无声为吐。虚证或寒证,呕吐来势徐缓,呕声低微无力;实证或热证,呕吐来势较猛,呕声响亮有力。

（六）呃逆

气逆于上,自咽喉出,其声呃呃,不能自主,俗称"打呃"。虚寒者,呃声低沉而长,气弱无力;实热者,呃声频发,高亢而短,响而有力。

二、嗅气味

（一）口气

酸馊者是胃有宿食;臭秽者,是脾胃有热,或消化不良;腐臭者,可为牙疳或内痈。

（二）汗气

汗有腥膻味为湿热蕴蒸;腋下汗臭者,多为狐臭。

（三）痰涕气味

咳唾浊痰脓血,味腥臭者为肺痈;鼻流浊涕,黄稠有腥臭为肺热鼻渊。

（四）二便气味

大便酸臭为肠有积热;大便溏薄味腥为肠寒;失气奇臭为宿食积滞;小便臭秽黄赤为湿热;小便清长色白为虚寒。

（五）经带气味

白带气味臭秽,多为湿热;带下清稀腥臊多为虚寒。

（米佳蕾）

第三节 问 诊

问诊包括询问一般情况、主诉、既往史、个人生活史、家族史并围绕主诉重点询问现在证候等。

一、问寒热

(1)恶寒发热:恶寒与发热同时出现,多为外感病初期,是表证的特征。

(2)但寒不热:多为里寒证。新病畏寒为寒邪直中;久病畏寒为阳气虚衰。

(3)但热不寒:高热不退,为壮热,多为里热炽盛;按时发热,或按时热盛为潮热(日晡潮热者,为阳明腑实证;午后潮热,入夜加重,或骨蒸痨热者,为阴虚)。

(4)寒热往来:恶寒与发热交替而发,为正邪交争于半表半里,见于少阳病和疟疾。

二、问汗

主要诊察有是否汗出,汗出部位、时间、性质、多少等。

(1)表证辨汗:表实无汗,多为外感风寒;表证有汗,为表虚证或表热证。

(2)里证辨汗:汗出不已,动则加重者为自汗,多因阳气虚损,卫阳不固;睡时汗出,醒则汗止为盗汗,为阴虚内热;身大热大汗出,为里热炽盛,迫津外泄;汗热味咸,脉细数无力,为亡阴证;汗凉味淡,脉微欲绝者,为亡阳证。

(3)局部辨汗:头汗可因阳热或湿热;半身汗出者,多无汗部位为病侧,可因痰湿或风湿阻滞,或中风偏枯;手足心汗出甚者,多因脾胃湿热,或阴经郁热而致。

三、问疼痛

1.疼痛的性质

新病疼痛,痛势剧烈,持续不解而拒按者为实证;久病疼痛,痛势较轻,时痛时止而喜按者为虚证。

2.疼痛的部位

头痛,痛连项背,病在太阳经;痛在前额或连及眉棱骨,病在阳明经;痛在两颞或太阳穴附近,为少阳经病;头痛而重,腹满自汗,为太阴经病;头痛连及脑齿,指甲微青,为少阴经病;痛在巅顶,牵引头角,气逆上冲,甚则作呕,为厥阴经病。胸痛多为心肺之病。常见于热邪壅肺,痰浊阻肺,气滞血瘀,肺阴不足及肺痨、肺痈、胸痹等证。胁痛,多与肝胆病关系密切,可见于肝郁气滞、肝胆湿热、肝胆火盛、瘀血阻络及水饮内停等病证。脘腹痛,其病多在脾胃。可因寒凝、热结、气滞、血瘀、食积、虫积、气虚、血虚、阳虚所致。喜暖为寒,喜凉为热,拒按为实,喜按为虚。腰痛,或为寒湿痹证,或为湿热阻络,或为瘀血阻络,或为肾虚所致。四肢痛,多见于痹证。疼痛游走者,为行痹;剧痛喜暖者,为寒痹;重着而痛者,为湿痹;红肿疼痛者,为热痹。足跟或胫膝酸痛为气血亏虚,经气不利常见。

四、问饮食口味

主要问食欲好坏,食量多少,口渴饮水,口味偏嗜,冷热喜恶,呕吐与否等情况,以判断胃气有无及脏腑虚实寒热。

五、问睡眠

主要有失眠与嗜睡。不易入睡,或睡而易醒不能再睡,或睡而不酣,易于惊醒,甚至彻夜不眠者为失眠,为阳不入阴,神不守舍所致。时时欲睡,眠而不醒,精神不振,头沉困倦者为嗜睡,多见于痰湿内盛、困阻清阳、阳虚阴盛或气血不足。

六、问二便

主要了解二便的次数、便量、性状、颜色、气味以及便时有无疼痛、出血等方面。

七、问小儿及妇女

(一)问小儿

主要应了解出生前后的情况,及预防接种和传染病史与传染病接触史,小儿常见致病因素有易感外邪、易伤饮食、易受惊吓等。

(二)问妇女

应了解月经的初潮、月经周期、行经天数、经量、经色、经质、末次月经,或痛经、带下、妊娠、产育以及有无经闭或绝经年龄等情况。

（李庆玫）

第四节 切 诊

一、脉诊的部位和方法

脉诊的常用部位是手腕部的寸口脉,并分为寸、关、尺三部。通常以腕后高骨为标记,其内侧为关,关前(腕侧)为寸,关后(肘侧)为尺。其临床意义大致为左手寸候心、关候肝胆,右手寸候肺、关候脾胃,两手尺候肾。

以中指定关位,示指切寸位,环指(无名指)切尺位。诊脉时用轻力切在皮肤上称为浮取或轻取;用力不轻不重称中取;用重力切按筋骨间称为沉取或重取。诊脉时,医师的呼吸要自然均匀,以医师正常的一呼一吸的时间去计算患者的脉搏数。切脉的时间必须在 50 秒以上。

二、正常脉象

正常脉象:三部有脉,沉取不绝,一息 4 至(每分钟 70～80 次),不浮不沉,不大不小,从容和缓,流畅有力。临床所见斜飞脉、反关脉均为脉道位置的变异,不属于病脉。

三、常见病脉及主病

(一)浮脉

1.脉象

轻取即得,重按反减;举之有余,按之稍弱而不空。

2.主病

主表证,为卫阳与邪气交争,脉气鼓动于外而致。也见于虚证,多因精血亏损,阴不敛阳或气虚不能内守,脉气浮散于外而致。内伤里虚见浮脉,为虚象严重。

（二）洪脉

1.脉象

脉形宽大,状如波涛,来盛去衰。

2.主病

气分热盛。证属实证,乃邪热炽盛,正气抗邪有力,气盛血涌,脉道扩张而致。

（三）大脉

1.脉象

脉体阔大。但无汹涌之势。

2.主病

邪盛病进,又主正虚。根据脉之有力与无力,辨别邪正的盛衰。

（四）沉脉

1.脉象

轻取不应,重按始得。

2.主病

里证。里实证可见于气滞血瘀、积聚等,为邪气内郁,气血困阻,阳气被遏,不能浮应于外而致,多脉沉而有力按之不衰。里虚证,为气血不足,阳气衰微,不能运行营气于脉外所致,多脉沉无力。

（五）弱脉

1.脉象

轻取不应,重按应指细软无力。

2.主病

气血不足,元气耗损。阳气衰微鼓动无力而脉沉。阴血亏虚,脉道空豁而脉细无力。

（六）迟脉

1.脉象

脉来缓慢,一息脉动不足四至。

2.主病

寒证。脉迟无力,为阳气衰微的里虚寒证。脉迟有力,为里实寒证。

（七）缓脉

1.脉象

一息四至,应指徐缓。

2.主病

湿证、脾虚、亦可见正常人。

（八）结脉

1.脉象

脉来缓中时止,止无定数。

2.主病

主阴盛气结,寒痰瘀血,气血虚衰。实证者脉实有力,迟中有止,为实邪郁遏,心阳被抑,脉气阻滞而致。虚证者脉虚无力,迟中有止,为气虚血衰,脉气不相顺接所致。

(九)数脉

1.脉象

脉来急促,一息五至以上(每分钟90次以上)。

2.主病

热证。若数而有力,多因邪热鼓动,气盛血涌,血行加速而致。数而无力,多因精血亏虚、虚阳外越、致血行加速、脉搏加快。

(十)促脉

1.脉象

往来急促,数而时止,止无定数。

2.主病

实证多为阳盛热实或邪实阻滞,见脉促有力。前者因阳热亢盛,迫动血行而脉数,热灼阴津,津血衰少,致急行血气不相接续,故脉有歇止。后者由气滞、血瘀、痰饮、食积等有形之邪阻闭气机,脉气不相接续而致;虚证多为脏气衰败,可见脉促无力。多因阴液亏耗,真元衰惫,气血不相接续而致。

(十一)虚脉

1.脉象

举之无力,按之空虚,应指软弱。

2.主病

虚证,多见于气血两虚。因气虚则血行无力,血少则脉道空虚而致。

(十二)细脉

1.脉象

脉细如线,应指明显,按之不绝。

2.主病

主气血两虚,诸虚劳损;又主伤寒、痛甚及湿证。虚证因营血亏虚,脉道不充,血运无力而致。实证因暴受寒冷或疼痛,则脉道拘急收缩,细而弦紧。湿邪阻遏脉道,则见脉象细缓。

(十三)代脉

1.脉象

脉来迟缓力弱,时发歇止,止有定数。

2.主病

虚证多脉代而无力,良久不能自还,为脏气衰微,脉气不复所致。实证多脉代而有力,多为痹证、痛证、七情内伤、跌打损伤等邪气阻遏脉道,血行涩滞而致。

(十四)实脉

1.脉象

脉来坚实,三部有力,来去俱盛。

2.主病

实证。乃邪气亢盛,正气不衰,正邪剧烈交争,气血涌盛,脉道坚满而致。若虚证见实脉则为真气外越之险候。

（十五）滑脉

1.脉象

往来流利，应指圆滑，如盘走珠。

2.主病

痰饮、食积、实热。为邪正交争，气血涌盛，脉行通畅所致。脉滑和缓者，可见于青壮年的常脉和妇人的孕脉。

（十六）弦脉

1.脉象

形直体长，如按琴弦。

2.主病

肝胆病、诸痛、痰饮、疟疾。弦为肝脉，以上诸因致使肝失疏泄，气机失常，经脉拘急而致；老年人脉象多弦硬，为精血亏虚，脉失濡养而致。此外，春令平脉亦见弦象。

（十七）紧脉

1.脉象

脉来绷紧有力，屈曲不平，左右弹指，如牵绳转索。

2.主病

寒证、痛证、宿食。乃邪气内扰，气机阻滞，脉道拘急紧张而致。

（十八）濡脉

1.脉象

浮而细软。

2.主病

主诸虚，又主湿。

（十九）涩脉

1.脉象

脉细行迟，往来艰涩不畅，如轻刀刮竹。

2.主病

气滞血瘀，伤精血少，痰食内停。

四、按诊

按诊是医师用手直接触摸或按压患者某些部位，以了解局部冷热、润燥、软硬、压痛、肿块或其他异常变化，从而推断疾病部位、性质和病情轻重等情况的一种诊病方法。

（1）按胸胁：主要了解心、肺、肝的病变。

（2）按虚里：虚里位于左乳下心尖冲动处，反映宗气的盛衰。

（3）按脘腹：主要检查有无压痛及包块。腹部疼痛，按之痛减，局部柔软者为虚证；按之痛剧，局部坚硬者为实证。

（4）按肌肤：主要了解寒热、润燥、肿胀等内容。肌肤灼热为热证，清冷为寒证。

（5）按手足：诊手足的冷暖，可判断阳气的盛衰。

（6）按俞穴：通过按压某些特定俞穴以判断脏腑的病变。

（何丽换）

第三章

经络与腧穴

第一节　经　络

　　经络,直者为经,横者为络,网罗全身,错综联系。它的作用是内属脏腑,外络形体,行气血,营阴阳,濡筋骨,利关节。全身经络,主要的为十二经脉、十二经别、十二经筋和奇经八脉。其中十二经脉分为六支阳经、六支阴经,逐经相传,循行脏腑、头面、四肢;经别是十二经脉的别出,在阳经和阴经之间构成表里配合,着重于深部的联系;经筋是起于肢末,行于体表,着重于浅部的联系;奇经八脉则用于调节十二经脉。所以经脉是气血运行必经的通路,贯穿在人体内外、上下、左右、前后,从而将人体各部分包括五脏、六腑、头面、躯干、四肢、九窍等,联系成为有机的统一整体。并由于经络互相衔接,由阴入阳,由阳入阴,从里走表,从表走里,自上而下,自下而上,气血流行,循环不息,所谓阴阳相随,内外相贯,如环无端。

　　经络是人体内运行气血、联络脏腑、沟通内外、贯穿上下的通道,包括经脉和络脉。"经",有路径的含义,为直行的主干;"络",有网络的含义,为侧行的分支。经脉以上下纵行为主,系经络的主体部分;络脉从经脉中分出侧行,系经络的细小部分。经络纵横交错,遍布全身,是人体重要的组成部分。

　　经络系统是由经脉与络脉相互联系、彼此衔接而构成的体系。经络系统中有经气的活动。所谓经气,即经络之气,概指经络运行之气及其功能活动。经络系统将人体的组织器官、四肢百骸联络成一个有机的整体,并通过经气的活动,调节全身各部的功能,运行气血、协调阴阳,从而使整个机体保持协调和相对平衡。

　　经络学说也是中医理论体系中重要的组成部分,《黄帝内经》上说:"十二经脉者,人之所以生,病之所以成,人之所以治,病之所以起,学之所始,工之所止也,粗之所易,上之所难也。"郑重地指出了经络的重要性,为医者必修的一门课程。它和阴阳、五行学说一样,贯串在中医的生理、病理、诊断、治法、药物等各个方面,并起有重大的作用。

一、经络的作用

　　《灵枢·经脉》指出:"经脉者,所以决死生,处百病,调虚实,不可不通。"这概括地说明了经络系统在生理、病理和防治疾病等方面的重要性。其所以能决定人的生和死,是因为其具有联系人体内外和运行气血的作用;处治百病,是因其具有抗御病邪、反映证候的作用;调整虚实,是因其具有传导感应而起补虚泻实的作用。

(一)沟通内外,网络全身

《灵枢·海论》说:"夫十二经脉者,内属于府藏,外络于肢节。"人体的五脏六腑、四肢百骸、五官九窍、皮肉筋骨等组织器官,虽有各自不同的生理功能,但又互相联系,互相配合,进行有机的整体活动,使人体内外、上下、前后、左右构成一个有机的整体,保持协调统一。人体的这种整体联系和整体活动主要是依靠经络系统的联络沟通而实现的。十二经脉及经别重在人体体表与脏腑,以及脏腑间的联系;十二经脉和十五络脉,重在体表与体表,以及体表与脏腑间的联系;十二经脉通过奇经八脉,加强了经与经之间的联系;十二经的标本、气街和四海,则加强了人体前后腹背和头身上下的分段联系。经络系统是以头身四海为总纲,以十二经脉为主体,分散为三百六十五络遍布全身,将人体各部位紧密地联系起来,使人体各部的活动保持着完整和统一。

(二)运行气血,协调阴阳

《灵枢·本藏》言经络"行血气而营阴阳,濡筋骨,利关节",说明经络具有运行气血、濡养周身及协调阴阳的作用。气血是人体生命活动的物质基础。气血在全身各部的输布有赖经络的运行。人体各个脏腑组织器官在气血的温养濡润后才能发挥其正常生理作用。无论是"宗气""原气""营气"还是"卫气",必经过经络营运于周身内外,使得气血"内溉脏腑,外濡腠理"(《灵枢·脉度》),从而使体内的脏腑和体表的五官七窍、皮肉筋骨,均能息息相通,协调一致。在经络的联系下,气血盛衰和功能动静保持相对平衡,使人体"阴平阳秘,精神乃治"(《素问·生气通天论》)。

(三)抗御病邪,反映证候

《素问·气穴论》说"孙络"能"以溢奇邪,以通营卫"。这是因为孙络分布范围广而浅表,因此当病邪侵犯时,孙络和卫气发挥了重要的抗御作用。如果疾病发展,则可由表及里,从孙络、络脉、经脉……逐步深入,出现相应的证候反应。《素问·缪刺论》说:"夫邪之客于形也,必先舍于皮毛,留而不去,入舍于孙脉,留而不去,入舍于络脉,留而不去,入舍于经脉,内连五脏,散于肠胃。"即是此意。温病学派运用"卫、气、营、血"概念来分析热性病浅深发展变化,以及临床上发现的疾病体表反应点就是以经络的功能为理论依据的。

经络反映证候,可以是局部的、一经的、数经的或是整体的。在临床,经络的阴阳气血盛衰可出现寒热虚实等多种证候表现,疾病由表及里,由三阳经传入到三阴经的发展变化过程,体现了经络与经络之间,经络与脏腑之间,存在着相互间的联系。如太阳病可出现"热结膀胱"和小肠腑证;经络的阴气不足也会出现五心烦热、盗汗等阴虚内热的表现。

(四)传导感应,调整虚实

《灵枢·官能》说:"审于调气,明于经隧。"这是说,应用针灸等治法要讲究"调气",要明了经络的通路。针刺时的"得气"和"行气"现象是经络传导感应现象的表现。《灵枢·九针十二原》还说:"刺之要,气至而有效。"要取得疗效,针刺时首先得要"得气",再"行气",最后"气至",亦即"气至病所"。得气、行气、气至是针刺传导感应的全过程,是针刺取得疗效的关键。可见,针刺调整虚实是通过传导感应而实现的,而针刺感应是在经络中传导的。经络在针或灸等的刺激下,可起到双向调节作用,使之向着有利于机体恢复的方向转化。临床及实验研究表明,经络对机体各个系统和器官都能发挥多方面、多环节、多途径的调整作用。如针刺健康人和患者的足三里时,对胃弛缓者可使收缩加强,而对胃紧张者则可使之缓和,这种影响对患者更为明显;针刺有关经络的穴位,对亢进者有抑制作用,对抑制者有兴奋作用。不同的经络穴位具有相对的特异性。如针刺心经和心包经的神门、曲泽、内关等穴治疗心律失常有较好的疗效,心电图检查显示心率调整,心肌损伤也有好转,而针刺脾经的三阴交、胃经的足三里和膀胱经的昆仑等穴,则效果较差。通过 X 线钡餐检查以及胃计波摄影,发现正常人胃蠕动较少者针刺足三里后胃蠕动增多,波幅增大,针刺非穴位则变化不明显,说明经穴较非经穴也有相对的特异性。

经络就像是人体四通八达的网络,在正常情况下能运行气血,协调阴阳,传递信息到人体各部。当发生气血不和及阴阳失衡等病证时也是通过经络将疾病的信息反映出来。针灸等治法是通过激发经络本身的功能,疏通经气的传导,使机体阴阳处于平衡状态,即如《灵枢·刺节真邪》所言:"泻其有余,补其不足,阴阳平复。"

二、各经络在女性生理中的作用

经络中的奇经八脉在女性生理,不仅有联络正经、调节血气的功能,而且与女子胞、脑、髓等奇恒之腑的联系密切,同时参与经带胎产的生理活动,其中尤以冲任二脉最为重要。

(一)冲脉

"冲"有充要之义,是全身气血运行的要冲。《灵枢经·五音五味》说冲脉"起于胞中",其有上行支、下行支,有体内、体表支,上行支与诸阳经相通,使冲脉之血得以温化;体表支与足阳明胃经会于气街,得到胃气的濡养;其下行支与督脉相并而行,使肾中真阴滋于其中;又其"渗三阴",与肝脾经相通,取肝脾之血以为用。故《灵枢经·逆顺肥瘦》称冲脉为"五脏六腑之海",《灵枢经·动输》称其为"十二经之海",冲脉之精血充盛,血海调匀与满溢,才能维持正常的女性生殖功能。

(二)任脉

"任"有"妊养"之义,有总司人身阴脉的功能,其脉亦起于胞中,出于会阴,与肝脉交会于曲骨,与脾经交会于中极,与肾经交会于关元,取三经之精血以为养。任脉主一身之阴,凡人体精血津液都由任脉总司,故称之"阴脉之海",王冰说:"谓之任脉者,女子得以妊养也",故任脉又为人体妊养之本而主胞胎。任脉受脏腑之精血,又与冲脉同起于胞中而会于咽喉,得冲脉相辅,加之得督脉相配,阴平阳秘,乃能通盛,调节女性正常的生殖功能。

反之,冲任受损,则影响女性正常生理功能,乃至不孕,《医宗金鉴·妇科心法要诀》曰:"女子不孕之故,由伤其冲任也。经曰:女子二七而天癸至,任脉通,太冲脉盛,月事以时下,故有子。若为三阴之邪伤其冲任之脉,则有月经不调、赤白带下、经漏、经崩等病生焉。或因宿血积于胞中,或因胞寒胞热,不能摄精成孕,或因体盛痰多,脂膜壅塞胞中而不孕。"说明冲任在女性孕育中有重要地位。

(三)督脉

"督"有总督之义,有总领诸阳经的功能,其经也起于胞中,与任脉、冲脉"一源而三歧"。督脉与足少阳、足太阳会于长强,与足太阳会于陶道、脑户,与足太阳、足阳明会于神庭,与足阳明交会于水沟、龈交,与诸阳脉会于大椎,行身之背而主一身之阳,又得相火、命火、君火之助,为"阳脉之海"。任督二脉相交于龈交,一行人身之前,一行人身之后,一主阴,一主阳,循环往复,维持着人体阴阳脉气的平衡,并调节女性生殖功能的正常。

从病理上看,督脉与不孕等女性疾病也有着密切的关系。《素问·骨空论》曰:"督脉为病……其女子不孕。"是因督脉从其循行路线看,是为生殖器的一部分,文中又说:"督脉者,起于少腹以下骨中央,女子入系廷孔,其孔,溺孔之端也,其络循阴器合篡间,绕篡后。别绕臀至少阴……贯脊属肾。"篡间是指前后阴之间,即会阴部。督脉生病,女子不孕,是指一部分生殖器发生疾病而影响女子不孕。又督脉与肾关系密切,督脉有病,常影响肾中阴阳失调,肾虚亦是不孕症的主要病因病机。

(四)带脉

《难经·二十八难》说:"带脉者,起于季胁,回身一周。"说明带脉横行于腰部,总束诸经。《素问·痿论》说:"冲脉者……皆属于带脉,而络于督脉。"王冰说:"任脉自胞上过带脉贯脐而上。"可见横行之带脉与纵行之冲、任、督三脉相会,并通过冲、任、督三脉间接的下系胞宫。足三阳从头走足,足三阴从足走腹,都受带脉约束,因此带脉取足三阴、足三阳等诸经气之气血以为用,从而约束冲、任、督三脉维持女性生殖功能。

(张文海)

第二节　腧　穴

腧穴是针灸按摩等外治法在人体上特定的"点",是人体脏腑经络之气输于体表的部位。腧穴或称为"俞穴"(音同通假)、"输穴"(形同通假),又有"节""会""骨空""气空""穴位"等名称。"腧"即"俞"字,是后人在俞字旁加上意符"月"(即肉)而成。俞字本义是"空中木为舟也",古人工艺水平低,大木挖空便成为舟。穴的本义是"土室也",是"象嵌空之形",俞与穴都有"中空"之义,后人取穴以"穴者,陷也"为标志。"俞穴"也可称为"穴俞"。如《素问·生气通天论》:"穴俞以闭,发为风疟。"正因为是同义词,故又可单称"腧"或"穴"。腧也可写成"输",这是因腧穴在人体为经络气血的通道,有"转输"之义的缘故,如"五输穴"的井、荥、输、经、合共 66 穴用"输"字以示区别。

腧穴的起源与经络学说的形成,两者孰先孰后的问题,一直是研究经络所要探讨的内容。早在 20 世纪 50 年代,人们认为前人在生活中因伤及肢体某一部位后,又恰使原来患有的某一病证被消除,后来便将这一部位作为能治疗某病的一个点,随着实践经验的积累,许多点连接起来,从点到线,形成了经络。这是持续了多年的"先有穴后有经脉"的观点。自 1973 年马王堆汉墓出土的帛书中因"仅言灸而未言针",也无穴名的记载,因此认为经络先于穴位的发现。这就使针灸学术发展史中的一些具体内容,需要作进一步探讨或者说要重新进行认识。

对于经络与穴位的发展过程,有人认为曾经经历了从"无经无穴""有经无穴"到"有经有穴"三个时期,《内经》成书时期,九针规范化针具已确立,其中毫针的应用使腧穴有了加深认识并得到发展。在马王堆汉墓帛书出土以前,《内经》被认为是最早的现存文献,书中已记载着较完整的经络学说和部分穴位,但总的说来还是详于经络而略于腧穴。从腧穴数量的递增,可以看出腧穴学的发展。

据统计,《内经》中载述腧穴 160 个,《针灸甲乙经》记载经穴 349 个,发展到《铜人腧穴针灸图经》《十四经发挥》354 个,《针灸资生经》《针灸大成》359 个。在十四经经穴之外发现的有效穴点谓之经外奇穴,加上近世陆续发现的"新穴"更是数以千计,几乎是"人身寸寸皆是穴",令人无所适从。从临床实际而言,日常诊治种不免因专科专病以及地区性的局限,不可能去应用所有的穴位;而前人用四总穴、八脉八法穴、天星十二穴都是一穴能治多种病证的体现。又如《行针指要歌》把风、水、虚、劳等九类疾病,仅用 14 个主要穴位治疗。类此经验,关键在于对腧穴基本概念的理解,熟谙主要腧穴的主治范围和刺法,灵活应用补泻导气手法,是取得疗效的关键所在。本篇谈腧穴,大多结合盛燮荪老先生的临床实践体会,一些回顾性探讨亦仅一隅之见,从现代针灸教材及国家颁布标准《经穴部位》等标准化来看,似不规范,供作参考。

一、腧穴命名

腧穴的定位定名,是古代医家观察宇宙万物,结合人体生理、病理现象以及针刺效果,逐步归纳总结而成的。穴名往往寓有特定的含义,体现了古代医家对腧穴的部位、作用、主病的认识。

(一)以天文地理命名

以天文命名者,如天枢、紫宫、中极、上星、璇玑、华盖、日月穴等;以地理命名者,如昆仑、承山、合谷穴等。在穴名中,很大一部分取义于地形地貌的山、谷、陵、丘、墟、泉、池、泽、海、溪、沟、渠等,如大陵、商丘、丘墟、极泉、曲池、少泽、小海、太溪、支沟、经渠等穴皆是。

(二)按取穴方法命名

取穴定位准确与否,直接关系到治疗效果,因而穴名中常有取穴方法的提示。如侠白穴、仆参穴、扶突等。此外,一些穴名取义于古代解剖学名词术语,如大椎、缺盆、横骨、腕骨等。带"髎"字的一些穴名,亦源于古代解剖名词。"髎"意为骨隙处,如瞳子髎、颧髎、肩髎、肘髎等。

(三)据功能疗效命名

有的穴名直接明示功效,如承泣、听会、睛明、哑门等穴;有些穴名以曲折、婉转的方式透露功效的信息,如志室、阴市、风市等穴。

(四)取五行、卦象命名

取五行命名者,如少商、商阳、金门等穴;取卦象命名者,如劳宫、厉兑等穴。

(五)用类比形喻命名

腧穴所处部位往往有一些特殊的形态或特征,古代医家以丰富的想象力,采用类比形喻之法命名穴位:如口禾髎、攒竹穴、伏兔穴、犊鼻穴等。

二、腧穴的分类

人体的腧穴大体上可归纳为十四经穴、经外奇穴和阿是穴三类。

(一)十四经穴

十四经穴是指具有固定的名称和位置,且归属于十二经和任脉、督脉的腧穴。这类腧穴具有主治本经和所属脏腑病证的共同作用,因此,归纳于十四经脉系统中,简称"经穴"。十四经穴共有 361 个,是腧穴的主要部分。

(二)经外奇穴

奇穴是指既有一定的名称,又有明确的位置,但尚未归入或不便归入十四经系统的腧穴。这类腧穴的主治范围比较单纯,多数对某些病证有特殊疗效,因而未归入十四经系统,故又称"经外奇穴"。历代对奇穴记载不一。目前,国家技术监督局批准发布的《经穴部位》,对 48 个奇穴的部位确定了统一的定位标准。

(三)阿是穴

阿是穴是指既无固定名称,亦无固定位置,而是以压痛点或其他反应点作为针灸施术部位的一类腧穴。又称"天应穴""不定穴""压痛点"等。唐代孙思邈《备急千金要方》载:"有阿是之法,言人有病痛,即令捏其上,若里当其处,不问孔穴,即得便快或痛处,即云阿是,灸刺皆验,故曰阿是穴也。"阿是穴无一定数目。

三、腧穴定位

在临床上取穴的正确与否直接关系到治疗效果问题。因此必须掌握正确的取穴法。一般书上所述穴位间的距离及针刺深度，都以分、寸来计算的。

（一）临床上常用的几种取穴法

1.自然标志取穴法

以人体表面所具的特征的部位作为标志，而定取穴位的方法，称为自然标志定位法。人体自然标志有两种。

（1）固定标志法：即以人体表面固定不移，又有明显特征的部位作为取穴标志的方法。如人的五官、爪甲、乳头、肚脐等可作为取穴的标志。

（2）活动标志法：是依据人体某局部活动后出现的隆起、凹陷、孔隙、皱纹等作为取穴标志的方法。如曲池屈肘取之。

2.骨度分寸法

骨度分寸法是以骨节为主要标志测量周身各部的大小、长短，并依其比例折算尺寸作为定穴标准的方法（图 3-1）。

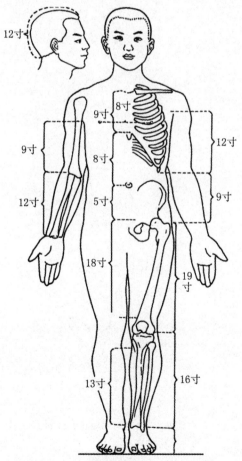

图 3-1　常用骨度分寸示意图

3.手指比量法

手指比量法是指以患者手指为标准来定取穴位的方法。由于生长相关律的缘故,人类机体的各个局部间是相互关联的。由于选取的手指不同,节段亦不同。可分以下几种。

(1)中指同身寸法:是以患者的中指中节屈曲时内侧两端纹头之间作为1寸,可用于四肢部取穴的直寸和背部取穴的横寸(图3-2)。

(2)拇指同身寸法:是以患者拇指指间关节的横度作为1寸,亦适用于四肢部的直寸取穴(图3-3)。

(3)横指同身寸法:亦名"一夫法",是令患者将食指、中指、无名指和小指并拢,以中指中节横纹处为准,四指横量作为3寸(图3-4)。

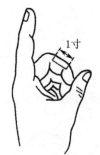

图3-2 中指同身寸法

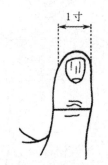

图3-3 拇指同身寸法

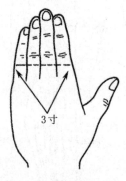

图3-4 横指同身寸法

4.特殊取穴法

此法是临床上一种简便易行的方法。如耳尖直上取百会,垂手中指端处取风市,食指交叉尽处取列缺,11肋端取章门,对脐取命门等。

（二）腧穴特性与临床取穴要点

腧穴数以千计,分布于全身各个部位,虽可从经穴、经外奇穴、特定穴等分类方法了解腧穴性能的概要,并根据中医辨证选取穴位,但一病可取多穴,一穴可主多种病证。初步入临床者,往往茫茫然心中无数,所以,从临床应用角度来说,医者一方面要多熟悉常用腧穴的特性,更要掌握正确取穴的方法,或针或灸方能取得预期效果。

1.腧穴的五个基本特性

（1）主治部位相应性:经络学说认为穴位通过经络与内脏相通,可以反映脏腑疾病,也可通过针灸调节经气沟通内外而起到治疗作用。一般来说,脏腑、经络、腧穴三者是相关联的,这本是循经取穴的基本要点,但一条经络路线上少则11穴,多则40多穴,究竟哪一穴对该脏腑或躯干病痛最为有效呢？何况还存经外奇穴、新发现的有效穴等可容选择,而取穴宜少而精,所以要熟悉穴位特性。针刺者对常用穴与某病证的效应相应性或者称相关性是必须了解的。前人总结的五总穴歌诀“面口合谷收”,就是指明合谷穴对面部、口腔部疾病如头痛牙痛等最有效,这种相应特性为本经其他穴位所不及。

（2）功能多样性、双相性:一个穴位的主治功效可表现为多样性,如足太阴脾经阴陵泉以治本经本脏病证如腹胀、水肿、泄泻等脾胃病,但又主遗精、阴茎痛等肾和生殖器官病,而对小便失禁和小便癃闭针刺阴陵泉都有显效而呈现双相作用。

（3）分布部位对称性:十二经腧穴以任督脉为中轴左右对称分布,主治作用相同,在针治脏腑疾病时一般都取双穴。取双穴可加强调节经气的作用,从针刺操作上来说,左右两穴的针感应是相同的,但在临床上对于一些针刺感应出现较慢的患者,或因取穴大致上是正确的,但进针角度、深度不合而迟迟难得气者,可先从另一侧穴位调整,探索针刺得气点,然后再调节先前所针的穴位。

（4）穴位深广度有层次性:穴位不只是体表定位的一个点,而是一个立体空间,它有一定的深度和广度,深度可从皮、脉、肉、筋、骨五体分层次。穴位的广度因穴而异,小者如攒竹,仅在眉头眶上狭缝中,大者如环跳穴,在股骨大转子旁其形如环故名,可以有多处进针点和可多方向刺,针刺感应也不同。

（5）针感遥传性:针刺入腧穴以得为第一要务,在得气的前提下才能进行调气。不同腧穴的得气情况不同,皮薄肉少处的穴位常以点刺出血或以知为度,在肌肉丰满筋骨间隙处穴位,针感常能向远处传导,并且比只有局部针感的效果好。

上述五点特征,前两点关系到辨证穴,后三点是针刺选穴和行针时须先明了才能扎好每一根针。

2.正确取穴的要点

腧穴功能是通过刺和灸来体现的。因此正确取穴是十分重要的一个环节,在了解腧穴概念、腧穴特性的基础上,准确取穴是针灸临床基础。传统的师徒间传承,“点穴”是一项必修课。如取不准穴位,也就无从谈针感如何了。

腧穴的位置前人用骨度法、折寸法、同身寸法等从体表定位,但腧穴分布于全身如十井、十宣等肢端穴,腹背等较平坦处的穴位用自然标志和折寸法等定穴较容易,而在筋骨之间的穴位常需在一定的姿势或在动态中才能准确取到“真穴”。

（1）取穴时要注意患者体位的安定:元代窦汉卿《标幽赋》论取穴时说:“大抵取穴之法,必有分寸,先审自意,次观肉分,或伸屈而得之,或平直而安定,在阳部筋骨之侧,陷下为真;在阴分郄腘之间,动脉相应。取五穴用一穴而必端,取三经用一经而可正。"可知古人取穴是十分认真的。《灵枢·本输》也记载了不少需在动态中寻求"真穴"的例子,如"取曲泽,屈而得之;取中封、冲阳,摇足而得之;取阴陵泉、阳陵泉,伸而得之。取阴谷,屈膝而得之;取委中,委而取之;取天井,屈肘乃得之;取小海,伸臂乃得之;取曲池,屈臂乃得之"。而在针刺入穴后,"刺上关者,哎不能欠,刺下关者,欠不能哎,刺犊鼻者屈不能伸,刺两关者,伸不能屈"。都指出正确取穴需先做好一定姿势。

(2)用"阿是法"定穴:"阿是法"有两种含义,一是指导找"阿是穴",在找到"压痛点""疾病反应点"处选定为穴,作为刺激点,称为"阿是穴""天应穴"。而另一种含义是为了正确取穴,用揣、按、爪、切等方法,寻找穴点的凹陷或节缝间隙,在重按指压时是否有酸痛等感觉,询问病者"阿是"与"不是"可以作为取穴和进针方向角度等的参考。因为在临床上根据一夫法、同身寸法等取穴时往往有一定的出入;而更需要明白的一条,在取穴下针时强调的是"穴",不是"经",经穴分布,用折寸法,较易取,而取经外奇穴就并非如此,因而需用阿是法来最后确定穴点所在。孙思邈《千金翼方》中所说的"肌肉纹理,节解缝会,宛陷之中;及以手按之,病者快然",就是用阿是穴的方法。

四、腧穴的特点

(1)同一经脉的腧穴,它们虽有相同作用的一面,但又有不同作用的一面,其不同作用就是其特殊性。

(2)某一腧穴虽对几个脏腑的功能和病变发生影响,但对其中的一个脏腑的影响是主要的,对其他脏腑的影响是次要的。应认定这一腧穴对某一脏腑的特异性。

(3)某一腧穴对某一疾病或症状有特效而其他穴位所不及者,如少商治急性咽喉炎,曲池穴治颈淋巴结炎等。

(4)某一腧穴对躯干某一部位的疼痛或功能障碍具有特殊的相应关联者,如合谷治口齿疾病,中渚治颈项痛,内关治胸痛等均具有特殊性。

五、腧穴的作用

(一)近治作用

近治作用是一切腧穴主治作用所具有的共同特点。如所有腧穴均能治疗该穴所在部位及邻近组织、器官的局部病证。

(二)远治作用

远治作用是十四经腧穴主治作用的基本规律。在十四经穴中,尤其是十二经脉在四肢肘膝关节以下的腧穴,不仅能治疗局部病证,还可治疗本经循行所及的远隔部位的组织器官脏腑的病证,有的甚至可影响全身的功能。如"合谷穴"不仅可治疗上肢病,还可治疗颈部及头面部疾病,同时还可治疗外感发热病;"足三里"不但治疗下肢病,而且对调整消化系统功能,甚至人体防卫、免疫反应等方面都具有一定的作用。

(三)特殊作用

特殊作用指某些腧穴所具有的双重性良性调整作用,和相对特异性而言。如"天枢"既可治泄泻,又可治便秘。"内关"在心动过速时可减慢心率;心动过缓时,又可提高心率。特异性如大椎退热,至阴矫正胎位等。

总之,十四经穴的主治作用,归纳起来大体是:本经腧穴可治本经病,表里经腧穴能互相治疗表里两经病,邻近经穴能配合治疗局部病。各经主治既有其特殊性,又有其共同性。

六、应用中医基本理论阐述穴性

古人在腧穴命名时,以水系喻脉,以天地阴阳、山川溪谷、五行等喻人体部位,并据部位处的特征而定穴名,更有据人体脏腑及其功能、腧穴的主治特点而命名,20 世纪 80 年代,曾有较多"穴名释义"一类专著可以参考。

近现代出版的针灸学教材和针灸学专著中应用中医基本理论来说明穴位功能者,举常用穴风池穴为例,因风池穴主治感冒、头痛、头晕、项强痛、眼病、鼻炎、耳鸣、耳聋、高血压、偏瘫、癫痫、脑疾病等病证,因此解释其效能为"疏风解热,聪耳明目"。合谷穴的主治范围更广,文献中用合谷主治头痛、目痛、牙痛、鼻衄、喉痹、耳聋、耳鸣、口眼㖞斜、中风口噤、疟疾、风痛、疥疮、发汗、止汗、堕胎等不下 20 多种病证。而归纳其效能为"疏风、解表、镇痛、通络"。这和归纳风池穴的效能一样,显然还不能全面概括其主治范围。风池与合谷既然都具"疏风",它们有何区分。要说明这点还需先从文献整理到临床再实践,对腧穴的主治病证的作用范围作进一步确定,然后才能对其性能做出恰如其分的归纳和分类。

早在 20 世纪 50 年代,广西李文宪著有《针灸精粹》,书中有《穴性括要》一章,将十二经穴分气、血、虚、实等八类,每类 30 多穴,每一穴位条目下依次分述部位、穴性摘要(古人治验)、手术(刺灸法)等。兹据其分类,节录各类部分腧穴如下。

(一)气类(共 41 穴)

气海:固元气,凡一切气疾俱宜取此。

尺泽:调肺气。

陷谷:调胃气。

神门:降心郁内结之气。

膻中:升脾气、降胃气。

中脘:解郁、升清降浊利气。

大敦:泻肝气。

膏肓:补阳气。

关元:驱腹中一切冷气。

合谷:升清降浊,理大肠气、宣诸气。

足三里:能引气又能降气、调中气。

(二)血类(共 20 穴)

三阴交:通经行瘀,清血生血,凉血固血。

委中:清血。

间使:行血。

曲泉:清血、凉血、养血、活血。

行间:行瘀、破血结。

交信:调经血。

血海:调血。

膈俞:统理全身之血。

足三里：清血、养血、行血、补血。

阳陵泉：行血。

（三）虚类（共28穴）

神阙：补气血，益肾精。

关元：固下元，益肾精。

中极：益精，补气血。

膏肓：益气振阳。

足三里：益胃、补气血。

复溜：补肾气，滋阴振阳固精。

太溪：益肾滋阴振阳。

（四）实类（共46穴）

神门、大敦、少冲、通里、阴陵泉俱泻心。

公孙、腕骨、商丘皆泻脾。

阳陵泉、行间、太冲、蠡沟、中封俱泻肝。

其他如寒类列27穴，热类43穴，风类26穴，湿类40穴。但往往一穴重见于二三类之中，如足三里既归气类，又属血类，再归于寒类。大椎穴既归寒类能发表寒，又重见于热类能清表热，这说明腧穴具有双相调节的作用，因此笔者认为穴性的认定和归类是十分复杂而细致的工作，还需要继续加以整理和研究。

（张文海）

第四章

脑系常见病证

第一节 眩 晕

一、概述

眩晕是目眩与头晕的总称。目眩即眼花或眼前发黑,视物模糊;头晕即感觉自身或外界景物旋转,站立不稳。两者常同时并见,故统称为眩晕。《医学心悟》:"眩,谓眼黑;晕者,头旋也,故称头旋眼花是也。"本病轻者闭目即止,重者如坐舟船,旋转不定,不能站立,或伴恶心、呕吐、汗出等;严重者可突然昏倒。眩晕多属肝的病变,可由风、火、痰、虚等多种原因引起。本病又可称为"头眩""头风眩""旋运"等。现代医学中的内耳性眩晕、脑动脉硬化、高血压、贫血等,以眩晕为主症时,可参照本篇进行辨证治疗。

二、病因病机

(一)肝阳上亢

肝为风木之脏,体阴而用阳,其性刚劲,主动主升,阳盛体质之人,阴阳平衡失其常度,阴亏于下,阳亢于上,则见眩晕;或忧郁、恼怒太过,肝失条达,肝气郁结,气郁化火伤阴,肝阴耗伤,风阳易动,上扰头目,发为眩晕;或肾阴素亏不能养肝,水不涵木,木少滋荣,阴不维阳,肝阳上亢,肝风内动,发为眩晕。

(二)肾精不足

肾为先天之本,藏精生髓,聚髓为脑,若先天不足,肾阴不充,或年老肾亏,或久病伤肾,或房劳过度,肾失封藏,导致肾精亏耗,不能生髓充脑,脑失所养,而生眩晕。

(三)气血亏虚

脾胃为后天之本,气血生化之源,如忧思劳倦或饮食失节,损伤脾胃;或先天禀赋不足,或年老阳气虚衰,而致脾胃虚弱,不能运化水谷,而生气血;或久病不愈,耗伤气血;或失血之后,气随血耗,气虚则清阳不振,清气不升;血虚则肝失所养,而虚风内动,皆能发生眩晕。

(四)痰浊中阻

饮食不节、肥甘厚味太过,损伤脾胃,或忧思、劳倦伤脾,以致脾阳不振,健运失职,水湿内停,积聚成痰;或肺气不足,宣降失司,水津不得通调输布,津液留聚而生痰;或肾虚不能化气行水,水泛而为痰;或肝气郁结,气郁湿滞而生痰。痰阻经络,清阳不升,清空之窍失其所养,所以头目眩晕。若痰浊中阻更兼内生之风、火作祟,则痰夹风、火,眩晕更甚;若痰湿中阻,更兼内寒,则有眩晕昏仆之虑。

(五)瘀血内阻

跌仆坠损,头脑外伤,瘀血停留,阻滞经脉,而致气血不能荣于头目;或瘀停胸中,迷闭心窍,心神飘摇不定;或妇人产时感寒,恶露不下,血瘀气逆,并走于上,迫乱心神,干扰清空,皆可发为眩晕。

总之,眩晕一证,以内伤为主,尤以肝阳上亢、气血虚损及痰浊中阻为常见。前人所谓"诸风掉眩,皆属于肝""无痰不作眩""无虚不作眩"等,均是临床实践经验的总结。眩晕多系本虚标实,实指风、火、痰、瘀,虚则指气血阴阳之虚;其病变脏腑以肝、脾、肾为重点,罢三者之中,又以肝为主。

三、诊断与鉴别诊断

(一)诊断

眩晕的诊断,主要依据目眩、头晕等临床表现,患者眼花或眼前发黑,视外界景物旋转动摇不定,或自觉头身动摇,如坐舟车,同时或兼见耳鸣、耳聋、恶心、呕吐、汗出、怠懈、肢体震颤等症状。

(二)鉴别诊断

1.厥证

厥证以突然昏倒,不省人事,或伴有四肢逆冷,发作后一般常在短时内逐渐苏醒,醒后无偏瘫、失语、口眼㖞斜等后遗症。但特别严重的,也可以一厥不复而死亡为特点。眩晕发作严重者,有欲仆或晕旋仆倒的现象与厥证相似,但一般无昏迷及不省人事的表现。

2.中风

中风以猝然昏仆,不省人事,伴有口眼㖞斜,偏瘫,失语;或不经昏仆而仅以㖞僻不遂为特征。本证昏仆与眩晕之甚者似,但其昏仆则必昏迷不省人事,且伴㖞僻不遂,则与眩晕迥然不同。

3.痫证

痫证以突然仆倒,昏不知人,口吐涎沫,两目上视,四肢抽搐,或口中如作猪羊叫声,移时苏醒,醒后一如常人为特点。本证昏仆与眩晕之甚者似,且其发作前常有眩晕、乏力、胸闷等先兆,痫证发作日久之人,常有神疲乏力,眩晕时作等症状出现,故亦应与眩晕进行鉴别。鉴别要点在于痫证之昏仆,亦必昏迷不省人事,更伴口吐涎沫,两目上视,四肢抽搐,或口中如作猪羊叫声等表现。

四、辨证分析

眩晕虽病在清窍,但与肝、脾、肾三脏功能失常有密切关系。故辨证首先分清脏腑虚实。又因病因之不同,当分清风、火、痰、瘀、虚之变。

(一)肝阳上亢

1.症状

眩晕,耳鸣,头胀痛,易怒,失眠多梦,脉弦。或兼面红、目赤、口苦、便秘尿赤,舌红苔黄,脉弦数;或兼腰膝酸软,健瀹忘,遗精,舌红少苔,脉弦细数;甚或眩晕欲仆,泛泛欲呕,头痛如掣,肢麻振颤,语言不利,步履不正。

2.病机分析

肝阳上亢,上冒巅顶,故眩晕、耳鸣、头痛且胀,脉见弦象;肝阳升发太过,故易怒;阳扰心神,故失眠多梦;若肝火偏盛,循经上炎,则兼见面红、目赤、口苦,脉弦且数;火热灼津,故便秘尿赤,舌红苔黄;若属肝肾阴亏,水不涵木,肝阳上亢者,则兼见腰膝酸软,健忘遗精,舌红少苔,脉弦细数。若肝阳亢极化风,则可出现眩晕欲仆,泛泛欲呕,头痛如掣,肢麻振颤,语言不利,步履不正等风动之象。此乃中风之先兆,宜加防范。

(二)气血亏虚

1.症状

眩晕,动则加剧;劳累即发;神疲懒言,气短声低,面白少华、或萎黄、或面有垢色,心悸失眠,纳减体倦,舌色淡、质胖嫩、边有齿印,苔少或厚,脉细或虚大;或兼食后腹胀,大便溏薄;或兼畏寒肢冷,唇甲淡白;或兼诸失血证。

2.病机分析

气血不足,脑失所养,故头晕目眩,活动劳累后眩晕加剧,或劳累即发;气血不足,故神疲懒言,面白少华或萎黄;脾肺气虚,故气短声低;营血不足,心神失养,故心悸失眠;气虚脾失健运,故纳减体倦,舌色淡、质胖嫩、边有齿印,苔少或厚,脉细或虚大,均是气虚血少之象。若偏于脾虚气陷,则兼见食后腹胀,大便稀溏。若脾阳虚衰,气血生化不足,则兼见畏寒肢冷,唇甲淡白。

(三)肾精不足

1.症状

眩晕,精神萎靡,腰膝酸软,或遗精,滑泄,耳鸣,发落,齿摇,舌瘦嫩或嫩红,少苔或无苔,脉弦细或弱或细数。或兼见头痛颧红,咽干,形瘦,五心烦热,舌嫩红,苔少或光剥,脉细数,或兼见面色㿠白或黧黑,形寒肢冷,舌淡嫩、苔白或根部有浊苔,脉弱尺甚。

2.病机分析

肾精不足,无以生髓,脑髓失充,故眩晕,精神萎靡;肾主骨,腰为肾之府,齿为骨之余,精虚骨骼失养,故腰膝酸软,牙齿动摇;肾虚封藏固摄失职,故遗精滑泄;肾开窍于耳,肾精虚少,故时时耳鸣;肾其华在发,肾精亏虚,故发易脱落;肾精不足,阴不维阳,虚热内生,故颧红,咽干,形瘦,五心烦热,舌嫩红、苔少或光剥,脉细数。精虚无以化气,肾气不足,日久真阳亦衰,故面色㿠白或黧黑,形寒肢冷,舌淡嫩,苔白或根部有浊苔,脉弱尺甚。

(四)痰浊内蕴

1.症状

眩晕,倦怠或头重如蒙,胸闷或时吐痰涎,少食多寐,舌胖、苔浊腻或白厚而润,脉滑或弦滑,或兼结代,或兼见心下逆满,心悸怔忡;或兼头目胀痛,心烦而悸,口苦尿赤,舌苔黄腻,脉弦滑而数;或兼头痛耳鸣,面赤易怒,胁痛,脉弦滑。

2.病机分析

痰浊中阻,上蒙清窍,故眩晕;痰为湿聚,湿性重浊,阻遏清阳,故倦怠头重如蒙;痰浊中阻,气机不利,故胸闷;胃气上逆,故时吐痰涎;脾阳为痰浊阻遏,故少食多寐;舌胖、苔浊腻或白厚而润,脉滑或兼结代,均为痰浊内蕴之征。若为阳虚不化水,寒饮内停,上逆凌心,则兼见心下逆满,心悸怔忡;若痰浊久郁化火,痰火上扰则头目胀痛,口苦;痰火扰心,故心烦而悸;痰火劫津,故尿赤;苔黄腻,脉弦滑而数,均为痰火内蕴之象。若痰浊夹肝阳上扰,则兼头痛耳鸣,面赤易怒,胁痛,脉弦滑。

（五）瘀血阻络

1.症状

眩晕,头痛,或兼见健忘,失眠,心悸,精神不振,面或唇色紫暗,舌有紫斑或瘀点,脉弦涩或细涩。

2.病机分析

瘀血阻络,气血不得正常流布,脑失所养,故眩晕;时作头痛,面唇紫暗,舌有紫斑瘀点,脉弦涩或细涩,均为瘀血内阻之征;瘀血不去,新血不生,心神失养,故可兼见健忘、失眠、心悸、精神不振。

五、治疗

（一）治疗原则

眩晕之治法,以滋养肝肾、益气补血、健脾和胃为主。若肝阳上亢,化火生风者,则清之、镇之、潜之、降之;痰浊上逆则荡涤之;兼外感则表散之;兼气郁则疏理之。均为急则治标之法。且眩晕多属本虚;标实之证,故常须标本兼顾。

（二）治法方药

1.肝阳上亢

治法:平肝潜阳,清火息风。

方药:天麻钩藤饮加减。本方以天麻、钩藤平肝风治风晕为主药,配以石决明潜阳,牛膝、益母草下行,使偏亢之阳气复为平衡;加黄芩、山栀以清肝火,使肝风肝火平息;再加杜仲、桑寄生养肝肾;夜交藤、茯神以养心神、固根本。

若肝火偏盛,可加龙胆草、丹皮以清肝泄热;或改用龙胆泻肝汤加石决明、钩藤等以清泻肝火;若兼腑热便秘者,可加大黄、芒硝以通腑泄热。若肝阳亢极化风,宜加羚羊角(或羚羊角骨)、牡蛎、代赭石之属以镇肝熄风,或用羚羊角汤加减(羚羊角、钩藤、石决明、龟甲、夏枯草、生地黄、黄芩、牛膝、白芍、丹皮)以防中风变证的出现。若肝阳亢而偏阴虚者,加滋养肝肾之药,如牡蛎、龟甲、鳖甲、首乌、生地、淡菜之属。若肝肾阴亏严重者,应参考肾精不足证结合上述化裁治之。

2.气血亏虚

治法:补益气血,健运脾胃。

方药:归脾汤加减。方中黄芪、党参益气生血;白术、茯苓、炙甘草健脾益气;当归、龙眼肉养血补血;远志、酸枣仁养血安神;木香行气,使补而不滞。

若脾失健运,大便溏薄者,加炒山药、莲子肉、炒薏苡仁,以健脾止泻;若气虚兼寒,症见形寒肢冷,腹中隐痛者,加肉桂、干姜以温散寒邪;若血虚者,可加熟地、阿胶、何首乌以补血养血。

若中气不足,清阳不升,时时眩晕,懒于动作,面白少神,大便溏薄,宜补中益气,升清降浊,用补中益气汤加减。

若眩晕由失血引起者,应查清失血原因而治之。如属气不摄血者,可用四君子汤加黄芪、阿胶、白及、田三七之属;若暴失血而突然晕倒者,可急用针灸法促其复苏,内服方可用六味回阳饮;重用人参,以取血脱益气之意。

3.肾精不足

治法:补益肾精,充养脑髓。

方药:河车大造丸加减。本方以党参、茯苓、熟地、天冬、麦冬大补气血而益真元;紫河车、龟甲、杜仲、牛膝以补肾益精血;黄柏以清妄动之相火。可选加菟丝子、山萸肉、鹿角胶、女贞子、莲子等以增强填精补髓之力。

若眩晕较甚者,可选加龙骨、牡蛎、鳖甲、磁石、珍珠母之类,以潜浮阳。若遗精频频者,可选加莲须、芡实、桑螵蛸、沙苑子、覆盆子等以固肾涩精。

偏于阴虚者,宜补肾滋阴清热,可用左归丸加知母、黄柏、丹参。方中熟地、山萸肉、菟丝子、牛膝、龟甲补益肾阴;鹿角胶填精补髓;加丹参、知母、黄柏以清内生之虚热;偏于阳虚者,宜补肾助阳,可用右归丸。方中熟地、山萸肉、菟丝子、杜仲为补肾主药;山药、枸杞、当归补肝脾以助肾;附子、肉桂、鹿角胶益火助阳。可酌加巴戟天、淫羊藿、仙茅、肉苁蓉等以增强温补肾阳之力。在病情改善后,可根据辨第证选用六味丸或八味丸(金匮肾气丸),较长时间服用,以固其根本。

4.痰浊内蕴

治法:燥湿祛痰,健脾和胃。

方药:半夏白术天麻汤加减。本方半夏燥湿化痰,白术健脾祛湿,天麻息风止头眩为主药;其余茯苓、甘草、生姜、大枣俱是健脾和胃之药,再加橘红以理气化痰,使脾胃健运,痰湿不留,眩晕乃止。

若眩晕较甚,呕吐频作者,可加代赭石、旋覆花、胆南星之类以除痰降逆,或改用旋覆代赭汤;若舌苔厚腻水湿盛重者,可合五苓散;若脘闷不食,加白蔻仁、砂仁化湿醒胃;若兼耳鸣重听,加青葱、石菖蒲通阳开窍;若脾虚生痰者可用六君子汤加黄芪、竹茹、胆星、白芥子之属;若为寒饮内停者,可用苓桂术甘汤加干姜、附子、白芥子之属以温阳化寒饮,或用黑锡丹。

若为痰郁化火,宜用温胆汤加黄连、黄芩、天竺黄等以化痰泄热或合滚痰丸以降火逐痰。若动怒郁勃,痰、火、风交炽者,用二陈汤下当归龙荟丸,并可随证酌加天麻、钩藤、石决明等息风之药。若兼肝阳上扰者,可参用上述肝阳上亢之法治之。

5.瘀血阻络

治法:去瘀生新,行血通经。

方药:血府逐瘀汤加减。方中当归、生地、桃仁、红花、赤芍、川芎等为活血消瘀主药;枳壳、柴胡、桔梗、牛膝以行气通络,疏理气机。

若兼气虚,身倦乏力,少气自汗,宜加黄芪,且应重用(30~60 g),以行气行血。若兼寒凝,畏寒肢冷,可加附子、桂枝以温经活血。若兼骨蒸劳热,肌肤甲错,可加丹皮、黄柏、知母。重用干地黄,去柴胡、枳壳、桔梗,以清热养阴,祛瘀生新。

若为产后血瘀血晕,可用清魂散,加当归、延胡索、血竭、没药、童便,本方以人参、甘草益气活血;泽兰、川芎活血祛瘀;荆芥理血祛风;合当归、延胡索、血竭、没药、童便等活血祛瘀药,全方具有益气活血,祛瘀止晕的作用。

(王世发)

第二节 颤 证

一、临床诊断

(1)具有头部及肢体颤抖、摇动,不能自制的特定临床表现,轻者只表现为肢体发僵,头部或肢体轻微震颤,或可以自制;重者头部震摇较剧,肢体颤动不已,四肢强急,甚至表现为扭转痉挛。

(2)常伴动作笨拙、活动减少、多汗流涎、语言缓慢不清、烦躁不寐、神识呆滞、大便秘结、嗅觉减退等。

(3)好发于中老年人,男性稍多于女性,一般起病隐袭,逐渐加重,不能自行缓解。部分患者发病与情志有关,或继发于脑部病变。

具备以上临床表现,结合年龄、起病形式即可诊断颤证。

帕金森病是颤证中的代表性疾病,其诊断目前主要依据临床症状和体征作出,而理化检查主要用于本病的鉴别诊断。研究表明,正电子发射断层扫描技术、单光子发射计算机断层扫描技术以及高效液相色谱等检查,可能有助于帕金森病的早期诊断。肝豆状核变性是一常染色体隐性遗传所致铜代谢障碍性疾病,临床多表现为明显的肢体震颤,可通过眼角膜色素环检查,血清铜、铜氧化酶、铜蓝蛋白和24小时尿铜测定等铜生化检查或基因检测,帮助临床诊断或确诊;由甲状腺功能亢进引起的肢体震颤,则可以通过甲状腺功能的检测而得到确诊。临床可采用统一帕金森病评定量表评估帕金森病患者的病情程度。神经心理学量表如简易精神状态检查表、蒙特利尔认知评估量表、汉密尔顿抑郁量表和汉密尔顿焦虑量表可用于颤证患者认知及抑郁、焦虑状态的评估。

二、病证鉴别

颤证需与瘈疭相鉴别,见表4-1。

表4-1 颤证与瘈疭鉴别要点

	颤证	瘈疭
起病特点	多隐袭起病,渐进加重	多急性起病,可伴短阵间歇
病程时间	病程较长	病程较短
主症特点	手足屈伸牵引,弛纵交替,动作幅度较大	头颈、手足不自主颤动、振摇,动作幅度小,频率快
伴随症状	常伴动作笨拙、活动减少、多汗流涎、语言缓慢不清	常伴发热、神昏、两目上视

三、病机转化

颤证的病位在脑髓、筋脉,与肝、脾、肾关系密切;基本病机为肝风内动,筋脉失养;病性总属本虚标实,临床以虚实夹杂多见,本虚为气血阴精亏虚;标实为风、火、痰、瘀留滞。风以阴虚生风为主,也有阳亢风动或痰热化风者。痰或因脾虚不能运化水湿而成,或热邪煎熬津液所致。痰邪多与肝风或热邪兼夹为患,闭阻气机,致使肌肉筋脉失养,或化热生风致颤。火有实火、虚火之分。虚火为阴虚生热化火,实火为五志过极化火,火热耗灼阴津,扰动筋脉不宁。久病多瘀,瘀血常与痰浊合而为病,阻滞经脉,影响气血运行,致筋脉肌肉失养而致颤。本病标本之间相互影响,风、火、痰、瘀可因虚而生,反过来,上述实邪又进一步耗伤阴津气血,加重虚证,虚虚实实,变生诸证。此外,风、火、痰、瘀之间也可相互作用,并可兼夹及转化。颤证病机转化示意图见图4-1。

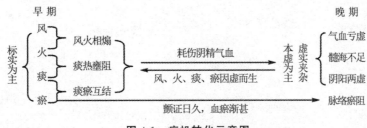

图 4-1 病机转化示意图

四、辨证论治

(一)治则治法

治疗原则为扶正祛邪,标本兼顾。病程早期,本虚之象多不明显,常见风火相煽、痰热壅阻、痰瘀互结之标实证,治疗当以清热、化痰、熄风为主,兼以通络;颤证日久,其肝肾亏虚、气血不足、阴阳两虚等本虚之象逐渐突出,且久病入络,血脉瘀滞,筋脉失濡,治疗当滋补肝肾,益气养血,调补阴阳,活血通脉为主,兼以熄风。由于本病多在本虚的基础上出现标实表现,因此在治疗上更应重视补虚,强调补益肝肾。本证病程长,治疗不能速效,临证投药时,不可频频更方易法。

(二)分证论治

本病一般分为风阳内动、痰热风动、气血亏虚、血瘀风动、髓海不足、阳气虚衰六类证候。风阳内动证、痰热动风证多见于颤证初期,以肝、脾受损,肝风内动,痰浊瘀血等标实为主,其中风阳内动证以肢体颤动粗大,不能自制,面赤烦躁,舌红苔薄黄,脉弦为其特点;痰热动风证以肢体震颤,胸脘痞闷,口苦口黏,舌红苔黄腻,脉滑数为其主要表现。此时病程短、正气不衰、邪气不盛,经积极治疗可使风火平熄,痰消瘀除,气血得充,筋脉得养,颤证尚可缓解。如若早期失治误治可致机体阴精气血进一步耗伤,导致气血亏虚、脉络瘀滞、真阴亏耗或阴损及阳,表现为气血亏虚证、血瘀风动证、髓海不足证和阳气虚衰证等颤证晚期证候者,属于颤证之顽疾,多难根治,预后较差。气血亏虚证以肢体颤抖,神疲乏力,动则气短,心悸健忘,舌淡苔白,脉沉细弱为其特点;血瘀风动证多以肢颤头摇,面色晦暗,肌肤甲错,舌质紫暗或夹瘀斑,脉弦涩为其临床特征;髓海不足证则主要表现为头摇肢抖,腰膝酸软,头晕耳鸣,失眠健忘,舌质红,舌苔薄白,脉沉细等;阳气虚衰证则以肢体颤动,筋脉拘挛,畏寒肢冷,腰酸膝软,舌淡苔白,脉沉细为其重要特征。

颤证的分证论治详见表4-2。

表 4-2 颤证分证论治简表

	治法	推荐方	常用加减
风阳内动	镇肝熄风舒筋止颤	天麻钩藤饮合镇肝熄风汤加减	焦虑心烦,加龙胆草、夏枯草;眩晕耳鸣,加知母、黄柏、牡丹皮
痰热风动	清热化痰平肝熄风	导痰汤合羚角钩藤汤加减	胸闷恶心,咯吐痰涎,加煨皂角、白芥子;急躁易怒,加天竺黄、牡丹皮、郁金

	治法	推荐方	常用加减
气血亏虚	益气养血 濡养筋脉	人参养营汤加减	心怪、失眠、健忘,加炒枣仁、柏子仁肢体;疼病麻木,加鸡血康、丹芬、桃仁
血瘀风动	活血化瘀 柔肝通络	血府逐瘀汤加减	肢体僵硬失灵,加蜈蚣、鸡血藤;便干便秘,加大黄、芒硝、枳实
髓海不足	填精补髓 育阴熄风	龟鹿二仙膏合大定风珠加减	肢体麻木,拘急强直,加木瓜、僵蚕、白芍;神识呆滞,加石菖蒲、远志
阳气虚衰	补肾助阳 温煦筋脉	右归丸加减	大便稀溏,加干姜、肉豆蔻;颤动不止,加僵蚕、全蝎、地龙

(三)临证备要

颤证病位在脑髓、筋脉,一般多有痰浊、瘀血阻滞经脉,气血不畅的临床表现,据"血行风自灭"之理,临证运用养血活血、化痰祛瘀通脉之品对减轻震颤往往可收良效。常选用当归、白芍、鸡血藤、川芎、红花、桃仁、丹参等养血活血;石菖蒲、白僵蚕、胆南星、天竺黄等消解顽痰。白芍乃养血濡筋,缓急止颤的良药,宜重用至15~30 g。

颤证属"风病"范畴,临床对各证型的治疗均可在辨证的基础上配合熄风之法。临床每遇颤证日久,邪伏较深,其他熄风之药不能奏效时,往往使用虫类药可获良效。正如叶天士所言:"久病邪正混处其间,草木不能见效,当以虫蚁疏通逐邪。"虫类药不但熄风定颤,且有搜风通络之功,常用虫类药物有蜈蚣、地龙、全蝎、僵蚕等,然虫类药物作用峻猛,耗气伤阴,一般不宜单独使用,多配以益气养阴,滋补肝肾之法。服药方法以焙研为末吞服为佳,入煎剂效逊。此外,羚羊角在颤证的临床治疗中有肯定的疗效,久颤不愈者可配合应用,但其价格较贵,临证时可用山羊角代替。但对于肝豆状核变性引起的震颤患者,则不可使用上述金石类熄风药(如龙骨、牡蛎、珍珠母等)和虫类药,因此类药物含铜量较高,服后往往加重病情。

颤证病情延绵,治疗难取速效,需告知患者应长期坚持治疗;临证时宜守法守方,不可频繁更方易法,欲过分求速反易致病情复杂,变证丛生。

(四)常见变证的治疗

1.便秘

如大便干结,口干舌燥,或伴头晕耳鸣,面红心烦,舌干红,脉细数或沉而无力者选用增液承气汤加减,以滋阴增液,泄热通便。如大便秘结,畏寒肢冷,小便清长,舌淡苔白,脉沉迟者可予济川煎加减,以温补肾阳,润肠通便。

2.郁证

如急躁易怒,胸胁胀满,目赤头痛,眩晕耳鸣,舌红,苔黄,脉弦数者,可予丹栀逍遥散加减,以疏肝解郁,清肝泻火;如精神抑郁,性情急躁,面色晦暗,胸胁刺痛,痛有定处,舌质紫暗或夹瘀斑,脉弦涩者,可予四物化郁汤,以补血活血,解郁安神。**(五)其他疗法**

1.中成药治疗

(1)天麻钩藤颗粒:平肝熄风,清热安神。适用于颤证风阳内动证。

(2)六味地黄丸:滋阴补肾。适用于颤证肾阴不足证。

(3)全天麻胶囊:平肝熄风。适用于颤证风阳内动证。

（4）血府逐瘀胶囊：活血化瘀，行气止痛。适用于颤证血瘀风动证。

2.针灸推拿

（1）针灸：针灸治疗本病取得了较确切的临床疗效，本病多为本虚标实之证，治疗主张补虚泻实，调节脏腑。治疗方法也由传统的毫针转向多种针具及方法综合应用，临床治疗多以头针为主，综合应用体针、腹针、梅花针、三棱针、灸疗等多种器具和治疗方法。针刺头部穴位不仅可以激发头部经气，调节头部阴阳，并因十四经脉直接或间接通向头部，平衡全身气血和阴阳，改善全身症状。

（2）推拿：对于缓解早期出现的僵直效果较好，推拿可松解肌筋，解除僵硬。临证时动作宜轻柔和缓，要对颈、腰、四肢各关节及肌肉进行推拿，维持关节的活动幅度。

3.康复训练

（1）放松锻炼：放松和深呼吸锻炼有助于减轻帕金森病患者心理紧张，减轻在公共场所行动不便、动作缓慢及肢体震颤等症状。

（2）关节运动范围训练：力求每个关节的活动都要到位，注意避免过度的牵拉。

（3）平衡训练：加强姿势反射、平衡、运动转移和旋转运动的训练。双足分开站立，向前后左右移动重心，跨步运动并保持平衡；躯干和骨盆左右旋转，并使上肢随之进行大的摆动；重复投扔和拣回物体；运动变换训练包括床上翻身、上下床、从坐到站、床到椅的转换等。

（4）步态训练：关键在于抬高脚尖和跨大步距。患者两眼平视，身体站直，两上肢的协调摆动和下肢起步合拍，跨步要尽量慢而大，两脚分开，两上肢在行走时做前后摆动，同时还要进行转弯和跨越障碍物训练。转弯时要有较大的弧度，避免一只脚与另一只脚交叉。

五、名医经验

（一）颜德馨

颤证多由瘀血作祟，心主血液以养脉，肝主气机疏泄以濡筋，若气滞血瘀，血气不能滋润筋脉，则颤振频发。在颤证治疗上推崇气血学说，在古人"血虚生风"的理论上创立"血瘀生风"的观点，遵循"疏其血气，令其条达而致和平"的重要治疗原则，主张运用活血化瘀、祛风通络之剂治疗颤证。临床习用王清任的血府逐瘀汤、通窍活血汤化裁。血府逐瘀汤的特点是活血化瘀而不伤血，疏肝解郁而不耗气。诸药配合，使血活气行，瘀化热消而肝郁亦解，诸症自愈。临证治疗时，根据患者的表现随症加减，每每能获良效：若肝阳偏亢，则加龙骨、牡蛎、磁石以潜阳熄风；阴虚阳亢则予鳖甲、龟甲等滋阴潜阳之品；瘀血日久可加用搜剔脉络瘀血之水蛭、全蝎、蜈蚣、土鳖虫等。

（二）王永炎

颤证病程漫长，痰湿胶着，凝结不化。痰为顽痰，胶着之痰，阻在脑窍经脉。颤振病患者多数见舌质紫暗，或见瘀点瘀斑，为瘀血内停之表现。瘀血久留不去而成死血，死血留滞新血难生，浊邪不化，运化难复。死血顽痰内停，阻滞脑窍、经隧，灵机不出，筋脉失养，而见震颤、强痉、拘急等症。死血、顽痰留滞，是老年颤证症状产生的直接原因。

震颤、强直、拘痉为风邪内动之象，为虚风内动，为内风暗扇。内风是颤病病变过程贯穿始终的因素之一，且为震颤、强直发作的主要动因。内风旋动在本病患者表现为两种不同的方式。一为内风旋动之象外露，显示明确的风象，而见震颤不止之症。一为"内风暗扇"，不显露明确的风"动"之象，不见震颤，而以肢体僵硬、拘痉，甚则言语发紧之症为主。不同的临床表现，相同的病机,内风旋动是发病的动因。平熄内风主治在肝,治疗上可以镇肝熄风,养血柔肝熄风,滋阴潜阳熄风。应辨证论治,但无论何法,均可加入熄风药物羚羊角,平肝熄风。

熄风、活血、化痰为治疗通则,但治疗颤证的根本在于固本培元。调理脾胃以助后天之本。治以调补、清补为主,药物选用太子参、西洋参、黄芪、茯苓、白术、淮山药等。

(王世发)

第三节 痴 呆

一、临床诊断

(1)记忆障碍,包括短期记忆障碍(如间隔5分钟后不能复述3个词或3件物品名称)和长期记忆障碍(如不能回忆本人的经历或一些常识)。

(2)认知损害,包括失语(如找词困难或命名困难)、失用(如观念运动性使用及运动性使用)、失认(如视觉和触觉性失认)、执行功能(如抽象思维、推理、判断损害等)一项或一项以上损害。

(3)上述两类认知功能障碍明显影响了职业和社交活动,或与个人以往相比明显减退。

(4)起病隐匿,发展缓慢,渐进加重,病程一般较长。但也有少数病例为突然起病,或波动样、阶梯样进展,常有中风、眩晕、脑外伤等病史。

神经生理学检查、日常活动能力量表、MRI或脑脊液检查等有助于痴呆的临床诊断。

二、病证鉴别

痴呆需与郁证、癫病相鉴别,见表4-3。

表4-3 痴呆与郁证、癫病鉴别要点

	痴呆	郁证	癫病
病因病机	髓海渐空,元神失养;或邪扰清窍,神机失用	肝失疏泄、脾失健运、心失所养、脏腑阴阳气血失调	肝气郁结,肝失条达,气郁生痰;或心脾气结,你而生痰,痰气互结,蒙蔽神机
主症	记忆减退、时空混淆、计算不能等智能障碍为主	心境不佳、表情淡漠、少言寡语、思维迟缓等抑郁症状为主	沉默寡言、感情淡漠、语无伦次,或喃喃自语、静面少动等精神失常症状为主
兼症	失语、失用、失认等认知损害或伴精神行为症状等	胸胁胀满,或伴疼痛,或易怒易哭等	肢体困乏,烦而不眠,秽洁不分,不思饮食等
舌苔脉象	舌淡苔白或腻;脉沉细或弦滑	舌质淡或红,苔白或黄;脉弦数或弦滑	舌淡或淡红;脉弦滑或沉细无力

三、病机转化

痴呆的病位在脑,与心肝脾肾功能失调密切相关。病理性质有虚实之分,以虚为本,实为标,临床上多见虚实夹杂之证。本虚为脾肾亏虚,气血不足,髓海不充,导致神明失养。正虚日久,气血亏乏,脏腑功能失调,气血运行不畅,或积湿为痰,或留滞为瘀,加重病情,出现虚中夹实证。标实为痰、瘀、火、毒内阻,上扰清窍。痰瘀日久可损及心脾肝肾气血阴精,致脑髓渐空,转化为虚或见虚实夹杂。若痰热瘀积,日久生毒,损伤脑络,可致病情恶化而成毒盛正衰之证。平台期多见虚证,一般病情稳定。波动期常见虚实夹杂,心肝火旺、痰瘀互阻,病情时轻时重。下滑期多因外感六淫、情志相激,或再发卒中等因素,而使认知损害加重。此时证候由虚转实,病情由波动而转为恶化。见图 4-2。

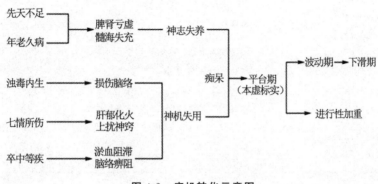

图 4-2　病机转化示意图

四、辨证论治

(一)治则治法

本病虚证当补肾健脾以养髓,重在培补先天之肾精和后天之脾气,尤以补肾生精为要,即所谓"补肾即补髓"。实证当化痰祛瘀以开窍,重在逐痰化浊,活血化瘀,解毒通络,以开窍醒神,尤以化痰开窍为重,即所谓"治痰即治呆"。

(二)分证论治

本病多数与衰老、先天禀赋不足、后天脾胃失养、情志所伤、浊邪留滞等有关,少数病例与中风、外感、创伤等有关。由阴精、气血亏损,髓海失充,元神失养,或痰、瘀、火、毒内阻,上扰清窍所致。平台期常见髓海不足、脾肾亏虚、气血不足证,波动期常见痰浊蒙窍、瘀阻脑络、心肝火旺证,下滑期主见毒损脑络证。髓海不足证常伴腰酸骨软,步行艰难,舌瘦色淡,脉沉细;脾肾亏虚证伴见腰膝酸软,肌肉萎缩,食少纳呆,气短懒言,口涎外溢或四肢不温,泄泻,舌淡体胖;气血不足证多伴见倦怠嗜卧,神疲乏力,面唇无华,爪甲苍白,纳呆食少,大便溏薄,舌淡胖有齿痕,脉细弱;痰浊蒙窍证多伴见脾虚或气虚痰盛之象,如面色㿠白或苍白无泽,气短乏力,舌胖脉细滑;瘀阻脑络证多伴见血瘀气滞,经脉挛急或不通之象,如头痛难愈,面色晦暗,舌紫瘀斑,脉细弦或涩等;心肝火旺证常伴见头晕头痛,心烦易怒,口苦目干,咽干,口燥,口臭,口疮,尿赤,便干等热毒内盛之象;毒损脑络证常伴见痰毒、热毒、瘀毒壅盛之象,表情呆滞,双目无神,不识事物,或兼面色晦暗、秽浊如蒙污垢,或兼面红微赤,口气臭秽,口中黏涎秽浊,溲赤便干或二便失禁,或见肢体麻木,手足颤动,舌强语謇,烦躁不安甚则狂躁,举动不经,言辞颠倒等。痴呆的分证论治详见表 4-4。

表 4-4　痴呆分证论治简表

证候	治法	推荐方	常用加减
髓海不足	滋补肝肾 生髓养脑	七福饮	肾精不足、心火亢旺可用六味地黄丸加丹参、莲子心菖蒲;痰热扰心,可用清心滚痰丸
脾肾亏虚	温补脾肾 养元安神	还少丹	舌苔黄腻,不思饮食,中焦有蕴热,宜温胆汤加味
气血不足	益气健脾 养血安神	归脾汤	脾虚及肾,加熟地黄、山茱萸、肉苁蓉、巴战天、茴香
痰浊蒙窍	化痰开窍 养心安神	洗心汤	肝郁化火,心烦躁动,言语颠三倒四,歌笑不休,甚至反喜污秽,宜用转呆汤
瘀阻脑络	活血化瘀 通窍醒神	通窍活血汤	病久气血不足,加当归、生地黄、党参、黄芪;血瘀化热,肝胃火逆,头痛,呕恶,加钩藤、菊花、夏枯草、竹茹
心肝火旺	清心平肝 安神定志	天麻钩藤饮	口齿不清去玄参,加菖蒲、郁金;便秘加生大黄或玄参、生首乌、玄明粉;痰热盛加天竺黄、郁金、胆南星清热化痰
毒损脑络	清热解毒 通络达邪	黄连解毒汤	痰热日久结为浊毒,应用大剂清热解毒之品,同时加用安宫牛黄丸天竺黄、石菖蒲、郁金、胆南星;热结便秘,可加大黄、瓜蒌;热毒入营,神志错乱,可加生地黄、玄参、水牛角粉或羚羊角粉、生地黄、牡丹皮或全蝎、蜈蚣

(三)临证备要

遣方用药时注意鹿角胶、龟板胶、阿胶宜烊化冲服;羚羊角用量不宜过大,一般 1～5 g,内服煎汤,或 1～3 g,单煎 2 小时以上,磨汁或研粉服,每次 0.3～0.6 g,临床多用羚羊角粉冲服。炒杏仁用量不超过 10 g,半夏不宜超过 9 g;用附子通阳扶正时用量不宜超过 15 g;运用通腑泻热法时注意大黄用量,不宜过量,以通便为度,防止耗伤正气,生大黄宜后下,一般用量在 10～15 g;全蝎、蜈蚣均有毒,用量不宜过大,全蝎煎服 3～6 g,研末吞服 0.6～1 g,蜈蚣煎服 3～5 g,研末吞服 0.6～1 g;安宫牛黄丸常用量为每天 1 丸,温开水调匀后口服或鼻饲,如痰热较甚,可每 12 小时鼻饲 1 丸,连续服用 3 天。

本病治疗以补虚为主,治疗应重在温补脾肾,尤需重视补肾生精,同时根据痰、瘀、火、毒轻重而分别兼以化痰、平肝、通络、解毒,以开窍益智为目的。治疗同时,重视精神调理、智能训练及生活护理。长期的临床实践证明,在疾病早期把中医辨证施治的个体化治疗与西药靶向治疗结合起来,不仅能改善痴呆患者的症状,而且能延缓病情发展。

(四)其他疗法

1.中成药治疗

(1)清开灵注射液:清热解毒,醒神开窍。适用于痴呆属毒损脑络者。

(2)复方丹参滴丸:活血化瘀、芳香开窍、理气止痛。适用于痴呆属瘀血阻窍者。

(3)安脑丸:清热解毒、豁痰开窍、镇痉熄风。适用于痴呆属痰热闭窍者。

(4)苏合香丸:芳香开窍,行气止痛。适用于痰浊蒙窍所致的痴呆。

2.针灸治疗

临床上比较常用的是针灸联合多种特色疗法,如针刺配合灸法,针刺联合穴位注射,针药并用,头针体针相配合,耳穴,电针,激光治疗及配合中西医药物治疗的中西医结合方案等,能改善患者的脑血流量,在患者的智能恢复和提高生活质量方面疗效显著。

（1）针灸并用：取水沟、百会、大椎、风池、外关透内关、太溪、悬钟。大椎、水沟、内关透外关行强刺激；太溪、悬钟、大椎用补法；风池行平补平泻手法。针刺结束后用艾条灸百会、大椎3～5分钟，以局部皮肤潮红为度。

（2）针刺联合穴位注射：针刺取百会、强间、脑户、水沟为主，配神门、通里、三阴交。神志欠清加脑干、脑点；烦躁加大陵；流涎加地仓；构音障碍或吞咽困难加上廉泉。穴位注射取穴分2组，交替进行，哑门、肝俞、肾俞；大椎、风池、足三里。于每次针刺后再行穴位注射，每穴注射乙酰谷酰胺1 mL。隔天治疗1次，15次为1个疗程。

（3）针药并用：针刺取百会透四神聪、人中、风池、曲池、合谷、足三里、太溪、肾俞、脾俞，同时配合补阳还五汤以扩张脑血管，改善微循环，提高组织耐氧的能力，降低纤维蛋白原。

3.康复训练

痴呆患者在进行药物治疗的同时，要重视精神调理、智能训练及生活护理，使之逐渐恢复或掌握一定的生活和工作技能。

五、名医经验

（一）张伯礼

痴呆是脏腑功能衰退而导致的疾病，本病多因肾脏亏损所致，但亦有痰湿内阻、气虚血瘀、虚实相间之证。病位在脑，与肾、脾、心、肝等功能失调有关，病理性质为本虚标实，以五脏虚衰，气血亏损，髓海空虚，心神失养，清阳不升，脑窍失养为本；瘀血、痰浊内阻，浊阴不降，上蒙清窍为病之标。临床多虚实交错，病症错杂，虚瘀痰互见。此病的治疗既要强调肾虚为本，又要注重各个脏腑之间的联系，兼顾其他四脏之虚，调整各个脏腑之间的协同作用，多法联合应用。在补肾填精、补益气血的基础上，配合活血祛瘀、化痰开窍、通腑泄浊等诸法共用，辨证施治，随症加减，灵活运用。治疗大法为解郁散结、补虚益损，具体主要采用养心、补肾、健脾、活血化瘀、化痰开窍等治法，同时在用药上不可忽视血肉有情之品的应用。

（二）傅仁杰

痴呆病的发生，以肝肾精血亏损，气血衰少，髓海不足为本，以肝阳化风，心火亢盛，痰湿蒙窍，肝郁不遂为标，临床辨证分为虚实两大类，虚证以虚为主，实证多虚中夹实。虚证之髓海不足证治宜补肾、填精、益髓为主，佐以化瘀通络、开窍醒神之品，方用补肾益髓汤加减；虚证之肝肾亏损证治宜滋补肝肾，佐以熄风安神定智，方用定智汤加减。实证分肝阳上亢、心火亢盛、湿痰阻络、气郁血虚等证。肝阳上亢证治宜平肝熄风、育阴潜阳、醒神开窍，方用天麻钩藤汤、镇肝熄风汤加减；心火亢盛证治宜泻火清心为主，佐以化瘀通络、醒神开窍，方用黄连泻心汤加减；痰湿阻络证治宜标本兼顾，健脾化痰、醒神开窍，方用转呆汤合指迷汤加减；气郁血虚证，治宜理气和血、醒神开窍，方用逍遥散合甘麦大枣汤加减。

（王世发）

第四节　痫　病

痫病是指以短暂的感觉障碍，肢体抽搐，意识丧失，甚则仆倒，口吐涎沫，两目上视或口中怪叫，移时苏醒，醒后如常人为主要临床表现的一种反复发作性神志异常的病证。俗称"羊痫风"

"痫厥""胎病"。尤以青少年多发,男性多于女性。

痫病的有关论述首见于《内经》,如《灵枢·癫狂》记有:"癫疾始生,先不乐,头重痛,视举,目赤,甚作极,已而烦心"。此后历代医家对其病因、症状及治疗都有丰富的论述。

《难经·五十九难》云:"癫疾始发,意不乐,僵仆直视,其脉三部阴阳俱盛是也。"巢元方《诸病源候论》中将不同病因引起的痫病,分为风痫、惊痫、食痫、痰痫等,描述其发作特点为"痫病……醒后又复发,有连日发者,有一日三五发者"。陈无择《三因极一病证方论·癫痫方论》指出:"癫痫病皆由惊动,使脏气不平,郁而生涎,闭塞诸经,厥而乃成。或在母胎中受惊,或少小感风寒暑湿,或饮食不节,逆于脏气"。朱丹溪《丹溪心法·痫》:"无非痰涎壅塞,迷乱心窍。"《古今医鉴·五痫》指出:"夫痫者有五等,而类五畜,以应五脏,发则卒然倒仆,口眼相引,手足搐搦,背脊强直,口吐涎沫,声类畜叫,食顷乃苏"。以上论述指出了惊恐、饮食不节、母腹中受惊、偶感风寒、痰涎等是致痫的主要病因。

《证治准绳·痫》指出痫病与卒中、痉病等病证的不同:"痫病仆时口中作声,将醒时吐涎沫,醒后又复发,有连日发者,有一日三五发者。中风、中寒、中暑之类则仆时无声,醒时无涎沫,醒后不再复发。痉病虽亦时发时止,然身强直反张如弓,不如痫之身软,或如猪犬牛羊之鸣也。"

对于本病治疗,《扁鹊心书》记载:"痫,中脘灸五十壮"。《备急千金要方》:"痫之为病,目反、四肢不举,灸风府……又灸项上、鼻人中、下唇承浆,皆随年壮"。《临证指南医案·癫痫》:"痫之实者,用五痫丸以攻风,控涎丸以劫痰,龙荟丸以泻火;虚者,当补助气血,调摄阴阳,养营汤、河车丸之类主之。"王清任则认为痫病的发生与元气虚"不能上转入脑髓"和脑髓瘀血有关,并创龙马自来丹、黄芪赤风汤治之。

现代医学的癫痫病,出现痫病的临床表现时,可参考本节进行辨证论治。

一、病因病机

痫病之发生,多由先天因素,七情所伤,痰迷心窍,脑部外伤或其他疾病之后造成脏腑功能失调,气机逆乱,阴阳失衡,元神失控所致,而尤以痰邪作祟最为重要。心脑神机失用为本,风、痰、火、瘀致病为标,先天遗传与后天所伤是两大致病因素。

(一)先天因素

痫病始于幼年者,与先天因素密切相关。先天因素有两方面:一是如《素问·奇病论》中所说的"因未产前腹内受损……或七情所致伤胎气";二是父母禀赋不足,或父母本身患癫痫,导致胎儿精气不足,影响胎儿发育,出生后,小儿脏气不平,易生痰生风,导致痫病发作。

(二)七情失调

主要责之于惊恐。由于突受大惊大恐,"惊则气乱""恐则气下",造成气机逆乱,进而损伤肝肾,致使阴不敛阳而生热生风,痫病发作。小儿脏腑娇嫩,元气未充,神气怯弱,或素蕴风痰,更易因惊恐而发生本病。正如《三因极一病证方论·癫痫叙论》指出"癫痫病,皆由惊动,使脏气不平"。

(三)痰迷心窍

过食醇酒厚味,以致脾胃受损,精微不布,湿浊内聚成痰;或劳伤思虑,脏腑失调,气郁化火,火热炼液成痰,一遇诱因,痰浊或随气逆,或随风动,蒙蔽心窍,壅塞经络,从而发生痫证。即如《丹溪心法》指出的"无非痰涎壅塞,迷闷孔窍",故有"无痰不作痫"之说。

(四)脑部外伤

由于跌仆撞击,或出生时难产,均能导致颅脑受伤。外伤之后,气血瘀阻,血流不畅则神明遂失;筋脉失养,则血虚动风而发病。

此外,或因六淫之邪所干,或因饮食失调,或患他病之后,均可致脏腑受损,积痰内伏,一遇劳作过度,生活起居失于调摄,遂致气机逆乱而触动积痰,痰浊上扰,闭塞心窍,壅塞经络,发为痫病。

痫病病位主要责之于心肝,而与五脏均有关联。本病的发生,主要是由于风、火、痰、瘀等病理因素导致心、肝、脾、肾脏气失调,引起一时性阴阳紊乱,气逆痰涌,火炎风动,蒙蔽清窍,心脑神机失用所致。其中,心脑神机失用为本,风、火、痰、瘀致病为标,病理因素又总以痰为主。

二、诊断要点

(一)症状

(1)任何年龄、性别均可发病,但多在儿童期、青春期或青年期发病,多因先天因素或有家族史,每因惊恐、劳累、情志过极、饮食不节、头部外伤等诱发。

(2)痫病大发作,突然昏倒,不省人事,两目上视,四肢抽搐,口吐涎沫,或有异常叫声,移时苏醒,醒后除疲乏无力外,一如常人。

(3)痫病小发作,突然呆木,瞬间意识丧失,面色苍白,动作中断,手中物件落地,或头突然向前下垂,两目上视,多在数秒至数分钟恢复,清醒后对上述症状全然无知等。

(4)局限性发作可见多种形式,如口、眼、手等局部抽搐,而无突然昏倒,或凝视,或无语言障碍,或无意识动作等,多在数秒至数分钟即止。

(5)发作前可有眩晕胸闷等先兆。

(二)检查

脑电图呈阳性反应,必要时做脑 CT、MRI 等相应检查,有助于诊断。

三、鉴别诊断

(一)中风

痫病重证应与中风相鉴别。痫病重证与中风均有突然仆倒,不省人事的主证,但痫证无半身不遂、口眼㖞斜等症,且醒后一如常人;而中风亦无痫证之口吐涎沫、两目上视或口中怪叫等症,醒后遗留偏瘫等后遗症状。

(二)厥证

两者均无后遗症,厥证除见突然仆倒,不省人事主证外,还有面色苍白,四肢厥冷,但无口吐涎沫,两目上视,四肢抽搐和口中怪叫之见症,临床上亦不难区别。

四、辨证

痫病主要辨别发病持续时间和间隔时间的长短,一般持续时间长则病重,时间短则病轻;间隔时间长则病轻,时间短则病重。确定病性属风、痰、热、瘀,辨证施治。

(一)发作期

1.阳痫

证候:病发前多有眩晕,头痛而胀,胸闷乏力,喜欠伸等先兆症状,或无明显症状,旋即仆倒,不省人事,面色潮红或紫红,牙关紧闭,两目上视,项背强直,四肢抽搐,口吐涎沫或喉中痰鸣,或发怪叫,移时苏醒,除感疲乏、头痛外,一如常人,舌质红,苔黄腻,脉弦数或弦滑。

分析:此为癫痫大发作。先天不足或肝火偏旺,郁久化热,火动生风,煎熬津液,结而为痰,痰火阻闭心窍,则发痫病典型症状;舌红、苔黄腻,脉弦滑或弦数,均为痰热壅盛之象。

2.阴痫

证候:发痫则面色晦暗青灰而黄,手足清冷,双眼半开半合,昏聩偃卧,手足拘急,或抽搐时作,口吐涎沫,一般口不啼叫,或声音微小,或仅为呆木无知,不闻不见,不动不语,或动作中断,手中物件落地;或头突然向前倾下,又迅速抬起;或二目上吊数秒乃至数分钟即可恢复,病发后对上述症状全然无知,多一日频作十数次或数十次,醒后周身疲乏,或如常人,舌质淡,苔白腻,脉多沉细或沉迟。

分析:此为癫痫发作不典型者或癫痫小发作。饮食劳倦,脾胃受损,精微不布,湿浊内聚成痰;或久病不愈,气血亏虚,脏腑失调,痰湿内结,上蒙清窍,而致痫病诸证,痰湿尚未化热,故无热象;痫疾频发,耗伤气血,故醒后周身疲乏;舌脉俱为痰湿之象。

(二)休止期

1.痰火扰神

证候:急躁易怒,心烦失眠,气高息粗,痰鸣漉漉,口苦咽干,便秘溲黄,病发后,病情加重,甚则彻夜难眠,目赤,舌红,苔黄腻,脉多沉弦滑而数。

分析:过食醇酒厚味,聚湿成痰,痰浊郁久化热或肝郁化火,炼液为痰,痰火上扰清窍心神,故见急躁易怒,心烦失眠,气高息粗,痰鸣漉漉,口苦,甚则彻夜难眠,目赤;痰热伤津则咽干,便秘溲黄;舌脉俱为痰热之象。

2.风痰闭阻

证候:发病前后多有眩晕、胸闷乏力等先兆症状,发作时猝然仆倒,昏不识人,喉中痰鸣,口吐白沫,手足抽搐,舌质红,苔白腻,脉多弦滑有力。

分析:痰浊上扰,清阳不展,则发作前后常有眩晕、胸闷乏力等症;肝风内动,肝气不畅,则情志不舒;风痰上涌,则痰多;苔白腻,脉滑,均为肝风挟痰浊之象。

3.心脾两虚

证候:反复发痫不愈,神疲乏力,面色无华,身体消瘦,纳呆便溏,舌质淡,苔白腻,脉沉弱。

分析:反复发痫不愈,耗伤气血,不能濡养全身,上充于面,故神疲乏力,面色无华,身体消瘦;后天之本不运,则纳呆便溏;舌脉均为气血耗伤,痰浊留滞之象。

4.肝肾阴虚

证候:痫证频作,神思恍惚,面色晦暗,头晕目眩,两目干涩,耳轮焦枯不泽,健忘失眠,腰膝酸软,大便干燥,舌红苔薄黄,脉沉细而数。

分析:先天不足,或突受惊恐,造成气机逆乱,进而损伤肝肾,或痫证频发而耗伤肝肾,致使阴不敛阳,虚风内动,故痫证频作;肝肾精血不能上充,而脑为髓之海,肝开窍于目,肾开窍于耳,故神思恍惚,面色晦暗,头晕目眩,两目干涩,耳轮焦枯不泽,健忘失眠;肾虚则腰膝酸软;精血不足则阴液亏虚,肠道失濡,故见大便干燥;舌脉均为阴虚有热之象。

5.瘀阻清窍

证候:平素头晕头痛,常伴单侧肢体抽搐,或一侧面部抽动,颜面口角青紫,舌质暗红或有瘀斑,舌苔薄白,脉涩或弦。多继发于颅脑外伤、产伤、颅内感染性疾病或先天脑发育不全。

分析:瘀血阻窍或颅脑外伤等致平素头痛头晕,脑络闭塞,脑神失养,气血失调而肝风内动,痰随风动,常伴单侧肢体抽搐;风痰闭阻,心神被蒙,痰蒙清窍故而发病,舌苔脉象均为瘀血阻络之象。

五、治疗

本病治疗宜分标本虚实。频繁发作,以治标为主,着重清肝泻火,豁痰熄风,开窍定痫;平时则补虚以治其本,宜益气养血,健脾化痰,滋补肝肾,宁心安神。

(一)中药治疗

1.发作期

(1)阳痫。治法:开窍醒神,清热涤痰熄风。

处方:黄连解毒汤或以此方送服定痫丸。

方中以黄芩、黄连、黄柏、栀子苦寒直折,清泻上、中、下三焦之火。定痫丸源于《医学心悟》,有豁痰开窍,熄风止痉之功。方中贝母、胆南星苦凉性降,用以清化热痰,其中贝母甘润,使苦燥而不伤阴;半夏燥湿化痰;天麻熄风化痰。可加全蝎、僵蚕以助天麻熄风止痉之功;朱砂、琥珀镇静安神;石菖蒲、远志宁心开窍。

(2)阴痫。治法:开窍醒神,温化痰涎。

处方:五生饮加减。

方以生南星、生半夏、生白附子辛温燥湿祛痰;半夏降逆散结;川乌大辛大热,散寒除滞;黑豆补肾利湿。可加二陈汤以健脾除痰。

兼气虚者,加党参、黄芪、白术以补气;血虚者,加当归、丹参、夜交藤养血而不滋腻。

2.休止期

(1)痰火扰神。治法:清肝泻火,化痰开窍。

处方:当归龙荟丸加减。

方中以龙胆草、青黛、芦荟直入肝经而泻肝火;大黄、黄连、黄芩、黄柏、栀子苦寒而通泻上、中、下三焦之火,其中尤以大黄推陈致新,降逆而不留邪,涤痰散结;配木香、麝香辛香走窜,通窍而调气,使清热之力益彰,又恐苦寒之药太过,以当归和血养肝。诸药相合,使痰火得泻,气血宣通,阴阳调顺,神安志宁而病向愈。可加茯苓、姜半夏、橘红,健脾益气化痰,以宏药力。

若大便秘结较重者,可加生大黄;若痰黏者可加竹沥水。

(2)风痰闭阻。治法:平肝熄风,豁痰开窍。

处方:定痫丸。

方中天麻、全蝎、僵蚕平肝熄风止痉;川贝母、胆南星、姜半夏、竹沥、石菖蒲涤痰开窍而降逆;琥珀、茯神、远志、辰砂镇心安神定痫;茯苓、陈皮健脾益气化痰;丹参理血化瘀通络。

若痰黏不利者,加瓜蒌;痰涎清稀者加干姜、细辛;若纳呆者可加白术、茯苓。

(3)心脾两虚。治法:补益气血,健脾宁心。

处方:六君子汤合温胆汤加减。

方中以四君子汤健脾益气;陈皮、半夏、竹茹化除留滞之痰;枳实行气散结;姜枣养胃而调诸药。可加远志、枣仁、夜交藤以宁心安神。

若食欲缺乏加神曲、山楂、莱菔子行气消食导滞。若体虚不盛,可酌加僵蚕、蜈蚣熄风化痰,通络止痉;便溏者加焦米仁、炒扁豆、炮姜等健脾止泻。

(4)肝肾阴虚。治法:滋养肝肾,平肝熄风。

处方:大补元煎加减。

方中以人参、炙甘草、熟地黄、枸杞子、山药、当归、山茱萸、杜仲益气养血,滋养肝肾;可加鹿角胶、龟板胶养阴益髓;牡蛎、鳖甲滋阴潜阳。

若心中烦热者,可加竹叶、灯心草;大便秘结甚者,可加火麻仁、肉苁蓉。

(5)瘀阻清窍。治法:活血祛瘀,洗风通络。

处方:通窍活血汤加减。

方中赤芍、川芎、桃仁、红花活血祛瘀;麝香、老葱,通阳开窍,活血通络;地龙、僵蚕、全蝎熄风定痫。

若兼痰热,可加竹沥、胆南星;兼肝火上扰,加菊花、石决明;兼阴虚,加麦冬、鳖甲;兼心肾亏虚,加党参、枸杞、熟地黄。

(二)针灸治疗

1.发作期

(1)基本处方:水沟、后溪、合谷、太冲、腰奇。

水沟属督脉,后溪通督脉,二穴合用,通督调神;合谷配太冲,合称"四关",可开关启闭;腰奇是治疗癫痫的经外奇穴。

(2)加减运用:主要有以下几种。

阳痫:加十宣或十二井穴(选3～5穴)点刺出血,以清热泻火、开关启闭。余穴针用泻法。

阴痫:加足三里、关元、三阴交以益气养血、温化痰饮,针用补法。余穴针用平补平泻法。

病在夜间发作:加照海以调阴跷。诸穴针用平补平泻法。

病在白昼发作:加申脉以调阳跷。诸穴针用平补平泻法。

2.休止期

(1)基本处方:百会、大椎、风池、腰奇。

百会、大椎同经相配,通督调神;风池位于头部,为脑之分野,足少阳经别贯心,经脉交会至百会,可疏调心脑神机;腰奇是治疗癫痫的经外奇穴。

(2)加减运用:主要有以下几类。

痰火扰神证:加行间、内关、合谷、丰隆以豁痰开窍、清热泻火,针用泻法。余穴针用平补平泻法。

风痰闭阻证:加本神、太冲、丰隆以平肝息风、豁痰开窍。诸穴针用泻法。

心脾两虚证:加心俞、脾俞以补益心脾、益气养血。诸穴针用补法。

肝肾阴虚证:加肝俞、肾俞、太溪以补益肝肾、潜阳安神,针用补法。余穴针用平补平泻法。

瘀阻清窍证:加太阳、膈俞以活血化瘀,太阳刺络出血。余穴针用泻法。

(3)其他:有以下两类疗法。

耳针疗法:取脑、神门、心、枕、脑点,每次选2～3穴,毫针强刺激,留针30分钟,间歇捻针,隔天1次。或埋揿针,3～4日换1次。

穴位注射疗法:取足三里、内关、大椎、风池,每次选用2～3穴,用维生素 B_1 注射液,每穴注射0.5 mL。

(王世发)

第五章

心系常见病证

第一节　心　悸

心悸是指阴阳失调,气血失和,心神失养,出现心中悸动不安,甚则不能自主的一类病证。一般多呈阵发性,每因情绪波动或劳累过度而发。心悸发作时常伴不寐、胸闷、气短,甚则眩晕、喘促、心痛、晕厥。心悸包括惊悸和怔忡。

《内经》虽无心悸病名,但《内经》中已有关于"悸"的记载。《素问·气交变大论》对心悸的临床表现及脉象的变化亦有了生动的描述,如"心憺憺大动""其动应衣""心怵惕""心下鼓""惕惕然而惊,心欲动""惕惕如人将捕之"。《素问·三部九候论》曰:"参伍不调者病……其脉乍疏乍数、乍迟乍疾者,日乘四季死"。最早认识到心悸严重脉律失常与疾病预后的关系。在病因病机方面认识到宗气外泄,突受惊恐,复感外邪,心脉不通,饮邪上犯,皆可引起心悸。如《素问·平人气象论》曰:"乳之下,其动应衣,宗气泄也"。《素问·举痛论》曰:"惊则心无所倚,神无所归,虑无所定,故气乱矣"。《素问·痹论》曰:"脉痹不已,复感于邪,内舍于心……心痹者,脉不通,烦则心下鼓"。《素问·评热病论》曰:"诸水病者,故不得卧,卧则惊,惊则咳甚也"。汉代张仲景在《伤寒杂病论》首载心悸病名,并详述了"心悸""惊悸""心动悸""心中悸""喘悸""眩悸"的辨证论治纲领,如《伤寒论·辨太阳病脉证并治》曰:"脉浮数者,法当汗出而愈。若下之,身重,心悸者,不可发汗,当自汗出乃解……伤寒二三日,心中悸而烦者,小建中汤主之""伤寒,脉结代,心动悸,炙甘草汤主之。"《金匮要略·血痹虚劳病脉证并治》中提到"卒喘悸,脉浮者,里虚也";《金匮要略·痰饮咳嗽病脉证并治》提到"凡食少饮多,水停心下,甚者则悸……眩悸者,小半夏加茯苓汤主之"。《金匮要略·惊悸吐衄下血胸满瘀血病脉证并治》中有"寸口脉动而弱,动即为惊,弱则为悸",认为心悸的病因病机为惊扰、水饮、虚损、汗后受邪等,记载了心悸时结、代、促脉及其区别,所创之炙甘草汤、麻黄附子细辛汤、苓桂甘枣汤、桂甘龙牡汤、小半夏加茯苓汤等仍是目前临床辨证治疗心悸的常用方剂。

汉代以后,诸医家从心悸、惊悸、怔忡等不同方面都有所发挥,并不断补充完善了心悸的病因病机、治法方药。如宋代严用和《济生方·惊悸怔忡健忘门》首先提出怔忡病名,并对惊悸、怔忡的病因病机、病情演变、治法方药做了较详细的论述。认为惊悸乃"心虚胆怯之所致",治宜"宁其心以壮其胆气",选用温胆汤、远志丸作为治疗方剂;怔忡因心血不足所致,亦有因感受外邪及饮邪停聚而致者,惊悸不已可发展为怔忡,治疗"当随其证,施以治法"。朱丹溪认为"悸者怔忡之谓",强调了虚与痰的致病因素,如《丹溪心法·惊悸怔忡》中认为"怔忡者血虚,怔忡无时,血少者多。有思虑便动,属虚。时作时止者,痰因火动"。明代《医学正传·惊悸怔忡健忘证》认为惊悸怔忡尚与肝胆有关,并对惊悸与怔忡加以鉴别,提出"怔忡者,心中惕惕然,动摇而不得安静,无时而作者是也;惊悸者,蓦然而跳跃惊动,而有欲厥之状,有时而作者是也"。明代《景岳全书·怔忡惊恐》中认为怔忡由阴虚劳损所致,指出"盖阴虚于下,则宗气无根而气不归源,所以在上则浮撼于胸臆,在下则振动于脐旁",生动地描述了心悸重证上及喉、下及腹的临床表现。其在治疗与护理上主张"速宜节欲节劳,切戒酒色。凡治此者,速宜养气养精,滋培根本",提出左归饮、右归饮、养心汤、宁志丸等至今临床广为应用的有效方剂。清代王清任、唐容川力倡瘀血致悸理论,开启了活血化瘀治疗心悸的先河。

西医学中的心律失常、心功能不全、神经症等,凡以心悸为主要表现者,均可参照本篇辨证论治。

一、病因病机

本病的发生既有体质因素、饮食劳倦或情志所伤,亦有因感受外邪或药物中毒所致。其虚证者,多因气血阴阳亏虚,引起阴阳失调,气血失和,心神失养;实证者常见痰浊、瘀血、水饮、邪毒,而致心脉不畅,心神不宁。

(一)感受外邪

正气内虚,感受温热邪毒,首先犯肺系之咽喉,邪毒侵心,耗气伤阴,气血失和,心神失养,发为心悸;或感受风寒湿邪,痹阻血脉,日久内舍于心,心脉不畅,发为心悸。正如叶天士所说:"温邪上受,首先犯肺,逆传心包"。及《素问·痹论》所云:"脉痹不已,复感于邪,内舍于心"。

(二)情志所伤

思虑过度,劳伤心脾,心血暗耗,化源不足,心失所养,发为心悸;恚怒伤肝,肝气郁结,久之气滞血瘀,心脉不畅,发为心悸,或气郁化火,炼液成痰,痰火上扰,心神不宁,发为心悸;素体心虚胆怯,暴受惊恐,致心失神、肾失志,心气逆乱,发为惊悸,日久则稍惊即悸,或无惊亦悸。正如《素问·举痛论》所云:"惊则心无所倚,神无所归,虑无所定,故气乱矣。"

(三)饮食不节

嗜食肥甘厚味,煎炸炙煿之品,或嗜酒过度,皆可蕴热化火生痰,痰火扰心,心神不宁,发为心悸;或饮食不节,损伤脾胃,脾运呆滞,痰浊内生,心脉不畅,而发心悸。正如唐容川所云:"心中有痰者,痰入心中,阻其心气,是以跳动不安。"

(四)体质虚弱

先天心体禀赋不足,阴阳失调,气血失和,心脉不畅,发为心悸;或素体脾胃虚弱,化源不足,或年老体衰,久病失养,劳欲过度,致气血阴阳亏虚,阴阳失调,气血失和,心失所养,而发为心悸。

(五)药物所伤

用药不当,或药物毒性较剧,损及于心,而致心悸。

综上所述,心悸病因不外外感与内伤,其病机则不外气血阴阳亏虚,心失濡养;或邪毒、痰饮、瘀血阻滞心脉,心脉不畅,心神不宁。其病机关键为阴阳失调,气血失和,心神失养。其病位在心,但与肺、脾、肝、肾密切相关。

本证以虚证居多,或因虚致实,虚实夹杂。虚者以气血亏虚,气阴两虚,心阳不振,心阳虚脱,心神不宁为常见;实者则以邪毒侵心,痰火扰心,心血瘀阻,水饮凌心为常见。虚实可相互转化,如脾失健运,则痰浊内生;脾肾阳虚,则水饮内停;气虚则血瘀;阴虚常兼火旺,或夹痰热;实者日久,可致正气亏耗;久病则阴损及阳,阳损及阴,形成阴阳两虚等复杂证候。

二、诊断

(1)自觉心慌不安,神情紧张,不能自主,心搏或快速,或缓慢,或心跳过重,或忽跳忽止,呈阵发性或持续性。

(2)伴有胸闷不适,易激动,心烦,少寐,乏力,头晕等,中老年发作频繁者,可伴有心胸疼痛,甚则喘促、肢冷汗出,或见晕厥。

(3)脉象对心悸的诊断有重要意义。心悸者常见疾、促、结、代、迟、涩、雀啄等脉象;听诊示心搏或快速,或缓慢,或忽跳忽止,或伴有心音强弱不匀等。

(4)发作常由情志刺激、惊恐、紧张、劳倦过度、饮酒饱食等因素而诱发。

三、相关检查

血液分析、测血压、X线胸片、心电图、动态心电图、心脏彩超检查等,有助于病因及心律失常的诊断。

四、鉴别诊断

(一)心痛

除见心慌不安,脉结代外,必以心痛为主症,多呈心前区或胸骨后压榨样痛、闷痛,常因劳累、感寒、饱餐或情绪波动而诱发,多呈短暂发作。但甚者心痛剧烈不止,唇甲发绀,或手足青至节,呼吸急促,大汗淋漓,甚至晕厥,病情危笃。心痛常可与心悸合并出现。

(二)奔豚

奔豚发作之时,亦觉心胸躁动不安。《难经·五十六难》曰:"发于小腹,上至心下,若豚状,或上或下无时"。称之为肾积。《金匮要略·奔豚气病脉证治》曰:"奔豚病从少腹起,上冲咽喉,发作欲死,复还止,皆从惊恐得之"。故本病与心悸的鉴别要点为:心悸为心中剧烈跳动,发自于心;奔豚乃上下冲逆,发自少腹。

(三)卑慄

《证治要诀·怔忡》描述卑慄症状为"痞塞不欲食,心中常有所歉,爱处暗室,或倚门后,见人则惊避,似失志状。"卑慄病因为"心血不足",虽有心慌,一般无促、结、代、疾、迟等脉象出现,是以神志异常为主的疾病,与心悸不难鉴别。

五、辨证论治

(一)辨证要点

1.辨虚实

心悸证候特点多为虚实相兼,故当首辨虚实。虚当审脏腑气、血、阴、阳何者偏虚,实当辨痰、饮、瘀、毒何邪为主。其次,当分清虚实之程度。正虚程度与脏腑虚损情况有关,即一脏虚损者轻,多脏虚损者重。在邪实方面,一般来说,单见一种夹杂者轻,多种合并夹杂者重。

2.辨脉象

脉搏的节律异常为本病的特征性征象,故尚需辨脉象。如脉率快速型心悸,可有一息六至之数脉,一息七至之疾脉,一息八至之极脉,一息九至之脱脉,一息十至以上之浮合脉。脉率过缓型心悸,可见一息四至之缓脉,一息三至之迟脉,一息二至之损脉,一息一至之败脉,两息一至之夺精脉。脉律不整型心悸,脉象可见有数时一止,止无定数之促脉;缓时一止,止无定数之结脉;脉来更代,几至一止,止有定数之代脉,或见脉象乍疏乍数,忽强忽弱之雀啄脉。临床应结合病史、症状,推断脉症从舍。一般认为,阳盛则促,数为阳热。若脉虽数、促而沉细、微细,伴有面浮肢肿,动则气短,形寒肢冷,舌质淡者,为虚寒之象。阴盛则结,迟而无力为虚寒,脉象迟、结、代者,一般多属阴类脉。其中,结脉表示气血凝滞,代脉常表示元气虚衰、脏气衰微。凡久病体虚而脉象弦滑搏指者为逆,病情重笃而脉象散乱模糊者为病危之象。

3.辨病与辨证相结合

对心悸的临床辨证应结合引起心悸原发疾病的诊断,以提高辨证准确性,如功能性心律失常所引起的心悸,常表现为心率快速型心悸,多属心虚胆怯,心神不宁,于活动后反而减轻为特点;冠心病心悸,多为阴虚气滞,气虚气滞,或气阴两虚,肝气郁结,久之痰瘀交阻而致;病毒性心肌炎引起的心悸,初起多为风温先犯肺卫,继之热毒逆犯于心,随后呈气阴两虚、瘀阻络脉证;风湿性心肌炎引起的心悸,多由风湿热邪杂至,合而为痹,痹阻心脉所致;病态窦房结综合征多由心阳不振,心搏无力所致;慢性肺源性心脏病所引起的心悸,则虚实兼夹为患,多心肾阳虚为本,水饮内停为标。

4.辨惊悸怔忡

大凡惊悸发病,多与情志因素有关,可由骤遇惊恐,忧思恼怒,悲哀过极或过度紧张而诱发,多为阵发性,实证居多,但也存在内虚因素。病来虽速,病情较轻,可自行缓解,不发时如常人。怔忡多由久病体虚、心脏受损所致,无精神因素亦可发生,常持续心悸,心中惕惕,不能自控,活动后加重。病来虽渐,病情较重,每属虚证,或虚中夹实,不发时亦可见脏腑虚损症状。惊悸日久不愈,亦可形成怔忡。

(二)治疗原则

心悸由脏腑气血阴阳亏虚、心神失养所致者,治当补益气血,调理阴阳,以求气血调畅,阴平阳秘,配合应用养心安神之品,促进脏腑功能的恢复。心悸因于邪毒、痰浊、水饮、瘀血等实邪所致者,治当清热解毒、化痰蠲饮、活血化瘀,配合应用重镇安神之品,以求邪去正安,心神得宁。临床上心悸表现为虚实夹杂时,当根据虚实轻重之多少,灵活应用清热解毒、益气养血、滋阴温阳、化痰蠲饮、行气化瘀、养心安神、重镇安神之法。

(三)分证论治

1.心虚胆怯

主症:心悸不宁,善惊易恐,稍惊即发,劳则加重。

兼次症:胸闷气短,自汗,坐卧不安,恶闻声响,失眠多梦而易惊醒。

舌脉:舌质淡红,苔薄白;脉动数,或细弦。

分析:心为神舍,心气不足易致神浮不敛,心神动摇,失眠多梦;胆气怯弱则善惊易恐,恶闻声响;心胆俱虚则更易为惊恐所伤,稍惊即悸;心位胸中,心气不足,胸中宗气运转无力,故胸闷气短;气虚卫外不固则自汗;劳累耗气,心气益虚,故劳则加重。脉动数或细弦为气血逆乱之象。

治法:镇惊定志,养心安神。

方药:安神定志丸。加琥珀、磁石、朱砂。方中龙齿、琥珀、磁石镇惊宁神,朱砂、茯神、菖蒲、远志安神定惊,人参补益心气。兼见心阳不振,加附子、桂枝;兼心血不足,加热地、阿胶;心悸气短,动则益甚,气虚明显时,加黄芪以增强益气之功;气虚自汗加麻黄根、浮小麦、瘪桃干、乌梅;气虚夹瘀者,加丹参、桃仁、红花;气虚夹湿,加泽泻,重用白术、茯苓;心气不敛,加五味子、酸枣仁、柏子仁,以收敛心气,养心安神;若心气郁结,心悸烦闷,精神抑郁,胸胁胀痛,加柴胡、郁金、合欢皮、绿萼梅、佛手。

2.心脾两虚

主症:心悸气短,失眠多梦,思虑劳心则甚。

兼次症:神疲乏力,眩晕健忘,面色无华,口唇色淡,纳少腹胀,大便溏薄,或胸胁胀痛,善太息。

舌脉:舌质淡,苔薄白;脉细弱,或弦细。

分析:心脾两虚主要指心血虚、脾气弱之气血两虚证。思虑劳心,暗耗心血,或脾气不足,生化乏源,皆可致心失血养,心神不宁,而见心悸、失眠多梦。思虑过度可劳伤心脾,故思虑劳心则甚。血虚则不能濡养脑髓,故眩晕健忘;不能上荣肌肤,故面色无华,口唇色淡。纳少腹胀,大便溏薄,神疲乏力,均为脾气虚之表现。气血虚弱,脉道失充,则脉细弱。肝气郁结则胸胁胀痛,善太息,脉弦。

治法:补血养心,益气安神。

方药:归脾汤。方中当归、龙眼肉补养心血;黄芪、人参、白术、炙甘草益气以生血;茯神、远志、酸枣仁宁心安神;木香行气,使补而不滞。气虚甚者重用人参、黄芪、白术、炙甘草,少佐肉桂,取少火生气之意;血虚甚者加熟地、白芍、阿胶。

若心动悸脉结代,气短,神疲乏力,心烦失眠,五心烦热,自汗盗汗,胸闷,面色无华,舌质淡红少津,苔少或无,脉细数,为气阴两虚,治以益气养阴,养心安神,用炙甘草汤加减。本方益气补血,滋阴复脉。若兼肝气郁结,胸胁胀痛,泛酸、善太息,可改用逍遥散合左金丸为煎剂,以补益气血,调达肝郁,佐金以平木。

3.阴虚火旺

主症:心悸少寐,眩晕耳鸣。

兼次症:形体消瘦,五心烦热,潮热盗汗,腰膝酸软,咽干口燥,小便短黄,大便干结,或急躁易怒,胁肋胀痛,善太息。

舌脉:舌红少津,苔少或无;脉细数或促。

分析:肾阴亏虚,水不济火,以致心火亢盛,扰动心神,故心悸少寐;肾主骨生髓,腰为肾之府,肾虚则髓海不足,骨骼失养,故腰膝酸软,眩晕耳鸣;阴虚火旺,虚火内蒸,故形体消瘦,五心烦热,潮热盗汗,口干咽燥,小便短黄,大便干结;舌红少津,少苔或无苔,脉细数或促,为阴虚火旺之征。若肝气郁结,肝火内炽则急躁易怒,胁肋胀痛,善太息。

治法:滋阴清火,养心安神。

方药:天王补心丹或朱砂安神丸。阴虚心火不亢盛者,用天王补心丹。方中生地黄、玄参、麦冬、天冬养阴清热;当归、丹参补血养心;人参补益心气;朱砂、茯苓、远志、枣仁、柏子仁养心安神;五味子收敛心气;桔梗引药上行,以通心气。合而用之有滋阴清热,养心安神之功。汗多加山萸肉。若阴虚心火亢盛者,用朱砂安神丸。方中朱砂重镇安神;当归、生地黄养血滋阴;黄连清心泻火。合而用之有滋阴清火,养心安神之功。因朱砂有毒,不可过剂。本证亦可选用黄连阿胶汤。

若肾阴亏虚,虚火妄动,梦遗腰酸者,此乃阴虚相火妄动,治当滋阴降火,方选知柏地黄丸加味,方中知母、黄柏清泻相火,六味地黄丸滋补肾阴,合而用之有滋阴降火之功。

若兼肝郁,急躁易怒,胁肋胀痛,善太息,治法为养阴疏肝,可在六味地黄丸基础上加枳壳、青皮,常可获效。

4.心阳不振

主症:心悸不安,动则尤甚,形寒肢冷。

兼次症:胸闷气短,面色㿠白,自汗,畏寒喜温,或伴心痛。

舌脉:舌质淡,苔白;脉虚弱,或沉细无力。

分析:久病体虚,损伤心阳,心失温养,则心悸不安;不能温煦肢体,故面色㿠白,肢冷畏寒。胸中阳气虚衰,宗气运转无力,故胸闷气短。阳气不足,卫外不固,故自汗出。阳虚则无力鼓动血液运行,心脉痹阻,故心痛时作。舌质淡,脉虚弱无力,为心阳不振之征。

治法:温补心阳。

方药:桂枝甘草龙骨牡蛎汤。方中桂枝、炙甘草温补心阳,生龙齿、生牡蛎安神定悸。心阳不足,形寒肢冷者,加黄芪、人参、附子;大汗出者,重用人参、黄芪、浮小麦、山萸肉、麻黄根;或用独参汤煎服;兼见水饮内停者,选加葶苈子、五加皮、大腹皮、车前子、泽泻、猪苓;夹有瘀血者,加丹参、赤芍、桃仁、红花等;兼见阴伤者,加麦冬、玉竹、五味子;若心阳不振,以心动过缓为著者,酌加炙麻黄、补骨脂、附子,重用桂枝。如大汗淋漓,面青唇紫,肢冷脉微,气喘不能平卧,为亡阳征象,当急予独参汤或参附汤,送服黑锡丹,或参附注射液静脉注射或静脉滴注,以回阳救逆。

5.水饮凌心

主症:心悸眩晕,肢面浮肿,下肢为甚,甚者咳喘,不能平卧。

兼次症:胸脘痞满,纳呆食少,渴不欲饮,恶心呕吐,形寒肢冷,小便不利。

舌脉:舌质淡胖,苔白滑;脉弦滑,或沉细而滑。

分析:阳虚不能化水,水饮内停,上凌于心,故见心悸;饮溢肢体,故见浮肿。饮阻于中,清阳不升,则见眩晕;阻碍中焦,胃失和降,则脘痞,纳呆食少,恶心呕吐。阳气虚衰,不能温化水湿,膀胱气化失司,故小便不利。舌质淡胖,苔白滑,脉弦滑或沉细而滑,为水饮内停之象。

治法:振奋心阳,化气利水。

方药:苓桂术甘汤。

本方通阳利水,为"病痰饮者,当以温药和之"的代表方剂。方中茯苓淡渗利水,桂枝、炙甘草通阳化气,白术健脾祛湿。兼见纳呆食少,加谷芽、麦芽、神曲、山楂、鸡内金;恶心呕吐,加半夏、陈皮、生姜;尿少肢肿,加泽泻、猪苓、防己、葶苈子、大腹皮、车前子;兼见肺气不宣,水饮射肺者,表现胸闷、咳喘,加杏仁、前胡、桔梗以宣肺,加葶苈子、五加皮、防己以泻肺利水;兼见瘀血者,加当归、川芎、刘寄奴、泽兰叶、益母草;若肾阳虚衰,不能制水,水气凌心,症见心悸,咳喘,不能平卧,尿少浮肿,可用真武汤。

6.心血瘀阻

主症:心悸不安,胸闷不舒,心痛时作。

兼次症:面色晦暗,唇甲青紫。或兼神疲乏力,少气懒言;或兼形寒肢冷;或兼两胁胀痛,善太息。

舌脉:舌质紫暗,或舌边有瘀斑、瘀点;脉涩或结代。

分析:心血瘀阻,心脉不畅,故心悸不安,胸闷不舒,心痛时作;若因气虚致瘀者,则气虚失养,兼见神疲乏力,少气懒言;若因阳气不足致瘀者,则阳虚生外寒而见形寒肢冷;若因肝气郁结,气滞致瘀者,则因肝郁气滞而兼见两胁胀痛,善太息;脉络瘀阻,故见面色晦暗,唇甲青紫;舌紫暗,舌边有瘀斑、瘀点,脉涩或结代,为瘀血内阻之征。

治法:活血化瘀,理气通络。

方药:桃仁红花煎。方中桃仁、红花、丹参、赤芍、川芎活血化瘀;延胡索、香附、青皮理气通络;生地黄、当归养血和血。合而用之有活血化瘀,理气通络之功。若因气滞而血瘀者,酌加柴胡、枳壳、郁金;若因气虚而血瘀者,去理气药,加黄芪、党参、白术;若因阳虚而血瘀者,酌加附子、桂枝、生姜;夹痰浊,症见胸闷不舒,苔浊腻者,酌加瓜蒌、半夏、胆南星;胸痛甚者,酌加乳香、没药、蒲黄、五灵脂、三七等。瘀血心悸亦可选丹参饮或血府逐瘀汤治疗。

7.痰浊阻滞

主症:心悸气短,胸闷胀满。

兼次症:食少腹胀,恶心呕吐,或伴烦躁失眠,口干口苦,纳呆,小便黄赤,大便秘结。

舌脉:苔白腻或黄腻;脉弦滑。

分析:痰浊阻滞心气,故心悸气短。气机不畅,故见胸闷胀满。痰阻气滞,胃失和降,故食少腹胀,恶心呕吐。痰郁化火,则见口干口苦,小便黄赤,大便秘结,苔黄腻等热象。痰火上扰,心神不宁,故烦躁失眠。痰多、苔腻、脉弦滑,为内有痰浊之象。

治法:理气化痰,宁心安神。

方药:导痰汤。方中半夏、陈皮、制南星、枳实理气化痰;茯苓健脾祛痰;远志、酸枣仁宁心安神。纳呆腹胀,兼脾虚者,加党参、白术、谷芽、麦芽、鸡内金;心悸伴烦躁口苦,苔黄,脉滑数,系痰火上扰,心神不宁,可加黄芩、苦参、黄连、竹茹,制南星易胆南星,或用黄连温胆汤;痰火伤津,大便秘结,加大黄、瓜蒌;痰火伤阴,口干盗汗,舌质红,少津,加麦冬、天冬、沙参、玉竹、石斛;烦躁不安,惊悸不宁,加龙骨、生牡蛎、珍珠母、石决明以重镇安神。

8.邪毒侵心

主症:心悸气短,胸闷胸痛。

兼次症:发热,恶风,全身酸痛,神疲乏力,咽喉肿痛,咳嗽,口干渴。

舌脉:舌质红,苔薄黄;脉浮数,或细数,或结代。

分析:感受风热毒邪,侵犯肺卫,邪正相争,故发热恶风,全身酸痛,咽喉肿痛,咳嗽;表证未解,邪毒侵心,心体受损,耗气伤津,故心悸气短,胸闷胸痛,神疲乏力,口干口渴;舌红,苔薄黄,脉浮数,或细数,或结代,为风热毒邪袭表、侵心、气阴受损之征。

治法:辛凉解表,清热解毒。

方药:银翘散加减。方中金银花、连翘辛凉解表,清热解毒;薄荷、荆芥、豆豉疏风解表,透热外出;桔梗、牛蒡子、甘草宣肺止咳,利咽消肿;淡竹叶、芦根甘凉清热,生津止渴。合而用之有辛凉解表,清热解毒之功。若热毒甚,症见高热,咽喉肿痛,加板蓝根、大青叶、野菊花、紫花地丁等清热解毒之品;胸闷胸痛者,加丹皮、赤芍、丹参等活血化瘀之品;口干口渴甚者,加生地黄、玄参;若热盛耗气伤阴,症见神疲,气短,脉细数,或结代者,合生脉散益气养阴,敛心气。

若感受湿热之邪,湿热侵心,症见心悸气短,胸闷胸痛,腹泻,腹痛,恶心呕吐,腹胀纳呆,舌质红,苔黄腻者,治当清热祛湿,芳香化浊,方选甘露消毒丹或葛根芩连汤加减。

若热病后期,邪毒已去,气阴两虚者,治当益气养阴,方选生脉散加味。

六、转归预后

心悸的转归预后与病因、诱因、发展趋势及发作时对血流动力学的影响密切相关。心悸因受惊而起，其病程短，病势浅，全身情况尚好，一般在病因消除或经过适当治疗或休息之后便能逐渐痊愈；但亦有惊悸日久不愈，逐渐变成怔忡。若因脏腑受损，功能失调，气血阴阳亏虚所致心悸，则病程较长，病势较重，经积极合理治疗亦多能痊愈。如出现下列情况则预后较差：心悸而汗出不止，四肢厥冷，喘促不得卧，下肢浮肿，面青唇紫，脉微欲绝者，属心悸喘脱证，预后严重；心悸而出现各种怪脉（严重心律失常之脉象）者；心悸突然出现昏厥抽搐者；心悸兼有真心痛者。以上情况皆是病情严重之证候，均应及时治疗和监护，密切观察病情变化。

（王世发）

第二节 不 寐

不寐是以经常不能获得正常睡眠为特征的一类病证，主要表现为睡眠时间、深度的不足，轻者入睡困难，或寐而不酣，时寐时醒，或醒后不能再寐，重则彻夜不寐，常影响人们的正常工作、生活、学习和健康。

不寐在《内经》称为"不得卧""目不瞑"。认为是邪气客于脏腑，卫气行于阳，不能入阴所得。《素问·逆调论》记载有"胃不和则卧不安"。后世医家引申为凡脾胃不和，痰湿、食滞内扰，以致寐寝不安者均属于此。

汉代张仲景《伤寒论》及《金匮要略》中将其病因分为外感和内伤两类，提出"虚劳虚烦不得眠"的论述，至今临床仍有应用价值。《景岳全书·不寐》中将不寐病机概括为有邪、无邪两种类型。"不寐证虽病有不一，然惟知邪正二字则尽之矣。盖寐本乎阴，神其主也，神安则寐，神不安则不寐。其所以不安者，一由邪气之扰，一由营气不足耳。有邪者多实证，无邪者皆虚证。"

明·李中梓结合自己的临床经验对不寐证的病因及治疗提出了卓有见识的论述："不寐之故，大约有五：一曰气虚，六君子汤加酸枣仁、黄芪；一曰阴虚，血少心烦，酸枣仁一两，生地黄五钱，米二合，煮粥食之；一曰痰滞，温胆汤加南星、酸枣仁、雄黄末；一曰水停，轻者六君子汤加菖蒲、远志、苍术，重者控涎丹；一曰胃不和，橘红、甘草、石斛、茯苓、半夏、神曲、山楂之类。大端虽五，虚实寒热，互有不齐，神而明之，存乎其人耳。"

明·戴元礼《证治要诀·虚损门》又提出"年高人阳衰不寐"之论。清代《冯氏锦囊·卷十二》。亦提出"壮年人肾阴强盛，则睡沉熟而长，老年人阴气衰弱，则睡轻微易知。"说明不寐的病因与肾阴盛衰及阳虚有关。

西医学的神经官能症、更年期综合征、慢性消化不良、贫血、动脉粥样硬化症等以不寐为主要临床表现时，可参考本节内容辨证论治。

一、病因病机

人之寤寐，由心神控制，而营卫阴阳的正常运作是保证心神调节寤寐的基础。每因饮食不节，情志失常，劳倦、思虑过度及病后、年迈体虚等因素，导致心神不安，神不守舍，不能由动转静而致不寐病证。

（一）病因

1.饮食不节

暴饮暴食，宿食停滞，脾胃受损，酿生痰热，壅遏于中，痰热上扰，胃气失和，而不得安寐。《张氏医通·不得卧》阐述其原因："脉滑数有力不得卧者，中有宿滞痰火，此为胃不和则卧不安也。"此外，浓茶、咖啡、酒之类饮料也是造成不寐的因素。

2.情志失常

喜怒哀乐等情志过极均可导致脏腑功能的失调，而发生不寐病证。或由情志不遂，暴怒伤肝，肝气郁结，肝郁化火，邪火扰动心神，神不安而不寐；或由五志过极，心火内炽，扰动心神而不寐；或由喜笑无度，心神激动，神魂不安而不寐；或由暴受惊恐，导致心虚胆怯，神魂不安，夜不能寐，如《沈氏尊生书·不寐》云："心胆俱怯，触事易惊，梦多不祥，虚烦不眠。"

3.劳逸失调

劳倦太过则伤脾，过逸少动亦致脾虚气弱，运化不健，气血生化乏源，不能上奉于心，以致心神失养而失眠。或因思虑过度，伤及心脾，心伤则阴血暗耗，神不守舍；脾伤则食少，纳呆，生化之源不足，营血亏虚，不能上奉于心，而致心神不安。如《类证治裁·不寐》说："思虑伤脾，脾血亏损，经年不寐"。《景岳全书·不寐》云："劳倦、思虑太过者，必致血液耗亡，神魂无主，所以不眠。"可见，心脾不足造成血虚，会导致不寐。

4.病后体虚

久病血虚，年迈血少，引起心血不足，心失所养，心神不安而不寐，正如《景岳全书·不寐》中说："无邪而不寐者，必营气不足也，营主血，血虚则无以养心，心虚则神不守舍。"亦可因年迈体虚，阴阳亏虚而致不寐。若素体阴虚，兼因房劳过度，肾阴耗伤，阴衰于下，不能上奉于心，水火不济，心火独亢，火盛神动，心肾失交而神志不宁。如《景岳全书·不寐》所说："真阴精血不足，阴阳不交，而神有不安其室耳。"

（二）病机

不寐的病因虽多，但其病理变化，总属阳盛阴衰，阴阳失交。一为阴虚不能纳阳，一为阳盛不得入于阴。其病位主要在心，与肝、脾、肾密切相关。

因心主神明，神安则寐，神不安则不寐。而阴阳气血之来源，由水谷之精微所化，上奉于心，则心神得养；受藏于肝，则肝体柔和；统摄于脾，则生化不息；调节有度，化而为精，内藏于肾，肾精上承于心，心气下交于肾，则神志安宁。

若肝郁化火，或痰热内扰，神不安宅者以实证为主。心脾两虚，气血不足，或由心胆气虚，或由心肾不交，水火不济，心神失养，神不安宁，多属虚证，但久病可表现为虚实兼夹，或为瘀血所致。

不寐的预后，一般较好，但因病情不一，预后亦各异。病程短，病情单纯者，治疗收效较快；病程较长，病情复杂者，治疗难以速效。且病因不除或治疗不当，易产生情志病变，使病情更加复杂，治疗难度增加。

二、诊查要点

（一）诊断依据

（1）轻者入寐困难或寐而易醒，醒后不寐，连续3周以上，重者彻夜难眠。

(2)常伴有头痛、头昏、心悸、健忘、神疲乏力、心神不宁、多梦等症。

(3)本病证常有饮食不节,情志失常,劳倦、思虑过度,病后,体虚等病史。

(二)病证鉴别

不寐应与一时性失眠、生理性少寐、它病痛苦引起的失眠相区别。不寐是指单纯以失眠为主症,表现为持续的、严重的睡眠困难。若因一时性情志影响或生活环境改变引起的暂时性失眠不属病态。至于老年人少寐早醒,亦多属生理状态。若因其他疾病痛苦引起失眠者,则应以祛除有关病因为主。

(三)相关检查

临床可检测多导睡眠图:①测定其平均睡眠潜伏期时间延长(长于50分钟);②测定实际睡眠时间减少;③测定觉醒时间增多(每夜超过30分钟)。

三、辨证论治

(一)辨证要点

本病辨证首分虚实。虚证,多属阴血不足,心失所养,临床特点为体质瘦弱,面色无华,神疲懒言,心悸健忘。实证为邪热扰心,临床特点为心烦易怒,口苦咽干,便秘溲赤。次辨病位,病位主要在心。由于心神的失养或不安,神不守合而不寐,且与肝、胆、脾、胃、肾相关。如急躁易怒而不寐,多为肝火内扰;脘闷苔腻而不寐,多为胃腑宿食,痰热内盛;心烦心悸,头晕健忘而不寐,多为阴虚火旺,心肾不交;面色少华,肢倦神疲而不寐,多属脾虚不运,心神失养;心烦不寐,触事易惊,多属心胆气虚等。

(二)治疗原则

治疗当以补虚泻实,调整脏腑阴阳为原则。实证泻其有余,如疏肝泻火,清化痰热,消导和中;虚证补其不足,如益气养血,健脾补肝益肾。在此基础上安神定志,如养血安神,镇惊安神,清心安神。

(三)证治分类

1.肝火扰心证

不寐多梦,甚则彻夜不眠,急躁易怒,伴头晕头胀,目赤耳鸣,口干而苦,不思饮食,便秘溲赤,舌红苔黄,脉弦而数。

证机概要:肝郁化火,上扰心神。

治法:疏肝泻火,镇心安神。

代表方:龙胆泻肝汤加减。本方有泻肝胆实火,清下焦湿热之功效,适用于肝郁化火上炎所致的不寐多梦,头晕头胀,目赤耳鸣,口干便秘之症。

常用药:龙胆草、黄芩、栀子清肝泻火;泽泻、车前子清利湿热;当归、生地滋阴养血;柴胡疏畅肝胆之气;甘草和中;生龙骨、生牡蛎、灵磁石镇心安神。

胸闷胁胀,善太息者,加香附、郁金、佛手、绿萼梅以疏肝解郁;若头晕目眩,头痛欲裂,不寐躁怒,大便秘结者,可用当归龙荟丸。

2.痰热扰心证

心烦不寐,胸闷脘痞,泛恶嗳气,伴口苦,头重,目眩,舌偏红,苔黄腻,脉滑数。

证机概要:湿食生痰,郁痰生热,扰动心神。

治法:清化痰热,和中安神。

代表方:黄连温胆汤加减。本方清心降火,化痰安中,适用于痰热扰心,见虚烦不宁,不寐多梦等症状者。

常用药:半夏、陈皮、茯苓、枳实健脾化痰,理气和胃;黄连、竹茹清心降火化痰;龙齿、珍珠母、磁石镇惊安神。

不寐伴胸闷嗳气,脘腹胀满,大便不爽,苔腻脉滑,加用半夏秫米汤和胃健脾,交通阴阳,和胃降气;若饮食停滞,胃中不和,嗳腐吞酸,脘腹胀痛,再加神曲、焦山楂、莱菔子以消导和中。

3.心脾两虚证

不易入睡,多梦易醒,心悸健忘,神疲食少,伴头晕目眩,四肢倦怠,腹胀便溏,面色少华,舌淡苔薄,脉细无力。

证机概要:脾虚血亏,心神失养,神不安舍。

治法:补益心脾,养血安神。

代表方:归脾汤加减。本方益气补血,健脾养心,适用于不寐健忘,心悸怔忡,面黄食少等心脾两虚证。

常用药:人参、白术、甘草益气健脾;当归、黄芪补气生血;远志、酸枣仁、茯神、龙眼肉补心益脾安神;木香行气舒脾。

心血不足较甚者,加熟地、芍药、阿胶以养心血;不寐较重者,加五味子、夜交藤、合欢皮、柏子仁养心安神,或加生龙骨、生牡蛎、琥珀末以镇静安神;兼见脘闷纳呆,苔腻,重用白术,加苍术、半夏、陈皮、茯苓、厚朴以健脾燥湿,理气化痰。若产后虚烦不寐,或老人夜寐早醒而无虚烦者,多属气血不足,亦可用本方。

4.心肾不交证

心烦不寐,入睡困难,心悸多梦,伴头晕耳鸣,腰膝酸软,潮热盗汗,五心烦热,咽干少津,男子遗精,女子月经不调,舌红少苔,脉细数。

证机概要:肾水亏虚,不能上济于心,心火炽盛,不能下交于肾。

治法:滋阴降火,交通心肾。

代表方:六味地黄丸合交泰丸加减。前方以滋补肾阴为主,用于头晕耳鸣,腰膝酸软,潮热盗汗等肾阴不足证;后方以清心降火,引火归原,用于心烦不寐,梦遗失精等心火偏亢证。

常用药:熟地黄、山萸肉、山药滋补肝肾,填精益髓;泽泻、茯苓、丹皮健脾渗湿,清泄相火;黄连清心降火;肉桂引火归原。

心阴不足为主者,可用天王补心丹以滋阴养血,补心安神;心烦不寐,彻夜不眠者,加朱砂、磁石、龙骨、龙齿重镇安神。

5.心胆气虚证

虚烦不寐,触事易惊,终日惕惕,胆怯心悸,伴气短自汗,倦怠乏力,舌淡,脉弦细。

证机概要:心胆虚怯,心神失养,神魂不安。

治法:益气镇惊,安神定志。

代表方:安神定志丸合酸枣仁汤加减。前方重于镇惊安神,用于心烦不寐,气短自汗,倦怠乏力之症;后方偏于养血清热除烦,用于虚烦不寐,终日惕惕,触事易惊之症。

常用药:人参、茯苓、甘草益心胆之气;茯神、远志、龙齿、石菖蒲化痰宁心,镇惊安神;川芎、酸枣仁调血养心;知母清热除烦。

心肝血虚,惊悸汗出者,重用人参,加白芍、当归、黄芪以补养肝血;肝不疏土,胸闷,善太息,纳呆腹胀者,加柴胡、陈皮、山药、白术以疏肝健脾;心悸甚,惊惕不安者,加生龙骨、生牡蛎、朱砂以重镇安神。

四、预防调护

不寐属心神病变,重视精神调摄和讲究睡眠卫生具有实际的预防意义。《内经》云:"恬淡虚无,真气从之,精神内守,病安从来。"积极进行心理情志调整,克服过度的紧张、兴奋、焦虑、抑郁、惊恐、愤怒等不良情绪,做到喜怒有节,保持精神舒畅,尽量以放松的、顺其自然的心态对待睡眠,反而能较好地入睡。

睡眠卫生方面,首先帮助患者建立有规律的作息制度,从事适当的体力活动或体育锻炼,增强体质,持之以恒,促进身心健康。其次养成良好的睡眠习惯。晚餐要清淡,不宜过饱,更忌浓茶、咖啡及吸烟。睡前避免从事紧张和兴奋的活动,养成定时就寝的习惯。另外,要注意睡眠环境的安宁,床铺要舒适,卧室光线要柔和,并努力减少噪音,去除各种可能影响睡眠的外在因素。

(王世发)

第三节 多　　寐

多寐是指不分昼夜,时时欲睡,呼之能醒,醒后复睡的病证。西医的发作性睡病、神经官能症、精神病的某些患者,其症状与多寐类似者,可参考本证辨证论治。

一、诊断要点

(一)诊断

(1)不论白天黑夜,不分场合地点,随时可以入睡,但呼之能醒,但未几又已入睡。

(2)某些热性或慢性疾病过程中出现嗜睡,每为病程严重的预兆,不属本证范围。

(3)应与昏迷、厥证等相鉴别。昏迷是神志不清,意识丧失;厥证是呼之不应,四肢厥冷等。

(二)辨证分析

多寐主要是由于脾虚湿胜、阳衰、瘀血阻窍所致,其病理主要是由于阴盛阳虚。因阳主动,阴主静,阴盛故多寐。临床辨证主要是区分虚实,脾虚、阳衰为虚证,湿胜、瘀阻者为实证。治疗以健脾、温肾、祛湿、化瘀为主要治法。

二、辨证论治

(一)湿胜

1.证见

多发于雨湿之季,或丰肥之人。胸闷纳少,身重嗜睡,苔白腻,脉濡缓。

2.治法

燥湿健脾。

3.方药

(1)主方:平胃散(陈师文等《太平惠民和剂局方》)加味。

处方:苍术 15 g,厚朴 12 g,陈皮 6 g,藿香 12 g,薏苡仁 18 g,法半夏 12 g,布渣叶 12 g,甘草 6 g。水煎服。

(2)单方验方:藿香佩兰合剂(任达然验方)。

处方:藿香、佩兰、苍术、川朴各 10 g,陈皮 6 g,法半夏、茯苓、石菖蒲各 10 g。水煎服。

(二)脾虚型

1.证见

精神倦怠,嗜睡,饭后尤甚,肢怠乏力,面色萎黄,纳少便溏。舌淡胖苔薄白,脉虚弱。

2.治法

健脾益气。

3.方药

(1)主方:六君子汤(虞抟《医学正传》)加减。

处方:党参 15 g,白术 12 g,茯苓 12 g,法半夏 12 g,陈皮 6 g,黄芪 15 g,神曲 10 g,麦芽 20 g,甘草 6 g。水煎服。

(2)中成药:补中益气丸,每次 9 g,每天 3 次。

(3)单方验方:黄芪升蒲汤(刘国普验方)。

处方:黄芪 30 g,升麻 9 g,茯苓 15 g,白术 12 g,石菖蒲 12 g。水煎服。

(三)阳虚型

1.证见

精神疲惫,整日嗜睡懒言,畏寒肢冷,健忘。舌淡苔薄,脉沉细无力。

2.治法

益气温阳。

3.方药

(1)主方:附子理中丸(陈师文等《太平惠民和剂局方》)加减。

处方:熟附子 12 g,干姜 10 g,党参 20 g,黄芪 18 g,巴戟天 12 g,升麻 6 g,淫羊藿 15 g,炙甘草 6 g。水煎服。

(2)中成药:附桂八味丸,每次 9 g,每天 3 次。

(3)单方验方:①附子细辛汤(何春水等《精选千家妙方》)。处方:熟附子 15 g(先煎 1 小时),细辛、苍术、厚朴、陈皮各 10 g,麻黄 6 g。加水煎沸 15 分钟,滤出药液,再加水煎 20 分钟,去渣,两煎药液兑匀,分服,每天 1 剂。②嗜睡方(陈耀庭验方)。处方:红参 6 g(另煎),干姜、补骨脂各 10 g,附子 9 g,桂枝 8 g,吴茱萸 6 g,焦白术、炙甘草各 12 g。水煎服。

(四)瘀阻型

1.证见

头昏头痛,神倦嗜睡,病情较久,或有头部外伤病史。舌质紫暗或有瘀斑,脉涩。

2.治法

活血通络。

3.方药

(1)主方:通窍活血汤(王清任《医林改错》)加减。

处方:赤芍 15 g,川芎 10 g,桃仁 12 g,红花 10 g,白芷 10 g,丹参 20 g,生姜 10 g,葱白 3 条,大枣 5 枚。水煎服。

兼有气滞者,选加青皮 10 g,陈皮 6 g,枳壳 12 g,香附 10 g。兼有阴虚者,可选加生地黄 15 g,牡丹皮 10 g,麦冬 12 g。兼有气虚者,可选加黄芪 18 g,党参 15 g。兼有阳虚者,选加肉桂 6 g,熟附子 10 g。兼有痰浊者,选加法半夏 12 g,陈皮 6 g,白芥子 12 g。兼有热象者,可加黄芩、山栀各 12 g。

(2)中成药:①盐酸川芎嗪片,每次 2 片,每天 3 次。②复方丹参片,每次 3 片,每天 3 次。

(3)单方验方:当归五灵脂合剂(隋殿军《当代中国名医秘验方精粹》)。

处方:当归、五灵脂、茺蔚子各 12 g,黄芪 20 g,蒲黄、赤芍、延胡索、没药各 10 g,干姜 8 g,小茴香、升麻、甘草各 6 g。水煎服。

(王世发)

第四节　健　　忘

健忘是指以记忆力减退,遇事善忘为主要临床表现的一种病证,亦称"喜忘""善忘""多忘"等。

关于本病的记载,《素问·调经论》有载:"血并于下,气并于上,乱而喜忘。"《伤寒论·辨阳明病脉证并治》有载:"阳明证,其人善忘者,必有蓄血,所以然者,本有久瘀血"。自宋代《圣济总录》中称"健忘"后,本病名沿用至今。

历代医家认为本证病位在脑,与心脾肾虚损、气血阴精不足密切相关,亦有因气血逆乱、痰浊上扰所致。

宋·陈无择《三因极一病证方论·健忘证治》曰:"脾主意与思,意者记所往事,思则兼心之所为也……今脾受病,则意舍不清,心神不宁,使人健忘,尽心力思量不来者是也。"

元代《丹溪心法·健忘》认为:"健忘精神短少者多,亦有痰者。"

清·林佩琴《类证治裁·健忘》指出:"人之神宅于心,心之精依于肾,而脑为元神之府,精髓之海,实记性所凭也。"明确指出了记忆与脑的关系。

清·汪昂《医方集解·补养之剂》曰:"人之精与志,皆藏于肾,肾精不足则肾气衰,不能上通于心,故迷惑善忘也。"

清·陈士铎《辨证录·健忘门》亦指出:"人有气郁不舒,忽忽有所失,目前之事,竟不记忆,一如老人之健忘,此乃肝气之滞,非心肾之虚耗也。"

现代医学的神经衰弱、神经官能症、脑动脉硬化等疾病,出现健忘的临床表现时,可参考本节进行辨证论治。

一、病因病机

本病多由心脾不足,肾精虚衰所致。

盖心脾主血,肾主精髓,思虑过度,伤及心脾,则阴血损耗;房事不节,精亏髓减,则脑失所养,皆能令人健忘。高年神衰,亦多因此而健忘。

故本病证以心、脾、肾虚损为主,但肝郁气滞、瘀血阻络、痰浊上扰等实证亦可引起健忘。

二、诊断要点

脑力衰弱,记忆力减退,遇事易忘。现代医学的神经衰弱,脑动脉硬化及部分精神心理性疾病中出现此症状者,亦可作为本病的诊断依据。

三、辨证

健忘可见虚实两大类,虚证多见于思虑过度,劳伤心脾,阴血损耗,生化乏源,脑失濡养,或房劳,久病年迈,损伤气血阴精,肾精亏虚,导致健忘;实证则见于七情所伤,久病入络,致瘀血内停,痰浊上蒙。临床以本虚标实,虚多实少,虚实兼杂者多见。

(一)心脾不足

证候:健忘失眠,心悸气短,神倦纳呆,舌淡,脉细弱。

分析:思虑过度,耗心损脾。心气虚则心悸气短;脾气虚则神倦纳呆;心血不足,血不养神则健忘失眠;舌淡,脉细为心脾两虚之征。

(二)痰浊上扰

证候:善忘嗜卧,头重胸闷,口黏,呕恶,咳吐痰涎,苔腻,脉弦滑。

分析:喜食肥甘,损伤脾胃,脾失健运,痰浊内生,痰湿中阻,则胸闷,咳吐痰涎,呕恶;痰浊重着黏滞,故嗜卧,口黏;痰浊上扰,清阳闭阻,故善忘;苔腻,脉弦滑为内有痰浊之象。

(三)瘀血闭阻

证候:突发健忘,心悸胸闷,伴言语迟缓,神思欠敏,表现呆钝,面唇暗红,舌质紫暗,有瘀点,脉细涩或结代。

分析:肝郁气停,瘀血内滞,脉络被阻,气血不行,血滞心胸,心悸胸闷;神识受攻,则突发健忘,神思不敏;脉络血瘀,气血不达清窍,则表现迟钝;唇暗红,舌紫暗,有瘀点,脉细涩或结代均为瘀血闭阻之象。

(四)肾精亏耗

证候:遇事善忘,精神恍惚,形体疲惫,腰酸腿软,头晕耳鸣,遗精早泄,五心烦热,舌红,脉细数。

分析:年老精衰,或大病,纵欲致肾精暗耗,髓海空虚,则遇事善忘,精神恍惚;精衰则血少,上不达头,则头晕耳鸣;下不荣体,则形体疲惫;肾虚则腰酸腿软;精亏则遗精早泄;五心烦热,舌红,脉细数均为肾之阴精不足之象。

四、治疗

本病以本虚标实,虚多实少,虚实夹杂者多见。治疗当以补虚泻实,以补益为主。

(一)中药治疗

1.心脾不足

治法:补益心脾。

处方:归脾汤加减。

本方具有补益心脾作用,用于心脾不足引起的健忘。方中人参、炙黄芪、白术、生甘草补脾益气;当归身、龙眼肉养血和营;茯神、远志、酸枣仁养心安神;木香调气,使补而不滞。

2.痰浊上扰

治法:降逆化痰,开窍解郁。

处方:温胆汤加减。

方中半夏、苍术、竹茹、枳实化痰泄浊;白术、茯苓、甘草健脾益气;加菖蒲、郁金开窍解郁。

3.瘀血痹阻

治法:活血化瘀。

处方:血府逐瘀汤加减。

方中桃仁、红花、当归、生地黄、赤芍、牛膝、川芎化瘀养血活血;柴胡、枳壳、桔梗行气以助血行;甘草益气扶正。

4.肾精亏耗

治法:补肾益精。

处方:河车大造丸加减。

方中紫河车大补精血;熟地黄、杜仲、龟甲、牛膝益精补髓;天门冬、麦门冬滋补阴液;人参益气生津;黄柏清相火。加菖蒲开窍醒脑;酸枣仁、五味子养心安神。

(二)针灸治疗

1.基本处方

四神聪透百会、神门、三阴交。

四神聪透百会,穴在巅顶,百会属督脉,督脉入络脑,针用透刺法,补脑益髓,养神开窍;神门为心之原穴,三阴交为足三阴经交会穴,二穴相配,补心安神,以助记忆。

2.加减运用

(1)心脾不足证:加心俞、脾俞、足三里以补脾益心。诸穴针用补法。

(2)痰浊上扰证:加丰隆、阴陵泉以蠲饮化痰,针用平补平泻法。余穴针用补法。

(3)瘀血闭阻证:加合谷、血海以活血化瘀,针用平补平泻法。余穴针用补法。

(4)肾精亏耗证:加心俞、肾俞、太溪、悬钟以填精益髓。诸穴针用补法。

(三)其他针灸疗法

1.耳针疗法

取心、脾、肾、神门、交感、皮质下,每次取2~3穴,中等刺激,留针20~30分钟,隔天1次,10次为1个疗程,或用王不留行籽贴压,每隔3~4天更换1次,每天按压数次。

2.头针疗法

取顶颞后斜线、顶中线、颞后线、额旁1线、额旁2线、额旁3线、枕上旁线,平刺进针后,快速捻转,120~200次/分钟,留针15~30分钟,间歇运针2~3次,每天1次,10~15次为1个疗程。

3.皮肤针疗法

取胸部夹脊穴,用梅花针由上至下叩刺,轻中等度刺激,每天或隔天1次,10次为1个疗程。

五、转归预后

针刺和中药治疗本病有较好的疗效,如配合心理治疗则效果更佳。对老年人之健忘,疗效一般。本节所述健忘,是指后天失养,脑力渐至衰弱者,先天不足,生性愚钝的健忘不属于此范围。

(王世发)

第六章 肺系常见病证

第一节 感 冒

感冒是感受触冒风邪,邪犯卫表而导致的常见外感疾病,临床表现以鼻塞、流涕、喷嚏、咳嗽、头痛、恶寒、发热、全身不适、脉浮为其特征。

本病四季均可发生,尤以春冬两季为多。病情轻者多为感受当令之气,称为伤风、冒风、冒寒;病情重者多为感受非时之邪,称为重伤风。在一个时期内广泛流行、病情类似者,称为时行感冒。

早在《内经》即已有外感风邪引起感冒的论述,如《素问·骨空论》说:"风者百病之始也……风从外入,令人振寒,汗出头痛,身重恶寒。"《素问·风论》也说:"风之伤人也,或为寒热。"汉代张仲景《伤寒论·辨太阳病脉证并治》篇论述太阳病时,以桂枝汤治表虚证,以麻黄汤治表实证,提示感冒风寒有轻重的不同,为感冒的辨证治疗奠定了基础。

感冒病名出自北宋《仁斋直指方·诸风》篇。元·朱丹溪《丹溪心法·中寒二》提出:"伤风属肺者多,宜辛温或辛凉之剂散之。"明确本病病位在肺,治疗应分辛温、辛凉两大法则。

及至明清,多将感冒与伤风互称,并对虚人感冒有进一步的认识,提出扶正达邪的治疗原则。至于时行感冒,隋·巢元方《诸病源候论·时气病诸候》中即已提示其属"时行病"之类,具有较强的传染性。如所述:"时行病者,春时应暖而反寒,冬时应寒而反温,非其时而有其气。是以一岁之中,病无长少,率相近似者,此则时行之气也。"即与时行感冒密切相关。

至清代,不少医家进一步强化了本病与感受时行之气的关系,林佩琴在《类证治裁·伤风》中明确提出了"时行感冒"之名。徐灵胎《医学源流论·伤风难治论》说:"凡人偶感风寒,头痛发热,咳嗽涕出,俗谓之伤风……乃时行之杂感也。"指出感冒乃属触冒时气所致。

凡普通感冒(伤风)、流行性感冒(时行感冒)及其他上呼吸道感染而表现感冒特征者,皆可参照本节内容进行辨证论治。

一、病因病机

感冒是因六淫、时行之邪,侵袭肺卫;以致卫表不和,肺失宣肃而为病。

(一)病因

感冒是由于六淫、时行病毒侵袭人体而致病。以风邪为主因,因风为六淫之首,流动于四时

69

之中,故外感为病,常以风为先导。

但在不同季节,每与当令之气相合伤人,而表现力不同证候,如秋冬寒冷之季,风与寒合,多为风寒证;春夏温暖之时,风与热合,多见风热证;夏秋之交,暑多夹湿,每又表现为风暑夹湿证候。但一般以风寒、风热为多见,夏令亦常夹暑湿之邪。至于梅雨季节之夹湿,秋季兼燥等,亦常可见之。再有遇时令之季,如旱天其情为火为热为燥,伤阴津,耗五脏之阴气血,其证为干燥竭液证,治多以润、清、凉育之,如冬旱、春旱、夏秋之旱都常出现,应按此调之。

若四时六气失常,非其时而有其气,伤人致病者,一般较感受当令之气为重。而非时之气夹时行疫毒伤人,则病情重而多变,往往相互传染,造成广泛的流行,且不限于季节性。正如《诸病源候论·时气病诸候》所言:"夫时气病者,此皆因岁时不和,温凉失节,人感乖戾之气而生,病者多相染易。"

(二)病机

外邪侵袭人体是否发病,关键在于卫气之强弱,同时与感邪的轻重有关。《灵枢·百病始生》曰:"风雨寒热不得虚,邪不能独伤人"。

若卫外功能减弱,肺卫调节疏解,外邪乘袭卫表,即可致病。如气候突变,冷热失常,六淫时邪猖獗,卫外之气失于调节应变,即每见本病的发生率升高。或因生活起居不当,寒温失调以及过度疲劳,以致腠理不密,营卫失和,外邪侵袭为病。

若体质虚弱,卫表不固,稍有不慎,即易见虚体感邪。它如肺经素有痰热、痰湿,肺卫调节功能低下,则更易感受外邪,内外相引而发病。加素体阳虚者易受风寒,阴虚者易受风热、燥热,痰湿之体易受外湿。正如清·李用粹《证治汇补·伤风》篇说:"肺家素有痰热,复受风邪束缚,内火不得疏泄,谓之寒暄。此表里两因之实证也。有平昔元气虚弱,表疏腠松;略有不慎,即显风证者。此表里两因之虚证也。"

外邪侵犯肺卫的途径有二,或从口鼻而入,或从皮毛内侵。风性轻扬,为病多犯上焦。故《素问·太阴阳明论》篇说:"伤于风者,上先受之。"肺处胸中,位于上焦,主呼吸,气道为出入升降的通路,喉为其系,开窍于鼻,外合皮毛,职司卫外,为人身之藩篱。故外邪从口鼻、皮毛入侵,肺卫首当其冲,感邪之后,随即出现卫表不和及上焦肺系症状。因病邪在外、在表,故尤以卫表不和为主。

由于四时六气不同,以及体质的差异,临床常见风寒、风热、暑湿三证。若感受风寒湿邪,则皮毛闭塞,邪郁于肺,肺气失宣;感受风热暑燥,则皮毛疏泄不畅,邪热犯肺,肺失清肃。如感受时行病毒则病情多重,甚或变生它病。在病程中亦可见寒与热的转化或错杂。

一般而言,感冒预后良好,病程较短而易愈,少数可因感冒诱发其他宿疾而使病情恶化。对老年、婴幼儿、体弱患者以及时感重症,必须加以重视,防止发生传变,或同时夹杂其他疾病。

二、诊查要点

(一)诊断依据

(1)临证以卫表及鼻咽症状为主,可见鼻塞、流涕、多嚏、咽痒、咽痛、周身酸楚不适、恶风或恶寒,或有发热等。若风邪夹暑、夹湿、夹燥,还可见相关症状。

(2)时行感冒多呈流行性,在同一时期发病人数剧增,且病证相似,多突然起病,恶寒、发热(多为高热)、周身酸痛、疲乏无力,病情一般较普通感冒为重。

(3)病程一般3～7天,普通感冒一般不传变,时行感冒少数可传变入里,变生它病。

（4）四季皆可发病,而以冬、春两季为多。

（二）病证鉴别

1.感冒与风温

本病与诸多温病早期症状相类似,尤其是风热感冒与风温初起颇为相似,但风温病势急骤,寒战发热甚至高热,汗出后热虽暂降,但脉数不静,身热旋即复起,咳嗽胸痛,头痛较剧,甚至出现神志昏迷、惊厥、谵妄等传变入里的证候。而感冒发热一般不高或不发热,病势轻,不传变,服解表药后,多能汗出热退,脉静身凉,病程短,预后良好。

2.普通感冒与时行感冒

普通感冒病情较轻,全身症状不重,少有传变。在气候变化时发病率可以升高,但无明显流行特点。若感冒1周以上不愈,发热不退或反见加重,应考虑感冒继发它病,传变入里。时行感冒病情较重,发病急,全身症状显著,可以发生传变,化热入里,继发或合并它病,具有广泛的传染性、流行性。

（三）相关检查

本病通常可作血白细胞计数及分类检查,胸部X线检查。部分患者可见白细胞总数及中性粒细胞升高或降低。有咳嗽、痰多等呼吸道症状者,胸部X线摄片可见肺纹理增粗。

三、辨证论治

（一）辨证要点

本病邪在肺卫,辨证属表、属实,但应根据证情,区别风寒、风热和暑湿兼夹之证,还需注意虚体感冒的特殊性。

（二）治疗原则

感冒的病位在卫表肺系,治疗应因势利导,从表而解,遵《素问·阴阳应象大论》"其在皮者,汗而发之"之义,采用解表达邪的治疗原则。风寒证治以辛温发汗;风热证治以辛凉清解;暑湿杂感者,又当清暑祛湿解表。

（三）证治分类

1.风寒束表证

恶寒重,发热轻,无汗,头痛,肢节酸疼,鼻塞声重,或鼻痒喷嚏。时流清涕,咽痒,咳嗽,咳痰稀薄色白,口不渴或渴喜热饮,舌苔薄白而润,脉浮或浮紧。

证机概要:风寒外束,卫阳被郁,腠理闭塞,肺气不宣。

治法:辛温解表。

代表方:荆防达表汤或荆防败毒散加减。两方均为辛温解表剂,前方疏风散寒,用于风寒感冒轻证;后方辛温发汗,疏风祛湿,用于时行感冒,风寒夹湿证。

常用药:荆芥、防风、苏叶、豆豉、葱白、生姜等解表散寒;杏仁、前胡、桔梗、甘草、橘红宣通肺气。

若表寒重,头身疼痛,憎寒发热,无汗者,配麻黄、桂枝以增强发表散寒之功用;表湿较重,肢体酸痛,头重头胀,身热不扬者,加羌活、独活祛风除湿,或用羌活胜湿汤加减;湿邪蕴中,脘痞食少,或有便溏,苔白腻者,加藿香、苍术、厚朴、半夏化湿和中;头痛甚,配白芷、川芎散寒止痛;身热较著者,加柴胡、薄荷疏表解肌。

2.风热犯表证

身热较著,微恶风,汗泄不畅,头胀痛,面赤,咳嗽,痰黏或黄,咽燥,或咽喉乳蛾红肿疼痛,鼻塞,流黄浊涕,口干欲饮,舌苔薄白微黄,舌边尖红,脉浮数。

证机概要:风热犯表,热郁肌腠,卫表失和,肺失清肃。

治法:辛凉解表。

代表方:银翘散或葱豉桔梗汤加减。两方均有辛凉解表,轻宣肺气功能,但前者长于清热解毒,适用于风热表证热毒重者,后者重在清宣解表,适用于风热袭表,肺气不宣者。

常用药:金银花、连翘、黑山栀、豆豉、薄荷、荆芥辛凉解表,疏风清热;竹叶、芦根清热生津;牛蒡子、桔梗、甘草宣利肺气,化痰利咽。

若风热上壅,头胀痛较甚,加桑叶、菊花以清利头目;痰阻于肺,咳嗽痰多,加贝母、前胡、杏仁化痰止咳;痰热较盛,咳痰黄稠,加黄芩、知母、瓜蒌皮;气分热盛,身热较著,恶风不显,口渴多饮,尿黄,加石膏、黄芩清肺泄热;热毒壅阻咽喉,乳蛾红肿疼痛,加青黛、玄参清热解毒利咽;时行感冒热毒较盛,壮热恶寒,头痛身痛,咽喉肿痛,咳嗽气粗,配大青叶、蒲公英、鱼腥草等清热解毒;若风寒外束,入里化热,热为寒遏,烦热恶寒,少汗,咳嗽气急,痰稠,声哑,苔黄白相兼,可用石膏和麻黄内清肺热,外散表寒;风热化燥伤津,或秋令感受温燥之邪,伴有呛咳痰少,口、咽、唇、鼻干燥,苔薄,舌红少津等燥象者,可酌配南沙参、天花粉、梨皮清肺润燥,禁用伍辛温之品。

3.暑湿伤表证

身热,微恶风,汗少,肢体酸重或疼痛,头昏重胀痛,咳嗽痰黏,鼻流浊涕,心烦口渴,或口中黏腻,渴不多饮,胸闷脘痞,泛恶,腹胀,大便或溏,小便短赤,舌苔薄黄而腻,脉濡数。

证机概要:暑湿遏表,湿热伤中,表卫不和,肺气不清。

治法:清暑祛湿解表。

代表方:新加香薷饮加减。本方功能清暑化湿,用于夏月暑湿感冒,身热心烦,有汗不畅,胸闷等症。

常用药:金银花、连翘、鲜荷叶、鲜芦根清暑解热;香薷发汗解表;厚朴、扁豆化湿和中。

若暑热偏盛,可加黄连、山栀、黄芩、青蒿清暑泄热;湿困卫表,肢体酸重疼痛较甚,加豆卷、藿香、佩兰等芳化宣表;里湿偏盛,口中黏腻,胸闷脘痞,泛恶,腹胀,便溏,加苍术、白蔻仁、半夏、陈皮和中化湿;小便短赤加滑石、甘草、赤茯苓清热利湿。

感冒小结:体虚感冒应选参苏饮、血虚宜不发汗等补血解表。

四、预防调护

(一)在流行季节须积极防治

(1)生活上应慎起居,适寒温,在冬春之际尤当注意防寒保暖,盛夏亦不可贪凉露宿。

(2)注意锻炼,增强体质,以御外邪。

(3)常易患感冒者,可坚持每天按摩迎香穴,并服用调理防治方药。冬春风寒当令季节,可服贯众汤(贯众、紫苏、荆芥各10 g,柴胡10 g,甘草3 g);夏令暑湿当令季节,可服藿佩汤(藿香、佩兰各10 g,薄荷3 g,鲜用量加倍);如时邪毒盛,流行广泛,可用贯众、板蓝根、生甘草煎服。

(4)在流行季节,应尽量少去人口密集的公共场所,防止交叉感染,外出要戴口罩。室内可用食醋熏蒸,每立方米空间用食醋5~10 mL,加水1~2倍,加热熏蒸2小时,每天或隔天1次,作空气消毒,以预防传染。

(二)治疗期间应注意护理

(1)发热者须适当休息。

（2）饮食宜清淡。

（3）对时感重症及老年、婴幼儿、体虚者，须加强观察，注意病情变化，如高热动风、邪陷心包、合并或继发其他疾病等。

（4）注意煎药和服药方法。汤剂煮沸后 5～10 分钟即可，过煮则降低药效。趁温热服，服后避风覆被取汗，或进热粥、米汤以助药力。得汗、脉静、身凉为病邪外达之象，无汗是邪尚未祛。出汗后尤应避风，以防复感。

（李　丽）

第二节 咳　嗽

咳嗽是由六淫之邪侵袭肺系，或脏腑功能失调，内伤及肺，肺气不清，失于宣肃所成，临床以咳嗽，咳痰为主症的疾病。咳指有声无痰，嗽指有痰无声，咳嗽则是有声有痰之症也。

《素问·宣明五气论》："五气所病……肺为咳。"《素问·咳论》："五脏六腑皆令人咳，非独肺也。"《河间六书·咳嗽论》："咳谓无痰而有声，肺气伤而不清也，嗽为无声有痰，脾湿动而为痰也，咳嗽谓有声有痰……"。《景岳全书》："咳嗽之要，止惟二证，何有二证？一曰外感，一曰内伤，而尽之矣。"

本病证相当于现代医学上的呼吸道感染，肺炎，急、慢性支气管炎，支气管扩张，肺结核，肺气肿等肺部疾病。

一、病因病机

（一）外感咳嗽

六淫外邪，侵袭肺系，多因肺的卫外功能减弱或失调，以致在天气寒暖失常、气温突变的情况下，邪从口鼻或皮毛而入，均可使肺气不宣，肃降失司而引起咳嗽。由于四时主气的不同，因而感受外邪亦有区别。风为六淫之首，其他外邪多随风邪侵袭人体，所以，外感咳嗽有风寒、风热和燥热之分。

（二）内伤咳嗽

内伤致咳的原因甚多，有因肺的自身病变；有因其他脏腑功能失调，内邪干肺所致。他脏及肺的咳嗽，可因嗜好烟酒，过食辛辣，熏灼肺胃；或过食肥甘，脾失健运，痰浊内生，上干于肺致咳；或由情志刺激，肝失条达，气郁化火，火气循经上逆犯肺，引起咳嗽。因肺脏自病者，常因肺系多种疾病迁延不愈，肺脏虚弱，阴伤气耗，肺的主气及宣降功能失常，而致气逆为咳。

外感咳嗽与内伤咳嗽可相互影响。外感咳嗽如迁延失治，邪伤肺气，更易反复感邪，咳嗽屡发，肺气日损，渐转为内伤咳嗽；而内伤咳嗽患者，由于脏腑虚损，肺脏已病，表卫不固，因而易受外邪而使咳嗽加重。

二、诊断与鉴别诊断

（一）诊断

1.病史

有肺系病史或有其他脏腑功能失调伤及肺脏病史。

2.临床表现

以咳嗽为主要症状。

(二)鉴别诊断

1.哮病、喘证

哮病、喘证、咳嗽均有咳嗽的表现。哮病以喉中哮鸣有声,呼吸困难气促,甚则喘息不能平卧为主症,发作与缓解均迅速。喘证以呼吸困难,甚则张口抬肩,不能平卧为主要临床表现。咳嗽则以咳嗽、咳痰为主症。

2.肺胀

肺胀除咳嗽外,还伴有胸部膨满,咳喘上气,烦躁心慌,甚则面目紫暗,肢体浮肿,病程反复难愈。

3.肺痨

肺痨以咳嗽、咯血、潮热、盗汗、消瘦为主症的肺脏结核病,具有传染性。X 线可见斑片状或空洞、实变等表现。

4.肺癌

肺癌以咳嗽、咯血、胸痛、发热、气急为主要表现的恶性疾病,X 线可见包块,细胞学检查可见癌细胞。

三、辨证

(一)辨证要点

首先辨外感与内伤。外感咳嗽多是新病,发病急,病程短,常伴肺卫表证,属于邪实,治疗当以宣通肺气,疏散外邪为主,根据脉象、舌苔、痰色、痰质及咳痰难易等情况,辨明风寒、风热、燥热之不同,治以发散风寒,疏散风热,清热润燥等法。内伤咳嗽多为久病,常反复发作,病程长,可伴见其他脏腑病证,多属邪实正虚,治疗当以调理脏腑,扶正祛邪,分清虚实主次处理。

(二)治疗要点

外感咳嗽治宜疏散外邪,宣通肺气为主。内伤咳嗽治宜调理脏腑为主,健脾、清肝、养肺补肾,对虚实夹杂者应标本兼治。

四、辨证论治

(一)风寒袭肺

1.临床表现

咽痒咳嗽声重,咳痰稀薄色白;鼻塞流涕、头痛,肢体酸痛,恶寒发热,无汗;舌苔薄白,脉浮或浮紧。

2.治疗原则

疏风散寒,宣肺止咳。

3.代表处方

杏苏散:茯苓 20 g,杏仁、苏叶、法半夏、枳壳、桔梗、前胡、生甘草各 10 g,陈皮 5 g,大枣5 枚,生姜 3 片。

4.加减应用

(1)咳嗽甚者加矮地茶、金沸草各 10 g,祛痰止咳。

(2)咽痒者加葶苈子、蝉衣各10 g。

(3)鼻塞声重者加辛夷花、苍耳子各10 g。

(4)风寒咳嗽兼咽痛,口渴,痰黄稠(寒包火),加花粉20 g,黄芩、桑白皮、牛蒡子各10 g。

(二)风热咳嗽

1.临床表现

咳嗽频剧,咳声粗亢;痰黄稠,咳嗽汗出,咳痰不爽;发热恶风,喉干口渴,舌苔薄黄,脉浮数。

2.治疗原则

疏风清热,宣肺止咳。

3.代表处方

桑菊饮:芦根20 g,桑叶、菊花、薄荷、杏仁、桔梗、连翘、生甘草各10 g。

4.加减应用

(1)肺热内盛者加黄芩、知母各10 g,以清泻肺热。

(2)咽痛、声嘎者配射干、赤芍各10 g。

(3)口干咽燥,舌质红,加南沙参、天花粉各20 g。

(三)风燥伤肺

1.临床表现

新起咳嗽,咳声嘶哑,咽喉干痛;干咳无痰或痰少而粘连成丝状,不易咳出或痰中带血丝;或初起伴鼻塞、头痛、微寒、身热等表证,舌质红干而少苔、苔薄白或薄黄,脉浮数或细数。

2.治疗原则

疏风清肺,润燥止咳。

3.代表处方

桑杏汤:沙参、梨皮各20 g,浙贝母15 g,桑叶、豆豉、杏仁、栀子各10 g。

4.加减应用

(1)津伤甚者加麦冬、玉竹各20 g。

(2)热重者加石膏20 g(先煎),知母10 g。

(3)痰中带血丝加白茅根20 g,生地10 g。

(4)另有凉燥证乃由燥证加风寒证而成,可用杏苏散加紫菀、冬花、百部各10 g治之,以达温而不燥,润而不凉。

(四)痰湿蕴肺

1.临床表现

咳嗽反复发作,咳声重浊,胸闷气憋,痰色白或带灰色;伴体倦、脘痞、食少,腹胀便溏;苔白腻,脉濡滑。

2.治疗原则

燥湿化痰、理气止咳。

3.代表处方

二陈汤合三子养亲汤。①二陈汤:茯苓20 g,法半夏、陈皮、生甘草各10 g。②三子养亲汤:苏子15 g,白芥子10 g,莱菔子20 g。

4.加减应用

(1)寒痰较重者,痰黏白如泡沫者,加干姜、细辛各10 g,温肺化痰。

（2）脾虚甚者加党参 20 g,白术 10 g,健脾益气。

（五）痰热郁肺

1.临床表现

咳嗽、气息粗促或喉中有痰声,痰稠黄、咳吐不爽或有腥味或吐血痰;胸胁胀满,咳时引痛,面赤身热,口干引饮,舌红,苔薄黄腻,脉滑数。

2.治疗原则

清热肃肺,化痰止咳。

3.代表处方

清金化痰汤:茯苓 20 g,浙贝母 15 g,黄芩、山栀、知母、麦冬、桑白皮、瓜蒌、桔梗、生甘草各 10 g,橘红 6 g。

4.加减应用

（1）痰黄而浓有热腥味者,加鱼腥草、冬瓜子各 20 g。

（2）胸满咳逆、痰多、便秘者,加葶苈子、生大黄各 10 g(先煎)。

（六）肝火犯肺

1.临床表现

气逆咳嗽,干咳无痰或少痰;咳时引胁作痛,面红喉干;舌边红,苔薄黄,脉眩数。

2.治疗原则

清肝泻火,润肺止咳化痰。

3.代表处方

黛蛤散加黄芩泻白散。①黛蛤散:海蛤壳 20 g,青黛 10 g(包煎)。②黄芩泻白散:黄芩、桑白皮、地骨皮、粳米、生甘草各 10 g。

4.加减应用

（1）火旺者加冬瓜子 20 g,山栀、丹皮各 10 g,以清热豁痰。

（2）胸闷气逆者加葶苈子 10 g,瓜蒌皮 20 g,以理气降逆。

（3）胸胁痛者加郁金、丝瓜络各 10 g,以理气和络。

（4）痰黏难咳加浮海石、浙贝母、冬瓜仁各 20 g,以清热豁痰。

（5）火郁伤阴者加北沙参、百合各 20 g,麦冬 15 g,五味子 10 g,以养阴生津敛肺。

（七）肺阴虚损

1.临床表现

干咳少痰或痰中带血或咯血;潮热,午后颧红,盗汗,口干;舌质红、少苔,脉细数。

2.治疗原则

滋阴润肺,化痰止咳。

3.代表处方

沙参麦冬汤:沙参、玉竹、天花粉、扁豆各 20 g,桑叶、麦冬、生甘草各 10 g。

4.加减应用

（1）咯血者加白及 20 g,三七 15 g,侧柏叶、仙鹤草、阿胶(烊服)、藕节各 10 g,以止血。

（2）午后潮热,颧红者加银柴胡、地骨皮、黄芩各 10 g。

（3）肾不纳气,久咳不愈,咳而兼喘者可用参蛤散加熟地、五味子各 10 g。

五、其他治法

（一）中成药疗法

（1）麻黄止嗽丸、小青龙糖浆适用于风寒袭肺咳嗽。

（2）桑菊感冒片、蛇胆川贝液适用于风热咳嗽。

（3）秋燥感冒冲剂、二母宁嗽丸适用于风燥咳嗽。

（4）半贝丸、陈夏六君丸适用于痰湿蕴肺咳嗽。

（5）琼玉膏、玄参甘桔冲剂适用于肺阴虚损咳嗽。

（6）千金化痰丸、三蛇胆川贝末适宜用于肝火犯肺咳嗽。

（7）双黄连口服液、清金止嗽丸适用于痰热郁肺咳嗽。

（二）针灸疗法

（1）选肺俞、脾俞、合谷、丰隆等穴，以平补平泻手法，每天1次，适用于脾虚痰湿咳嗽。

（2）选肺俞、足三里、三阴交等穴，针用补法，每天1次，适用于肺阴虚损咳嗽。

（3）选肺俞、列缺、合谷等穴，毫针浅刺用泻法，每天1次，适用于外感咳嗽。

（4）选肺俞、尺泽、太冲、阳陵泉等穴，以平补平泻手法，每天1次，适用于肝火犯肺咳嗽。

（三）饮食疗法

（1）以薏苡仁、山药各60 g，百合、柿饼各30 g，同煮米粥，每早晚温热服食，适用于脾虚痰湿咳嗽。

（2）大雪梨1个，蜂蜜适量，去梨核入蜂蜜，放炖盅内蒸熟，每晚睡前服1个，适用于肺阴虚损咳嗽。

（3）新鲜芦根（去节）100 g，粳米50 g同煮粥，每天2次温服，适用于肺热咳嗽。

（4）百合30 g，糯米50 g，冰糖适量，煮粥早晚温服，适用于肺燥咳嗽。

六、预防调摄

（1）平素应注意气候变化，防寒保暖，预防感冒。

（2）易感冒者可服玉屏风散。

（3）加强锻炼，增强抗病能力。

（4）咳嗽患者饮食不宜过于肥甘厚味、辛辣刺激。

（5）内伤久咳者，应戒烟。

（李　丽）

第三节　肺　胀

肺胀是指以胸部膨满，憋闷如塞，喘息气促，咳嗽痰多，烦躁，心慌等为主要临床表现的一种病证。日久可见面色晦暗，唇甲发绀，脘腹胀满，肢体浮肿。其病程缠绵，时轻时重，经久难愈，重者可出现神昏、出血、喘脱等危重证候。多种慢性肺系疾病反复发作，迁延不愈，导致肺气胀满，不能敛降。

现代医学的慢性阻塞性肺部疾病,常见如慢性支气管炎、支气管哮喘、支气管扩张、重度陈旧性肺结核等合并肺气肿以及慢性肺源性心脏病、肺源性脑病等,出现肺胀的临床表现时,可参考本节进行辨证论治。

一、病因病机

本病的发生,多因久病肺虚,痰浊潴留,而至肺失敛降,肺气胀满,又因复感外邪诱使病情发作或加剧。

(一)久病肺虚

因内伤久咳、久哮、久喘、支饮、肺痨等慢性肺系疾病,迁延失治,以致痰浊潴留,壅阻肺气,气之出纳失常,还于肺间,日久导致肺虚,肺体胀满,张缩无力,不能敛降而成肺胀。

(二)感受外邪

久病肺虚,卫外不固,腠理疏松,六淫之邪每易反复乘袭,诱使本病发作,病情日益加重。

肺胀病变首先在肺,继则影响脾、肾,后期病及于心。外邪从口鼻、皮毛入侵,每多首先犯肺,导致肺气上逆而为咳,升降失常而为喘,久则肺虚,主气功能失常。若子耗母气,肺病及脾,脾失健运,则可导致肺脾两虚。母病及子,肺虚及肾,肺不主气,肾不纳气,则气喘日益加重,呼吸短促难续,尤以吸气困难,动则更甚。且肾主水,肾衰则不能化气行水,水邪泛溢肌表则肿,上凌心肺则喘咳心悸。肺与心脉相通,肺虚不能调节心血的运行,气病及血,则血瘀肺脉,肺病及心,临床可见心悸、发绀、水肿、舌质暗紫等症。心阳根于命门真火,肾阳不振,进一步导致心肾阳衰,可出现喘脱危候。

肺胀的病理因素主要为痰浊、水饮与血瘀。痰的产生,病初由肺气郁滞,脾失健运,津液不归正化而成;渐因肺虚不能化津,脾虚不能转输,肾虚不能蒸化,痰浊潴留益甚,喘咳持续难已。三种病理因素之间又可互相影响和转化,如痰从寒化则成饮;饮溢肌肤则为水;痰浊久留,肺气郁滞,心脉失畅则血滞为瘀;瘀阻血脉,"血不利则为水"。一般早期以痰浊为主,渐而痰瘀并见,终至痰浊、血瘀、水饮错杂为患。

肺胀的病性多属本虚标实,但有偏实、偏虚的不同,且多以标实为急。外感诱发时偏于邪实,平时偏于本虚。早期多属气虚、气阴两虚,病位以肺、脾、肾为主。晚期气虚及阳,或阴阳两虚,纯属阴虚者少见,病位以肺、肾、心为主。正虚与邪实多互为因果,阳虚致卫外不固,易感外邪,痰饮难蠲;阴虚致外邪、痰浊易从热化,故虚实诸候常夹杂出现,每致愈发愈频,甚则持续不已。

二、辨证论治

(一)辨证要点

1.症状

以咳逆上气,痰多,喘息,胸部膨满,憋闷如塞,动则加剧,甚则鼻煽气促,张口抬肩,目胀如脱,烦躁不安等为主症。日久可见面色晦暗,面唇发绀,脘腹胀满,肢体浮肿,甚或出现喘脱等危重证候。病重可并发神昏、动风或出血等症。有长期慢性咳喘病史,常因外感而诱发,病程缠绵,时轻时重;发病者多为老年,中青年少见。

2.检查

体检可见桶状胸,胸部叩诊呈过清音,心肺听诊肺部有干湿性啰音,且心音遥远。X线检查见胸廓扩张,肋间隙增宽,膈降低且变平,两肺野透亮度增加,肺血管纹理增粗、紊乱,右下肺动脉干扩张,右心室增大。心电图检查显示右心室肥大,出现肺型 P 波等。血气分析检查可见低氧血症或合并高碳酸血症,PaO_2 降低,$PaCO_2$ 升高。血液检查红细胞和血红蛋白可升高。

（二）类症鉴别

肺胀与哮病、喘证均以咳而上气,喘满为主症,其区别如下。

1.哮证

哮证是一种反复发作性的痰鸣气喘疾病,以喉中哮鸣有声为特征,常突然发病,迅速缓解,久病可致肺胀,而肺胀以喘咳上气、胸膺膨满为主要表现,为多种慢性肺系疾病日久积渐而成。

2.喘证

喘证以呼吸困难,甚至张口抬肩,不能平卧为主要表现,可见于多种急慢性疾病的过程中。而肺胀是由多种慢性肺系疾病迁延不愈发展而来,喘咳上气,仅是肺胀的一个症状。

（三）分证论治

肺胀为多种肺病迁延不愈,反复发作而致,总属标实本虚,感邪发作时偏于标实,缓解时偏于本虚。偏实者须分清痰浊、水饮、血瘀。早期以痰浊为主,渐而痰瘀并重。后期痰瘀壅盛,正气虚衰,本虚与标实并重。偏虚者当区别气（阳）虚、阴虚。早期以气虚或气阴两虚为主,病位在肺、脾、肾。后期气虚及阳,甚则阴阳两虚,病变部位在肺、肾、心。

本病的治疗当根据标本虚实不同,有侧重地选用扶正与祛邪的不同治则。标实者,根据病邪的性质,分别采取祛邪宣肺,降气化痰,温阳利水,活血祛瘀,甚或开窍、熄风、止血等法。本虚者,当以补养心肺,益肾健脾为主,或气阴兼调,或阴阳双补。正气欲脱时则应扶正固脱,救阴回阳。

1.痰浊壅肺

证候:胸膺满闷,短气喘息,稍劳即重,咳嗽痰多,色白黏腻或呈泡沫,晨风自汗,脘痞纳少,倦怠无力,舌暗,苔薄腻或浊腻,脉稍滑。

分析:肺虚脾弱,痰浊内生,上逆于肺,肺失宣降,则胸膺满闷,咳嗽、痰多色白黏腻;痰从寒化饮,则痰呈泡沫状;肺气虚弱,复加气因痰阻,故短气喘息,稍劳即重;肺虚卫表不固,则畏风、自汗;肺病及脾,脾虚健运失常,故见脘痞纳少,倦怠无力;舌质暗,苔薄腻或浊腻,脉滑为痰浊壅肺之征。

治法:化痰降气,健脾益肺。

方药:苏子降气汤合三子养亲汤。二方均能降气化痰平喘,但苏子降气汤偏温,以上盛下虚,寒痰喘咳为宜;三子养亲汤偏降,以痰浊壅盛,肺实喘满,痰多黏腻为宜。其中,苏子、前胡、白芥子化痰降逆平喘;半夏、厚朴、陈皮燥湿化痰,行气降逆;白术、茯苓、甘草运脾和中。

若痰多,胸满不能平卧,加葶苈子、莱菔子泻肺祛痰平喘;症见短气乏力,易出汗,痰量不多者为肺脾气虚,酌加党参、黄芪、防风健脾益气,补肺固表;若因外感风寒诱发,痰从寒化为饮,喘咳,痰多黏白泡沫,见表寒里饮证者,宗小青龙汤意加麻黄、桂枝、细辛、干姜散寒化饮;饮郁化热,烦躁而喘,脉浮用小青龙加石膏汤兼清郁热。

2.痰热郁肺

证候:咳逆,喘息气粗,胸部膨满,烦躁不安,痰黄或白,黏稠难咯,或伴身热微恶寒,微汗,口渴,溲黄便干,舌边尖红,苔黄或黄腻,脉滑数。

分析:痰浊内蕴,感受风热或郁久化热,痰热壅肺,故痰黄、黏白难咯;肺热内郁,清肃失司,肺气上逆,则喘咳气逆息粗,胸满;热扰于心,则烦躁;风热犯肺则发热微恶寒,微汗;痰热伤津,则口渴,溲黄,便干;舌红,苔黄或黄腻,脉数或滑数均为痰热内郁之象。

治法:清肺化痰,降逆平喘。

方药:越婢加半夏汤或桑白皮汤。越婢加半夏汤宣泻肺热,用于饮热郁肺,外有表邪,喘咳上气,目如脱状,身热,脉浮大者;桑白皮汤清肺化痰,用于痰热壅肺,喘急胸满,咳吐黄痰或黏白稠厚者。

若痰热内盛,痰黄胶黏,不易咯出者,加瓜蒌皮、鱼腥草、海蛤粉、象贝母、桑白皮等清热化痰利肺;痰鸣喘息,不得平卧者,加射干、葶苈子泻肺平喘;便秘腹满者,加大黄、芒硝,通腑泻热以降肺平喘;痰热伤津,口舌干燥,加天花粉、知母、芦根以生津润燥;阴伤而痰量已少者,酌减苦寒之品,加沙参、麦门冬等养阴。

3.痰蒙神窍

证候:神志恍惚,表情淡漠,谵妄烦躁,撮空理线,嗜睡神昏,或肢体瞤动,抽搐,咳逆喘促,咯痰不爽,舌质暗红或淡紫,苔白腻或淡黄腻,脉细滑数。

分析:痰迷心窍,蒙蔽神机,故见神志恍惚,表情淡漠,谵妄烦躁,撮空理线,嗜睡神昏;肝风内动,则肢体瞤动抽搐;痰浊阻肺,肺虚痰蕴,故咳逆喘促而咯痰不爽;舌质暗红或淡紫,乃心血瘀阻之征;苔白腻或淡黄腻,脉细滑数皆为痰浊内蕴之象。

治法:涤痰开窍,熄风醒神。

方药:涤痰汤。本方可涤痰开窍,熄风止痉。方中用二陈汤理气化痰;用胆南星清热涤痰,熄风开窍;竹茹、枳实清热化痰利膈;菖蒲开窍化痰;人参扶正防脱。

若痰热较盛,烦躁身热,神昏谵语,舌红苔黄者,加黄芩、葶苈子、天竺黄、竹沥以清热化痰;肝风内动,抽搐加钩藤、全蝎、另服羚羊角粉以凉肝熄风;瘀血明显,唇甲青紫加桃仁、红花、丹参活血通脉;如热伤血络,见紫斑、咯血,便血色鲜者,配清热凉血止血药,如水牛角、白茅根、生地、丹皮、紫珠草、地榆等。另外,可选用安宫牛黄丸清心豁痰开窍,每次1丸,日服2次。

4.阳虚水泛

证候:心悸,喘咳,咯痰清稀,面浮肢肿,甚则一身悉肿,腹部胀满有水,脘痞纳差,尿少,畏寒,面唇青紫,舌胖质暗,苔白滑,脉沉细。

分析:久病喘咳,肺脾肾亏虚,肾阳虚不能温化水液,水邪泛滥,则面浮肢肿,甚则一身悉肿,腹部胀满有水;水液不归州都之官,则尿少;水饮上凌心肺,故心悸,喘咳,咯痰清稀;脾阳虚衰,健运失职则脘痞纳差;脾肾阳虚,不能温煦则畏寒;阳虚血瘀,则面唇青紫;舌胖质暗,苔白滑,脉沉细为阳虚水泛之征。

治法:温肾健脾,化饮利水。

方药:真武汤合五苓散。真武汤温阳利水,五苓散健脾渗湿利水使水湿由小便而解,两方配伍,可奏温肾健脾,利尿消肿之功。方中用附子、桂枝温肾通阳;茯苓、白术、猪苓、泽泻、生姜健脾利水;赤芍活血化瘀。

若水肿势剧,上凌心肺,见心悸喘满,倚息不得卧者,加沉香、牵牛子、川椒目、葶苈子行气逐水;血瘀甚,发绀明显者,加泽兰、红花、丹参、益母草、北五加皮化瘀行水。

5.肺肾气虚

证候:呼吸浅短难续,声低气怯,甚则张口抬肩,倚息不能平卧,咳嗽,痰白如沫,咯吐不利,心慌胸闷,形寒汗出,面色晦暗,舌淡或暗紫,脉沉细数无力,或结代。

分析:久病咳喘,肺肾两虚,故呼吸浅短难续,声低气怯,甚则张口抬肩,倚息不能平卧;寒饮伏肺,肾虚水泛,则咳嗽痰白如沫,咯吐不利;肺病及心,心气虚弱,故心慌胸闷;阳气虚,则形寒;腠理不固,则汗出;气虚血行瘀滞,则面色晦暗,舌淡或暗紫,脉沉细数无力,或有结代。

治法:补肺纳肾,降气平喘。

方药:平喘固本汤合补虚汤。平喘固本汤补肺纳肾,降气化痰,补虚汤重在补肺益气。方中用党参、人参、黄芪、炙甘草补肺;冬虫夏草、熟地、胡桃肉、坎脐益肾;五味子敛肺气;灵磁石、沉香纳气归元;紫菀、款冬、苏子、法半夏、橘红化痰降气。

若肺虚有寒,怕冷,舌质淡,加肉桂、干姜、钟乳石温肺散寒;气虚瘀阻,颈脉动甚,面唇发绀明显者,加当归、丹参、苏木活血化瘀通脉;若肺气虚兼阴伤,低热,舌红苔少者,可加麦冬、玉竹、生地、知母等养阴清热。如见面色苍白,冷汗淋漓,四肢厥冷,血压下降,脉微欲绝等喘脱危象者,急用参附汤送服蛤蚧粉或黑锡丹补气纳肾,回阳固脱。病情稳定阶段,可常服皱肺丸。

另外,可选用验方:紫河车1具,焙干研末,装入胶囊,每服3 g,适于肺胀之肾虚者。百合、枸杞子各250 g,研细末,白蜜为丸,每服10 g,一天3次,适于肺肾阴虚的肺胀。

三、针灸治疗

(一)基本处方

肺俞、太渊、膻中。

肺俞、太渊为俞原配穴法,宣通肺气,止咳平喘;气会膻中,调气降逆。

(二)加减运用

1.痰浊壅肺证

加中脘、足三里、丰隆以健脾和中、运化痰湿。诸穴针用平补平泻法。

2.痰热郁肺证

加大椎、曲池、丰隆以清化痰热,大椎、曲池针用泻法。余穴针用平补平泻法。

3.痰蒙神窍证

加水沟、心俞、内关以涤痰开窍、熄风醒神,针用泻法。余穴用平补平泻法。

4.阳虚水泛证

加肾俞、关元、阴陵泉以振奋元阳、化饮利水。诸穴针用补法,或加灸法。

5.肺肾气虚证

加肾俞、太溪、气海、足三里以滋肾益肺。诸穴针用补法,或加灸法。

(三)其他

1.耳针疗法

取交感、平喘、肺、心、肾上腺、胸,每次取2~3穴,毫针刺法,中等刺激,每次留针15~30分钟,每天或隔天1次,10次为1个疗程。

2.保健灸法

经常艾灸足三里、关元、肺俞、脾俞、肾俞等穴,可增强抗病能力。

(李 丽)

第四节　肺　痨

　　肺痨是由于正气不足,感染痨虫,侵蚀肺脏所致的具有传染性的一种慢性虚弱性疾病,以咳嗽、咯血、潮热、盗汗及身体逐渐消瘦为其主要临床特征。因痨虫蚀肺,劳损在肺,故称肺痨。

　　肺痨之疾,历代医家命名甚多,概而言之有以其具有传染性而命名的,如"尸注""虫疰""劳疰""传尸""鬼疰"等,《三因极一病证方论》言:"以疰者,注也,病自上注下,与前人相似,故曰疰";有根据症状特点而命名者,如《外台秘要》称"骨蒸"、《儒门事亲》谓"劳嗽"等,而《三因极一病证方论》的"痨瘵"称谓则沿用直至晚清,因病损在肺较常见故后世一般多称肺痨。

　　历代医籍对本病的论述甚详,早在《内经》,对本病的临床特点即有较具体的记载,如《素问·玉机真脏论》云:"大骨枯槁,大肉陷下,胸中气满,喘息不便,内痛引肩项,身热,脱肉破䐃……肩体内消。"《灵枢·玉版》篇云:"咳,脱形,身热,脉小以疾",均生动地描述了肺痨的主症及其慢性消耗表现,而将其归属于"虚劳"范围。汉代张仲景《金匮要略·血痹虚劳病脉证并治》篇正式将其归属于"虚劳"病中,并指出本病的一些常见合并症,指出"若肠鸣、马刀挟瘿者,皆为劳得之。"华佗《中藏经·传尸》的"传尸者……问病吊丧而得,或朝走暮游而逢……中此病死之全,染而为疾",已认识到本病具有传染的特点,认为因与患者直接接触而得病。唐代王焘《外台秘要·传尸》则进一步说明了本病的危害:"传尸之候……莫问老少男女,皆有斯疾……不解疗者,乃至灭门。"唐宋时期,并确立了本病的病因、病位、病机和治则。如唐代孙思邈《千金方》认为"劳热生虫在肺",首先提出了病邪为"虫",把"尸注"列入肺脏病篇,明确病位主要在肺。与此同期的王焘《外台秘要》也提出"生肺虫,在肺为病",认识到肺痨是由特殊的"肺虫"引起的。病机症状方面宋代许叔微《普济本事方·诸虫尸鬼注》提出本病"肺虫居肺叶之内,蚀入肺系,故成瘵疾,咯血声嘶"。《三因极一病证方论》《济生方》则都提出了"痨瘵"的病名,明确地将肺痨从一般虚劳和其他疾病中独立出来,更肯定其病因"内非七情所伤,外非四气所袭""多由虫啮"的病机。至元代朱丹溪倡"痨瘵至乎阴虚"之说,突出了病机重点。葛可久《十药神书》收载了治痨十方,为我国现存的第一部治痨专著。明代《医学入门》归纳了肺痨常见的咳嗽、咯血、潮热、盗汗、遗精、腹泻等六大主症,为临床提出了诊断依据。《医学正传》则提出了"杀虫"和"补虚"的两大治疗原则,至此使肺痨的病因、病机、症状、治则、治法、方药已趋于完善。

　　根据本病临床表现及其传染特点,肺痨与西医学的肺结核基本相同,故凡诊断肺结核者可参照本病辨证论治。

一、病因病机

　　肺痨的致病因素,不外内外两端。外因是指传染痨虫,内因则为正气虚弱,两者相互为因,痨虫传染是不可或缺的外因,正虚是发病的基础。痨虫蚀肺后,耗损肺阴,进而演变发展,可致阴虚火旺,或导致气阴两虚,甚则阴损及阳。

　　(一)感染"痨虫"

　　痨虫感染是引起本病的主要病因,而传染途径是经口鼻到肺脏,本病具有传染性。当与患者直接接触,问病看护或与患者同室寝眠、朝夕相处,都可致痨虫侵入人体为害。痨虫侵袭肺脏,腐蚀肺叶,肺体受损,耗伤肺阴,肺失滋润,清肃失调而发生肺痨咳嗽;如损伤肺中络脉,血溢脉外则咯血;阴虚火旺,迫津外泄,则潮热、盗汗。《三因极一病证方论·痨瘵诸证》指出:"诸证虽曰不同,其根多有虫。"明确提出痨虫传染是形成本病的唯一因素。

(二)正气虚弱

禀赋不足,或后天嗜欲无度,酒色不节,忧思劳倦,损伤脏腑,或大病久病之后失于调治,如麻疹、外感久咳及产后等,耗伤气血精液,或营养不良,体虚不复,均可致正气亏虚,抗病力弱,使痨虫乘虚袭入,侵蚀肺体而发病。《古今医统·痨瘵》云:"凡人平素保养元气,爱惜精血,瘵不可得而传,惟夫纵欲多淫,苦不自觉,精血内耗,邪气外乘。"并提出"气虚血痿,最不可入痨瘵之门……皆能乘虚而染触"即是此意。

总之,本病病因是感染痨虫为患,而正虚是发病的关键。正气旺盛,虽然感染痨虫但可不一定发病,正气虚弱则感染后易于致病。另一方面感染痨虫后,正气的强弱不仅决定了病情的轻重,又决定病变的转归,这也是有别于其他疾病的特点。

本病的病位在肺。肺主气,司呼吸,受气于天,吸清呼浊。若肺脏本体虚弱,卫外不固,或因其他脏腑病变损伤肺脏,导致肺虚,则"痨虫"极易犯肺,侵蚀肺脏而发病。病机性质以阴虚为主,故临床上多见干咳,咽燥,以及喉痛声嘶等肺系症状。由于脏腑之间有互相资生和制约的关系,肺脏亏虚日久,必然会影响其他脏腑,其中与脾肾关系最为密切,同时也可涉及心肝。脾为肺之母,肺虚耗夺母气以自养,则致脾虚;脾虚不能化水谷为精微而上输以养肺,则肺脏益弱,故易致肺脾同病,土不生金,肺阴虚与脾气虚两候同时出现,症见神疲懒言、四肢乏力、食少便溏、身体消瘦等脾虚症状。肺肾相生,肾为肺之子,肺阴虚肾失滋生之源,或肾阴虚相火灼金,上耗母气,则可致肺肾两虚,相火内炽,常伴见骨蒸、潮热、咯血、男子遗精、女子月经不调等症状。若肺虚不能治肝,肾虚不能养肝,肝火偏旺,上逆侮肺,可见性急善怒,胁肋掣痛,并加重咳嗽、咯血。如肺虚心火乘客,肾虚水不济火,可伴见虚烦不寐、盗汗等症,甚则肺虚不能佐心治节血脉之运行,而致气虚血瘀,出现气短、心慌、唇紫等症。概括而言,初起肺体受损,肺阴耗伤,肺失滋润,病位在肺,继而肺脾同病,导致气阴两伤,或肺肾同病,而致阴虚火旺。后期脾肺肾三脏皆损,阴损及阳,元气耗伤,阴阳两虚。

二、诊断

(1)咳嗽、咯血、潮热、盗汗、身体明显消瘦为典型表现。不典型者诸症可以不必具见,初起仅微有咳嗽、疲乏无力,身体逐渐消瘦,食欲缺乏,偶或痰中夹有少量血丝等。

(2)常有与肺痨患者的长期接触史。

三、相关检查

(1)肺部病灶部位呼吸音减弱,或闻及支气管呼吸音及湿啰音。

(2)X线胸片、痰涂片或培养结核菌、血沉、结核菌素试验等检查有助于诊断。

四、鉴别诊断

(一)虚劳

同属于虚损类疾病的范围,病程较长。肺痨具有传染性,是一个独立的慢性传染性疾病;虚劳是由于脏腑亏损,元气虚弱而致的多种慢性疾病虚损证候的总称,不具传染性。肺痨病位主要在肺,病机主在阴虚,而虚劳五脏并重,以脾肾为主,病机以气血阴阳亏虚为要。肺痨是由正气亏虚,痨虫蚀肺所致,有其发生发展及演变规律,以咳嗽、咯血、潮热、盗汗为特征;而虚劳缘由内伤亏损,为多脏气血阴阳亏虚,临床特征表现多样,病情多重。

(二)肺痿

肺痿是肺部多种慢性疾病后期转归而成,如肺痈、肺痨、久嗽、久喘等导致肺叶痿弱不用,俱可成痿,临床以咳吐浊唾涎沫为主症,不具传染性;而肺痨是以咳嗽、咳血、潮热、盗汗为特征,由传染痨虫所致具有传染性,但少数肺痨后期迁延不复可以转为肺痿。

(三)肺痈

肺痨和肺痈都有咳嗽、发热、汗出。但肺痈是肺叶生疮,形成脓疡,临床以咳嗽、胸痛、咯吐腥臭浊痰,甚则脓血相兼为主要特征的一种疾病,发热较高,为急性病,病程较短,病机是热壅血瘀,属实热证;而肺痨的临床特点是有咳嗽、咳血、潮热、盗汗四大主症,起病缓慢,病程较长,为慢性病,病机是以肺阴亏虚为主,具有传染性。

(四)肺癌

肺癌与肺痨都有咳嗽、咯血、胸痛、发热、消瘦等症状。但肺痨多发于中青年,若发生在40岁以上者,往往在青少年时期有肺痨史;而肺癌则好发于40岁以上的中老年男性,多有吸烟史,表现为呛咳、顽固性干咳,持续不愈,或反复咯血,或顽固性胸痛、发热,伴进行性消瘦、疲乏等。肺痨经抗结核治疗有效,肺癌经抗结核治疗则病情继续恶化。此外,借助西医诊断方法,有助于两者的鉴别。

五、辨证论治

(一)辨证要点

1.辨病机属性

本病的辨证,须按病机属性,结合脏腑病机进行,故宜区别阴虚、阴虚火旺、气虚的不同,掌握与肺与脾肾的关系。临床一般以肺阴亏虚为主为先,如进一步演变发展,则表现为阴虚火旺,或气阴耗伤,甚或阴阳两虚。病变主脏在肺,以阴虚为主,阴虚火旺者常肺肾两虚,并涉及心肝;气阴耗伤者多肺脾同病;久延病重,由气及阳,阴阳两虚者历肺脾肾三脏皆损。

2.辨病情轻重

一般初起病情多轻,微有咳嗽,偶或痰中有少量血丝,咽干低热,疲乏无力,逐渐消瘦;继而咳嗽加剧,干咳少痰或痰多,时时咳血,甚则大量咯血,胸闷气促,午后发热,或有形寒,两颧红艳,唇红口干,盗汗失眠,心烦易怒,男子梦遗失精,女子月经不调或停闭,如病重而未能及时治疗,可出现音哑气喘,大便溏泄,肢体浮肿,面唇发紫,甚至大骨枯槁,大肉陷下,骨髓内消,肌肤甲错。

3.辨证候顺逆

肺痨顺证表现为虽肺阴亏虚但元气未衰,胃气未伤,饮食如恒,虚能受补,咳嗽日减,脉来有根,无气短不续,无大热或低热转轻,无痰壅咯血,消瘦不著。逆证表现为骨蒸发热,持续不解;胃气大伤,食少纳呆,便溏肢肿;大量咯血,反复发作,短气不续,动则大汗,大肉脱陷,声音低微;虚不受补,脉来浮大无根,或细而数疾。

(二)治疗原则

本病的治疗原则是补虚培元和治痨杀虫,正如《医学正传·劳极》所提出的"一则杀其虫,以绝其根本,一则补其虚,以复其真元"为其两大治则。根据患者体质强弱而分别主次,但尤需重视补虚培元,增强正气,以提高抗结核杀虫的能力。调补脏腑重点在肺,并应重视脏腑整体关系,同时兼顾补脾益肾。治疗大法应根据"主乎阴虚"的病机特点,以滋阴为主,火旺者兼以降火,如合并气虚、阳虚见证者,又当同时兼以益气或温阳。杀虫主要是针对病因治疗,选用具有抗结核杀虫作用的中草药。

(三)分证论治

1.肺阴亏损

主症:干咳,咳声短促,咳少量黏痰,或痰中有时带血,如丝如点,色鲜红。

兼次症:午后自觉手足心热,皮肤干灼,咽干口燥,或有少量盗汗,胸闷乏力。

舌脉:舌边尖红,苔薄少津;脉细或兼数。

分析:痨虫蚀肺,损伤肺阴,阴虚肺燥,肺失滋润,清肃失调故干咳少痰,咳声短促、胸闷乏力;肺损络伤,故痰中带血如丝如点,色鲜红;阴虚生热,虚热内灼,故手足心热,皮肤灼热;阴虚津少,无以上承则口燥咽干,皮肤干燥;舌红,苔薄少津,脉细或兼数,为阴虚有热之象。

治法:滋阴润肺,清热杀虫。

方药:月华丸加减。本方功在补虚杀虫,养阴止咳,化痰止血,是治疗肺痨的基本方。方中沙参、麦冬、天冬、生地、熟地滋阴润肺;百部、川贝母润肺止咳,兼能杀虫;阿胶、三七止血和营;桑叶、菊花清肃肺热;山药、茯苓甘淡健脾益气,培土生金,以资生化之源。可加百合、玉竹滋补肺阴。若咳嗽频而痰少质黏者,可合甜杏仁、蜜紫菀、海蛤壳以润肺化痰止咳;痰中带血较多者,宜加白及、仙鹤草、白茅根、藕节等以和络止血;若低热不退,可配银柴胡、地骨皮、功劳叶、胡黄连等以清退虚热,兼以杀虫;若久咳不已,声音嘶哑者,于前方中加诃子皮、木蝴蝶、凤凰衣等以养肺利咽,开音止咳。

2.阴虚火旺

主症:咳呛气急,痰少质黏,反复咯血,量多色鲜。

兼次症:五心烦热,两颧红赤,心烦口渴,骨蒸潮热,盗汗量多,形体日益消瘦,或吐痰黄稠量多,或急躁易怒,胸胁掣痛,失眠多梦,或男子遗精,女子月经不调。

舌脉:舌红绛而干,苔薄黄或剥;脉细数。

分析:肺虚及肾,肺肾阴伤,虚火内迫,气失润降而上逆,故咳呛、气急;虚火灼津,炼液成痰,故痰少质黏;若火盛热壅痰蕴,则咳痰黄稠量多;虚火伤络,迫血妄行故反复咯血,色鲜量多;肺肾阴虚,君相火旺,故午后潮热、颧红骨蒸、五心烦热;营阴夜行于外,虚火迫津外泄故盗汗;肾阴亏虚,肝失所养,心肝火盛故性急易怒、失眠多梦;肝经布两胁穿膈入肺,肝肺络脉失养,则胸胁掣痛;相火偏旺,扰动精室则梦遗失精;阴血亏耗,冲任失养则月经不调;阴精亏损,不能充养身体则形体日瘦;舌红绛而干,苔黄或剥,脉细数,乃阴虚火旺之征。

治法:补益肺肾,滋阴降火。

方药:百合固金汤合秦艽鳖甲散加减。百合固金汤功能滋养肺肾,用于阴虚阳浮,肾虚肺燥,咳痰带血,烦热咽干者。本方用百合、麦冬、玄参、生地滋阴润肺生津,当归、白芍、热地养血柔肝,桔梗、贝母、甘草清热化痰止咳。秦艽鳖甲散滋阴清热除蒸,用于阴虚骨蒸,潮热盗汗等证。方中秦艽、青蒿、柴胡(用银柴胡)、地骨皮退热除蒸,鳖甲、知母、乌梅、当归滋阴清热,另加百部、白及止血杀虫。若火旺较甚,热象明显者,当增入胡黄连、黄芩苦寒泻火、坚阴清热;若咳痰黄稠量多,酌加桑白皮、竹茹、海蛤壳、鱼腥草等以清热化痰;咯血较著者,加丹皮、藕节、紫珠草、醋制大黄等,或配合十灰散以凉血止血;盗汗较著,加五味子、瘪桃干、糯稻根、浮小麦、煅龙骨、煅牡蛎等敛阴止汗;胸胁掣痛者,加川楝子、延胡索、广郁金等以和络止痛;烦躁不寐加酸枣仁、夜交藤、龙齿宁心安神;若遗精频繁,加黄柏、山茱萸、金樱子泻火涩精。服本方碍脾腻胃者可酌加佛手、香橼醒脾理气。

3.气阴耗伤

主症:咳嗽无力,痰中偶夹有血,血色淡红,气短声低。

兼次症:神疲倦怠,食少纳呆,面色㿠白,午后潮热但热势不剧,盗汗颧红,身体消瘦。

舌脉:舌质嫩红,边有齿印,苔薄,或有剥苔;脉细弱而数。

分析:本证为肺脾同病,阴伤及气,清肃失司,肺不主气则咳嗽无力;气阴两虚,肺虚络损则痰中夹血,虚火不著故血色淡红;肺阴不足,阴虚内热,则午后潮热、盗汗、颧红;子盗母气,脾气亏损,肺脾两虚,宗气不足,故气短声低、神疲倦怠、面色㿠白;脾虚失运,故食少纳呆,聚湿成痰,则咳痰色白;舌质嫩红,边有齿印,脉细弱而数,苔薄或剥为肺脾同病,气阴两虚之象。

治法:养阴润肺,益气健脾。

方药:保真汤加减。本方功能补气养阴,兼清虚热。药用太子参、黄芪、白术、茯苓补益肺脾之气,麦冬、天冬、生地黄、五味子滋养润肺之阴,当归、白芍、熟地滋补阴血;陈皮理气运脾;知母、黄柏、地骨皮、柴胡滋阴清热。并可加冬虫夏草、百部、白及以补肺杀虫;若咳嗽痰白者,可加姜半夏、橘红等燥湿化痰;咳嗽痰稀量多,可加白前、紫菀、款冬、苏子温润止咳;咯血色红量多者加白及、仙鹤草、地榆等凉血止血药,色淡红者,可加山茱萸、阿胶、仙鹤草、参三七等,配合补气药,共奏补气摄血之功;若骨蒸盗汗者,酌加鳖甲、牡蛎、五味子、地骨皮、银柴胡等以益阴除蒸敛汗;如纳少腹胀,大便溏薄者,加扁豆、薏苡仁、莲肉、山药、谷芽等甘淡健脾之品,并去知母、黄柏苦寒伤中及地黄、当归、阿胶等滋腻碍胃之品。

4.阴阳两虚

主症:咳逆喘息少气,痰中或夹血丝,血色暗淡,形体羸弱,劳热骨蒸,面浮肢肿。

兼次症:潮热,形寒,自汗,盗汗,声嘶或失音,心慌,唇紫,肢冷,或见五更泄泻,口舌生糜,大肉尽脱,男子滑精阳痿,女子经少、经闭。

舌脉:舌质光红少津,或淡胖边有齿痕;脉微细而数,或虚大无力。

分析:久痨不愈,阴伤及阳,则成阴阳俱损,肺、脾、肾多脏同病之证,为本病晚期证候,病情较为严重。精气虚损,无以充养形体,故形体羸弱,大肉尽脱;肺虚失降,肾虚不纳,则咳逆、喘息、少气;肺虚失润,金破不鸣故声嘶或失音;肺肾阴虚,虚火内盛,则劳热骨蒸、潮热盗汗;虚火上炎则口舌生糜;脾肾两虚,水失运化,外溢于肌肤则面浮肢肿;病及于心,心失所养,血行不畅则心慌、唇紫;"阳虚生外寒"则自汗、肢冷、形寒;脾肾两虚,肾虚不能温煦脾土,则五更泄泻;精亏失养,命门火衰,故男子滑精阳痿;精血不足,冲任失充,故女子经少、经闭;舌质光红少津,或淡胖边有齿痕,脉微细而数,或虚大无力,乃阴阳俱衰之象。

治法:温补脾肾,滋阴养血。

方药:补天大造丸加减。本方功在温养精气,培补阴阳,用于肺痨五脏俱伤,真气亏损之证。方中人参、黄芪、白术、山药、茯苓补益肺脾之气;枸杞、熟地、白芍、龟甲培补肺肾之阴;鹿角胶、紫河车、当归滋补精血以助阳气;酸枣仁、远志宁心安神。另可加百合、麦冬、阿胶、山茱萸滋补肺肾;若肾虚气逆喘息者,配冬虫夏草、蛤蚧、紫石英、诃子摄纳肾气;心慌者加丹参、柏子仁、龙齿镇心安神;见五更泄泻,配煨肉蔻、补骨脂补火暖土,并去地黄、阿胶等滋腻碍脾之品。阳虚血瘀唇紫水停肢肿者,加红花、泽兰、益母草、北五加皮温阳化瘀行水,咳血不止加云南白药。总之阴阳两虚证是气阴耗伤的进一步发展,因下损及肾,阴伤及阳而致,病情深重,当注意温养精气,以培根本。

六、转归预后

肺痨的转归预后主要取决于患者正气的盛衰、病情的轻重和治疗是否及时。若肺损不著,正气尚盛,或诊断及时,早期治疗,可逐渐康复;若邪盛正虚,正不胜邪,或误诊失治,邪气壅盛,病情可加重,甚至恶化,由肺虚渐及脾、肾、心、肝,由阴及气及阳,形成五脏皆损。若正气亏虚,正邪相持,可致病情慢性迁延。从证候而言,初期主要为阴虚肺燥,若失治误治,一则向气阴耗伤转化,久治不愈阴损及阳,可成阴阳两虚,此时多属晚期证候;另有少数阴虚火旺者,伤及肺络,大量咯血可生气阴欲脱危候,预后不良。正如《明医杂著》说:"此病治之于早则易,若到肌肉消灼,沉困着床,脉沉伏细数,则难为矣。"

(李　丽)

第五节　肺　痈

肺痈是指由于热毒血瘀,壅滞于肺,以致肺叶生疮,形成脓疡的一种病证。临床表现以咳嗽,胸痛,发热,咯吐腥臭浊痰,甚则脓血相兼为主要特征。

一、病因病机

本病主要是风热火毒,壅滞于肺,热盛血瘀,蕴酿成痈,血败肉腐化脓,肺络损伤而致本病。病位在肺,病理性质属实属热。热壅血瘀是成痈化脓的病理基础。

(一)感受外邪

多为风热毒邪,经口鼻或皮毛侵袭肺脏;或因风寒袭肺,未得及时表散,内蕴不解,郁而化热,邪热薰肺,肺失清肃,肺络阻滞,以致热壅血瘀,蕴毒化脓而成痈。

(二)痰热内盛

平素嗜酒太过,或嗜食辛辣煎炸厚味,蕴湿蒸痰化热,熏灼于肺,或原有其他宿疾,肺经及他脏痰浊瘀热,蕴结日久,熏蒸于肺,以致热盛血瘀,蕴酿成痈。

二、辨证论治

(一)辨证要点

辨病程阶段,初期辨证总属实证,热证。一般按病程的先后划分为初期、成痈期、溃脓期、恢复期四个阶段。初期痰白或黄,量少,质粘,无特殊气味;成痈期痰呈黄绿色,量多、质黏稠有腥臭;溃脓期为脓血痰,其量较多,质如米粥,气味腥臭异常;恢复期痰色较黄,量减少,其质清稀,臭味渐轻。

(二)类证鉴别

风温:风温起病多表现为发热、恶寒、咳嗽、气急、胸痛等,但肺痈之寒战、高热、胸痛、咯吐浊痰明显,且喉中有腥味,与风温有别。且风温经正确及时治疗,一般邪在气分而解,多在一周内身热下降,病情向愈。如病经一周,身热不退或更盛,或退而复升,咯吐浊痰,喉中腥味明显,应进一步考虑有肺痈之可能。

（三）治疗原则

肺痈属实热证,治疗以祛邪为总则,清热解毒,化瘀排脓是治疗肺痈的基本原则。初期治以清肺散邪;成痈期则清热解毒,化瘀消痈;溃脓期治疗应排脓解毒;恢复期对阴伤气耗者治以养阴益气,如久病邪恋正虚者,当扶正祛邪,补虚养肺。

（四）分证论治

1.初期

（1）证候:恶寒发热,咳嗽,胸痛,咳时尤甚。咯吐白色粘痰,痰量由少渐多,呼吸不利,口干鼻燥。舌质淡红,舌苔薄黄或薄白少津。脉浮数而滑。

（2）治法:疏散风热,清肺散邪。

（3）方药:银翘散加减。

2.成痈期

（1）证候:身热转甚,时时振寒,继则壮热,胸满作痛,转侧不利,咳吐黄稠痰,或黄绿色痰,自觉喉间有腥味。咳嗽气急,口干咽燥,烦躁不安,汗出身热不解。舌质红,舌苔黄腻。脉滑数有力。

（2）治法:清肺解毒,化瘀消痈。

（3）方药:《千金》苇茎汤合如金解毒散加减。

3.溃脓期

（1）证候:咳吐大量脓血痰,或如米粥,腥臭异常,有时咯血,胸中烦满而痛,甚则气喘不能卧。身热,面赤,烦渴喜饮。舌质红或绛,苔黄腻,脉滑数。

（2）治法:排脓解毒。

（3）方药:加味桔梗汤加减。

4.恢复期

（1）证候:身热渐退,咳嗽减轻,咯吐脓血渐少,臭味不甚,痰液转为清稀。精神渐振,食欲渐增,或见胸胁隐痛,不耐久卧,气短,自汗,盗汗,低热,午后潮热,心烦,口燥咽干,面色不华,形体消瘦,精神萎靡;或见咳嗽,咯吐脓血痰日久不净,或痰液一度清稀而复转臭浊,病情时轻时重,迁延不愈。舌质红或淡红,苔薄。脉细或细数无力。

（2）治法:养阴益气清肺。

（3）方药:沙参清肺汤或桔梗杏仁煎加减。

（李　丽）

第六节　肺　痿

肺痿是指肺叶痿弱不用,临床以咳吐浊唾涎沫为主症,为肺脏的慢性虚损性疾病。《金匮要略心典·肺痿肺痈咳嗽上气病》中说:"痿者萎也,如草木之萎而不荣。"用形象比喻的方法以释其义。

一、源流

肺痿之病名,最早记载于仲景的《金匮要略》。该书将肺痿列为专篇,对肺痿的主症特点、病因、病机、辨证均作了较为系统的介绍。如《金匮要略·肺痿肺痈咳嗽上气病脉证并治》说:"寸口脉数,其人咳,口中反有浊唾涎沫者何? 师曰:为肺痿之病。""肺痿吐涎沫而不咳者,其人不渴,必遗尿,小便数,所以然者,以上虚不制下故也。"隋·巢元方在《金匮要略》的基础上,对本病的成因、转归等作了进一步探讨。其在《诸病源候论·肺痿候》论及肺痿曰:"肺主气,为五脏上盖,气主皮毛,故易伤于风邪,风邪伤于脏腑,而气血虚弱,又因劳役大汗之后,或经大下而亡津液,津液竭绝,肺气壅塞,不能宣通诸脏之气,因成肺痿也。"明确认为是外邪犯肺,或劳役过度,或大汗之后,津液亏耗,肺气受损,壅塞而成。并指出其预后、转归与咳吐涎沫之爽或不爽、小便之利或不利、咽燥之欲饮或不欲饮等都有关联,如"咳唾咽燥欲饮者,必愈;欲咳而不能咳,唾干沫,而小便不利者难治。"唐·孙思邈《千金要方·肺痿门》将肺痿分为热在上焦及肺中虚冷二类,认为"肺痿虽有寒热之分,从无实热之例。"清·李用粹结合丹溪之说,对肺痿的病因病机、证候特点作了简要而系统的归纳。如《证治汇补·胸膈门》说:"久嗽肺虚,寒热往来,皮毛枯燥,声音不清,或嗽血线,口中有浊唾涎沫,脉数而虚,为肺痿之病。因津液重亡,火炎金燥,如草木亢旱而枝叶萎落也。"《张氏医通·肺痿》对肺痈和肺痿的鉴别,进行了分析比较,提出"肺痈属在有形之血……肺痿属在无形之气。"

综上所述,历代医家共同认识到肺痿是多种肺系疾病的慢性转归,故常与相关疾病合并叙述,单独立论者较少,并且提示肺痈、肺痨、久嗽、喘哮等伤肺,均有转化成为肺痿的可能。如明·王肯堂将肺痿分别列入咳嗽门和血证门论述,《证治准绳·诸气门》说:"肺痿或咳沫,或咳血,今编咳沫者于此,咳血者人血证门。"《证治准绳·诸血门》还认为"久嗽咳血成肺痿"。戴原礼在《证治要诀·诸嗽门》中提到:"劳嗽有久嗽成劳者,有因病劳久嗽者,其证往来寒热,或独热无寒,咽干嗌痛,精神疲极,所嗽之痰,或脓,或时有血,腥臭异常。"戴氏所指劳嗽之临床表现与肺痿有相似之处。陈实功纱《外科正宗·肺痈论》中说:"久嗽劳伤,咳吐痰血,寒热往来,形体消削,咯吐瘀脓,声哑咽痛,其候转为肺痿。"指出肺痈溃后,热毒不净,伤阴耗气,可以转为肺痿。唐·王焘《外台秘要·咳嗽门》引许仁则论云:"肺气嗽经久将成肺痿,其状不限四时冷热,昼夜咳常不断,唾自如雪,细沫稠粘,喘息上气,乍寒乍热,发作有时,唇口喉舌干焦,亦有时唾血者,渐觉瘦悴,小便赤,颜色青白,毛耸,此亦成蒸。"说明肺痨久嗽,劳热熏肺,肺阴大伤,进一步发展则成肺痿;它如内伤久咳,或经常喘哮发作,伤津耗气,亦可形成肺痿。

在肺痿的治法方面,《金匮要略·肺痿肺痈咳嗽上气病脉证并治》对肺痿的治疗原则也作了初步的探讨,认为应以温法治之。清·李用粹《证治汇补·胸膈门》说:"治宜养血润肺,养气清金。"喻嘉言《医门法律》对本病的理论认识和治疗原则作了进一步的阐述,此后,有的医家主张用他创制的清燥救肺汤治疗虚热肺痿。张璐在其《张氏医通·肺痿》按喻嘉言之论将肺痿的治疗要点概括为:"缓而图之,生胃津,润肺燥,下逆气,开积痰,止浊唾,补真气",旨在"以通肺之小管","以复肺之清肃。"这些证治要点,理义精深,非常切合实用。

在肺痿的选方用药方面,《金匮要略》设甘草干姜汤以温肺中虚冷。唐·孙思邈《千金要方·肺痿门》指出虚寒肺痿可用生姜甘草汤、甘草汤,虚热肺痿可用炙甘草汤、麦门冬汤、白虎加人参汤,对《金匮要略》的治法,有所补充。清·李用粹《证治汇补·胸膈门》主张根据本病的不同阶段分别施治:"初用二地二冬汤以滋阴,后用门冬清肺饮以收功。"沈金鳌《杂病源流犀烛·肺病源流》进一步对肺痿的用药忌宜等作了补充,他说:"其症之发,必寒热往来,自汗,气急,烦闷多唾,或带红线脓血,宜急治之,切忌升散辛燥温热。大约此证总以养肺、养气、养血、清金降火为主。"可谓要言不烦。

二、病因病机

本病病因可分久病损肺和误治津伤两个方面,而以前者为主。病变机理为肺虚津气失于濡养所致。

(一)久病损肺

如痰热久嗽,热灼阴伤;或肺痨久嗽,虚热内灼,耗伤阴津;肺痈余毒未清,灼伤肺阴;或消渴津液耗伤;或热病之后,邪热伤津,津液大亏,以致热壅上焦,消灼肺津,变生涎沫,肺燥阴竭,肺失濡养,日渐枯萎。若大病久病之后,耗伤阳气;或内伤久咳,冷哮不愈,肺虚久喘等,肺气日耗,渐伤及阳;或虚热肺痿日久,阴伤及阳,亦可致肺虚有寒,气不化津,津液失于温摄,反为涎沫,肺失濡养,肺叶渐痿不用。此即《金匮要略》所谓"肺中冷"之类。

(二)误治津伤

因医者误治,滥用汗、吐、下等治法,重亡津液,肺津大亏,肺失濡养,发为肺痿。如《金匮要略·肺痿肺痈咳嗽上气病脉证并治》说:"热在上焦者,因咳为肺痿,肺痿之病……或从汗出,或从呕吐,或从消渴,小便利数,或从便难,又被快药下利,重亡津液,故得之。"

综上所述,本病总由肺虚,津气大伤,失于濡养,以致肺叶枯萎。其病位在肺,但与脾、胃、肾等脏腑密切相关。脾虚气弱,无以生化、布散津液,或胃阴耗伤,胃津不能上输养肺,土不生金,均可致肺燥津枯,肺失濡养;久病及肾,肾气不足,气化失司,气不化津,或因肾阴亏耗,肺失濡养,亦可发为肺痿。

因发病机理的不同,肺痿有虚热、虚寒之分。虚热肺痿,一为本脏自病所转归,一由失治误治,或它脏之病导致。因热在上焦,消亡津液,阴虚生内热,津枯则肺燥,肺燥且热,清肃之令不行,脾胃上输之津液转从热化,煎熬而成涎沫,或因脾阴胃液耗伤,不能上输于肺,肺失濡养,遂致肺叶枯萎。虚寒肺痿为肺气虚冷,不能温化布散脾胃上输之津液,反而聚为涎沫,复因治节无权,上虚不能制下,膀胱失于约束,而小便不禁。《金匮要略心典·肺痿肺痈咳嗽上气病》说:"盖肺为娇脏,热则气灼,故不用而痿;冷则气沮,故亦不用而痿也。遗尿,小便数者,肺金不用而气化无权,斯膀胱无制而津液不藏也。"指出肺主气化,为水之上源,若肺气虚冷,不能温化,固摄津液,由气虚导致津亏,肺失濡养,亦可渐致肺叶枯萎不用。

三、诊断

(1)有反复发作的特点。
(2)有肺系内伤久咳病史,如痰热久嗽,或肺痨久咳,或肺痈日久,或冷哮久延等。
(3)临床表现以咳吐浊唾涎沫、胸闷气短为主症。

四、病证鉴别

肺痿为多种慢性肺系疾病转化而来,既应注意肺痿与其他肺系疾病的鉴别,又要了解其相互联系。

（一）肺痈

肺痿以咳吐浊唾涎沫为主症,而肺痈以咳则胸痛,吐痰腥臭,甚则咳吐脓血为主症。虽然多为肺中有热,但肺痈属实,肺痿属虚,肺痈失治久延,可以转为肺痿。

（二）肺痨

肺痨主症为咳嗽,咳血,潮热,盗汗等,与肺痿有别。肺痨后期可以转为肺痿重症。

五、辨证

（一）辨证要点

主要辨虚热虚寒,虚热证易火逆上气,常伴咳逆喘息,虚寒证常见上不制下,小便频数或遗尿。

（二）辨证候

1.虚热证

咳吐浊唾涎沫,其质较黏稠,或咳痰带血,咳声不扬,甚则音哑,气急喘促,口渴咽燥,午后潮热,形体消瘦,皮毛干枯,舌红而干,脉虚数。

病机分析:肺阴亏耗,虚火内炽,肺失肃降,则气逆咳喘。热灼津液成痰,故咳吐浊唾涎沫,其质黏稠。燥热伤津,津液不能濡润上承,故咳声不扬,音哑,咽燥,口渴。阴虚火旺,灼伤肺络,则午后潮热,咯痰带血。阴津枯竭,内不能洒陈脏腑,外不能充身泽毛,故形体消瘦,皮毛干枯。舌红而干,脉虚数,乃是阴枯热灼之象。

2.虚寒证

咯吐涎沫,其质清稀量多,不渴,短气不足以息,头眩,神疲乏力,食少,形寒,小便数,或遗尿,舌质淡,脉虚弱。

病机分析:肺气虚寒,气不化津,津反为涎,故咯吐多量清稀涎沫。阴津未伤故不渴。肺虚不能主气,则短气不足以息。脾肺气虚则神疲食少。清阳不升故头眩。阳不卫外则形寒。上虚不能制下,膀胱失约,故小便频数或遗尿。舌质淡,脉虚弱,皆属气虚有寒之征。

3.寒热夹杂证

虚热及虚寒证状可以同时出现,或虚热证状较多,或虚寒证状较多,如咳唾脓血,咽干口燥,同时又有下利肢凉,形寒气短等,即是上热下寒之证。其他情况亦可出现,可根据临床证候分析之。

六、治疗

（一）治疗要点

治疗总以补肺生津为原则。虚热证,治当生津清热,以润其枯;虚寒证,治当温肺益气,而摄涎沫。寒热夹杂证,治当寒热平调,温清并用。

临床以虚热证为多见,但久延伤气,亦可转为虚寒证。治应时刻注意保护津液,重视调理脾肾。脾胃为后天之本,肺金之母,培土有助于生金;肾为气之根,司摄纳,温肾可以助肺纳气,补上制下。不可妄投燥热之药,以免助火伤津,亦忌苦寒滋腻之品碍胃,切勿使用峻剂驱逐痰涎,犯虚虚之戒。

（二）分证论治

1.虚热证

治法:滋阴清热,润肺生津。

方药:麦门冬汤合清燥救肺汤加减。前方润肺生津,降逆下气,用于咳嗽气逆,咽喉干燥不利,咯痰黏浊不爽。后方养阴润燥,清金降火,用于阴虚燥火内盛,干咳痰少,咽痒气逆。

药用麦门冬滋阴润燥;太子参益气生津;甘草、大枣、粳米甘缓补中;伍入半夏下气降逆,止咳化痰,以辛燥之品,反佐润燥之功;桑叶、石膏清泄肺经燥热;阿胶、麦冬、胡麻仁以滋肺养阴;杏仁、枇杷叶可化痰止咳。

如火盛,出现虚烦、咳呛、呕逆者,则去大枣,加竹茹、竹叶清热和胃降逆。如咳吐浊粘痰,口干欲饮,则可加天花粉、知母、川贝母清热化痰。津伤甚者加沙参、玉竹以养肺津。潮热加银柴胡、地骨皮以清虚热,退蒸。

2.虚寒证

治法:温肺益气。

方药:甘草干姜汤或生姜甘草汤加减。前方甘辛合用,甘以滋液,辛以散寒。后方则以补脾助肺,益气生津为主。

药用甘草入脾益肺,取甘守津回之意;干姜温肺脾,使气能化津,水谷归于正化,则吐沫自止。肺寒不著者亦可改用生姜以辛散宣通,并取人参、大枣甘温补脾,益气生津。

另可加白术、茯苓增强健脾之功;尿频、涎沫多者加煨益智;喘息、短气可配钟乳石、五味子,另吞蛤蚧粉。

3.寒热夹杂证

治法:寒热平调,温清并用。

方药:麻黄升麻汤加减。本方温肺散寒与清热润肺并用,适合于寒热夹杂,肺失润降之咽喉不利,咳唾脓血等症。

药用麻黄、升麻以发浮热;用当归、桂枝、生姜以散其寒;用知母、黄芩寒凉清其上热;用茯苓、白术以补脾;用白芍以敛逆气;用葳蕤、麦冬、石膏、甘草以润肺除热。

七、单方验方

(1)紫河车1具,研末,每天1次,每服3 g,适用于虚寒肺痿。

(2)熟附块、淫羊藿、黄芪、白术、党参各9 g,补骨脂12 g,茯苓、陈皮、半夏各6 g,炙甘草4.5 g,用于虚寒肺痿。

(3)山药30 g,太子参15 g,玉竹15 g,桔梗9 g,用于肺痿气虚津伤者。

(4)百合30 g煮粥,每天1次,适用于虚热肺痿。

(5)银耳15 g,冰糖10 g,同煮内服,适用于虚热肺痿。

(6)冬虫夏草10~15 g,百合15 g,鲜胎盘半个,鲜藕50 g,隔水炖服,隔天1次,连服10~15次为一疗程。

(7)新鲜萝卜500 g,白糖适量。将萝卜洗净切碎,用洁净纱布绞取汁液,加白糖调服。每天1次,常服。

(8)夏枯草15~25 g,麦冬15 g,白糖50 g。先将夏枯草、麦冬用水煎10~15分钟,再加白糖煮片刻,代茶饮,每天1剂,常服。用于虚热肺痿。

八、中成药

(一)六味地黄丸

1.功能与主治

滋阴补肾。用于虚热肺痿。

2.用法与用量

口服,一次 8 粒,一天 3 次。

(二)金匮肾气丸

1.功能与主治

温补肾阳。用于虚寒肺痿。

2.用法与用量

口服,一次 8 粒,一天 3 次。

(三)补中益气口服液

1.功能与主治

补中益气,升阳举陷。用于肺痿脾胃气虚,见发热、自汗、倦怠等症者。

2.用法与用量

口服,一次 1 支,一天 3 次。

(四)参苓白术散

1.功能与主治

益气健脾,和胃渗湿。用于肺痿脾胃虚弱,见食少便溏,或吐或泻,胸脘胀闷,四肢乏力等症者。

2.用法与用量

口服,一次 5 g,一天 3 次。

(五)琼玉膏

1.功能与主治

滋阴润肺,降气安神。用于虚热肺痿。

2.用法与用量

口服,一次 1 勺,一天 2 次。

九、其他疗法

艾条点燃,对准足三里穴,并保持一定距离,使局部有温热感、皮肤微红为度。艾灸时间一般为 10～15 分钟,每天 1 次。用于虚寒肺痿。

(李 丽)

第七节 肺 癌

一、定义

肺癌是指起源于支气管黏膜或肺泡细胞的恶性肿瘤。以咳嗽、咯血、发热、胸痛、气急为主要症状,晚期可能伴有肺外症状。

二、历史沿革

在中医古文献中未见肺癌的病名,但有不少类似肺癌的记载。根据本病的临床表现,肺癌可归属于中医学"咳嗽""咯血""胸痛""肺痈""肺痿""虚劳""痰饮"等范畴。古医籍中又有"肺积""息贲""肺壅"等称谓。

中医学早在春秋战国时期就对类似肺癌症状中的咳嗽咯血气急作了描述,《素问·咳论篇》曰:"肺咳之状,咳而喘息有音,甚则唾血"。《素问·玉机真脏论篇》曰:"大骨枯槁,大肉陷下,胸中气满,喘息不便,内痛引肩项,身热,脱肉破䐃,真脏见,十月之内死"。此描述极似肺癌晚期咳嗽、胸痛、发热诸症危重及恶病质状态。到了《难经》时,提出了与西医学肺癌相似的中医病名息贲,并明确了它的病位和症状,《难经·五十六难》谓:"肺之积,名曰息贲,在右胁下,覆大如杯,久不已,令人洒渐寒热,喘咳,发肺壅"。

汉代张仲景描述的肺痿症状、病机和治法方药,以及采用养阴、甘温法治疗"肺痿",对肺癌的病机证治具有指导意义。《金匮要略·肺痿肺痈咳嗽上气病脉证治七》云:"肺痿吐涎沫而不咳者,其人不渴,必遗尿,小便数……此为肺中冷,必眩,多涎唾,甘草干姜汤以温之……大逆上气,咽喉不利,止逆下气者,麦门冬汤主之。"

宋代《济生方》对息贲的临床表现有了更详细的描述,如《济生方·积聚论治》云:"息贲之状,在右胁下大如覆杯,喘息奔溢,是为肺积,诊其脉浮而毛,其色白,其病气逆背痛,少气喜忘,目瞑肤寒,皮中时痛,或如虱缘,或如针刺。"并提出息贲汤治疗肺积,定喘丹用于久咳喘促,经效阿胶丸治劳嗽咳血等具体方药。宋代《普济方》书中则载有治疗息贲、咳嗽喘促、胸胁胀满、咳嗽见血、胸膈壅闷、呕吐痰涎、面黄体瘦等肺癌常见症的方药。

金元时期李杲治疗肺积的息贲丸,所治之症"喘息气逆,背痛少气"类似肺癌症状。

明代张景岳《景岳全书·虚损》云:"劳嗽,声哑,声不能出,或喘息气促者,此肺脏败也,必死"。此描述与晚期肺癌纵隔转移压迫喉返神经而致声嘶等临床表现相似,并指出其预后不良。

清代沈金鳌所著《杂病源流犀烛》对肺癌的病因病机和治疗都有了详细的记载,书中提到:"邪积胸中,阻塞气道,气不得通,为痰……为血,皆邪正相搏,邪既胜,正不得制之,遂结成形而有块""息贲,肺积病也……皆由肺气虚,痰热壅结也,宜调息丸,息贲丸,当以降气清热,开痰散结为主。"

总之,宋以前,古人对肺癌的症状、病机、辨证分型、方药已有初步认识;宋元明清,对肺癌的症状、病机、辨证分型、治法方药等均有广泛而深入的研究,其形成的理论与积累的经验对于今天我们研究肺癌有一定的指导意义。

三、病因病机

本病病位在肺,与脾肾密切相关,《素问·五脏生成篇》谓:"诸气者,皆属于肺"。或因禀赋,或因六淫,或因饮食,或因邪毒,导致肺失宣降,气机不利,血行瘀滞,痰浊内生,毒邪结聚而成。

(一)正气亏虚

禀受父母之先天不足,或后天失养,肺气亏虚,宣降失常,邪毒乘虚而入,客邪留滞,肺气贲郁,脉络阻塞,痰瘀互结而成肺积。如《活人机要》云:"壮人无积,虚人则有之。"《医宗必读》谓:"积之成也,正气不足,而后邪气踞之。"

(二)情志失调

七情内伤,气逆气滞,而气为血帅,气机逆乱,血行瘀滞;或思虑伤脾,脾失健运,聚湿生痰,痰贮于肺,肺失宣降,气滞血瘀,痰凝毒聚,局部结而成块。诚如《素问·举痛论篇》说:"悲则心系急,肺布叶举,而上焦不通,荣卫不散……思则心有所存,神有所归,正气留而不行,故气结矣。"

（三）外邪犯肺

肺为娇脏，喜润而恶燥，燥热之邪最易伤肺，加之长期吸烟，"烟为辛热之魁"，燥热灼阴，火邪刑金，炼液为痰，形成积聚；或邪毒侵肺，肺为气之主，通于喉，开窍于鼻，直接与外环境相通，如废气、矿尘、石棉和放射性物质等邪毒袭肺，则肺之宣降失司，肺气郁滞不行，气滞血瘀，毒瘀结聚，日久而成癌瘤。清代吴澄《不居集》云："金性喜清润，润则生水，以滋脏腑。若本体一燥，则水源渐竭，火无所制，金受火燥，则气自乱而咳嗽，嗽则喉干声哑，烦渴引饮，痰结便闭，肌肤枯燥，形神虚委，脉必虚数，久则涩数无神。"

（四）饮食所伤

《素问·痹论篇》曰："饮食自倍，肠胃乃伤"。脾为生痰之源，脾虚则水谷精微不能生化输布，致湿聚生痰，肺为贮痰之器，痰浊留于水之上源，阻滞肺络，痰瘀为患，结于胸中，肿块渐成。

本病的发病与痰、热、虚密切相关。肺失宣降，脾失健运，痰浊内生；"肺为娇脏，喜润而恶燥"，肺肾阴虚，肺叶失润，或"肺热叶焦"；肺气不足，肺脾肾虚，痰热互结，终成本病。

四、诊断

（一）发病特点

肺癌发病呈现城市化，中老年人多见，但近年来，发病年龄呈下降趋势，肺癌年轻化、女性化的趋势日益明显。与吸烟呈明显的相关性。本病起病缓慢，病情呈进行性加重，常因早期症状隐匿和缺少特异性而失治误治，延误时机。

（二）临床表现

肺癌的临床表现包括肺部和肺外两方面的症状和体征。

1.肺内症状

咳嗽通常为肺癌较早出现的症状，患者可有干咳或咳吐少量黏稠白痰，或剧咳，热毒犯肺时可咳吐脓痰；咯血和血痰多为间断性反复少量血痰，血多于痰，色鲜红，偶见大咯血；胸痛早期通常表现为不定时的胸闷，压迫感或钝痛，有些患者难以描述疼痛的性质和部位，痛无定处，甚则胸痛剧烈或痛无缓解。有的周围型肺癌患者以胸胁痛，肩背痛，上肢痛等为首发症状；气急主要表现为活动后气急，肺癌晚期淋巴结转移压迫大支气管或隆突及弥漫性肺泡癌、胸腔积液、心包积液等则气急症状更为明显；发热多为肿瘤压迫或阻塞支气管后引起肺部感染，也可由于癌肿坏死毒素吸收而引起癌性发热，抗感染治疗效果不明显。

2.肺外表现

主要是由于肿块压迫、侵犯邻近的组织、器官，远处转移及副癌综合征，如"类癌综合征"（表现为皮肤潮红、腹泻、浮肿、喘息、心悸阵作等）"柯兴综合征""异位生长激素综合征""异位甲状旁腺综合征""异位促性腺激素综合征""肺性关节炎"等。

（三）影像学检查

肺部的X线、CT及MRI的应用，使肺癌的定位及分期诊断有了很大的提高。

（四）细胞病理学诊断

细胞病理学诊断包括痰液、纤维支气管镜刷检物、支气管吸出液及灌洗液、各种穿刺物的细胞学检查，是确诊肺癌的重要方法。经皮肺穿术可行细胞学或病理学诊断。

（五）血清学检查

目前仍在寻找对于肺癌敏感性高、特异性强的生物标志物，如单克隆抗体诊断肺癌及对肺癌患者染色体、癌基因的研究等。部分患者血清癌胚抗原呈阳性。

五、鉴别诊断

(一)肺痨

肺痨与肺癌两者病位均在肺,均可见咳嗽、咯血、胸痛、消瘦。但肺癌还见气急,是在正气亏虚的基础上,气郁、瘀血、痰湿、邪毒互相搏结而成,病情发展迅速,难以治愈。肺痨病情发展缓慢,还可见潮热、盗汗,它是一种慢性传染性疾病,其病理主要是阴虚火旺。

(二)肺胀

肺胀是因咳嗽、哮喘等证日久不愈,肺脾肾虚损,气道滞塞不利,出现以胸中胀满,痰涎壅盛,上气咳喘,动辄加剧,甚则面色晦暗,唇舌发绀,颜面四肢浮肿,病程缠绵,经久难愈为特征的疾病。肺癌之气喘肿胀之症虽然可见,但不是必具之症,病程较短,发展迅速,预后不良。

(三)喘证

喘证是以气息迫促为主要临床表现的一类疾病。作为一个症状,喘息可以出现在许多急、慢性疾病的过程中,多呈反复发作,经治症状缓解。肺癌的主要症状中包括喘息气急,伴有咳嗽、咯血、发热、胸痛等症,经有效抗癌治疗或可缓解,但预后不良。

六、辨证

(一)辨证要点

1.辨咳嗽

咳嗽是肺癌患者主要症状,咳而声低气怯者属虚;洪亮有力者属实。晨起咳嗽阵发加剧,咳嗽连声重浊,多为痰浊咳嗽;午后、黄昏咳嗽加重,或夜间时有单声咳嗽,咳声轻微短促者,多属肺燥阴虚;夜卧咳嗽较剧,持续难已,短气乏力者,多为气虚或阳虚咳嗽。

2.辨咳痰

从痰可知疾病的盛衰及病邪虚实。痰少或干咳无痰者多属燥热、阴虚;痰多者常属痰湿、痰热、虚寒。痰白而稀薄者属风、属寒;痰黄而稠者属热;痰白而稠厚者属湿。

3.辨咯血

咯血色鲜红、质地黏稠者,为实热证;血色淡红、质地清稀者,为虚证、寒证;血色暗红、夹有血块者,为瘀血。

4.辨胸痛

胸痛突然,且剧烈难忍者,多属实证;起病缓慢,呈隐痛、绵绵而痛,且时间长久者,多为虚证。胀痛窜痛为气滞;针刺刀割样疼痛为血瘀。

5.辨气急

气急或兼哮鸣,咳嗽痰白清稀,属寒;气急或兼哮鸣,咳嗽黄痰,或发热,属热;气急,胸闷痰鸣,痰多白黏或带泡沫状,为痰盛。喘促气短,言语无力,咳声低微,自汗怕风,为肺气虚;喘促日久,呼多吸少,动则喘息更甚,气不得续,汗出肢冷,畏寒,为肾气虚。

6.辨发热

发热,或高或低,劳累发作或加重,为气虚发热;午后潮热,或夜间发热,手足心热,为阴虚发热;发热欲近衣,四肢不温,为虚阳外越;发热,热势随情绪变化起伏,烦躁易怒,为气郁发热;午后或夜晚发热,或身体局部发热,但欲漱水不欲咽,为瘀血发热;低热,午后热甚,身热不扬,为湿郁发热。

（二）证候

1.肺郁痰瘀

症状：咳嗽不畅，咳痰不爽，痰中带血，胸胁背痛，胸闷气急，唇紫口干，便秘，舌暗红，有瘀斑或瘀点，苔白或黄，脉弦滑。

病机分析：肺主气，司呼吸，邪毒外侵，肺气郁闭，失于宣降，气机不利，血行瘀滞，痰浊内生，毒邪结聚于肺而成本病。肺气郁闭，失于宣降，痰浊凝聚则咳嗽不畅，咳痰不爽，胸闷气急；肺朝百脉，主治节，气滞血瘀，迫血妄行，损伤肺络，则痰中带血；气滞血瘀，不通则痛，故胸胁背痛；肺失宣降，津液失布，气机不畅故口干便秘；唇紫，舌暗，瘀斑（点）皆为血瘀之征；舌红，苔白或黄，脉弦滑皆为气郁痰阻之象。

2.脾虚痰湿

症状：咳嗽痰多，咳痰稀薄，胸闷气短，疲乏懒言，纳呆消瘦，腹胀便溏，舌淡胖，边有齿痕，舌苔白腻，脉濡、缓、滑。

病机分析：脾气亏虚，失于运化，痰湿内生，上渍于肺故咳嗽痰多，咳痰稀薄；脾不健运，机体失养，故疲乏懒言，纳呆消瘦，腹胀便溏；脾失运化，痰湿内生，贮存于肺，肺失宣降，故胸闷气短；舌淡胖，边有齿痕，舌苔白腻，脉濡缓滑均为肺脾气虚夹痰湿的表现。

3.阴虚痰热

症状：咳嗽痰少，干咳无痰，或痰带血丝，咳血，胸闷气急，声音嘶哑，潮热盗汗，头晕耳鸣，心烦口干，尿赤便结。舌红绛，苔花剥或舌光无苔，脉细数无力。

病机分析：肺阴亏虚，肺失濡润，虚热内生，肺气上逆，故咳嗽痰少，干咳无痰，胸闷气急；肺阴不足，清肃不行，阴虚火旺，火灼肺络故痰带血丝，咳血；肺阴亏虚，津液不布，肠道失养，故口干便结；潮热盗汗，头晕耳鸣，心烦尿赤均为阴虚内热之征；舌红绛，苔花剥或舌光无苔，脉细数无力为阴虚内热的表现。

4.气阴两虚

症状：干咳少痰，咳声低微，或痰少带血，面色萎黄暗淡，唇红，神疲乏力，口干短气，纳呆肉削，舌淡红或胖，苔白干或无苔，脉细。

病机分析：咳声低微，神疲乏力，面色萎黄暗淡，短气，纳呆肉削为肺脾气虚之征；干咳少痰，或痰少带血，唇红口干，则属肺阴虚内热的表现；舌淡红或胖，苔白干或无苔，脉细亦为气阴两虚之征。

七、治疗

（一）治疗原则

1.宣肺化痰为主

本病为各种原因致肺失宣降，气不利，痰浊内生而成。因此宣肺化痰为治疗的基本原则。

2.治痰勿忘健脾

肺为贮痰之器，故治痰以治肺为主。而脾为生痰之源，故治痰常兼健脾。

3.益气养阴勿忘滋肾

本病病久，伤及气阴，穷必及肾，引起肾阴亏损，肺叶失润，肺叶干焦，故益气养阴勿忘滋肾。

（二）治法方药

1.肺郁痰瘀

治法：宣肺理气，化痰逐瘀。

方药:苇茎汤加减。方中苇茎甘寒轻浮,清肺泻热,冬瓜仁化痰排脓,桃仁活血行瘀,薏苡仁清肺破毒肿。四药合用,共成清肺化痰,逐瘀排脓之功。加用浙贝母、猫爪草、山慈姑等化痰散结;桃仁、三七活血通络。

胸胁胀痛者加制乳香、制没药、延胡索;咯血者重用仙鹤草、白茅根、旱莲草;痰瘀发热者加金银花、连翘、黄芩。

2.脾虚痰湿

治法:健脾燥湿,理气化痰。

方药:六君子汤加减。方中党参、茯苓、白术、甘草健脾益气;半夏、陈皮祛痰化湿;浙贝母、猫爪草、山慈姑、生牡蛎、壁虎等豁痰散结。

痰涎壅盛者加牛蒡子;肢倦思睡者加人参、黄芪。

3.阴虚痰热

治法:滋肾清肺,化痰散结。

方药:百合固金汤加减。方中百合、生熟地滋养肺肾阴液;麦门冬助百合以养肺阴,清肺热,玄参助生熟地以益肾阴,降虚火;当归、芍药养血和营;贝母、桔梗散结化痰止咳;甘草调和诸药。

若咳血甚者,加侧柏叶、仙鹤草、白茅根以凉血止血;淋巴结转移者,加用白花蛇舌草、夏枯草等以加强散结之力;五心烦热者加知母、丹皮、黄柏以清热养阴;口干欲饮者加天花粉、天门冬益肺胃之阴;大便干结者加生地、火麻仁润肠通便。

4.气阴两虚

治法:益气养阴,化痰散结。

方药:大补元煎加减。方中人参大补元气,熟地、当归滋阴补血,人参与熟地相配,即是景岳之两仪膏,善治精气大耗之证;枸杞子、山茱萸滋补肝肾;杜仲温补肾阳;甘草助补益而和诸药。诸药配合,能大补真元,益气养阴,故景岳曾称此方为"救本培元第一要方"。加用浙贝母、猫爪草、山慈姑等化痰散结;桃仁、三七活血通络。

面肢浮肿者加葶苈子、郁金行气利水;神志昏蒙者加全蝎、蜈蚣攻毒通络。

(三)其他治法

1.古方

(1)息贲汤:半夏、吴茱萸、桂心、人参、桑白皮(炙)、葶苈(炒)。治肺之积,在右胁下,大如覆杯,久久不愈,病洒洒寒热,气逆喘咳,发为肺痈。

(2)定喘丹:杏仁、马兜铃、蝉蜕、砒。上件为末,蒸枣肉为丸,如葵子大,每服六七丸,临睡用葱白泡茶放冷送下。治男子妇人,久患咳嗽,肺气喘促,倚息不得睡卧。

(3)经效阿胶丸:阿胶、生地、卷柏叶、山药、大蓟根、五味子、鸡苏、柏子仁、人参、茯苓、百部、防风、远志、麦门冬。上为细末,炼蜜为丸,如弹子大,每服一丸,细嚼,浓煎小麦汤或麦门冬汤咽下。治劳嗽,并咳血唾血。

(4)息贲丸:厚朴、黄连、干姜、白茯苓、川椒、紫菀、川乌、桔梗、白豆蔻、陈皮、京三棱、天门冬、人参、青皮、巴豆霜。上除茯苓、巴豆霜各另研旋入外,为细末和匀,炼蜜丸,梧桐子大。治肺积,名息贲,在右胁下,大如覆杯,喘息气逆,背痛少气,喜忘目瞑,皮寒时痛。久不已,令人洒淅寒热喘嗽,发为肺壅,其脉浮而毛。

2.中成药

(1)参一胶囊:由人参皂苷 Rg_1 单一成分组成。有培元固本,补益气血的功效。与化学治疗

(简称化疗)配合用药,有助于提高原发性肺癌、肝癌的疗效,可改善肿瘤患者的气虚症状,提高机体免疫功能。饭前空腹口服,每次 2 粒,每天 2 次,连续 2 个月为 1 个疗程。

禁忌:有出血倾向者忌用。

注意事项:火热证或阴虚内热证者慎用。

(2)鹤蟾片:由仙鹤草、干蟾皮、浙贝母、半夏、天门冬、人参、葶苈子组成。具有解毒除痰,凉血祛瘀,消癥散结之功效。适用于原发性支气管肺癌,肺部转移癌,能够改善患者的主观症状和体征,提高患者生存质量。每次 6 片,每天 3 次,温开水送服。

(3)小金丹:由麝香、当归、木鳖子、草乌、地龙、乳香、没药、墨炭、白胶香、五灵脂、马钱子组成,有散结消肿,化瘀止痛的功效。用于痰气凝滞所致的瘰疬、瘿瘤、乳岩、乳癖,症见肌肤或肌肤下肿块一处或数处,推之能动,或骨及骨关节肿大、皮色不变、肿硬作痛。每次 1.2～3 g,每天 2 次,小儿酌减。

(4)梅花点舌丹:雄黄、牛黄、熊胆、冰片、硼砂、血竭、葶苈子、沉香、乳香、没药、麝香、珍珠、蟾酥、朱砂组成。能清热解毒,消肿止痛。用于火毒内盛所致的疔疮痈肿初起、咽喉牙龈肿痛、口舌生疮。口服,每次 3 粒,每天 1～2 次外用,用醋化开,敷于患处。

3.针灸

(1)体针处方:以手太阴肺经腧穴和肺的俞、募穴为主。肺俞、中府、太渊、孔最、膏肓、丰隆、足三里。

方义:病变在肺,按俞募配穴法取肺俞、中府调理肺脏气机、宣肺化痰;孔最为手太阴郄穴,配肺俞可宣通肺气;太渊为肺经原穴,本脏真气所注,配肺俞可宣肺化痰。膏肓为主治诸虚百损之要穴,具有理肺补虚之效。丰隆为豁痰散结要穴,加胃经合穴足三里,意在培补后天之本,培土生金,诸穴合用可收祛邪化痰、益气宣肺之功。

辨证配穴:肺郁痰瘀证加膻中、三阴交行气活血,健脾化痰。脾虚痰湿证加脾俞、阴陵泉健脾利湿化痰。阴虚痰热证加尺泽、然谷,肺经合穴尺泽,配肾经荥穴然谷,可清虚热而保阴津。气阴两虚加太溪、气海益气养阴。

随症配穴:胸痛加膻中、内关宽胸理气;胁痛加支沟、阳陵泉疏利少阳;咽喉干痒加照海滋阴利咽;痰中带血加鱼际清肺止血;咯血者,加阴郄、地机;盗汗加阴郄、复溜滋阴敛汗;肢体浮肿、小便不利加阴陵泉、三阴交健脾利湿。肺癌放化疗后呕吐、呃逆加内关、膈俞;肺癌放化疗后白细胞减少加大椎、膈俞。

刺灸方法:常规针刺,平补平泻为主,虚证加灸。胸背部穴位不宜刺深。

(2)耳针:肺、气管、大肠、胸、肝、脾、神门、耳轮 4～6 反应点。针双侧,用中等刺激,留针10～20 分钟,或用王不留行籽贴压。每天 1 次。

(3)穴位注射:大椎、风门、肺俞、膏肓、丰隆、足三里。每次取 2～4 穴,用胎盘针、胸腺肽等药,注射量根据不同的药物及具体辨证而定。局部常规消毒,在选定穴位处刺入,待局部有酸麻或胀感后再将药物注入。隔天 1 次。

(4)拔罐:肺俞、膈俞、风门、膏肓。留罐 5 分钟,隔天 1 次。

(5)穴位贴敷:用白芥子、甘遂、细辛、丁香、川芎等研末调糊状,贴大椎、肺俞、膏肓、身柱、脾俞、膈俞等,用胶布固定,保留至皮肤发红,每星期 1 次,3 次为 1 个疗程。尤适用于放化疗后。

(6)挑治:多用于实证,取胸区点、椎环点、背区点以及压痛点、瘀点挑治。

4.蟾酥膏外治

蟾酥、生川乌、重楼、红花、莪术、冰片等组成,制成布质橡皮膏,外贴疼处,一般15～30分钟起效,每6小时更换1次,可连用1～3天。

八、转归及预后

本病初起者,肺气郁滞,络脉受损,常因邪毒、痰湿为患,以实为主,机体正气尚强,通过调治,病情或可好转;若未控制,邪毒伤正,肺脾气虚,遏邪乏权,邪毒可进一步向肺外传变,或流窜于皮下肌肤,或流注于脏腑筋膜,或着于肢节骨骼,淫髓蚀骨,或邪毒上扰清窍,甚至蒙蔽清窍。虚损加重,耗气伤阴,见面削形瘦,"大肉尽脱"等虚损衰竭之症,常预示着患者已进入生命垂危阶段。此外,"痰热"常为肺癌病理演变的一个侧面,其机制是多因痰瘀化热所致。一旦出现这种转化,临床治疗时,必须采取截断方法,以求得热象迅速控制,以阻断病情的急剧恶化。本病变证较多,常见变证有血证(咯血)、虚劳、喘证等。

肺癌的预后相对较差,其与组织学类型、病程与分期、肿瘤的部位、有无转移、患者的年龄及机体的免疫状态、综合治疗、精神、饮食等因素有关。近20年来,中国肺癌病死率在全部恶性肿瘤中上升幅度最大,在大中城市已居首位。约80%患者在诊断后一年内死亡,中位生存期一般在6个月左右,肺癌总的5年生存率只有5%～10%,疗效尚不满意。

九、预防与护理

预防主要在于戒烟,防止空气污染,尤其是致癌物质的污染,改善劳动条件。对有职业性接触致病因素者及高发区人群进行定期健康检查。饮食方面注意营养均衡,防止过食辛燥之品伤及肺阴。慎起居,避风寒,适当锻炼,增强机体抵抗外邪的能力。

肺癌的护理首先是调理情志,涵养性情,做到"恬淡虚无,精神内守",保持乐观积极健康的心理状态,并积极配合治疗。科学的生活包括调饮食,益脾胃;慎起居,适气候;炼体魄,避邪气等方面。要防止饮食不节和偏嗜,注意五味既可养人亦可伤人的辩证观,使饮食多样化,五谷杂粮合理调配,果蔬之类,注意摄取,素食、荤食,适度调整;起居有常,不妄作劳。"动""静"结合,"劳""逸"适度。采取适合自身的多样化的锻炼方式,如体育活动、健身操、气功、太极拳、舞蹈等,择其乐而从之,并要"练身"与"练心"有机结合,持之以恒。注意适应气候变化以"避邪气";戒烟酒,避免不良环境的影响。

(王海威)

第八节 喘 证

喘证以呼吸困难,甚则张口抬肩,鼻翼煽动,难以平卧为特征。是肺系疾病常见症状之一,多由邪壅肺气,宣降不利或肺气出纳失常所致。

西医学中的喘息性支气管炎、肺部感染、肺气肿、慢性肺源性心脏病、心源性哮喘等,均可参照本篇进行辨证治疗。

一、病因病机

(一)外邪犯肺

外感风寒、风热之邪,或肺素有痰饮,复感外邪,卫表闭塞,肺气壅滞,宣降失常,肺气上逆而喘。

(二)痰浊内蕴

恣食肥甘油腻,过食生冷或嗜酒伤中,脾失健运,湿浊内生,聚湿成痰,上渍于肺,阻遏气道,肃降失常,气逆而喘。

(三)久病劳欲

久病肺虚,劳欲伤肾,肺肾亏损,气失所主,肾不纳气,肺气上逆而喘。

二、辨证论治

喘证的辨证,重在辨虚实寒热。实喘一般起病急,病程短,呼吸深长有余,气粗声高,脉有力;虚喘多起病缓慢,病程长,呼吸短促难续,气怯声低,脉无力;热喘胸高气粗,痰黄黏稠难咯,面赤烦躁、唇青鼻煽,舌红苔黄腻、脉数;寒喘面白唇青,痰涎清稀,舌苔白、脉迟。

治疗原则:实证祛邪降逆平喘;虚证培补摄纳平喘。

(一)实喘

1.风寒束肺

(1)证候:咳喘胸闷,痰稀色白,初起多兼恶寒发热,头痛无汗,身痛等表证,舌苔薄白,脉浮紧。

(2)治法:祛风散寒,宣肺平喘。

(3)方药:麻黄汤加减。方中麻黄、桂枝辛温发汗,散寒解表,宣肺平喘;杏仁、甘草降气化痰。若表寒不重,可去桂枝,即为宣肺平喘之三拗汤;痰白清稀量多起沫加细辛、生姜温肺化痰;痰多胸闷甚者加半夏、陈皮、白芥子理气化痰。

2.风热袭肺

(1)证候:喘促气粗,痰黄而黏稠,身热烦躁,口干渴,汗出恶风,舌质红,苔薄黄,脉浮数。

(2)治法:祛风清热,宣肺平喘。

(3)方药:麻杏石甘汤加减。方中麻黄、石膏相使为用疏风清热,宣肺平喘;杏仁、甘草化痰利气。若痰多黏稠、烦闷者加黄芩、桑白皮、知母、栝蒌皮、鱼腥草,增强清热泻肺化痰之力;大便秘结者加大黄、枳实泻热通便;喘甚者加葶苈子、白果化痰平喘。

3.痰浊壅肺

(1)证候:喘咳痰多,胸闷,呕恶,纳呆,口黏不渴,舌淡胖有齿痕,苔白厚腻,脉缓滑。

(2)治法:燥湿化痰,降逆平喘。

(3)方药:二陈汤合三子养亲汤加减。方中陈皮、半夏、茯苓、甘草燥湿化痰,理气和中;莱菔子、苏子、白芥子化痰降逆平喘,二方合用效专力宏。若痰涌、便秘、喘不能卧加葶苈子、大黄涤痰通便。

(二)虚喘

1.肺气虚

(1)证候:喘促气短,咳声低弱,神疲乏力,自汗畏风,痰清稀,舌淡苔白,脉缓无力。

（2）治法：补肺益气定喘。

（3）方药：补肺汤合玉屏风散加减。方中人参、黄芪补益肺气；白术、甘草健脾补中助肺；五味子、紫菀、桑白皮化痰止咳，敛肺定喘；防风助黄芪益气护表。若兼见痰少质黏，口干，舌红少津，脉细数者，为气阴两虚。治宜益气养阴，敛肺定喘。方用生脉散加沙参、玉竹、川贝、桑白皮、百合养阴益气滋肺。

2.肾气虚

（1）证候：喘促日久，气不得续，动则尤甚，甚则张口抬肩，腰膝酸软，舌淡苔白，脉沉弱。

（2）治法：补肾纳气平喘。

（3）方药：七味都气丸合参蛤散加减。方中熟地、山茱萸、山药、丹皮、泽泻、茯苓、五味子补肾纳气；人参大补元气，蛤蚧肺肾两补，纳气平喘。

3.喘脱

（1）证候：喘逆加剧，张口抬肩，鼻煽气促，不能平卧，心悸，烦燥不安，面青唇紫，汗出如珠，手足逆冷，舌淡苔白，脉浮大无根。

（2）治法：扶阳固脱，镇摄纳气。

（3）方药：参附汤送服黑锡丹。方中人参、附子回阳固脱、救逆；黑锡丹降气定喘。

三、针灸治疗

（一）实喘

尺泽、列缺、天突、大柱，针刺，用泻法。

（二）虚喘

鱼际、定喘、肺俞，针刺，用补法，可灸。

（三）喘脱

定喘、肺俞、关元、神阙，灸法。

四、护理与预防

饮食宜清淡而富有营养，忌油腻酒醴及辛热助湿生痰动火食物。室内空气要保持新鲜，避免烟尘刺激。痰多者要注意排痰，保持呼吸道通畅。慎起居，适寒温，节饮食，薄滋味，戒烟酒，节房事。适当参加体育活动，增强体质。保持良好的心态。

（李　丽）

第九节　哮　病

哮病是由于宿痰伏肺，遇诱因引触，导致痰阻气道，气道挛急，肺失肃降，肺气上逆所致的发作性痰鸣气喘疾病。发时喉中哮鸣有声，呼吸气促困难，甚则喘息不能平卧。

一、病因病机

哮病的发生，乃宿痰内伏于肺，复因外感、饮食、情志、劳倦等诱因引触，以致痰阻气道，气道挛急,肺失肃降,肺气上逆所致。

(一)外邪侵袭

外感风寒或风热之邪;未能及时表散,邪气内蕴于肺,壅遏肺气,气不布津,聚液生痰而成哮病之因。

(二)饮食不当

饮食不节致脾失健运,饮食不归正化,水湿不运,痰浊内生,上干于肺,壅阻肺气而发哮病。

(三)情志失调

情志不遂。肝气郁结,木不疏土;或郁怒伤肝,肝气横逆,木旺乘土均可致脾失健运,失于转输,水湿蕴成痰浊,上干于肺,阻遏肺气,发生哮病。

(四)体虚病后

素体禀赋薄弱,体质不强,或病后体弱(如幼年患麻疹、顿咳,或反复感冒,咳嗽日久等)导致肺、脾、肾虚损,痰浊内生,成为哮病之因。若肺气耗损,气不化津,痰饮内生;或阴虚火盛,热蒸液聚,痰热胶固;脾虚水湿不运,肾虚水湿不能蒸化,痰浊内生,均成为哮病之因。

哮病的病理因素以痰为根本,痰的产生责之于肺不能布散津液,脾不能转输精微,肾不能蒸化水液,以致津液凝聚成痰,伏藏于肺,成为哮病发生的"夙根"。此后每遇气候突变、饮食不当、情志失调、劳累过度等诱因导致气机逆乱而发作。

二、辨证论治

(一)辨证要点

1.辨已发未发

哮病发作期和缓解期临床表现不同,发作期以喉中哮鸣有声,呼吸气促困难,甚则喘息不能平卧等为典型临床表现。缓解期无典型症状,若病程日久,反复发作,导致身体虚弱,平时可有轻度哮症,而以肺、脾、肾虚损为主要表现,或肺气虚、或肺气阴两虚、或脾气虚、肾气虚、肺脾气虚、肺肾两虚等。

2.辨证候虚实

哮病属邪实正虚之证,发作时以邪实为主,证见呼吸困难,呼气延长,喉中痰鸣有声,痰粘量少,咯吐不利,甚则张口抬肩,不能平卧,端坐俯伏,胸闷窒塞,烦躁不安,或伴寒热,苔腻,脉实。未发时以正虚为主,肺虚者,气短声低,咯痰清稀色白,喉中常有轻度哮鸣音,自汗恶风;脾虚者,食少,便溏,痰多;肾虚者,平素短气息促,动则为甚,吸气不利,腰酸耳鸣。

3.辨痰性质

发作期痰阻气道,气道挛急,肺失肃降,以邪实为主,痰有寒痰、热痰、痰湿之异,分别引起寒哮、热哮、痰哮。一般寒哮内外皆寒,其证喉中哮鸣如水鸡声,咳痰清稀,或色白如泡沫,口不渴,舌质淡,苔白滑,脉浮紧;热哮痰热壅盛,其证喉中痰鸣如吼,胸高气粗,咳痰黄稠胶黏,咯吐不利,口渴喜饮,舌质红,苔黄腻,脉滑数。寒热征象不明显,喘咳胸满,但坐不得卧,痰涎涌盛,喉如曳锯,咯痰黏腻难出者,为痰哮。

(二)类证鉴别

喘证:喘证与哮病的病因病机不同,喘证由外感六淫,内伤饮食、情志,或劳欲、久病,致邪壅于肺,宣降失司所致,或肺不主气,肾失摄纳而成;哮病乃宿痰伏肺,遇诱因引触,致痰阻气道,气道挛急,肺失肃降而成。临床表现亦有明显区别,哮病与喘证都有呼吸急促的表现,但哮必兼喘,而喘未必兼哮。哮指声响言,喉中有哮鸣声,是一种反复发作的独立性疾病;喘指气息言,为呼吸气促困难,是多种急慢性疾病的一个症状。

（三）治疗原则

发时治标,平时治本为哮病治疗的基本原则。发时攻邪治标,祛痰利气,寒痰宜温化宣肺,热痰当清化肃肺,痰浊壅肺应去壅泻肺,风痰当祛风化痰,表证明显者兼以解表;反复日久,正虚邪实者又当攻补兼顾,不可拘泥;平时扶正治本,阳气虚者应温补,阴虚者宜滋养,分别采取补肺、健脾、益肾等法,以冀减轻、减少或控制其发作。

（四）分证论治

1.发作期

（1）寒哮。

证候:呼吸急促,喉中哮鸣有声,胸膈满闷如塞。咳不甚,痰少咯吐不爽,或清稀呈泡沫状,口不渴,或渴喜热饮,面色晦暗带青,形寒怕冷。或小便清,天冷或受寒易发,或恶寒、无汗、身痛。舌质淡,苔白滑。脉弦紧或浮紧。

治法:温肺散寒,化痰平喘。

方药:射干麻黄汤。若病久,本虚标实,当标本同治,温阳补虚,降气化痰,用苏子降气汤。

（2）热哮。

证候:气粗息涌,喉中痰鸣如吼,胸高胁胀。咳呛阵作,咳痰色黄或白,粘浊稠厚,咯吐不利,烦闷不安,不恶寒,汗出,面赤,口苦,口渴喜饮。舌质红,舌苔黄腻,脉滑数或弦滑。

治法:清热宣肺,化痰定喘。

方药:定喘汤。若病久痰热伤阴,可用麦门冬汤加沙参、冬虫夏草,川贝、天花粉。

（3）痰哮。

证候:喘咳胸满,但坐不得卧,痰涎涌盛,喉如曳锯,咯痰黏腻难出。呕恶,纳呆。口粘不渴,神倦乏力,或胃脘满闷,或便溏,或胸胁不舒,或唇甲青紫。舌质淡或淡胖,或舌质紫暗或淡紫,舌苔厚浊,脉滑实或带弦、涩。

治法:化浊除痰,降气平喘。

方药:二陈汤合三子养亲汤。如痰涎涌盛者。可合用葶苈大枣泻肺汤泻肺除壅;若兼意识朦胧,似清似昧者,可合用涤痰汤涤痰开窍。

2.缓解期

（1）肺虚。

证候:气短声低,咯痰清稀色白,喉中常有轻度哮鸣音,每因气候变化而诱发。面色㿠白,平素自汗,怕风,常易感冒,发前喷嚏频作,鼻塞流清涕。舌质淡,苔薄白。脉细弱或虚大。

治法:补肺固卫。

方药:玉屏风散。

（2）脾虚。

证候:气短不足以息,少气懒言,平素食少脘痞,痰多,便溏,倦怠无力,面色萎黄不华,或食油腻易腹泻,或泛吐清水,畏寒肢冷,或少腹坠感,脱肛。舌质淡,苔薄腻或白滑,脉象细软。

治法:健脾化痰。

方药:六君子汤。若脾阳不振,形寒肢冷,便溏者,加桂枝、干姜或合用理中丸以振奋脾阳;若中气下陷,见便溏,少腹下坠,脱肛等,则可改用补中益气汤。

（3）肾虚。

证候：平素短气息促，动则为甚，吸气不利，劳累后喘哮易发。腰酸腿软，脑转耳鸣。或畏寒肢冷，面色苍白；或颧红，烦热，汗出粘手。舌淡胖嫩，苔白；或舌红苔少。脉沉细或细数。

治法：补肾摄纳。

方药：金匮肾气丸或七味都气丸。阴虚痰盛者，可用金水六君煎滋阴化痰。

（李　丽）

第十节　失　音

失音是一个症状，凡是语声嘶哑，甚则不能发声者，统谓之失音。主要由于感受外邪，肺气壅遏，声道失于宣畅；或精气耗损，肺肾阴虚，声道失于滋润所致。古代将失音称为瘖或喑。

一、历史沿革

早在《内经》就已经对人体的发音器官有了认识。如《灵枢·忧恚无言》提到："喉咙者，气之所以上下者也。会厌者，音声之户也。口唇者，音声之扇也。舌者，音声之机也。悬雍垂者，音声之关也。颃颡者，分气之所泄也。横骨者，神气所使，主发舌者也。"说明喉咙、会厌、唇舌、悬雍垂、颃颡、横骨均与发音有关。

关于失音，《内经》中指出有 2 种不同的情况：一是感受外邪。如《灵枢·忧恚无言》中提到"人卒然无音者，寒气客于厌，则厌不能发，发不能下，至其开阖不致，故无音"，《素问·气交变大论篇》有"岁火不及，寒乃大行……民病……暴瘖"，说明了在感受外邪的情况下，声门的开阖作用受到影响而病失音。二是脏气内伤。如《素问·宣明五气篇》中有"五邪所乱……搏阴则为瘖"。所谓阴者，五脏之阴也，手少阴心脉上走喉咙系舌本，手太阴肺脉循喉咙，足太阴脾脉上行结于咽、连舌本、散舌下，足厥阴肝脉循喉咙之后，上入颃颡而络于舌本，足少阴肾脉循喉咙系舌本，故皆主病瘖。五脏为邪所扰而失音，《灵枢·邪气脏腑病形》有"心脉……涩甚为瘖"。《素问·脉解篇》提出"内夺而厥，则为瘖痱，此肾虚也；少阴不至者；厥也"，《素问·大奇论篇》有"肝脉骛暴，有所惊骇，脉不至若瘖，不治自已"，《灵枢·忧恚无言》也有"人之卒然忧恚，而言无音"的记载。这些说明心气不足、肾精亏耗、突受惊扰等因素，皆可使心、肾、肝受损而失音；但是因情志变化而失音者，多可自愈。由此可见，《内经》所论述的两类失音，感受外邪者与肺有关，五脏内伤者，主要涉及心肝肾。

妇女因妊娠而失音者，称为"子瘖"。如《素问·奇病论篇》说："人有重身，九月而瘖……胞之络脉绝也……胞络者系于肾，少阴之脉贯肾系舌本，故不能言……无治也，当十月复。"

隋代巢元方《诸病源候论·卷二·风冷失声候》指出："声气通发，事因关户，会厌是音声之户，悬雍是音声之关。"宋代杨士瀛《仁斋直指方》指出："心为声音之主，肺为声音之门，肾为声音之根。"说明发声虽然与会厌、悬雍等有关，但从脏腑经络整体观点来看，实与心肺肾三脏有关。

宋代钱乙《小儿药证直诀·肾怯失音相似》提到："病吐泻及大病后，虽有声而不能言，又能咽药，此非失音，乃肾怯不能上接于阳故也，当补肾地黄丸主之，失音乃猝病耳。"将失音与重病大病之后无力发声的情况作了鉴别。

明代楼英《医学纲目》明确地将失音分为喉瘖及舌瘖2类,指出:"瘖者,邪入阴部也。《经》云:邪搏于阴则为瘖""邪入于阴,搏则为瘖,然有二证:一曰舌瘖,乃中风舌不转运之类,但舌本不能转运言语,而喉咽音声则如故也。二曰喉瘖,乃劳嗽失音之类,但喉中声嘶,而舌本则能转运言语也。"这种分法,对失音的鉴别具有重要的指导意义。舌瘖主要见于中风,而喉瘖则是本篇讨论的重点。

明代徐春甫《古今医统·卷四十六·声音候》对本症的认识较为深入,如说:"舌为心之苗,心痛舌不能转,则不能语言,暴病者尚可医治,久病者不可治也,故心为声音之主者此也。肺者属金,主清肃,外司皮腠,风寒外感者,热郁于内,则肺金不清,咳嗽而声哑,故肺为声音之门者此也。肾者人身之根本,元气发生之主也,肾气一亏,则元气寝弱而语言瘖者有之。"并指出病分3因:"有内热痰郁,窒塞肺金,而声哑及不出者,及有咳嗽久远,伤气而散者,此内因也。有外受风寒,腠理闭塞,外束内郁,嗽而口声哑……此外因也。又有忽暴吸风,卒然声不出者,亦外因也。有因争竞,大声号叫,以致失声,或因歌唱伤气而声不出,此不内外因也,养息自愈。"这3类原因引起的失音,均属喉瘖的范畴。明代李梴《医学入门·卷四·痨瘵》说"咽疮失音者死",指出了痨瘵出现喉头生疮而失音者,预后较差,难于治愈。

明代张景岳《景岳全书·声瘖》论述失音的辨证提到:"实者其病在标,因窍闭而瘖也;虚者其病在本,因内夺而瘖也。窍闭者,有风寒之闭,外感证也;有火邪之闭,热乘肺也;有气逆之闭,肝滞强也……此皆实邪之易治者也。至若痰涩之闭,虽曰有虚有实,然非治节不行,何致痰邪若此?此其虚者多而实者少,当察邪正分缓急而治之可也。内夺者,有色欲之夺,伤其肾也;忧思之夺,伤其心也;大惊大恐之夺,伤其胆也;饥馁疲劳之夺,伤其脾也;此非各求其属,而大补元气,安望其嘶败者复原,而残损者复振乎?此皆虚邪之难治也。"说明了,五脏皆可以为瘖,而以心、肺、肾三脏为主。失音的辨证要分虚实,实邪易治,虚邪难治。实邪为窍闭,可因风寒、火邪、气逆、痰涩所致;虚邪则有伤肾、伤心、伤胆、伤脾之分。并认为:"此外复有号叫、歌唱、悲哭,反因热极暴饮水,或暴吹风寒而致瘖者……但知养息,则弗药可愈,是皆所当辨者。"指出有些情况是饮食、起居、生活不慎所造成的一时性失音,养息可愈。另外还有些喉科疾病的恢复期,也可自愈,如说:"凡患风毒或病喉痛病既愈,而声则瘖者,此其悬雍已损,虽瘖无害也,不必治之。"张景岳对失音的辨证,亦将中风的舌强不语与之分开论治。

清代张璐《张氏医通·诸气门·瘖》指出:"失音,大都不越乎肺,然须以暴病得之为邪郁气逆,久病得之为津枯血槁;盖暴瘖总是寒包热邪,或本内热而后受寒,或先外感而食寒物……若咽破声嘶而痛是火邪遏闭伤肺……肥人痰湿壅滞气道不通而声瘖……至若久病失音,必是气虚挟痰之故""更有舌瘖不能言者,亦当分别新久,新病舌瘖不能言,必是风痰为患……若久病或大失血后,舌萎不能言。"说明了失音与舌瘖有别,两者皆各有新病与久病之分,这对于辨证、治疗及预后的判断,均有一定意义。

清代还出现了不少喉科专著,如《重楼玉钥》《咽喉脉证通论》《咽喉经验秘传》《尤氏喉科秘书》《包氏喉证家宝》《焦氏喉科枕秘》等,均认识到失音在多种喉科病证中都可出现,如有喉中呼吸不通、言语不出的喉痹,风痰所致的哑瘴喉风,喉癣久则喉哑的失音,虚损劳瘵咳伤咽痛的声哑等。各书均未单独将失音列出,亦说明至清代已逐渐认识到失音仅是一个症状,可见于多种咽喉病证。

总之,对于失音一证,古代医家从脏腑经络的整体观点来看,以心、肺、肾三脏病变为主。其中属于中风的舌强不语(舌瘖),主要与心有关;属于喉瘖者,则与肺、肾有关。

二、范围

本篇内容以"喉瘖"为主。主要见于各种原因引起的急性喉炎、慢性喉炎、喉头结核、声带创伤、声带小结、声带息肉等,也见于癔症性失音。若其他疾病而兼有失音的,也可参照本节辨证治疗。

三、病因病机

失音的致病因素多端,主要与感受外邪、久病体虚、情志刺激和用声过度有关,导致肺、肾、肝等脏腑功能失调,声道不利。

（一）外邪犯肺

由于风寒外袭,邪郁于肺,肺气失于宣畅,会厌开合不利,音不能出,以致卒然声嘎。如感受风热燥邪,或寒郁化热,肺受热灼,清肃之令不行,燥火灼津,声道燥涩,均可导致发音不利。或因热邪灼津为痰,痰热交阻,壅塞肺气,而使声音不扬。此外也有因肺有蕴（痰）热、复感风寒、寒包热邪、肺气壅闭、失于宣肃而致失音者。

（二）肺肾阴虚

慢性疾病,久咳劳嗽,迁延伤正;或酒色过度,素质不强,以致体虚积损成劳,阴虚肺燥,津液被灼;或肺肾阴虚,虚火上炎,肺失濡润,而致声瘖。亦有因阴伤气耗、气阴两虚、无力鼓动声道而致失音者。如《古今医统》指出:"凡患者久嗽声哑,乃是元气不足,肺气不滋。"

（三）气机郁闭

此因忧思郁怒,或突受惊恐,而致气机郁闭,声暗不出。情志因素致瘖与内脏功能失调密切有关。

（四）声道受损

用声过多、过强,损伤声道,津气被耗,也可导致失音。

综上所述,失音可归纳为外感和内伤所致两大类。外感属实,为"金实无声";因感受外邪,阻塞肺窍,肺气壅遏,失于宣畅,会厌开合不利,而致声音嘶嘎。内伤属虚,为"金碎不鸣";多系久病体虚、肺燥津伤,或肺肾阴虚、精气耗损,咽喉、声道失于滋润,而致发音不利。《临证指南医案·失音》亦有"金实则无声,金破碎亦无声"之说。一般说来,内伤失音临床表现多以阴虚为主,但因"声由气而发",因此常可同时有气虚的一面。如属情志致病,郁怒伤肝,肝气侮肺,或悲忧伤肺,肺气郁闭,不能发音者,又属内伤中的实证。其他如高声号叫引起的一时性失音,由于声道受损,亦常有津气耗伤之候。

就病位而言,失音虽属喉咙和声道的局部疾病,病变脏器主要在肺系,但同时与肾密切相关。因喉属肺系,肺脉通于会厌,肾脉上系于舌,络于横骨,终于会厌。肺主气,声由气而发,肾藏精,精足则能化气,精气充足,自可上承于会厌,鼓动声道而发音。若客邪闭肺,或肺肾阴气耗损,会厌受病,声道不利,皆可导致失音。

四、诊断与鉴别诊断

（一）诊断

1.发病特点

失音发病有急有缓,急者突然而起,常伴外感表证;缓者逐渐形成,持续加重,多有慢性病史可询,表现正虚之候,另外亦有呈发作性者。病情轻者,语声嘶哑,重者声哑不出;若慢性虚劳久病,全身衰竭而伴有失音者,为病情严重的征兆。

2.临床表现

本病以声音嘶哑或声哑不出为特征。

3.相关专科检查

如耳鼻咽喉科喉镜检查,神经科检查可协助诊断。

(二)鉴别诊断

失音一证,应当分喉瘖和舌瘖。本篇论述的为喉瘖,当与舌瘖相鉴别。喉瘖为喉中声嘶,或声哑不出,而舌本运转自如;舌瘖为舌本不能运转言语,而喉咽音声如故,每有眩晕、肢麻病史,或同时伴有口眼㖞斜及偏瘫等症。

五、辨证

(一)辨证要点

1.辨外感内伤

对失音的辨证,当从发病缓急、病程长短,区别外感内伤。凡急性发病,病程短者,多属外感引起;病起缓慢,病程长者,多因内伤疾病所致。

2.辨虚证实证

一般可分为暴瘖、久瘖2类。暴瘖为卒然起病,多因邪气壅遏,窍闭而失音,其病属实;久瘖系逐渐形成,多因肺肾阴虚,声道燥涩而失音,或兼肺肾气虚,鼓动无力所致,其病属虚。但内伤气郁致瘖者也可属实,外感燥热表现为肺燥津伤者也可属虚。

(二)证候

1.实证

(1)风寒:卒然声音不扬,甚则嘶哑;或兼咽痒,咳嗽不爽,胸闷,鼻塞声重,寒热,头痛等症,口不渴,舌苔薄白,脉浮。或兼见口渴,咽痛,烦热,形寒,气粗,舌苔薄黄,脉浮数者。或见卒然声暗,咽痛欲咳而咳不出,恶寒身困,苔白质淡,脉沉迟或弦紧。

病机分析:风寒袭肺,会厌开合不利,故卒然声音不扬,甚至嘶哑,肺被邪遏,气失宣畅,则咳嗽咽痒、胸闷、鼻塞声重;风寒束表,则见寒热头痛、舌苔薄白、脉浮。若邪热内郁,风寒外束,又可见口渴、咽痛、气粗、烦热、形寒等"寒包热"证。若肾虚受寒,太阳少阴两感,可见恶寒身困、苔白舌淡、脉沉迟或弦紧。

(2)痰热:语声嘎哑,重浊不扬,咳痰稠黄,咽喉干痛,口干苦,或有身热。舌苔黄腻,脉滑数。

病机分析:风热犯肺,蒸液成痰,肺失清肃,故语声嘎哑、重浊不扬;痰热壅肺,则咳痰稠黄;邪热灼津,故见咽喉干痛、口苦;若风热在表,可见身热;舌苔黄腻、脉滑数乃痰热郁肺之征象。

(3)气郁:突然声哑不出,或呈发作性。常因情志郁怒悲忧引发。心烦易怒,胸闷气窒,或觉咽喉梗塞不舒。舌苔薄,脉小弦或涩滞不畅。

病机分析:郁怒伤肝,肝气侮肺,悲忧伤肺,肺气郁闭,而致突然声哑不出;肝郁化火则心烦易怒;肝气上逆,肺气不降,则胸闷气窒,咽喉如物梗阻;脉小弦、涩滞不畅,是属肝郁之候。

2.虚证

(1)肺燥津伤:声嘶,音哑,咽痛,喉燥,口干;或兼咳呛气逆,痰少而黏。舌质红少津、苔薄,脉小数。

病机分析:燥火伤肺,声道燥涩而致声嘶、音哑;燥伤肺津,咽喉失于滋润,故咽喉干燥疼痛、口干;肺失清润,燥邪灼津为痰,则咳呛气逆、痰少质黏;舌红少滓,脉象小数,乃属燥热蕴肺之象。

(2)肺肾阴虚:声音嘶哑逐渐加重、日久不愈,兼见干咳少痰,甚则潮热、盗汗、耳鸣、目眩、腰酸膝软、形体日瘦。舌质红,苔少,脉细数。

病机分析:肺阴不足,病损及肾,阴精不能上承,以致声音嘶哑日渐加重,久延不愈,肺失滋润,清肃无权,则干咳少痰;阴虚内热,阴不内守,故见潮热、盗汗;肾虚肝旺,而致耳鸣、目眩;肾虚,阴精不能充养腰脊,外荣形体,故腰膝酸软、形体日瘦;舌质红、苔少、脉细数为阴虚之象。

六、治疗原则

凡属暴瘖因邪气壅遏而致窍闭者,治当宣散清疏;久瘖因精气内夺所致者,治当清润滋养,或气阴并补。具体言之,实证则辨别风寒、痰热的不同,分别予以宣、清;久瘖应区分肺燥津伤与肺肾阴虚的轻重,或润或养。病缘气郁者,气郁化火,日久也可灼伤津液,导致肺肾阴虚,因此又当注意本虚与标实之间的关系,权衡施治。

凡失音日久,经治疗效果差者,可在辨证的基础上酌配活血化瘀之品,也可径以活血化瘀为主进行治疗,如《张氏医通》论失音中即有"若膈内作痛,化瘀为先,代抵当丸最妥"的记载。

七、治法方药

(一)实证

1.风寒

治法:疏风散寒,宣肺利窍。

方药:三拗汤、杏苏散加减。麻黄、苏叶、生姜功能疏风散寒;前胡、杏仁宣肺止咳;桔梗、甘草利咽化痰。

"寒包热"者,当疏风散寒,兼清里热,方用大青龙汤,或在疏风散寒的药物上配以石膏、黄芩、知母,并合蝉蜕、木蝴蝶以利咽喉、开声音。太阳少阴两感证,可用麻黄附子细辛汤。

2.痰热

治法:清肺泻热,化痰利咽。

方药:清咽宁肺汤加减。方中桔梗、甘草清利咽喉,桑白皮、黄芩、栀子清泻肺热;前胡、知母、贝母清宣肺气、化痰止咳。并可酌情选用蝉蜕、胖大海、牛蒡子、枇杷叶等清肺泻热、利咽开音之品。

若觉痰阻咽喉,哽痛不适,加僵蚕、射干消痰利咽;内热心烦,加石膏清热除烦;痰热伤阴,口渴、咽喉肿痛,加玄参、天花粉养阴清咽。

3.气郁

治法:疏肝理气,开郁利肺。

方药:小降气汤、柴胡清肝汤加减。前方中紫苏、乌药、陈皮理气,白芍、甘草柔肝,用于肝郁暴逆、气闭为瘖;后方中柴胡疏肝,黄芩、栀子、连翘清肝泻肺,桔梗、甘草清利咽喉,用于气郁化火,有清肝散郁之功,并可兼清肺热。

对于气郁失音,尚可酌情选用百合、丹参养心解郁闷;厚朴花、绿梅花、白蒺藜、合欢花疏肝解郁,川楝子泻肝降气,木蝴蝶解郁通音。

肺气郁闭,胸闷气逆,配苏子、瓜蒌皮降气化痰。忧思劳心,精神恍惚,失眠多梦者,酌配党参、远志、茯神、石菖蒲、龙齿、酸枣仁以安神定志。

气郁所致的失音,虽应理气解郁,但忌过用辛香之品,若病久气郁化火伤津,当酌配润燥生津之品。

（二）虚证

1.肺燥伤津

治法:清肺生津,润燥利咽。

方药:桑杏汤、清燥救肺汤加减。方中沙参、麦门冬、梨皮有生津润燥之功;桑叶、枇杷叶、栀子皮清宣肺热;杏仁、贝母化痰止咳;桔梗、甘草清利咽喉。可加蝉蜕、木蝴蝶利咽喉、开声音。

若兼微寒、身热、鼻塞、头痛等表证,可酌配荆芥、薄荷以疏风透表;燥火上逆、咳呛气急加桑白皮以清润止咳;津伤较著,口咽干燥、舌红唇裂加天门冬、天花粉滋润肺燥。

2.肺肾阴虚

治法:滋养肺肾,降火利咽。

方药:百合固金汤、麦味地黄丸等加减。方中百合、麦门冬、熟地、玄参滋养肺肾,五味子、白芍滋阴敛肺,桔梗、甘草、贝母化痰利咽,当归养血活血。可酌加诃子肉、凤凰衣、木蝴蝶、蜂蜜等敛肺利咽、濡润声道之品。

虚火偏旺,潮热、盗汗、口干、心烦、颧红者,加知母、黄柏;兼有气虚、神疲、自汗、短气者,去玄参、生地,加黄芪、太子参。

如因用声过度,声道损伤,津气被耗而失音者,注意适当休息,避免大声说话。同时可用响声丸,每天含化1～2粒。或用桔梗、甘草、胖大海等泡茶服。也可配合养阴之剂内服,如二冬膏、养阴清肺膏等。

八、其他治法

（一）蒸汽吸入

风寒证用苏叶、藿香、佩兰、葱白各适量,水煎,趁热吸入其蒸汽。风热证用薄荷、蝉蜕、菊花、桑叶各适量,水煎,趁热吸入其蒸汽。

（二）针灸

主穴:天突、鱼际、合谷;配穴:尺泽、曲池、足三里。每天取主穴1～2个,配穴1～2个,暴瘖者用泻法,每天1次。

九、转归及预后

凡外感风寒、痰热蕴肺的失音,一般容易治疗。但燥热伤肺所致者,如迁延日久,需防其趋向肺虚劳损之途。

若肺肾阴虚,久瘖不愈,濒于虚损之境者,称为"哑劳",每为严重征兆。如《简明医彀》指出:"酒色过度,肾脏亏损,不能纳气归元,气奔咽嗌,嗽痰喘胀,诸病杂糅,致气乏失音者,俗名哑劳是也,神人莫疗。"(转引自《杂病广要·瘖》)当辨病求因,分别对待。其他如因情志所伤、气郁失音,则又可呈反复性发作。

十、预防与护理

对失音患者,除药物治疗外,必须注意避免感冒,少进辛辣、厚味,并忌吸烟、饮酒。

风寒痰火所致者,宜宣宜清,切忌酸敛滋腻,以免恋邪闭肺,迁延不愈。

因痰热交结或肺燥津伤者,可食用梨子、枇杷、橙子等清润生津;肺肾两虚者,可以白木耳、胡桃肉作为食疗。

因于情志郁怒所致的失音,则应避免精神刺激。

如与用声有关者,又当避免过度及高声言语,以利恢复。

(李　丽)

第七章

肝胆系常见病证

第一节 肝 著

一、临床诊断

(一)症状与体征

(1)上腹右胁下部发生疼痛,有胀痛、刺痛、隐痛、剧痛等不同疼痛性质,可伴有右上腹部压痛。

(2)常伴食欲缺乏,厌食油腻,腹胀,恶心呕吐,嘈杂,泛酸,嗳气等上消化道症状。

(3)起病缓慢,多反复发作,发病多有诱因,如饱餐油腻,情绪焦躁、暴怒,过度劳累等。

(二)辅助检查

消化系彩超、CT、MRI、肝功能、肝炎系列、病毒定量检测等理化检查有明确的病毒性肝病、脂肪肝、胆囊炎等疾病,并排除其他引起上腹部疼痛的疾病。

二、病证鉴别

(一)肝著与真心痛

真心痛是心经病变所引起的心痛证,相当于西医学的急性冠脉综合征。真心痛多见于中老年人,有时可出现上腹痛,但多有高血压、糖尿病等病史,主要表现为起病较急,当胸而痛,且多为刺痛,有压榨感,动辄加重,痛引肩背,常伴心悸气短、汗出肢冷,病情危急。正如《灵枢·厥论》曰:"真心痛,手足青至节,心痛甚,且发夕死,夕发旦死。"其病变部位、疼痛程度与特征、伴随症状及其预后等方面,与肝著有明显区别。

(二)肝著与腹痛

腹痛是以胃脘以下,耻骨毛际以上部位疼痛为主症,多相当于西医学的急、慢性胰腺炎以及外科急腹症(包括肠梗阻、腹膜炎、肠穿孔、宫外孕等),肝著以上腹部右胁下发生疼痛,有胀痛、刺痛、隐痛、剧痛等不同疼痛性质,可伴有上腹部压痛。这就要从其疼痛的主要部位和如何起病来加以辨别。

(三)肝著与肠痈

肠痈(急性阑尾炎)病变初起,多表现为突发性胃脘部疼痛,随着病情的变化,很快由胃脘部转移至右下腹部疼痛为主,且痛处拒按,腹皮拘急,右腿屈曲不伸,转侧牵引则疼痛加剧,多可伴有恶寒、发热、便秘等症。肝著患者始终局限于右胁下,一般无发热。

(四)肝著与胃癌

胃癌多以胃痛为主要症状,可伴呕血、黑便、消瘦等证。如胃痛日久,反复发作,伴消瘦、呕血、黑便等症者,更需详细询问病史,注意体格检查(包括左锁骨上淋巴结的触诊),同时及时行上消化道钡餐造影和电子胃镜等检查以明确诊断。

(五)西医鉴别诊断

(1)经电子胃镜、上消化道钡餐检查,可与急、慢性胃炎,胃十二指肠溃疡病,胃黏膜脱垂、胃癌做鉴别诊断。

(2)血常规、腹部 X 线检查可与肠梗阻、肠穿孔等做鉴别诊断。

(3)心肌酶谱、肌钙蛋白、心电图检查可与心绞痛、心肌梗死做鉴别诊断。

三、病机转化

肝著的病位主要在肝胆,其病因病机除气滞血瘀,直伤肝胆,同时和脾胃、肾、心有关。实证以气滞、血瘀、湿热为主,虚证多属阴血亏损,肝失所养。

(一)肝气郁结

情志抑郁,或暴怒伤肝,肝失条达,疏泄不利,气阻络痹,而致肝著。

(二)瘀血停着

气郁日久,血流不畅,瘀血停积,胁络痹阻出现肝著;或强力负重,胁络受伤,瘀血停留,阻塞胁络,致使肝着。

(三)肝胆湿热

外湿内侵,或饮食所伤,脾失健运,痰湿中阻,气郁化热,肝胆失其疏泄,导致肝著。

(四)肝阴不足

久病或劳欲过度,精血亏损,肝阴不足,血虚不能养肝,使脉络失养,亦能导致肝著。

四、辨证论治

(一)辨证思路

1.辨虚实

一般来说,病程短,病势急,因肝郁气滞、血瘀痹阻或外感湿热之邪所致的肝著属实,证见疼痛剧烈,脉弦实有力。病程长、病势缓,因肝血不足、络脉失养所致属虚,证见疼痛隐隐,久久不解而喜按,脉弦细无力。

2.辨气血

一般来说,气滞以胀痛为主,且游走不定,痛无定处,时轻时重,症状的轻重每与情绪变化有关;血瘀以刺痛为主,且痛处不移,疼痛持续不已,局部拒按,入夜尤甚。

3.辨外感、内伤

外感是由湿热外邪侵犯肝胆,肝胆失于疏泄条达而致,伴有寒热表证,且起病急骤,同时可出现恶心、呕吐或目睛发黄、小便黄等症状,舌质红,苔黄腻,脉浮数或滑数;内伤是由肝郁气滞,瘀血内阻,或肝阴不足所引起,不伴有恶寒、发热的表证,且其病缓,病程长。

（二）治疗原则

肝著的治疗原则应根据"柔肝疏肝""活血化瘀""软坚散结""清利湿热""化痰"的理论,结合肝胆的生理特点,灵活运用。实证宜用理气、活血;虚证宜用滋阴、柔肝。

（三）分证论治

1.肝气郁结

（1）症状:以胀痛为主,走窜不定,疼痛每因情绪而增减,胸闷气短,食少纳呆,嗳气频作,苔薄,脉弦。

（2）病机分析:肝气失于条达,阻于脉络,故胁肋胀痛。气属无形,时聚时散,聚散无常,故疼痛走窜不定。情志变化与气之郁结关系密切,故疼痛随情志变化而有所增减。肝经气机不畅,故胸闷气短。肝气横逆,易犯脾胃,胃气上逆故食少嗳气。脉弦为肝郁之象。

（3）治法:疏肝理气。

（4）代表方药:柴胡疏肝散加减。方中柴胡疏肝,配香附、枳壳、陈皮以理气;川芎活血;芍药、甘草以缓急止痛。

（5）加减:胁痛重者,酌加青皮、川楝子、郁金以增强理气止痛的作用。若气郁化火,证见胁肋掣痛,心急烦躁,口干口苦,尿频便秘,舌红苔黄,脉弦数,可去川芎,加丹皮、栀子、黄连、川楝子、延胡索等以清肝理气、活血止痛。若气郁化火伤阴,证见胁肋隐痛,遇劳加重,心烦头晕,睡眠欠佳,舌红苔薄,少津,脉弦细数,可去川芎,加当归、何首乌、枸杞、丹皮、栀子、菊花等以滋阴清热。若肝气横逆,脾失健运,证见胁痛肠鸣腹泻者,可加白术、泽泻、薏苡仁等以健脾止泻。若胃失和降,证见恶心呕吐者,可加陈皮、半夏、藿香、砂仁、苏叶、生姜等以降逆行气和胃止呕。

2.瘀血停着

（1）症状:以刺痛为主,痛有定处,入夜更甚,胁下或见癥块,舌质紫暗,脉沉弦涩。

（2）病机分析:肝郁日久,气滞血瘀,或跌仆损伤,致瘀血停着,痹阻脉络,故胁痛如刺,痛处不移,入夜尤甚。郁结停滞,积久不散,则渐成癥块。舌质紫暗,脉沉弦涩,均属血瘀内停之征。

（3）治法:祛瘀通络。

（4）代表方药:旋覆花汤加减。方中茜草活血通经,旋覆花理气止痛。

（5）加减:方中可酌加郁金、桃仁、元胡、归尾等以增强理气活血之力。若瘀血较重者,可用复原活血汤加减以活血祛瘀,通经活络。方中大黄、山甲、桃仁、红花破瘀散结、当归养血行瘀;柴胡疏肝行气,引药入经。若胁下有癥块,而正气未衰者,可加三棱、莪术、土鳖虫等以增强破瘀消坚之力。

3.肝胆湿热

（1）症状:胁痛,口苦,胸闷,纳呆,恶心、呕吐,目赤或目黄,身黄,小便黄赤,舌苔黄腻,脉弦滑数。

（2）病机分析:湿热蕴结于肝胆,肝络失和,胆不疏泄,故胁痛,口苦。湿热中阻,升降失常,故胸闷、纳呆、恶心、呕吐。肝开窍于目,肝火上炎,则目赤。湿热交蒸,胆汁不循常道而外溢,可出现目黄、身黄、小便黄赤。舌苔黄腻,脉弦滑数,均为肝胆湿热之征。

（3）治法:清热利湿。

（4）代表方药:龙胆泻肝汤加减。方中以龙胆草泻肝胆湿热,栀子、黄芩清热泻火,木通、泽泻、车前子清热利湿。

（5）加减:可酌加川楝子、青皮、郁金、半夏等以疏肝和胃,理气止痛。若发热黄疸者,可加茵陈、黄柏以清热利湿除黄。若湿热煎熬,结成砂石,阻滞胆道,证见胁肋剧痛,连及肩背者,可加金钱草、郁金、鸡内金、海金沙、乌药等以利胆排石。若热盛伤津,大便秘结,腹部胀满者,可加大黄、芒硝以泄热通便。

4.肝阴不足

(1)症状:胁肋隐痛,悠悠不休,遇劳加重,口干咽燥、心中烦热,失眠,头晕目眩,舌红少苔,脉弦细而数。

(2)病机分析:肝郁日久化热,耗伤肝阴,或久病体虚,精血亏损,不能濡养肝络,故胁肋隐痛,悠悠不休,遇劳加重。阴虚易生内热,故口干咽燥,心中烦热,失眠。精血亏虚,不能上荣,故头晕目眩。舌红少苔,脉弦细而数,均为阴虚内热之象。

(3)治法:养阴柔肝。

(4)代表方药:一贯煎加减。方中生地、枸杞滋养肝肾以滋水涵木,沙参、麦冬滋养肺肾以扶金制木,当归养肝血,川楝子理肝气。

(5)加减:若心中烦热,失眠可加焦栀子、炒枣仁、柏子仁以清热安神;若头晕目眩可加黄精、女贞子、墨旱莲、菊花以益肾清肝。

(四)其他疗法

1.单方验方

(1)青黛、明矾,共研细末,装入胶囊,每次2粒,每天3次,口服,具有清热退黄的作用。可用于黄疸经久不退,特别是淤胆型肝炎的患者。

(2)大黄甘草汤:生甘草10 g,生大黄15 g(后下)。水煎,每天1剂,分2次服,用于急性病毒性肝炎。

(3)茵板合剂:茵陈蒿15 g,板蓝根35 g。水煎2次,将药汁一起浓煎至200 mL,加白糖,每次100 mL,每天2次。主治急性黄疸型肝炎。

(4)降酶合剂:贯众15 g,牡丹皮20 g,败酱草30 g,茯苓20 g。用于慢性肝炎谷丙转氨酶升高者。

(5)复方水飞蓟蜜丸:水飞蓟、五味子各半,制成蜜丸,每丸含生药10 g,每次1丸,天3次。用于慢性肝炎血清丙氨酸氨基转移酶升高者。

(6)茅根木贼汤:白茅根15 g,木贼草15 g,板蓝根30 g,水煎服。适用于小儿急性肝炎,梗阻性黄疸。

(7)木瓜冲剂:木瓜生药15 g,加蔗糖制成粉末颗粒,包装成药品备用。每次1～2包。主治急性黄疸型肝炎。

(8)泥鳅数条,放烘箱内烘干(温度100 ℃为宜),研成粉末。每服10～12 g,每天3次,饭后服。功能清热祛湿,退黄解毒。适用于急性黄疸性肝炎。

(9)柳芽10 g,开水冲泡代茶频饮。具有清热、利尿、解毒功效。适用于黄疸型肝炎。

(10)车前草30 g,煎服,每天1剂。用治于急性黄疸性肝炎。

(11)田基黄、蟛蜞菊,煎服,每天1剂。用于急性肝炎、慢性活动性肝炎。

(12)鸡骨草30～60 g,煎服。用于退黄。

(13)垂盆草30 g,水煎服,每天1次,连服2周为1个疗程。适用于各型肝炎引起的胁痛。

2.针灸疗法

(1)实证:取厥阴、少阳经穴为主。毫针刺用泻法。

处方：期门、支沟、阳陵泉、足三里、太冲。

方义：肝与胆为表里，厥阴、少阳之脉，同布于胁肋。故取期门、太冲循经远取支沟、阳陵泉以疏肝胆经气，使气血畅通，奏理气止痛之功。佐以足三里和降胃气而消痞。

（2）虚证：取背俞穴和足厥阴经穴为主。毫针刺用补法，或平补平泻。

处方：肝俞、肾俞、期门、行间、足三里、三阴交。

方义：肝阴血不足，取肝俞、肾俞，用补法可充益肝肾之阴。期门为肝之募穴，近取以理气。行间为肝之荥穴，用平泻法以泻络中虚热。配足三里、三阴交扶助脾胃，以滋生化之源。

（高乘成）

第二节 肝 癖

一、临床诊断

（一）症状与体征

（1）肝区疼痛或胀闷，或仅有右侧胁肋部轻微不适感。

（2）常伴疲乏，腹胀不适，纳呆，口黏口苦，恶心，嗳气，泛酸等消化系统症状，形体多肥胖。

（3）起病多缓慢，多有过食肥甘厚腻，长期饮酒，体力劳动及体育锻炼较少等不良生活习惯。

（4）右肋下可触及稍肿大之肝脏，表面光滑，触痛不明显。

（5）实验室检查可有血脂增高及肝功能异常，肝脏B超及CT提示脂肪肝，肝活检组织学改变符合脂肪性肝病的病理学诊断标准。

（二）辅助检查

肝组织学检查（简称肝活检）是目前本病诊断及分类鉴别最可靠手段，可准确判断肝组织脂肪贮积、炎症和纤维化程度。而影像学检查是目前诊断本病常用的检查方法，其中B超已作为拟诊脂肪肝的首选方法，B超检查可大致判断肝内脂肪浸润的有无及其在肝内的分布类型，但B超检查对肝内脂肪浸润程度的判断仍不够精确，并且对肝内炎症和纤维化的识别能力极差。而CT腹部平扫对脂肪肝的诊断有很高的敏感性，局灶性脂肪肝有其特征性CT表现，可用于评估药物防治脂肪肝的效果。目前尚无一种定性或定量诊断脂肪性肝病的实验室检查指标，但血液实验室检查对于判断脂肪肝的病因、可能的病理阶段及其预后有一定的参考价值。包括肝功能、血脂、血糖、血清纤维化指标等检查。此外，身高、体重、腰围、臀围、体重指数（BMI）（BMI＝体重/身高）、腰臀比（WHR）（WHR＝腰围/臀围）也与本病发病密切相关。

二、病证鉴别

（一）肝癖与胁痛

肝癖与胁痛均可出现胁肋部疼痛不适症状，但胁痛多不伴胁下积块，起病可急可缓，发作时多伴有情志不舒，胁痛病因除饮食、情志、劳欲等内因外，尚有外感湿热、跌仆损伤等外因，多对应于西医学的急、慢性肝炎，胆系疾病，肋间神经痛及胁肋部外伤等；而肝癖可出现胁下癖块，起病缓慢，除肥胖外早期可无明显临床症状，病因多为内伤所致，对应于西医学的脂肪肝。

（二）肝癖与肝著

肝癖又名肝胀。肝著病名出自《金匮要略·五脏风寒积聚病脉证并治》："肝着,其人常欲蹈其胸上,先未苦时,但欲饮热,旋覆花汤主之。"肝著是因肝热病、肝瘟等之后,肝脏气血郁滞,著而不行,以右胁痛,右胁下肿块,用手按捺捶击稍舒,肝功能异常等为主要表现疾病。本病主要指西医学所说的慢性肝炎,包括慢性迁延性肝炎和慢性活动性肝炎。以胸胁部痞闷不舒,甚或胀痛,用手按捺捶击稍舒,并喜热饮,一般有急性发病史,体型多不胖,肝功能异常,血清病毒学及 B 超等检查可资鉴别。

（三）肝癖与肝积

肝积是以右胁痛,或胁下肿块,腹胀纳少及肝瘀证候为主要表现的积聚类疾病。《脉经·平五脏积聚脉证》曰："诊得肝积,脉弦而细,两胁下痛……身无膏泽……爪甲枯黑。"肝积多由肝著发展而来,而且可进展为鼓胀、肝癌。对应于西医学的肝硬化,相应的血液及影像学检查可确诊。肝癖虽同样有胁痛,胁下肿块及消化道症状,但一般无明显消瘦及淤血、出血征象,血脂升高及影像学检查发现脂肪肝有助于鉴别。

（四）肝癖与肝痨

肝痨是因痨虫侵及肝脏,阻碍疏泄,耗吸营养,蚀耗肝阴。以右胁痛,右胁下肿块,潮热,盗汗,消瘦等为主要表现的痨病类疾病,对应于西医学的肝结核。既往结核病史或肝外结核发现对诊断有提示作用,相应结核相关检查和对抗结核药物治疗有效有助于确诊。肝癖多形体肥胖,无结核病史,不会出现结核中毒症状。

（五）肝癖与肝瘤、肝癌

肝瘤、肝癌 B 超及 CT 等检查可见局限性占位性病变,而非弥漫性肝大。

三、病机转化

肝癖多因饮食不节、劳逸失度、情志失调、久病体虚、禀赋不足等因素导致脾失健运、肝失疏泄、肾失气化,痰浊、瘀血内生,日久互结于胁下。

（一）病机关键

病机关键在于脏腑功能失调,气血津液运行失常,痰浊瘀血蕴结于肝,饮食不节,劳逸失度,伤及脾胃,脾失健运,或情志失调,肝气郁结,肝气乘脾,脾失健运,或久病体虚,脾胃虚弱,脾失健运,导致湿浊内停;湿邪日久,郁而化热,而出现湿热内蕴;禀赋不足或久病及肾,肾精亏损,气化失司,痰浊不化,蕴结于内,阻滞气机,气滞血瘀,瘀血内停,阻滞脉络,最终导致痰瘀互结。

（二）病位在肝,涉及脾、肾、胆、胃等脏腑

肝的疏泄功能正常,则气机调畅,气血和调,津液敷布。若失其疏泄,则气机不畅,水道不利,气津不化,气血津液输布代谢障碍,水停饮聚,凝而成痰成脂,阻于经络,聚于脏腑。同时,肝的疏泄功能正常,是脾胃正常升降的重要条件,肝主疏泄,脾主运化,两者关系密切,相互协调。正所谓"肝木疏土,脾土荣木,土得木而达之,木赖土以培之"。若肝之疏泄功能失常,直接影响脾的运化升清功能。表现为肝失疏泄,脾失健运,精微不布,聚湿生痰,壅于肝脏,日久渐积,终致肝癖。

此外,肝之疏泄功能还体现在胆汁的分泌与排泄方面。而胆汁正常分泌和排泄,有助于脾胃的运化功能,若肝失疏泄,胆不能正常泌输胆汁,净浊化脂,则浊脂内聚于肝,也可形成肝癖。

饮食入胃,其消化吸收过程虽然在胃和小肠内进行,但必须依赖于脾的运化功能,才能将水谷化为精微,再经脾的转输和散精功能把水谷精微"灌溉四旁",布散周身。脾的运化功能健旺,

津液上升,糟粕下降,就能防止气血津液发生不正常的停滞,阻止痰湿浊瘀等病理产物的生成;反之,则导致气血津液停滞,痰湿膏脂内蕴。

肾主体内五液,有维持体内水液平衡的功能。肾中阳气亏虚,气化失司,不能温煦脾阳,则津液内停,清阳不升,浊阴不降,清从浊化,津液内停化为痰浊。若肾阳不足,气化功能减弱,不能蒸化津液,液聚脂凝而成肝癖。若房室不节,暗耗肾精,或久病伤阴途穷归肾,或热入下焦,劫耗肾精,皆可致肾阴亏虚。肝肾同源,肾阴受伐,水不涵木,肝之阴血愈亏,阴虚火旺灼津成痰成瘀,或阴损及阳,气化失司,津液内停,或肝失疏泄,脾失健运,浊瘀停聚于肝而成肝癖。

(三)病理性质属本虚标实,以脾肾亏虚为本,痰浊血瘀为标

盖肝主疏泄,脾主运化,肾司气化,人之一身气血津液有赖于肝、脾、肾等脏腑的功能协调有节,否则,必然会引起气血津液的代谢失常,滋生本病;故其虚为本,其实为标,"本虚标实"是本病的重要特征。就邪实而言,主要是痰湿热瘀阻于经络,结于胁下而成。痰之为物,随气升降,无处不到。若流注经络,则脉络阻滞;结于局部,则成痰核积聚。痰来自津,瘀本乎血。痰浊停滞,脉道不利,瘀血滋生,可致痰瘀互结。肝癖患者每有痰湿阻滞,气机不利,血行不畅,则瘀血阻络蕴而不散,津液涩渗,蓄而不去,积于胁下则伤肝。痰浊瘀血蕴结,日久化热;或肝炎后治疗不彻底,湿热未清,加以肥甘油腻、酒食过多皆能助湿生热,最终导致痰湿热瘀蕴结肝胆,形成肝癖。

(四)病程有早、中、晚之分,在气在血之别

肝癖早、中期,以痰湿偏盛为主,痰湿可以热化;随着病情进展,血瘀之征渐露;晚期以血瘀居多,痰湿少见;早期肝气不疏为主,肝郁可以化火,也可以出现肝胆湿热;继之为气滞血瘀,日久则可出现肾气亏虚;郁热、湿热及痰热又可耗伤阴血。对于脏腑虚实的转化,早期多见脾气虚、肝气郁结,继之肝郁气滞、脾虚益甚,日久肝脾肾俱虚,既有肝脾气血亏虚,又伴肾精耗损。

(五)病延日久,变证丛生

肝癖迁延日久,久病入络,可致痰瘀阻络,气、血、津液运行障碍,水湿停蓄体内,而生鼓胀、水肿等变证。或瘀血阻络,血不循经,而出现呕血、便血等血证之表现。或气滞血瘀痰凝日久,内结于腹中,而成积聚之证。

四、辨证论治

(一)辨证思路

1.辨虚实

本病病性属本虚标实,临床表现为虚实夹杂之证,故首先应辨别本虚与标实之轻重,以标实为主者,体质多较壮实,胁肋部胀满疼痛较明显,苔多浊腻,脉多弦而有力;而以正虚为主者,病程较长,多见羸弱、神疲乏力、纳呆腹胀、腰膝酸软、胁肋部隐痛不适等症,舌质暗,脉多细弱无力。

2.辨气血

本病初期多以气滞为主,多见胁肋部胀满疼痛,情志不舒,遇忧思恼怒加重,喜叹息,得嗳气、矢气稍舒,舌淡红,脉弦;日久可见气滞血瘀或痰瘀阻络,症见胁肋部隐痛,痛势绵绵或为刺痛,痛处固定,胁下痞块,伴面色晦暗,舌暗,脉弦涩等。

3.辨邪气

本病以气滞、血瘀、痰湿、郁热为标,临床尚须仔细辨别邪气的种类。以气滞为主要表现者,多见胁肋部胀痛,胸闷,喜叹息,烦躁易怒,脉弦等。以血瘀为主要表现者,多见胁下痞块,刺痛或钝痛,面色晦暗,舌质紫暗或有瘀点、瘀斑,脉涩等。以痰湿为主者,多见形体肥胖,胁肋部胀闷不

适,胸闷腹胀,纳呆便溏,头昏乏力,苔腻,脉滑等。郁热为主者,多见口干口苦,身目发黄,大便不爽,小便短赤,舌红苔黄,脉数等。

4.辨脏腑

本病到后期多有正气亏虚表现,临床以肝、脾、肾三脏的亏虚尤为多见,故临床还须结合脏腑辨证以确定治疗的重点。以肝之阴血不足为主要表现者,多有眩晕,两目干涩,胁肋部隐痛,口干,急躁易怒等。脾虚多见阳气的亏虚,可出现腹胀,纳呆,呕恶,便溏,四肢不温等表现。肾主一身之阴阳,临床可表现为肾阴或肾阳的不足,其中以肾阳虚临床较为多见,表现为腰膝冷痛,畏寒喜暖,下肢乏力,反应迟钝,面色㿠白,舌淡胖,边有齿痕,脉沉细等。

肝癖早期邪气不盛,正气尚足,治疗以祛邪和调理脏腑功能为主,通过适当的调治可完全康复;若失治、误治,病情进展,痰瘀互结,正气渐虚,则治疗颇为棘手,需攻补兼施,疗程较长且病情易于反复,但只要调治得当,持之以恒,仍有可能完全康复;肝癖晚期,正气大衰,邪气留着,治疗则应以扶正为主,兼以祛邪,而且"肝癖"后期可发展为肝积、鼓胀等病证,并可出现水肿、血证、神昏等危重变证,治疗困难,预后不佳。

(二)治疗原则

肝癖的病机关键为脏腑功能失调,气血津液运行失常,痰浊瘀血蕴结于肝,因此治疗应以祛邪为主,可以采用化痰祛瘀之法,同时注意调理脏腑(肝、脾、肾)功能,既有利于痰瘀等邪气的祛除,又可防止产生新的病邪,达到治病求本的目的。另外,还应重视病因治疗,如嗜酒者戒酒,喜食肥甘厚腻者应改为清淡饮食,肥胖者进行必要的体育锻炼以消耗脂肪,减轻体重等。

(三)分证论治

1.肝郁气滞

(1)症状:肝区不适,两胁胀痛,抑郁烦闷,胸闷、喜叹息。时有嗳气,纳食减少,大便不调,月经不调,乳房胀痛。舌质红,苔白而薄,脉弦滑或弦细。

(2)病机分析:情志不舒导致肝失疏泄,气机郁滞,则可出现肝区不适,两胁胀痛,胸闷,乳房胀痛,抑郁烦闷,喜叹息等;脾胃升降失调,胃气上逆则可出现嗳气,脾失健运则可见纳呆食少,大便不调;肝失疏泄还可导致月经不调,脉呈弦象。

(3)治法:疏肝理气。

(4)代表方药:柴胡疏肝散加减,药用醋柴胡、枳壳、泽泻、陈皮、法半夏、郁金、白芍、大黄、山楂、生甘草。

(5)加减:气郁化火而见舌红苔黄、头晕目眩,急躁易怒者,加夏枯草、青黛、丹皮、栀子等泻肝经实火;伴阴血亏虚,口干,五心烦热,腰膝酸软者,加当归、生地、制首乌、枸杞等滋阴清热,养血柔肝。

2.肝郁脾虚

(1)症状:胁肋胀闷,抑郁不舒,倦怠乏力,腹痛欲泻。腹胀不适,食欲缺乏,恶心欲吐,时欲太息。舌质淡红,苔薄白或白,有齿痕,脉弦细。

(2)病机分析:因忧思不解,可致肝失疏泄,脾失健运,气机郁滞故见胁肋胀闷,抑郁不舒,时欲太息;运化不及则可见腹胀、纳呆,恶心欲吐;肝气乘脾,故见腹痛欲泻;舌淡边有齿痕为脾虚之象,而脉弦则为肝郁之征。

(3)治法:疏肝健脾。

(4)代表方药:逍遥散加减,药用醋柴胡、炒白术、薄荷、炒白芍、当归、茯苓、山楂、生姜、生甘草。

(5)加减：肝郁明显者加香附、郁金、川楝子疏肝理气；脾虚明显者加山药、白扁豆、党参等益气健脾；血虚头晕、心悸、失眠者可加生熟地、枸杞、酸枣仁或以归脾汤为主方养血安神；有血瘀者加川芎、丹参、蒲黄、五灵脂等活血化瘀。

3.痰湿内阻

(1)症状：体态肥胖，右胁不适或胀闷，周身困重，大便黏滞不爽。脘腹胀满，倦怠无力，食欲缺乏，头晕恶心。舌质淡，舌苔白腻，脉沉滑。

(2)病机分析：素体肥胖者形有余而气不足，脾胃运化无力，痰湿内生，阻遏气机，肝气不舒，故见右胁不适或胀闷；清阳不升，浊阴不降故见头晕恶心，腹胀纳呆；湿邪阻遏，阳气不得敷布，故见周身困重，倦怠无力；舌淡，苔白腻，脉沉滑均为痰湿内阻之象。

(3)治法：健脾益气，化痰祛湿。

(4)代表方药：二陈汤加减，药用法半夏、陈皮、茯苓、泽泻、莱菔子、山楂、葛根、黄精、生白术、藿香、甘草。

(5)加减：痰湿郁而化热，症见口干、口苦，舌红、苔黄腻者，加茵陈、胆南星、竹茹等清热化湿；腹胀明显者加苍术、厚朴、枳实等燥湿醒脾，理气消胀；脾虚倦怠乏力，面色无华，纳食呆滞者加党参、山药、黄芪、神曲、炒二芽等益气健脾，消食和胃。

4.湿热蕴结

(1)症状：右胁肋部胀痛，周身困重，脘腹胀满或疼痛，大便黏腻不爽。身目发黄，小便色黄，口中黏滞，口干口苦。舌质红，舌苔黄腻，脉弦滑或濡数。

(2)病机分析：过食肥甘厚腻及辛辣炙煿可致湿热内生，或病后湿热未清，蕴结于中焦，熏蒸肝胆，故见胁肋胀痛，身目发黄；湿热壅滞，中焦气机不利，故见腹胀，周身困重，口中黏腻，口干口苦；湿热下注，故见大便黏腻不爽，小便色黄；舌红，苔黄腻，脉弦滑或濡数均为湿热内蕴之象。

(3)治法：清热利湿。

(4)代表方药：茵陈蒿汤加减，药用茵陈、栀子、大黄、虎杖、厚朴、车前草、茯苓、生白术、猪苓、泽泻。

(5)加减：胁痛明显者加柴胡、郁金、延胡索、川楝子等加强疏肝理气止痛；兼有血瘀而见胁肋刺痛，舌质紫暗者加土鳖虫、王不留行、穿山甲或配合膈下逐瘀汤以活血通络；湿热伤阴而见腰膝酸软，口干咽燥，五心烦热，舌红少苔者，加麦冬、枸杞、天花粉、石斛滋阴润燥。

5.痰瘀互结

(1)症状：胁肋刺痛或钝痛，胁下痞块，面色晦暗，形体肥胖。胸脘痞满，咯吐痰涎，纳呆厌油，四肢沉重。舌质暗红、有瘀斑，舌体胖大，边有齿痕，苔腻，脉弦滑或涩。

(2)病机分析：痰浊蕴结日久，气血运行郁滞，痰瘀互结于胁下，故见胁肋刺痛，胁下痞块；痰湿内蕴，脾胃运化失常，故见胸脘痞满，纳呆厌油，咯吐痰涎；气血不畅，难以通达头面四肢，故见面色晦暗，肢体困重；舌体胖大色暗，苔腻，脉弦滑或涩均为痰瘀内阻之象。

(3)治法：活血化瘀，祛痰散结。

(4)代表方药：膈下逐瘀汤合二陈汤加减，药用柴胡、当归、桃仁、五灵脂、穿山甲、丹皮、赤芍、大腹皮、茯苓、生白术、陈皮、半夏、枳实。

(5)加减：痰热明显，症见咯痰黄稠，胸闷心烦，大便秘结者加竹茹、胆南星、全瓜蒌、大黄等清热化痰，通腑泄浊；胁腹部胀满较甚者加香附、川楝子、槟榔、厚朴等理气消胀；兼有肝肾亏虚，腰膝酸软，头晕眼花者，可配合一贯煎合六味地黄丸加减以滋补肝肾。

（四）其他疗法

1.单方验方

（1）丹参 20 g,陈皮 6 g,加水微煎代茶饮。适用于气滞血瘀者。

（2）佛手、香橼各 6 g,加水微煎代茶饮。适用于肝郁气滞者。

（3）丹参、山楂各 15 g,檀香 9 g,炙甘草 3 g,加水微煎代茶饮。适用于瘀血阻络者。

（4）赤小豆、薏苡仁各 50 g,加水熬粥,适量温服。适用于湿邪困脾者。

（5）山楂 10 g,毛冬青 20 g,水煎服。适用于痰瘀互结者。

（6）生山楂、麦芽各 10 g,水煎服。适用于痰湿内蕴兼有食积者。

（7）茵陈 15 g,水煎代茶饮。适用于湿热蕴结者。

（8）山楂 30 g,葛根 15 g,明矾 1.2 g,水煎服。适用于痰湿内蕴者。

（9）半夏 5 g,瓜蒌皮 5 g,生山楂 5 g,丹参 5 g,生麦芽 5 g,水煎服。适用于痰湿阻滞者。

（10）何首乌 6 g,桑寄生 18 g,黄精 10 g,水煎服。适用于肝肾不足者。

2.中成药疗法

（1）强肝胶囊:每次 3 粒,每天 3 次,适用于脾虚气滞、湿热内阻证。

（2）逍遥散:每次 6~9 g,每天 1~2 次,适用于肝郁脾虚证。

（3）桑葛降脂丸:每次 4 g,每天 3 次,适用于脾肾亏损,痰湿瘀阻证。

（4）茵栀黄颗粒:每次 1 袋,每天 3 次,适用于湿热内蕴证。

（5）大黄䗪虫丸:每次 5 g,每天 3 次,适用于痰瘀互结者。

（6）绞股蓝总苷片（胶囊）:每次 2~3 片（粒）,每天 3 次,适用于气虚痰阻证。

（7）壳脂胶囊:每次 5 粒,每天 3 次,适用于痰湿内阻、气滞血瘀或兼有肝肾不足郁热证。

（8）血脂康胶囊:每次 2 粒,每天 2~3 次,适用于脾虚痰瘀阻滞证。

3.针灸疗法

针灸具有降脂、阻断胰岛素抵抗及过氧化反应的功效,一般取穴丰隆、足三里、太冲、肝俞、三阴交等,根据患者的情况采取不同手法及方式,或补或泻,或针或灸,或采用其他穴位刺激法。同时,根据辨证加减,肝郁气滞者加行间,用泻法;肝肾两虚者加太溪、照海、复溜,用补法;瘀血内阻者加血海、地机,用泻法;痰湿困脾者加公孙、商丘,用泻法,每次取 6~7 个穴位,留针 30 分钟,期间行针 1 次,15 次为 1 个疗程。另外还可选用穴位注射法:复方丹参注射液 2 mL,实证选双侧丰隆、阳陵泉交替穴位注射,虚证选双侧三阴交、足三里交替穴位注射。也可选用穴位埋线法:穴位埋线是将羊肠线埋入穴位,利用羊肠线对穴位的持续刺激作用治疗疾病的方法。9 号注射针针头作套管,28 号 2 寸长的毫针剪去针尖作针芯,00 号羊肠线。埋线多选肌肉比较丰满的部位的穴位,以背腰部及下肢穴位最常用。但取穴要精简,每次埋线 1~3 穴,可双侧取穴,可间隔 15~20 天治疗 1 次。

4.外治疗法

（1）行气消瘀膏:川芎 12 g,香附 10 g,柴胡、芍药、青皮、枳壳各 6 g。将上述药物研细末,调拌麻油或其他辅料贴于大包、期门、章门等穴位处,可消胁下积块,适用于肝脾大者。

（2）朱代群等采用 DSG-Ⅰ生物信息电脑肝病治疗仪联合自拟中药（茵陈蒿、栀子、大黄、丹参、虎杖、泽泻、垂盆草、陈皮等,白醋浸泡备用）和肝清解液湿巾,外敷照射区,将中药离子导入肝络治疗脂肪肝,取得了不错的疗效。

（高乘成）

第三节 黄 疸

一、临床诊断

(1)目黄、身黄、尿黄。以目睛发黄为主。因为目睛发黄是最早出现、消退最晚,而且是最易发现的指征之一。

(2)患病初期,常有类似胃肠感冒的症状,三五天以后,才逐渐出现目黄,随之溲黄与身黄。急黄表现为黄疸起病急骤,身黄迅即加深,伴见高热,甚或出现内陷心包、神昏痉厥等危候。

(3)有饮食不节或饮食不洁、肝炎接触或使用化学制品、药物等病史。

(4)血常规、尿常规检查,血生化肝功能检查,如血清总胆红素、尿胆红素、尿胆原、直接或间接胆红素、转氨酶测定,B超、CT、胆囊造影等,以及肝炎病毒学指标、自身免疫性肝病检测指标等,有助于黄疸诊断,并有利于区别细胞性黄疸(病毒性肝炎等)、梗阻性黄疸(肝胆及胰腺肿瘤、胆石症等)、溶血性黄疸。

二、病证鉴别

(一)黄疸与萎黄相鉴别

黄疸与萎黄相鉴别(见表 7-1)。

表 7-1 黄疸与萎黄鉴别要点

	黄疸	萎黄
病因	感受时疫毒邪、饮食所伤、脾胃虚弱、瘀血、砂石阻滞	大失血或重病之后
病机要点	湿浊阻滞,胆液外溢	气血不足,血不华色
目黄	目黄、身黄、溲黄	颜面皮肤萎黄不华,无目黄
兼症	恶心呕吐,腹胀纳呆,大便不调	眩晕、气短、心悸

(二)阳黄、阴黄与急黄相鉴别

阳黄、阴黄与急黄相鉴别(见表 7-2)。

表 7-2 阳黄、阴黄与急黄鉴别要点

	阳黄	阴黄	急黄
病因	湿热	寒湿	热毒
病机要点	湿热壅滞	寒湿瘀滞	热毒炽盛,迫及营血
证候特征	黄色鲜明如橘色,伴口干发热,小便短赤,大便秘结,舌苔黄腻,脉弦数	黄色晦暗如烟熏,伴脘闷腹胀,畏寒神疲、口淡不渴,舌质淡,苔白腻,脉濡缓或沉迟	黄色如金,发并迅速,伴神昏、谵语、衄血、便血,肌肤瘀斑,舌质红绛,苔黄燥
预后	治疗及时,预后良好	病情缠绵,不易速愈	病情凶险,预后多差

三、病机转化

黄疸的病位在脾、胃、肝、胆,病性有虚有实,初病多实,久病多虚。发病与湿邪内郁相关。急黄为感受湿热疫毒为患,热毒炽盛,迫及营血,病情急重;阳黄为中阳偏盛,湿从热化,湿热瘀滞,"瘀热以行",或肝胆郁热,胆汁外溢所致;阴黄为中阳不足,湿从寒化,寒湿瘀滞为患,或脾胃虚弱,血败不荣于色所致。总之,黄疸形成的病机,可概括为湿热瘀滞、肝胆郁热与脾虚血败,不荣于色三个方面(见图 7-1)。

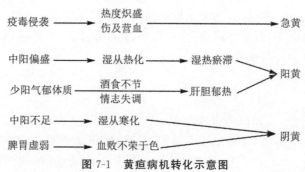

图 7-1 黄疸病机转化示意图

四、辨证论治

(一)治则治法

黄疸初期以实证为主,治疗重在攻逐体内邪气,据其邪气特性,采用相应的治疗方法。阳黄证以清热利湿为主,通利二便是驱逐体内湿邪的主要途径。阳黄证无论湿热之轻重,苦寒攻下法的应用均有利于黄疸的消退,但须中病即止,以防损伤脾阳。急黄证的治疗以清热解毒凉血为主,并随病证变化,灵活应用攻下、开窍之法。阴黄证治疗则依据寒湿或血瘀的病机特点,可采用温化寒湿、化瘀退黄治法。而虚黄的治疗则以健脾生血为原则。久病黄疸的治疗,更当重视健脾疏肝、活血化瘀,以避免黄疸进一步发为积聚、鼓胀等顽症。

(二)分证论治

湿、毒、虚、瘀是黄疸的主要证候要素。阳黄可分为湿热兼表、热重于湿、湿重于热、肝胆郁热。湿热兼表,多见于黄疸初起,双目白睛微黄或不明显,小便黄,伴恶寒发热等表证;热重于湿以身目俱黄,黄色鲜明,发热口渴为特征;湿重于热也表现为身目俱黄,但黄色不如热重者鲜明,可见头身困重等;肝胆郁热以身目发黄鲜明,右胁剧痛放射至肩背,壮热或寒热往来为特征。阴黄可分为寒湿证和脾虚证,寒湿证以身目俱黄,黄色晦暗,或如烟熏为特征;脾虚证以身目发黄,黄色较淡而不鲜明,肢体倦怠乏力为特征。急黄以发病迅速,身目俱黄,其色如金,高热烦渴甚至发生神昏痉厥为特征。

(三)临证备要

茵陈蒿是治疗黄疸的专药,可用于多种原因所致的黄疸,用量一般为 30~50 g。此外,青叶胆、金钱草、虎杖、郁金、败酱草、车前草等均有退黄之效,临床可酌情选用。

大黄治疗黄疸,古方常用。清代温病学家吴又更认为"退黄以大黄为专攻",主张较大剂量应用大黄。实践证明,在治疗阳黄时,大黄确有很好的疗效,大便干结时,可加玄明粉;大便溏时,可用制大黄。

黄疸多湿热邪毒所致,今人有"治黄需解毒,毒去黄易除"之说。除了茵陈、山栀子、大黄、虎杖以外,蒲公英、连翘、板蓝根、大青叶、白花蛇舌草等清热解毒药或金钱草、车前草等利湿解毒药,临床也很常用。

黄疸多湿热瘀滞,《金匮要略》认为"瘀热以行,脾色必黄",所以黄疸治疗当重视活血化瘀或凉血散血。丹参、茜草、丹皮、赤白芍等,临床常用。所谓"治黄需活血,血行黄易灭",就是在强调黄疸活血化瘀治法的重要。

黄疸病位在脾胃肝胆,久病黄疸表现为肝郁脾虚者也不少见。所以治疗黄疸应该重视疏肝柔肝,调理气血,健脾护胃。同时应该注意扶正益气、化瘀散结、祛邪解毒,方剂可用当归补血汤、当归芍药散、鳖甲煎丸、三甲散等,以防治病情进展到积聚以致引发鼓胀。

虚黄为黄疸的特殊类型,可见于进食蚕豆,或药毒所伤引发,常见面色无华,乏力体倦,小便赤褐色,多虚,当用小建中汤等调补。

(四)常见变证的治疗

1.鼓胀

气、血、水瘀积于腹内,常表现为腹大如鼓、皮色苍黄、腹壁青筋暴露,常伴有胁下或腹部痞块,四肢枯瘦等症,舌暗有瘀斑,舌苔腻或舌淡胖,苔白,脉弦滑或细弱,初期以理气和血,利水行湿为法,可以木香顺气散为主方;中期以益气活血,行气利水为法,可用四君子汤合调营饮为主方;晚期当重视并发症,出血者,可用泻心汤或大黄、白及、三七粉凉开水调为糊状,慢慢吐服;神昏者,可用至宝丹或苏合香丸以醒神开窍。

2.积聚

胁下可有癥积,固定不移,胸胁刺痛,拒按,舌暗或淡暗,有瘀斑,脉涩,可用鳖甲煎丸以活血散瘀,软坚散结,如有气血亏虚可合用当归补血汤,或人参养荣汤。

(五)其他疗法

1.中成药疗法

(1)茵栀黄口服液:清热解毒,利湿退黄。适用于湿热毒邪内蕴所致急性、迁延性、慢性肝炎和重症肝炎(Ⅰ型)。也可用于其他型重症肝炎的综合治疗。

(2)清肝利胆胶囊:清利肝胆湿热。适用于肝郁气滞、肝胆湿热未清等症。

(3)茵陈五苓丸:清湿热,利小便。适用于肝胆湿热,脾肺郁结引起的湿热黄疸,胆腹胀满,小便不利。

(4)乙肝解毒胶囊:清热解毒,疏肝利胆。适用于乙型肝炎,辨证属于肝胆湿热内蕴者。

2.针灸疗法

针刺以足三里、阳陵泉、行间、胆囊穴、至阳等为主,发热者可加曲池;湿浊重者可加阴陵泉、地机;胁痛者可加日月、期门;恶心呕吐者可加内关、中脘。多用泻法,留针30分钟,每天1次,两周1个疗程。

(高乘成)

第四节　胁　　痛

一、临床诊断

(1)以胁肋部一侧或两侧疼痛为主要表现。

(2)疼痛性质可表现为胀痛、刺痛、窜痛、隐痛,多为拒按,间有喜按者。

（3）可伴有胸闷、腹胀、口苦纳呆、嗳气及恶心等症状。

（4）反复发作的病史。

西医学可进行血常规、肝功能、腹部 B 超、腹部 CT 等检查有助于疾病的诊断。

二、病证鉴别

胁痛可与胸痛、胃痛相鉴别（见表 7-3）。

表 7-3　胸痛、胃痛与胁痛的鉴别要点

	胸痛	胃痛	胁痛
部位	整个胸部	上腹中部胃脘部	胁肋部
主证	胸部疼痛	胃脘部疼痛	胁肋疼痛
兼证	心悸短气，咳嗽喘息，痰多等心肺病证候	恶心嗳气，吞酸；嘈杂等胃失和降的症状	恶心，口苦等肝胆病症状
实验室检查	心电图、胸片	电子胃镜	腹部 B 超

三、病机转化

胁痛的病位在肝胆，涉及脾、胃、肾等多个脏腑；基本病机主要是肝络失和，其病理变化主要有"不通则痛""不荣则痛"两类。病性属有虚有实，而以实证多见。实证中主要以气滞、血瘀、湿热为主，肝气郁结、瘀血阻滞胁络、湿热壅滞、肝胆疏泄不利均导致气机阻滞，不通则痛，而成胁痛。虚证主要是以阴血亏虚，水不涵木，肝络失养，不荣则痛，而成胁痛。虚实之间可相互转化，临床可见虚实夹杂证（见图 7-2）。

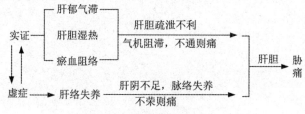

图 7-2　胁痛病机转化示意图

四、辨证论治

（一）治则治法

胁痛病机主要分为"不通则痛""不荣则痛"二者。前者为实证，治则主要是以疏肝通络止痛为主，采用理气、活血、清利湿热之法，遵循"通则不痛"的机理；后者为虚证，治则主要是以补益肝阴，滋养肝络为主，采用滋阴养血柔肝之法，遵循"荣则不痛"的机理。

（二）分证论治

胁痛主要分为实证和虚证，其中实证主要是因肝气郁结、瘀血阻滞胁络、湿热壅滞、肝胆疏泄不利均导致气机阻滞发为胁痛，因此实证主要分为肝郁气滞证、瘀血阻络证及肝胆湿热证。虚证主要是以阴血亏虚，肝络失养发为胁痛，主要有肝络失养证。

（三）临证备要

1.治疗胁痛宜采用柔肝疏肝之品，切忌辛燥伤肝之类

肝脏为刚脏，体阴而用阳，治疗时宜柔肝不宜伐肝，多采用轻灵平和之品，如苏梗、香附、香

橡、佛手、砂仁等,切忌伤肝的中药,如姜半夏、蒲黄、桑寄生、山慈菇等,可出现肝区不适,疼痛,肝功异常;超量服用川楝子、黄药子、蓖麻子、雷公藤等,可致药物性肝损害等。

2.龙胆泻肝汤中关于"关木通"的应用

马兜铃科的关木通具有肾毒性,现在改用无毒或小毒的毛茛科的川木通或通草代替关木通。川木通一般用量为3～6 g。

(四)其他疗法

1.中成药疗法

(1)当飞利肝宁片:清热利湿,益肝退黄。适用于湿热郁蒸而致的黄疸,急性黄疸型肝炎,传染性肝炎,慢性肝炎而见湿热证候者。

(2)茵栀黄口服液:清热解毒,利湿退黄。适用于湿热毒邪内蕴所致急性、迁延性、慢性肝炎和重症肝炎(Ⅰ型)。也可用于其他型重症肝炎的综合治疗。

2.针灸疗法

胁部为足少阳胆经、足厥阴肝经、足太阴脾经所过之处。辨证取穴,主要分为:治疗来源于肝脏的胁痛,应疏肝理气、通络止痛;治疗来源于胆腑的胁痛,应疏肝利胆、行气止痛。

(高乘成)

第八章

脾胃系常见病证

第一节 呃 逆

一、概念

呃逆即打嗝,指胃失和降,气逆动膈,上冲喉间,呃呃连声。声短而频,不能自制的疾病。是一个生理上常见的现象,由横膈膜痉挛收缩引起的。发作中胸部透视可判断膈肌痉挛为一侧性或两侧性,必要时做胸部 CT,排除膈神经受刺激的疾病,做心电图判断有无心包炎和心肌梗死。疑中枢神经病变时可做头部 CT、MRI、脑电图等。疑有消化系统病变时,进行腹部 X 线透视、B 超、胃肠造影,必要时做腹部 CT 和肝胰功能检查,为排除中毒与代谢性疾病可做临床生化检查。

二、病因病机

呃逆发生的常见原因有饮食不当、情志不和、正气亏虚等几方面。

(一)病因

1.饮食不当

如过食生冷或寒冷药物致寒气蕴蓄于胃,胃气失于和降,气逆而上动膈,故呃呃声短而频,不能自制。若过食辛热煎炒之品,或过用温补之剂、燥热之剂,阳明腑实,气不顺行,亦可动膈而发生呃逆。

2.情志不和

恼怒抑郁,气机不利,肝木犯土,胃失和降,气逆动膈。也有肝气郁结导致津液失布而滋生痰浊,忧思伤脾,脾失健运,滋生痰浊,或气郁化火,灼津成痰,亦能逆气夹痰浊上逆动膈而发生呃逆。

3.正气亏虚

素体不足,脾胃虚弱,或久病大病后,或劳倦过度,导致脾肾阳虚不能温养胃阳,清气不升,浊气不降,气逆动膈成为呃逆。

(二)病机

1.呃逆总由胃气上逆动膈而成

病机关键在胃失和降、胃气上逆动膈。

2.病位在胃,与肺、肾、肝有关

呃逆总由胃气上逆动膈而成,肺气失宣在发病过程中起到了重要作用,呃逆与肺关系密切。阴液亏虚,筋脉失养,则变生内风。膈肌失于阴液濡养,也会发生痉挛,而引起呃逆。肾气失于摄纳,引动冲气上乘夹胃气上逆动膈,发为呃逆。

3.呃逆的主要病理因素及虚实转化

呃逆的主要病理因素不外气郁、食滞、痰饮等。

呃逆的病理性质不外虚实两方面,凡寒积于胃、燥热内盛、气逆痰阻等皆属实证。而脾胃虚弱,或胃阴不足者则属虚证。本病之初以实证为主,日久则为虚实夹杂证或纯为虚证。寒邪为病者,胃中寒冷损伤阳气,日久可致脾胃虚寒之证。热邪为病者,如胃中积热或肝郁日久化火,易于损阴耗液而转化为胃阴亏虚。气郁、食滞、痰饮为病者,皆能伤及脾胃转化为脾胃虚弱证。急危重症及年老正虚患者可致脾胃阳虚与胃阴亏虚,后期可致元气衰败,出现呃逆持续,呃声低微,气不得续的危候。

三、诊断与病证鉴别

(一)诊断依据

(1)呃逆以气逆上冲,喉间呃呃连声,声短而频,不能自制为主症,其呃声或高或低,或疏或密,间歇时间不定。

(2)常伴有胸膈痞闷,脘中不适,情绪不安等症状。

(3)多有受凉、饮食、情志等诱发因素,起病多较急。

(4)X线钡餐、胃镜检查、肝肾功能检查、B超有助于诊断。

(二)辅助检查

发作中胸部透视可判断膈肌痉挛为一侧性或两侧性,必要时做胸部CT,排除膈神经受刺激的疾病,做心电图判断有无心包炎和心肌梗死。疑中枢神经病变时可做头部CT、磁共振、脑电图等。疑有消化系统病变时,进行腹部X线透视、B超、胃肠造影,必要时做腹部CT和肝胰功能检查,为排除中毒与代谢性疾病可做临床生化检查。

(三)病证鉴别

1.呃逆与干呕

干呕与呃逆同属胃气上逆的表现,干呕属于有声无物的呕吐,乃胃气上逆,冲咽而出,发出呕吐之声。呃逆则气从膈间上逆,气冲喉间,呃呃连声,声短而频,不能自制。

2.呃逆与嗳气

嗳气与呃逆同属胃气上逆,有声无物之证。但嗳气多见于饱餐之后或肝失疏泄,因胃气阻郁,气逆于上,冲咽而出,其特点是声长而沉缓;因饱食而致者,多伴酸腐气味,食后好发,因肝气犯胃者,多随情志而增减,可自行减轻或控制;而呃逆为胃气上逆动膈,上冲喉间,其特点为声短而频,不能自制。

四、辨证论治

(一)辨证思路

呃逆的辨证应着重围绕其发病、病程、呃声有力与否及其他伴随症状来进行。

1.辨病情轻重

呃逆辨证,首先应了解病情轻重,若属一时性气逆而致,无反复发作史,呃声响亮,无明显兼证者,则病情较轻,往往采用转移注意力或简易治疗即可痊愈;若呃逆反复发作,持续时间较长,呃声低微,伴有乏力,纳呆等虚弱证候,或出现在其他急慢性疾病过程中,简易治疗不能取效者,病情较重。若年老体虚,重病后期及急危病中,出现呃逆时断时续,呃声低微,气不得续,饮食难进,脉细沉弱者,则属元气衰败、胃气将绝之危重证。

2.辨虚实寒热

(1)实证:呃逆初起,呃声响亮有力,连续发作,脉多弦滑。若兼食滞者,则呃而脘闷嗳腐;如属气滞者,则呃而胸胁胀满;痰饮内停者,则呃而胸闷痰多,或心悸、目眩。

(2)虚证:呃逆时间较长,呃声时断时续,气怯声低无力。若属阳虚者,可兼畏寒,食少便溏,腰膝酸软,手足欠温,甚至四肢厥冷;若为阴虚者,可见心烦不安,口舌干燥,脉细数等证。

(3)寒证:呃声沉缓有力,胃脘不舒,得热则减,遇寒则甚,面青肢冷便溏,舌苔白润。

(4)热证:呃声响亮,声音短促,胃脘灼热,口臭烦渴,面色红赤,便秘溲赤,舌苔黄厚。

3.辨证结合临床辅助检查

如属持续时间较长,难以控制的呃逆,应在呃止后,做胸部 X 线摄片、胃肠钡剂 X 线摄片或内镜检查以排除肺部炎症、肿瘤、胃炎、胃扩张、胃癌等;如兼有黄疸、神昏及鼓胀、呕血、便血者,须做肝功能及肝脏 B 超或 CT 检查,以排除肝硬化、消化道肿瘤;如兼有尿少水肿者,须做尿常规、内生肌酐清除率、肾功能、肾脏 B 超检查排除肾脏病变;若兼有中风失语表现者须做头颅 CT 检查以排除脑血管意外等疾病。

(二)治疗原则

呃逆一证,总由胃气上逆动膈而成,故应以和胃降逆平呃为基本治则,并在分清寒热虚实的基础上,分别施以祛寒、清热、补虚、泻实之法。对于重危病证中出现的呃逆,急当救护胃气。

1.调整气机,和降为顺

气机调整应以和胃降气为基本原则,结合宣降肺气、摄纳肾气。和胃之法应辨寒热虚实之不同,分别施以祛寒、清热、补虚、泻实之法,同时在此基础上,酌加降逆平呃之品。

2.辨别病机,依证变法

一般来说,实证中寒呃治宜温中祛寒;热呃宜清降泄热;饮食停滞者宜消食导滞;气机郁滞者宜顺气降逆;痰饮内停者,则宜化痰蠲饮。虚证中脾胃阳虚者宜温补脾胃,降逆和胃;胃阴不足者则宜养胃生津。同时各证均可酌加平降气逆之品。对于在重病中出现的呃逆,为元气衰败之证,应急予温补脾肾,扶持元气或用益气养阴等法以顾其本。

(三)分证论治

1.胃中寒冷证

症状:呃声沉缓有力,胸膈及胃脘不舒,得热则减,遇寒则甚,口淡不渴,食少,舌苔白润,脉迟缓。

病机分析:寒邪阻遏,肺胃之气失于和降,故呃声沉缓有力,膈间及胃脘不舒。寒邪遇热则易于消散,遇寒则更增邪势,故得热则减,遇寒则甚。胃中寒冷,中阳被遏,运化迟缓,故食欲减少,口不渴。舌脉均属胃中有寒之象。

治法:温中祛寒,降逆止呃。

代表方药:丁香散为主方。方中丁香暖胃降逆、柿蒂温中下气,二药均为祛寒降逆止呃之常用要药,高良姜温中祛寒,甘草和胃。

加减:若寒重者,加吴茱萸、肉桂以温阳散寒降逆;若夹寒滞不化,脘闷嗳腐者,可加厚朴、枳实、陈皮、半夏、茯苓等以行气化痰消滞。

2.胃火上逆证

症状:呃声洪亮,冲逆而出,口臭烦渴,喜冷饮,小便短赤,大便秘结,舌苔黄,脉滑数。

病机分析:胃火上冲,故呃声洪亮。胃热伤津,肠间燥结,则口臭烦渴而喜冷饮,便结尿赤。苔黄、脉象滑数,为胃热内盛之象。

治法:清热养胃,生津止呃。

代表方药:竹叶石膏汤加竹茹、柿蒂。方中竹叶、生石膏清泻胃火,人参可改沙参,合麦冬养胃生津,半夏、柿蒂化痰降逆,粳米、甘草调养胃气。

加减:若大便秘结,脘腹痞满,可合用小承气汤通腑泄热,使腑气通,胃气降,呃逆自止。

3.气机郁滞证

症状:呃逆连声,常因情志不畅而诱发或加重,伴胸闷纳减,脘胁胀闷,肠鸣矢气,苔薄白,脉弦。

病机分析:肝强乘胃,胃气上冲,故呃声连续。病由情志而起,故疾病发作与情志关系密切。肝脉挟胃布胸胁,肝郁气滞,故胸胁胀闷不舒。痰气交阻,胃失和降,故恶心嗳气,肠鸣矢气,胸闷。舌脉亦为气机郁滞之象。

治法:顺气解郁,降逆止呃。

代表方药:五磨饮子加减。方中木香、乌药解郁顺气,枳壳、沉香、槟榔宽中降气。可加丁香、代赭石降逆止呃,川楝子、郁金疏肝解郁。

加减:若气郁化火,心烦,便秘,口苦,舌红脉弦数者,可加山栀、黄连等泄肝和胃;若气逆痰阻,头目昏眩,时有恶心,舌苔薄腻者,可合旋覆代赭汤、二陈汤化裁,以顺气降逆,化痰和胃。

4.脾胃阳虚证

症状:呃声低缓无力,气不得续,面色㿠白,手足不温,食少困倦,泛吐清水,脘腹不舒,喜温喜按,乏力,大便溏薄,舌淡苔白,脉沉细弱。

病机分析:脾胃虚弱,虚气上逆,则呃声低弱无力,气不得续,食少困倦;甚者生化之源不足,可见面色苍白无华。阳气不布,故手足不温。舌脉为脾胃阳虚之象。

治法:温补脾胃,和中降逆。

代表方药:理中汤加吴茱萸、丁香。方中人参、白术、甘草甘温益气,干姜温中祛寒,吴茱萸、丁香温胃透膈以平呃逆,另可加刀豆子温中止呃。

加减:若呃逆不止,心下痞硬,可合用旋覆代赭汤以重镇和中降逆。如肾阳亦虚,见形寒肢冷,腰膝酸软,舌质胖嫩,脉沉迟者,可加附子、肉桂以温肾助阳;如夹有食滞,可稍佐陈皮、麦芽之类以理气化滞;若中气大亏,呃声低弱难续,食少便溏,体倦乏力,脉虚者,宜用补中益气汤。

5.胃阴不足证

症状:呃声短促而不连续,口干舌燥,烦躁不安,不思饮食,或食后饱胀,大便干结,舌红而干或有裂纹,脉细数。

病机分析:胃阴不足,失于濡润,气机不得顺降,故呃声短促而不连续。津液损伤,内有虚热,故口干舌燥,烦躁不安,口渴,大便干结。舌脉亦为胃阴不足之象。

治法:生津养胃,降逆止呃。

代表方药:益胃汤加枇杷叶、石斛、柿蒂。方中沙参、麦冬、玉竹、生地甘寒生津,滋养胃阴。

加减:加石斛以加强养阴之力,又加枇杷叶、柿蒂以和降肺胃而平呃逆。若胃气大虚,不思饮食,则合用橘皮竹茹汤以益气和中。

（四）其他疗法

1.单方验方

（1）艾条点燃放置患者床头 3～5 分钟;若点燃 10 分钟,可治疗顽固性呃逆。

（2）五味子 5 粒,慢慢咀嚼,3 分钟可止呃。

（3）生山楂 5～10 个,煮熟,细嚼慢咽,并饮少量温开水,一般 3～5 次可止呃逆。或山楂 30 g 水煎代茶饮。

（4）砂仁 2 g,细嚼慢咽,3 次/天。

（5）炒韭菜籽 30 g,加水 300 mL,煎至 100 mL,每天 1 次;或韭菜籽炒黄研末,每次 9 g,每天 3 次,温开水送服。

2.常用中成药

达立通颗粒。

功用主治:清热解郁,和胃降逆,通利消滞,用于肝胃郁热所致痞满证,症见胃脘胀满、嗳气、纳差、胃中灼热、嘈杂泛酸、脘腹疼痛、口干口苦,以及运动障碍型功能性消化不良见上述症状者。

用法用量:温开水冲服,1 次 1 袋,1 天 3 次。于饭前服用。

3.针灸疗法

（1）基本治疗。

治则:胃寒积滞、脾胃阳虚者温中散寒、通降腑气,针灸并用,虚补泻实;肝郁气滞、胃火上逆者疏肝理气、和胃降逆,只针不灸,泻法;胃阴不足者养阴清热、降逆止呃,只针不灸,平补平泻。

处方:以任脉腧穴为主。膈俞、内关、中脘、天突、膻中、足三里。

方义:本病病位在膈,故不论何种呃逆,均可用膈俞利膈止呃;内关穴通阴维脉,且为手厥阴心包经络穴,可宽胸利膈,畅通三焦气机,为降逆要穴;中脘、足三里和胃降逆,不论胃腑寒热虚实所致胃气上逆动膈者用之均宜;天突位于咽喉,可利咽止呃;膻中穴位近膈,又为气会穴,功擅理气降逆,使气调则呃止。

加减:胃寒积滞、胃火上逆、胃阴不足者加胃俞和胃止呃;脾胃阳虚者加脾俞、胃俞温补脾胃,肝郁气滞者加期门、太冲疏肝理气。

操作:诸穴常规针刺;膈俞、期门等穴不可深刺,以免伤及内脏;胃寒积滞、脾胃阳虚者,诸穴可用艾条灸或隔姜灸;中脘、内关、足三里、胃俞亦可用温针灸,并可加拔火罐。

（2）其他针法。

指针:翳风、攒竹、鱼腰、天突。任取一穴,用拇指或中指重力按压,以患者能耐受为度,连续按揉 1～3 分钟,同时令患者深吸气后屏住呼吸,常能立即止呃。

耳针:取膈、胃、神门、相应病变脏腑(肺、脾、肝、肾)。毫针强刺激;也可耳针埋藏或用王不留行贴压。

（3）穴位贴敷:麝香粉 0.5 g,放入神阙穴内,伤湿止痛膏固定,适用于实证呃逆,尤其以肝郁气滞者取效更捷;吴茱萸 10 g,研细末,用醋调成膏状,敷于双侧涌泉穴,胶布或伤湿止痛膏固定,可引气火下行。适用于各种呃逆,对肝、肾气逆引起的呃逆尤为适宜。

（4）穴位注射:常用穴分 2 组。①天突、内关。②中脘、足三里。治法:阿托品、1%普鲁卡因注射液、维生素 B_1 注射液、维生素 B_6 注射液。每次取 1 组穴,亦可仅取内关或足三里。1%普鲁卡因注射液每穴0.5 mL;维生素 B_1 注射液、维生素 B_6 注射液各 2 mL,予以混合,每穴 2 mL;阿托品每次仅取一侧穴,每穴 0.5 mg。如 3 小时后无效再注入另一侧穴。其余药物每天 1 次。

4.简易疗法

(1)分散注意力,消除紧张情绪及不良刺激。

(2)先深吸一口气,然后憋住,尽量憋长一些时间,然后呼出,反复进行几次。

(3)喝开水,特别是喝稍热的开水,喝一大口,分次咽下。

(4)洗干净手,将食指插入口内,轻轻刺激咽部。

(5)将含 90%氧气和 10%的二氧化碳的混合气体装入塑料袋中吸入。

(6)嚼服生姜片。

五、临证参考

(一)和降则上逆之胃气可平

呃逆病因虽有不同,但"致呃之由,总由气逆"。胃气上逆动膈即见呃逆,故治疗呃逆的基本原则是和胃、降逆、平呃。针对其病位则宜和胃,针对其病势则宜降逆平呃,这一基本原则贯穿于呃逆证治的始终。然而和降之法,各有不同,有的用丁香、吴茱萸、高良姜、生姜汁等散寒以降逆,有的用柿蒂、竹茹等辛凉以降逆,有的用旋覆花、陈皮、厚朴、沉香等顺气以降逆,有的用代赭石重镇以降逆,凡此种种,皆立意于和胃降逆之中,气逆平则呃逆可止。

和胃降气之法,应根据兼证不同而分别施治,《证治汇补·呃逆》谓本证"治当降气化痰和胃为主,随其所感而用药。气逆者,疏导之;食停者,消化之;痰滞者,涌吐之;热郁者,清下之;血瘀者,破导之。若汗吐下后,服凉药过多者,当温补;阴火上冲者,当平补;虚而夹热者,当凉补。"系统论述了本证以和降为主的治疗大法。

张兴斌认为丁香与郁金同用,组成呃畏一二汤(丁香、郁金、柿蒂、旋覆花、赭石、法半夏、陈皮),其和降胃气的作用增强。姚庆云常用加味芍药甘草汤(白芍、炙甘草、灵仙、厚朴、木香)。认为方中芍药、甘草舒挛缓急有助于胃气的和降。

(二)活血则难愈之久呃可止

呃逆日久不愈,诸药罔效,此即《医林改错·呃逆》所谓"血府血瘀",宜用血府逐瘀汤,并谓"一见呃逆,速用此方,无论轻重,一付即效"。

印会河认为本病来去匆匆,即"数变"之病,例属"风"之为病,宜用血府逐瘀汤加地龙、䗪虫,血行则风自灭。崔金才亦用血府逐瘀汤治疗中风并发呃逆。刘光汉用暖胃活血降逆汤(炮姜、木香、枳壳、郁金、苏子、当归、桃仁、白芍、赤芍、红花、丹参、赭石、磁石、厚朴、牛膝、麦芽)治疗流行性出血热、肝硬化、肝癌等所致本病,均取得了较好疗效。

六、预防调护

(1)寒温适宜,注意避免外邪侵袭犯胃。

(2)饮食有节,不要过食生冷及辛辣煎炸之品,患热病时不过服寒凉之药,患寒证时不妄投温燥之剂。

(3)调畅情志,以免肝气逆乘肺胃。

(4)若呃逆出现于某些急慢性疾病的过程中,则要积极治疗原发病证,这是十分重要的预防措施。

（5）呃逆的轻症,多能逐渐自愈。取嚏、饮水、转移注意力可加速痊愈。

（6）若呃逆发作频频,则饮食中要进易消化的食物,粥面中可加姜汁少许以温宣胃阳,降逆止呃。

（7）一些虚弱患者,如因服食补气药过多而呃逆频作者,可用橘皮、竹茹煎汤温服。

（陈会娟）

第二节 噎 膈

一、概念

噎膈是指由于食管干涩或狭窄导致吞咽食物哽噎不顺、饮食难下,或食而复出的疾病。噎即噎塞,指吞咽之时哽噎不顺;膈为格拒,指饮食不下。噎可单独为病,亦可为膈的前驱表现,故临床常以噎膈并称。本病主要涵盖了西医学中的食管癌、贲门癌、贲门痉挛、食管-贲门失弛缓症、食管憩室、食管炎等。胃肠功能紊乱、胃神经症、胃食管反流征等疾病引起的食物难下不在本病证范围。

二、病因病机

噎膈的病因主要为七情内伤,饮食所伤,年老肾虚,脾、胃、肝、肾功能失调等,且几者之间常相互影响,互为因果,共同致病。

（一）病因

1.七情失调

导致噎膈的七情因素中,以忧思恼怒多见。忧思伤脾则气结,脾伤则水湿失运,滋生痰浊,痰气相搏;恼怒伤肝则气郁,气结气郁则津行不畅,瘀血内停,已结之气,与后生之痰、瘀交阻于食管、贲门,使食管不畅,久则使食管、贲门狭窄,而成噎膈。

2.饮食所伤

嗜酒无度,过食肥甘,恣食辛辣,助湿生热,酿成痰浊,阻于食管、贲门,或津伤血燥,失于濡润,使食管干涩,均可引起进食噎塞,而成噎膈。此外,饮食过热,食物粗糙发霉,既可损伤食管脉络,又可损伤胃气,气滞血瘀阻于食管、贲门,也可成噎膈。

3.年老肾虚

年老肾虚,精血渐枯,食管失养,干涩枯槁,发为此病。若阴损及阳,命门火衰,脾胃失于温煦,脾胃阳虚,运化无力,痰瘀互结,阻于食管,也可形成噎膈。

（二）病机

1.病位在食管,属胃所主,与肝、脾、肾三脏有关

噎膈的病位在食管,属胃所主,又因肝、脾、肾三脏之经络皆与食管相连,七情内伤、饮食不节、年老肾虚可致肝、脾、肾三脏功能失常,故病变与肝、脾、肾密切相关。肝之疏泄失常,则气失条达,可使气滞血瘀或气郁化火;脾之功能失调,健运失司,水湿聚而为痰,痰气交阻或痰瘀互结;肾阴不足,精血亏耗,则不能濡养咽嗌,肾阳亏虚,不能温运脾土,运化失司,以致气滞、痰阻、血瘀,使食管狭窄,胃失通降,津液干涸失濡而成噎膈。

2.病机关键为津枯血燥，气痰瘀互结，食管干涩、狭窄

内伤饮食、情志不遂、年老肾亏三者之间相互影响，互为因果，共同致病，使气机不畅、痰浊不化，痰气交阻于食管和胃，致哽噎不顺，梗塞难下，继则瘀血内结，痰、气、瘀三者交结，胃之通降阻塞，上下不通，因此饮食难下，食而复出；久病则气郁化火，或痰瘀生热，伤阴耗液，失于濡润，食管干涩，食饮难下。由于以上各种原因造成食管干涩、狭窄，因而产生噎膈。

3.病理性质为本虚标实，各有偏重

病理性质总属本虚标实，标实为痰、气、瘀阻塞食管。初起以邪实为主，随着病情发展，气结、痰阻、血瘀愈显，食管、贲门狭窄更甚，邪实有加；久病则气郁化火，或痰瘀生热，伤阴耗液，阴津日益枯槁，胃腑失其濡养，或阴损及阳，脾胃阳气衰败，不能输化津液，痰气瘀结益甚，多形成虚实夹杂之候；胃津亏耗，进而损及肾阴，以致精血虚衰，虚者愈虚，疾病由标实转为正虚。

4.病程有新久之分，病情有轻重之别

噎膈初起，常由饮食、情志所致，以痰气瘀交阻之邪实为主，病位偏上；日久损及脾肾阴津，则以本虚为主，病位偏下。部分患者病情继续发展，由阴损以致阳衰，则肾之精气并耗，脾之化源告竭，终成不救。

三、诊断与病证鉴别

（一）诊断依据

（1）咽下饮食梗塞不顺，食物在食管内有停滞感，甚则不能下咽到胃，或食入即吐。

（2）常伴有胃脘不适，胸膈疼痛，甚则形体消瘦，肌肤甲错，精神衰惫等症。

（3）起病缓慢，常表现为由噎至膈的病变过程，常由饮食、情志等因素诱发，多发于中老年男性，特别是在高发区。

（4）食管、胃的X线检查、内镜及病理组织学检查、食管脱落细胞检查以及胸腹部CT检查等有助于早期诊断。

（二）辅助检查

食管、胃的X线检查，胸腹部CT检查可以鉴别上消化道占位或憩室病变，也可作为贲门痉挛、食管-贲门失弛缓症的诊断条件之一；内镜及病理组织学检查、食管脱落细胞检查有助于食管癌、贲门癌的确诊。

（三）病证鉴别

1.噎膈与反胃

两者皆有食入即吐的症状。噎膈多系阴虚有热，主要表现为吞咽困难，食不能下，旋食旋吐，或徐徐吐出；反胃多属阳虚有寒，主要表现为食尚能入，停留胃中，朝食暮吐，暮食朝吐。

2.噎膈与梅核气

两者均见咽中梗塞不舒的症状。噎膈是有形之物瘀阻于食管，吞咽困难。梅核气则是气逆痰阻于咽喉，为无形之气，以咽部异物感为主，无吞咽困难及饮食不下的症状。

四、辨证论治

（一）辨证思路

1.辨轻重

本病早期轻症仅有吞咽之时哽噎不顺，全身症状不明显，病情严重则吞咽困难呈进行性加

重,食常复出,甚则胸膈疼痛,滴水难入。

2.辨虚实

本虚多因热邪伤津、房劳伤肾、年老肾虚而致阴津枯槁,渐至而成气虚阳微,临床表现为形体消瘦,皮肤干枯,舌红少津,或面色苍白,形寒气短,面浮足肿;标实多因忧思恼怒,饮食所伤,寒温失宜,以气滞、痰凝、瘀阻为主,后期可出现虚实夹杂之证,临床表现为胸膈胀痛、刺痛,痛处不移,胸膈满闷,泛吐痰涎。

3.辨病理因素

临床应根据气、痰、瘀三者之偏重来辨病理因素。偏于气滞者,症见吞咽不顺,时觉胸膈痞闷,症状随情绪变化而波动,伴有嗳气频频,大便不畅,此证多见于食管炎、食管憩室、食管神经症等病变。偏于痰凝者,症见咽食梗阻,吞咽时食管疼痛,胸膈痞闷或热痛,呕吐痰涎,口干咽燥,大便干结或不爽。偏于瘀阻者,症见吞咽梗阻,胸膈刺痛,痛处固定,肌肤甲错,面色晦暗。

(二)治疗原则

依据噎膈的病机,其治疗原则为理气开郁,化痰消瘀,滋阴养血润燥,分清标本虚实而治。初起以标实为主,重在治标,以理气开郁,化痰消瘀为法,可少佐滋阴养血润燥之品;后期以正虚为主,或虚实并重,但治疗重在扶正,以滋阴养血润燥,或益气温阳为法,也可少佐理气开郁,化痰消瘀之品。但治标当顾护津液,不可过用辛散香燥之药;治本应保护胃气,不宜过用甘酸滋腻之品。存得一分津液,留得一分胃气,在噎膈的辨证论治过程中有着特殊重要的意义。

(三)分证论治

1.痰气交阻证

症状:进食梗阻,脘膈痞满,甚则疼痛,情志舒畅则减轻,精神抑郁则加重。嗳气呃逆,呕吐痰涎,口干咽燥,大便艰涩,舌质红,苔薄腻,脉弦滑。

病机分析:气郁痰阻,食管不利,则进食梗阻,脘膈痞满,甚则疼痛,情志舒畅则减轻,精神抑郁则加重;痰气交阻,胃气上逆,则嗳气呃逆,呕吐痰涎;气结津液不能上承,且郁热伤津,故口干咽燥,大便艰涩;舌质红,苔薄腻,脉弦滑为气郁痰阻,兼有郁热伤津之象。

治法:开郁化痰,润燥降气。

代表方药:启膈散加减。方中丹参、郁金、砂仁理气化痰解郁,沙参、贝母、茯苓润燥化痰,杵头糠和胃降逆。可加瓜蒌、半夏、天南星以助化痰之力,加麦冬、玄参、天花粉以增润燥之效。

加减:若郁久化热,心烦口苦者,可加栀子、黄连、山豆根以清热;若津伤便秘,可加增液汤和白蜜,以助生津润燥之力;若胃失和降,泛吐痰涎者,加半夏、陈皮、旋覆花以和胃降逆。

2.津亏热结证

症状:进食时梗涩而痛,水饮可下,食物难进,食后复出,胸背灼痛。形体消瘦,肌肤枯燥,五心烦热,口燥咽干,渴欲饮冷,大便干结,舌红而干,或有裂纹,脉弦细数。

病机分析:阴津亏耗,食管失于濡润,故进食时梗涩而痛,尤以进食固体食物为甚;热结痰凝,阻于食管,故食后复出,胸背灼痛;热结灼津,胃肠枯槁,则口燥咽干,渴欲饮冷,大便干结;胃不受纳,无以化生精微,故形体消瘦,肌肤枯燥,五心烦热;舌红而干,或有裂纹,脉弦细数为津亏热结之象。

治法:养阴生津,泄热散结。

代表方药:沙参麦冬汤加减。方中沙参、麦冬、玉竹滋养津液,桑叶、天花粉养阴泄热,扁豆、甘草安中和胃。可加玄参、生地、石斛以助养阴之力,加栀子、黄连、黄芩以清肺胃之热。

加减：若肠燥失润，大便干结，可加火麻仁、瓜蒌仁、何首乌润肠通便；若腹中胀满，大便不通，胃肠热盛，可用大黄甘草汤泄热存阴，但应中病即止，以免重伤津液；若食管干涩，口燥咽干，可饮五汁安中饮以生津养胃。

3.瘀血内结证

症状：进食梗阻，胸膈疼痛，食不得下，甚则滴水难进，食入即吐。面色暗黑，肌肤枯燥，形体消瘦，大便坚如羊屎，或吐下物如赤豆汁，或便血，舌质紫暗，或舌红少津，脉细涩。

病机分析：痰瘀内结，阻于食管或胃口，道路狭窄，故进食梗阻，胸膈疼痛，食不得下，甚则滴水难进，食入即吐；面色暗黑，肌肤枯燥为瘀血之象；长期饮食难下，化源告竭，故形体消瘦，阴伤肠燥，故大便坚如羊屎；瘀热伤络，血溢脉外，则吐下物如赤豆汁，或便血；舌质紫暗，或舌红少津，脉细涩为血亏瘀结之象。

治法：破结行瘀，滋阴养血。

代表方药：通幽汤加减。方中桃仁、红花活血化瘀，破结行血用以为君药；当归、生地、熟地滋阴养血润燥；槟榔下行而破气滞，升麻升清而降浊阴，一升一降，其气乃通，噎膈得开。可加乳香、没药、丹参、赤芍、三七、三棱、莪术破结行瘀，加海藻、昆布、瓜蒌、贝母、玄参化痰软坚，加沙参、麦冬、白芍滋阴养血。

加减：若气滞血瘀，胸膈胀痛者，可用血府逐瘀汤；若服药即吐，难以下咽，可先服玉枢丹，可用烟斗盛该药，点燃吸入，以开膈降逆，其后再服汤剂。

4.气虚阳微证

症状：进食梗阻不断加重，饮食不下，面色㿠白，精神衰惫，形寒气短。面浮足肿，泛吐清涎，腹胀便溏，舌淡苔白，脉细弱。

病机分析：阴损及阳，脾肾阳微，饮食无以受纳和运化，浊气上逆，故进食梗阻不断加重，饮食不下，泛吐清涎；脾肾衰微，气化功能丧失，寒湿停滞，故面色㿠白，精神衰惫，形寒气短，面浮足肿，腹胀便溏；舌淡苔白，脉细弱为气虚阳微之象。

治法：温补脾肾，益气回阳。

代表方药：温脾用补气运脾汤加减，温肾用右归丸加减。常用药：前方以人参、黄芪、白术、茯苓、甘草补脾益气，砂仁、陈皮、半夏和胃降逆。可加旋覆花、代赭石降逆止呕，加附子、干姜温补脾阳；若气阴两虚，加石斛、麦冬、沙参，以滋阴生津。后方用附子、肉桂、鹿角胶、杜仲、菟丝子补肾助阳，熟地、山茱萸、山药、枸杞子、当归补肾滋阴。

加减：若中气下陷，少气懒言，可用补中益气汤；若脾虚血亏，心悸气短，可用十全大补汤加减。噎膈至脾肾俱败阶段，一般宜先进温脾益气之剂，以救后天生化之源，待能稍进饮食与药物，再以暖脾温肾之方，汤丸并进，或两方交替服用。在此阶段，如因阳竭于上而水谷不入，阴竭于下而二便不通，称为关格，系开合之机已废，为阴阳离决的一种表现，当积极救治。

（四）其他疗法

1.单方验方

（1）威灵仙、白蜜各 30 g，山慈菇 10 g。水煎 3 次，每煎分 2 次服，每 4 小时服 1 次。适用于痰气交阻证。

（2）韭汁、牛乳各等分，调匀，频频呷服。适用于津亏热结证。

（3）代赭石 50 g，牛膝 50 g。上药共研成微细粉末，分为 24 等份，每天 3 次，每次 1 包。适用于津亏热结证。

(4)蝼蛄、蜣螂各 7 个,广木香 10 g,当归 15 g,共为细末,用黑牛涎半碗和药,黄酒送下。适用于噎膈之瘀血内结者。

(5)山慈菇 120 g,海藻、浙贝母、柿蒂、柿霜各 60 g,法半夏、红花各 30 g,乳香、没药各 15 g,三七 18 g,共为细末。每次 6 g,加适量白蜜,每天 2 次。适用于噎膈之瘀血内结者。

2.常用中成药

(1)沉香透膈丸。

功用主治:行气散瘀。用于气滞血瘀之噎膈。

用法用量:每次 10 粒,每天 2 次,含服或温姜水送服。

(2)紫金锭。

功用主治:清热解毒、化湿散结。用于痰气交阻,湿热毒蕴之噎膈。

用法用量:每次 0.6～1.5 g,每天 2 次,温开水磨服或外用。

(3)梅花点舌丹。

功用主治:清热化痰、活血化瘀。用于痰热交阻,气血不畅之噎膈。

用法用量:每次 3 粒,每天 2 次,将药放于舌上,以口麻为度,用温黄酒或温开水送下。

(4)西黄丸。

功用主治:益气活血、软坚散结。用于瘀血内阻,气滞痰凝之噎膈。

用法用量:每次 3～6 g,每天 1 次,温开水送服。

3.针灸疗法

(1)体针:以取足阳明经、足太阴经、足阳明经、手厥阴经、任脉穴为主。

处方:天突、中脘、足三里、膏肓、膻中、膈俞、心俞、天府、乳根。

配穴:吞咽困难者,可配合天鼎、巨阙、内关、膈俞、脾俞等穴;痰气交阻者,可配合太冲、中脘、丰隆;津亏热结者,可配合天枢、照海;瘀血内阻者,可配合合谷、血海、三阴交;气虚阳微者,可配合命门、气海、关元;肝胃不和者,可配合期门、内关、阳陵泉。

操作:毫针刺,实证用泻法,虚证用补法,胃寒及脾胃虚寒宜加灸。

(2)耳针:取咽喉、食管、贲门、胃、胸。毫针刺中等强度刺激,或用王不留行贴压或埋针。

4.外治疗法

(1)外敷法:苍术、白术、川乌、生半夏、生大黄、生五灵脂、生延胡索、枳实、当归、黄芩、巴豆仁、三棱、莪术、连翘、防风、芫花、大戟等中药制成药膏,外敷或选穴外贴。

(2)推拿疗法:以理气开郁、化痰消瘀、滋阴养血为治疗大法,用推、按、揉、摩、拿、搓、擦等法。

取穴及部位:天突、中脘、足三里、内关、膈俞、脾俞、丰隆、照海、血海、三阴交、气海、关元。

操作:①推揉胸壁舒气法,两手掌及多指交叉分推前胸,双手掌叠揉胸骨前面,重点在剑突表面操作。②推抹、捏拿上腹,往返施术 5～10 遍,时间约为 5 分钟,以透热为度。③敲击上腹,在叠掌揉上腹部的基础上,侧指快速敲击以上部位。④双掌左右分推上背部,单掌推督脉及膀胱经路线,从大椎至背腰交界处,双拇指同时沿膀胱经路线,从大杼推按至三焦俞向下用力,以按为主,叠掌揉背部膀胱经路线。

五、临证参考

(一)区分"噎膈"与"食管癌"的不同

噎膈之症状表现与西医的食管癌有相似之处,但两者不完全等同。噎膈是根据症状命名的,包括了除食管癌以外的贲门痉挛、食管炎、食管狭窄等以吞咽困难为主症的其他疾病。食管癌是根据局部病理命名的,属于噎膈的范畴,是噎膈范围中的一个疾病。

（二）注意顾护津液及胃气

阴津亏耗是噎膈之本,疾病初期,阴津未必不损,使用行气、祛痰、活血之品当适当兼顾益气养阴,以免生变。后期津液枯槁,阴血亏损,治当滋阴补血。但滋腻之品亦不可过用,防滋腻太过有碍于脾胃,胃气一绝,则诸药罔效。所以养阴,可选用沙参、麦冬、天花粉、玉竹等,不能用生地、熟地之辈,以防腻胃碍气,并配合生白术、生山药、木香、砂仁健脾益气,芳香开胃。

（三）祛邪应重视邪毒夹杂

噎膈之病的病机复杂,多兼有顽痰、瘀血、气滞、热郁诸多因素,阻碍胃气,少有单一证型,所以在治疗时应通权达变,灵活遣方用药。若顽痰凝结,宜咸以散结,可加海藻、昆布、海蛤壳、瓦楞子等以化痰消积。若久病瘀血在络,化瘀用三棱、莪术、桃仁、红花,宜配合虫类药物搜络祛邪。方中可加用全蝎、水蛭、蜈蚣、壁虎等,搜剔削坚,散结避恶解毒。若气机阻滞,胸膈痞满者,可加用枳实、厚朴、柿蒂、刀豆子等开胸顺气,降逆和胃。如津伤热结者,可加白花蛇舌草、菝葜、冬凌草、山慈菇、半枝莲、山豆根、白英等清热解毒,和胃降逆。

（四）及早检查,确定病性

噎膈的病变范围较广,故应及早做相关检查,明确疾病的性质。食管痉挛属于功能性疾病,治疗以调理气机、和胃降逆为主。食管炎、贲门炎属于炎症性疾病,治予清热解毒、理气和胃之法。食管癌、贲门癌则为恶性肿瘤,早期无转移及严重并发症,应积极采用手术治疗,配合中药益气扶正、化痰活血、解毒散结。因为这3种情况疾病性质不同,治疗方法也不同,预后转归也不同,须把握病性,采用相应的治疗方法,提高临床疗效。

六、预防调护

(1)养成良好的饮食习惯,保持愉快的心情,为预防之要。

(2)如进食不宜过快,不吃过烫、辛辣、变质、发霉食物,忌饮烈性酒;多吃新鲜蔬菜、水果;宜进食营养丰富的食物,后期可进食牛奶、羊奶、肉汁、蜂蜜、藕汁、梨汁等流质饮食,顾护胃气。

(3)起居有常,勿妄作劳,避触秽浊之气。

(4)树立战胜疾病的信心。

（陈会娟）

第三节 反 胃

一、概念

反胃是指饮食入胃,宿谷不化,经过良久,由胃反出的病证。反胃一证,古称"翻胃",亦名"胃反",以朝食暮吐、暮食朝吐、吐出不消化食物为其特点。本病主要涵盖了西医学中的胃十二指肠以反胃为主要临床表现的疾病,如幽门痉挛、幽门梗阻等疾病。由于胆囊疾病、颈椎病等疾病引起的反胃不在本病症范围。

二、病因病机

反胃多因饮食不节,或嗜食生冷,或忧思劳倦太过,或服寒凉药太多中阳受损,导致脾胃受伤,饮食入胃,停而不化,逆而吐出,发为本证。本病日久可致气滞、血瘀、痰凝而成,继而导致症状加重。

（一）病因

1.酷饮无度,伤于酒食

饮酒过度或多食辛香燥热之品,胃内积热,热久伤阴,以致郁热停聚胃脘,发为本病。

2.纵食生冷,败其中阳

嗜食生冷,饮食不节,损伤脾胃,失其运化功能,气血无以化生,而致气血两亏;久则阳气亦衰,而见脾胃虚寒的表现。脾胃既伤,病延旷日致中焦虚寒不能消化谷食。又脾运不旺,痰饮谷食阻于下脘,宿食不化不能下导终致尽吐而出。

3.七情忧郁,痰瘀互结

思伤脾,脾伤则气结,气结则津液不能输布,聚而成痰;怒伤肝,肝伤则气郁,气郁则血液不能畅行,积而为瘀,痰瘀互结,阻隔胃气,而引起食入良久反吐而出。

（二）病机

反胃的基本病机是肝失疏泄,气机郁滞,脾不健运致气滞痰瘀阻于胃脘,胃失通降,气逆而上,反胃而出。

1.病机关键在于脾伤

本病病位于胃,本乃脾伤。脾伤指脾主运化水谷精微功能减退,脾运正常饮食水谷无以停聚,反胃者往往畏惧纳谷,精微摄入减少,导致肾精亏、肾气衰、肾阳虚,见下焦火衰。

2.病位在胃,与肝脾肾密切相关

饮食物的受纳与运化无不与肝气疏利息息相关,肝气条达则脾气健旺,脾气升清,胃气降浊。若肝气郁结甚而横逆犯胃,可致脾胃产生脾运失健、胃失和降现象。又脾与胃相连以膜,其性一湿一燥,气机一升一降,功能一运一纳,协调配合共同完成饮食水谷在体内的代谢。肝脾二脏的生理功能正常与否决定着胃腑"传化物而不藏"的生理功能。反胃长久,脾胃失其后天之本,使肾精乏源肾阳虚亏,下焦无火以腐熟水谷,促使病情加剧。

3.当辨其新久及所致之因

治反胃之法,当辨其新久及所致之因,或以酷饮无度,伤于酒湿,或以纵食生冷,败其真阳;或因七情忧郁,竭其中气,总之,无非内伤之甚,致损胃气而然。若寒在上焦,则多为恶心,或泛泛欲吐者,此胃脘之阳虚也。若寒在中焦,则食入不化,每食至中脘,或少顷或半日复出者,此胃中之阳虚也。若寒在下焦,则朝食暮吐,或暮食朝吐,乃火入食入幽门,丙火不能传化,故久而复出,此命门之阳虚也。故凡治此者,必宜以扶助正气,健脾养胃为主。但新病者胃气犹未尽坏,若果饮食未消,则当兼去其滞;若有逆气未调,则当兼解其郁;若病稍久,或素体禀弱之辈,则当专用温补,不可标本杂进,妄行峻利,开导,消食,化痰等剂,以致重伤胃气,必致不起也。

三、诊断与病证鉴别

（一）诊断依据

（1）脘腹胀满,朝食暮吐,暮食朝吐,或一两时而吐,或积至1天1夜,吐出不消化食物。

（2）常伴食欲缺乏、腹胀、嘈杂、泛酸、嗳气等上消化道症状，振摇腹部，可听到辘辘的水声。

（3）多有反复发作病史，发病前多有明显的诱因，如情志不畅、劳累、饮食不当等。

（4）胃镜、上消化道钡餐等理化检查有明确的胃十二指肠疾病，并排除其他引起反胃的疾病。

（二）辅助检查

电子胃镜、上消化道钡餐可做急、慢性胃炎，胃十二指肠溃疡病，幽门水肿、梗阻，胃癌等诊断；肝功能、淀粉酶化验和 B 超、CT、MRI 等检查可与肝、胆、胰疾病作鉴别诊断；血常规、腹部 X 线检查可与肠梗阻等作鉴别诊断；颈椎摄片或 MRI 等检查可与颈椎病作鉴别诊断。

（三）病证鉴别

1.反胃与噎膈

反胃与噎膈皆有"食入及吐"的症状，但噎膈的特征"食噎不下，故反而上出"，反胃则是"朝食暮吐，暮食朝吐，宿谷不化"。

2.反胃与呕吐

反胃与呕吐都有呕吐的症状，但呕吐以"有声有物，吐无定时"为其特征，而反胃以饮食入胃，宿谷不化，经过良久，由胃反出为特征。

四、辨证论治

（一）辨证思路

临证辨治应肝、脾、胃三者结合，以疏肝健脾治其本，通降和胃治其标。做到疏而不伤正气，补而不碍运气，降而不伐胃气。急性反胃多是邪盛，辨治较易。慢性反胃多因正虚，更须详察细辨。用药须轻灵，固护胃气，不悖"慢性病有方有守"之古训。如因肿瘤毒瘀等致病，宜合清热解毒化瘀散结和络之品。

（二）治疗原则

治疗各种因素所致的反胃，总的治则离不开和胃降逆。

（三）分证论治

1.肝胃不和证

症状：反胃发作频繁，逢恼怒或抑郁则复发或加重，伴两胁隐痛，攻窜不定，时有太息，舌淡苔薄，脉弦或弦滑。

病机分析：土虚木贼，肝气横逆犯胃，每致胃失和降，故反胃频作；肝性条达，布两胁，情志不遂，肝气不疏则见两胁隐痛，攻窜不定，时有太息，病情加剧；苔薄白，脉弦或弦滑，为气滞肝旺的征象。

治法：疏肝理气，和胃降逆。

代表方药：柴胡疏肝散合香苏饮。前方疏肝理气，解郁散结适用于肝气郁滞者；后方疏肝解郁，降逆止呕适用于肝胃不和者。方中柴胡疏肝解郁，制香附理气疏肝，陈皮、枳壳理气行滞，苏梗开胸顺气、降逆止呕，芍药、甘草养血柔肝，缓急止痛。

加减：若兼见脾胃气滞，加半夏、黄连、木香，辛开苦降，宽中除胀；若肝郁化火，心烦口苦咽干，加黄连、吴朱萸、焦山栀清泻肝火和胃；若兼腹气不通，大便秘结，加大黄、枳实、厚朴清热通腑；若气滞血瘀，胁肋刺痛，可加延胡索、当归、赤芍行气活血。

2.脾胃虚寒证

症状:食后脘腹胀满,朝食暮吐,暮食朝吐,吐出宿食不化,吐后即觉舒适,神疲乏力,面色少华,舌淡、苔薄,脉细缓无力。若兼见面色㿠白,四肢清冷,舌淡白,脉沉细,为久吐累及肾阳。

病机分析:饮食失调,或过食生冷,损伤脾阳,脾胃虚寒,致脾胃不能消谷,饮食不化,停滞胃中,故食后脘腹胀满,朝食暮吐,暮食朝吐,吐出宿食不化;脾阳不足,脾阳不能实四肢,故神疲乏力;脾阳不运,气血不能上呈,故面色少华;若久病及肾,肾阳不足,不能温养脏腑,则出现面色㿠白,四肢清冷。

治法:温中健脾,和胃降逆。

代表方药:丁蔻理中汤。方中丁香、肉豆蔻温中降逆,干姜温中祛寒,白术健脾燥湿,人参补气益脾,甘草和中补土。诸药合用,具有温中健脾、降逆止呕之功。

加减:若肾阳不足,畏寒肢冷,可加附子、肉桂补火助阳;若兼胃虚气逆,呕吐甚者,加旋覆花、代赭石降逆止呕;兼见吐甚而气阴耗伤者,酌加沙参、麦冬养胃润燥。

3.胃中积热证

症状:食后脘腹胀满,朝食暮吐,暮食朝吐,吐出宿食不化及酸腐稠液,面红,心烦口渴,便秘尿赤,舌干红,苔黄厚腻,脉滑数。

病机分析:邪热壅滞胃府,不降则滞,反升为逆,胃气上逆,故见脘腹胀满,朝食暮吐,暮食朝吐,吐出宿食不化及酸腐稠液;且火性炎上,热灼胃津,故面红、心烦口渴;热伤津亏,肠失濡润,故便秘尿赤;实热积于胃中,故舌干红,苔黄厚腻;热积胃中,阳气有余,故脉滑数。

治法:清胃泄热,降逆止吐。

代表方药:竹茹汤。方中葛根清泻胃火,生津止渴;半夏降逆止呕;竹茹善清胃热,止呕吐;生姜和胃止呕,与半夏、竹茹合用,增其降逆止呕之力。

加减:若兼大便秘结者,加大黄、枳实、厚朴清热通腑;热甚伤阴者,加生地、玄参、石斛滋阴润燥;兼气阴两伤者,可加麦冬、茯苓、玉竹以养阴和胃。

4.痰浊阻胃证

症状:脘腹胀满,食后尤甚,上腹或有积块,朝食暮吐,暮食朝吐,吐出宿食不化,或为痰涎水饮,眩晕,心悸,苔白滑,脉滑数。

病机分析:脾失健运,水湿内停而为痰为饮,痰饮之邪停于中焦则脘腹胀满,食后尤甚;痰浊阻滞胃脘,胃气不和,故见上腹积块,朝食暮吐,暮食朝吐,吐出宿食不化,或痰涎水饮;津液布散失常,脑窍失养则眩晕,痰阻心气则心悸;苔白滑,脉滑数为痰浊内蕴的征象。

治法:涤痰化浊,和胃降逆。

代表方药:导痰汤。方中南星燥湿化痰,祛风散结;枳实下气行痰;半夏燥湿祛痰;橘红消痰顺气;茯苓渗湿,甘草和中。全方共奏燥湿化痰、行气开郁之功。

加减:若口苦口腻,舌苔黄腻,痰郁化热者,加黄连、黄芩清热燥湿,藿香、佩兰芳香化浊;兼见胸脘痞闷者,可加枳壳、瓜蒌宽胸理气化痰。

5.瘀血内结证

症状:脘腹胀满,食后尤甚,上腹有积块,坚硬且推之不移,朝食暮吐,暮食朝吐,吐出宿食不化,或吐血便血,或上腹胀满刺痛拒按,舌质暗红或有瘀点,脉弦涩。

病机分析:瘀血内结于胃,故上腹有积块,坚硬且推之不移;胃口梗阻不畅,故见脘腹胀满,食后尤甚,朝食暮吐,暮食朝吐,吐出宿食不化;瘀血阻络,血溢脉外,可见吐血便血;舌暗红或有瘀点,脉弦涩为血亏瘀结的征象。

治法:活血化瘀,和胃降逆。

代表方药:膈下逐瘀汤。方中川芎、当归、赤芍活血;桃仁、红花、五灵脂化瘀;丹皮清血热;香附、乌药、枳壳、延胡索理气止痛,和胃降逆。

加减:若呕吐甚者,可加旋覆花、代赭石、半夏、竹茹降逆止呕;脘腹有积块者,可加三棱、莪术、鳖甲、夏枯草祛瘀软坚;若呕吐物夹有血丝或血块者,可加三七、仙鹤草等止血凉血之品。

(四)其他疗法

1.单方验方

(1)将麦门冬洗净绞汁1盏、生地煮绞汁100 g,和生姜汁半盏,三样汁一起下到薏苡仁、白米中,煮成稀粥来食用。

(2)新鲜韭汁1匙和牛奶1杯煮沸,口服。

(3)用牛奶6份、韭汁、生姜汁、藕汁、梨汁各1份,混合煮食。

(4)刺猬皮砂炒,研成细末,与高良姜等分,研和成为蜜丸,每次服6 g,1天2次,饭前服。

(5)蒲公英(干品)5~7 g,切细,水煎服。

(6)半夏6 g,生姜6 g,水煎服。

(7)制大黄6 g,甘草12 g,水煎服。

(8)芦根12 g,白茅根12 g,水煎服。

2.常用中成药

附子理中丸,每次1丸,每天2次。

3.针灸疗法

(1)针刺疗法:取脾俞、胃俞、中脘、章门、关元、足三里等穴,针刺可用平补平泻法。

(2)灸法:主穴取脾俞、胃俞、中脘。用艾条温和灸,各灸5~10分钟,每天灸1次,10次为1个疗程。

五、临证参考

(一)辨证与辨病相参

治疗上应注意辨证辨病相结合,辨证时必须注意辨别病情的轻重缓急,病性的寒热虚实,审察阴阳气血,观察整个病程中的证情转化,做到随证化裁。同时采用相应的理化检查以明确疾病诊断,病证结合,进一步判断疾病的特点,既不延误病情,又能有针对性地指导治疗。

(二)注意祛除病因,辨证施治用药

针对胃腑蕴热,当以清热泻火、理气平冲之法。如唐·孙思邈《备急千金要方·胃腑方》云:"治胃反,食即吐,上气方:芦根、茅根,各二两,细切。"寒气凝滞当以温通,如明·皇甫中《明医指掌·翻胃证》云:"下焦有寒者,其脉沉而迟,其症朝食暮吐、暮食朝吐,小便清,大便闭而不通,治法当以通其闭塞,温其寒气。"脾胃气虚当健脾和胃,如清·陈念祖《医学从众录·膈症反胃》云:"食入反出,脾失其消谷之能,胃失其容受之能,宜理中汤温脾,加麦芽以畅达一阳之气,与术补消补同行,土木不害,而脾得尽其所能。"癌毒瘀结当予活血化瘀、消痰散结,如清·张锡纯《医学衷中参西录·论胃病噎嗝治法及反胃治法》载:"于变质化瘀丸中加生水蛭细末八钱。"较早地创制了活血化瘀法治疗反胃。

（三）治血治气，以平为要

胃为多气多血之腑，初病在经，久病入络，气滞血瘀、痰凝为患。应根据病情，或调气以和血，调血以和气，或气血同治。戴原礼曰："翻胃证，血虚者，脉必数而无力。气虚者，脉必缓而无力。气血俱虚者，则口中多出沫，但见沫大出者，必死。有热者脉数而有力，有痰者脉滑数，二者可治。血虚者，四物为主。气虚者，四君子为主。热以解毒为主，痰以二陈为主。"

六、预防调护

（1）少吃多餐，细嚼慢咽，饮食宜清淡流质，避免进食过烫、过冷的食物和辛辣刺激性食品，避免进食不易消化的食物，如坚硬、粗糙、油腻及粗纤维的食品，戒烟酒等。

（2）保持心情舒畅，保持正常的生活作息规律，劳逸结合，可适当参加健身活动。

（陈会娟）

第四节 胃 痛

一、概念

胃痛又称胃脘痛，是以上腹胃脘部疼痛为主症的病证。本病主要涵盖了西医学中的胃十二指肠以上腹痛为主要临床表现的疾病，如急性胃炎、慢性胃炎、消化性溃疡、功能性消化不良、胃食管反流病、胃下垂、胃黏膜脱垂等。因胃癌、肝炎、胆囊炎、胰腺炎、肺炎、心肌梗死等疾病引起的上腹部疼痛不在本病证范围。

二、病因病机

胃痛主要由外邪犯胃、饮食伤胃、情志内伤和脾胃虚弱等因素导致胃气阻滞、胃失通降，不通则痛。

（一）病因

1.外邪犯胃

外感寒、热、湿诸邪，内客于胃，皆可致胃气阻滞，不通则痛。其中尤以寒邪最为多见，寒主收引，致胃脘气血凝滞不通而痛。

2.饮食伤胃

饮食不节，暴饮暴食，饥饱无常，损伤脾胃；或五味过极，辛辣无度，肥甘厚腻，过嗜烟酒，蕴湿生热，伤脾碍胃。两者皆可胃气壅滞，不通则痛。

3.情志内伤

恼怒伤肝，肝失疏泄，横逆犯胃，胃气郁滞，或气郁化火；忧思过度，脾气郁结，损伤胃气，均可引起胃痛。

4.脾胃虚弱

素体脾虚，或后天饮食、劳倦、久病等原因损伤脾胃，脾胃虚弱，气血运化无力，或中阳不足，虚寒内生，胃失温养，或因热病伤阴，或因胃热火郁，灼伤胃阴，或久服香燥之品，耗伤胃阴，胃阴受损，胃失濡润，皆可发为胃痛。

（二）病机

1.病机关键为胃气郁滞，失于和降，不通则痛

胃属六腑之一，属阳土，喜润恶燥，宜通而不宜滞，其气以和降为顺，胃痛初起多由情志郁结，肝气犯胃，气机阻滞而痛；或外感寒邪，寒凝气血，不通而痛；或饮食不节，胃腑失于和降而痛。病程日久，气郁化火，或湿而化热，热灼胃腑而痛；或久病入络，胃腑络脉瘀阻而痛。由于以上各种原因造成胃的气机阻滞，胃失和降，不通则痛，因而产生胃痛。

2.病位在胃，与肝、脾密切相关，可涉及胆、肾

本病病位在胃，与肝、脾相关。脾胃同居中焦，互为表里，共为后天之本。生理上两者纳运互用，升降协调，燥湿相济，阴阳相合，病理上也相互影响，若脾气虚弱，运化失职，可致胃虚气滞而痛；若脾阳不足，寒自内生，可致虚寒胃痛；若脾润不及，胃失濡润，可致阴虚胃痛。肝与胃是木土乘克的关系，若肝气郁滞，势必克脾犯胃，致气机郁滞，胃失通降而痛；肝气久郁，或化火伤阴，或成瘀入络，或伤脾生痰，每使胃痛缠绵难愈。肝失疏泄还可累及胆腑，使胆汁通降失职，逆行入胃，灼伤胃腑。肾为胃之关，脾胃运化腐熟，全赖肾阳之温煦，若肾阳不足，可致脾肾阳虚，中焦虚寒，胃失温养而虚寒胃痛；若肾阴亏虚不能上济于胃，则胃失于濡养而阴虚胃痛。

3.病理性质有虚实寒热之异，且可相互转化、兼夹

胃痛病理性质有虚有实，实者多属不通而痛，可由气滞、寒凝、食积、热郁、湿阻、血瘀引起；虚者多属不荣而痛，如脾胃阳虚或久病阴伤者所致。同时，虚实中又有寒热的不同，如饮食寒凉所致者，属于实寒证；中焦阳虚所致者，属于虚寒证。气郁化火或湿热内侵所致者，属于实热证，阴虚内热者属虚热证。本病主要的病理因素气滞、寒凝、食积、湿阻、热郁、血瘀等，可单一致病，常又可相兼为病，亦可相互转化，出现如气病及血、虚实夹杂等复杂情况。

4.病程有新久之分，在气在血之别

胃痛初起，常由外邪、饮食、情志所致，以气机郁滞为主，病位较浅，多在气分；日久由经入络，气郁血瘀，病位较深，多为气血同病。

5.病延日久，变证衍生

胃痛病延日久，可衍生变证，如胃热炽盛，迫血妄行；或瘀血阻滞，血不循经；或脾气虚弱，不能统血，均可导致胃络受损而发生出血，若出血量大，气随血脱则可发为厥脱。湿郁化热，火热内结，腑气不通，可出现腹痛剧烈拒按，大汗淋漓，四肢厥逆的厥脱危证。胃痛日久，浊痰聚瘀，结于胃脘，阳明失于和降，发为反胃，或酿毒生变，转为胃癌。

三、诊断与病证鉴别

（一）诊断依据

（1）上腹胃脘部近心窝处发生疼痛，有胀痛、刺痛、隐痛、剧痛等不同疼痛性质，可伴有上腹部压痛。

（2）常伴食欲缺乏，腹胀，恶心呕吐，嘈杂，泛酸，嗳气等上消化道症状。

（3）多有反复发作病史，发病前多有明显诱因，如天气变化、情志不畅、劳累、饮食不当等。

（4）胃镜、上消化道钡餐等理化检查有明确的胃十二指肠疾病，并排除其他引起上腹部疼痛的疾病。

（二）辅助检查

电子胃镜、上消化道钡餐，可做急、慢性胃炎，胃十二指肠溃疡病，胃黏膜脱垂等的诊断，并可

与胃癌做鉴别诊断；幽门螺杆菌（Hp）检测、血清胃泌素含量测定、血清壁细胞抗体测定、胃蛋白酶原测定及内因子等检查有利于慢性胃炎的诊断；肝功能、淀粉酶化验和 B 超、CT、MRI 等检查可与肝、胆、胰疾病做鉴别诊断；血常规、腹部 X 线检查可与肠梗阻、肠穿孔等做鉴别诊断；心肌酶谱、肌钙蛋白、心电图检查可与心绞痛、心肌梗死做鉴别诊断。

（三）病证鉴别

1.胃痛与真心痛

真心痛是心经病变所引起的心痛证，相当于西医学的急性冠脉综合征。真心痛多见于中老年人，有时可出现上腹痛，但多有高血压、糖尿病等病史，主要表现起病较急，当胸而痛，且多刺痛，有压榨感，动辄加重，痛引肩背，常伴心悸气短、汗出肢冷，病情危急。其病变部位、疼痛程度与特征、伴随症状及其预后等方面与胃痛有明显区别。

2.胃痛与胁痛

胁痛是以胁部疼痛为主证，可伴发热恶寒、或目黄肤黄，或胸闷太息，极少伴嘈杂泛酸，嗳气吐腐。多相当于西医学的急慢性胆囊炎、胆管炎等胆道系统感染疾病。肝气犯胃之胃痛可有攻痛连胁，但以胃脘部疼痛为主症。

3.胃痛与腹痛

腹痛是以胃脘以下，耻骨毛际以上部位疼痛为主症，多相当于西医学的急、慢性胰腺炎以及外科急腹症（包括肠梗阻、腹膜炎、肠穿孔、宫外孕等），胃痛以上腹胃脘处疼痛为主症。胃处腹中，与肠相连因而在个别特殊病证中，胃痛可以影响及腹，而腹痛亦可牵连于胃，这就要从其疼痛的主要部位和如何起病来加以辨别。

4.胃痛与肠痈

肠痈（急性阑尾炎）病变初起，多表现为突发性胃脘部疼痛，随着病情的变化，很快由胃脘部转移至右下腹部疼痛为主，且痛处拒按，腹皮拘急，右腿屈曲不伸，转侧牵引则疼痛加剧，多可伴有恶寒、发热等症。胃痛患者始终局限于胃脘，一般无发热。

5.胃痛与胃癌

胃癌多以胃痛为主要症状，可伴呕血、黑便、消瘦等。如胃痛日久，反复发作，伴消瘦、呕血、黑便等症者，更需详细询问病史，注意体格检查（包括左锁骨上淋巴结的触诊），同时及时行上消化道钡餐造影和电子胃镜等检查以明确诊断。

四、辨证论治

（一）辨证思路

1.辨虚实

新病体壮，痛势急剧，痛处拒按，固定不移，食后痛甚，脉盛者多属实证，并有气滞、寒凝、食滞、火郁、湿热、血瘀之别。气滞者，痛无定处，时发时止，胃痛且胀，多由情志诱发；寒凝者，曾感受寒邪，或嗜食冷饮，得温则减，喜热饮，脉紧弦；食滞者，多有饮食不节史，可伴嗳腐泛酸，大便秘结；湿阻者，苔厚而腻，脉滑；热郁者，舌红苔黄，口臭泛酸，得热则甚，脉数；血瘀者，病久痛有定处，痛如针刺，入夜尤甚，舌紫暗或有瘀斑，脉涩。久病体虚，痛势和缓，隐隐作痛，痛处喜按，部位不定，饥而痛甚，脉虚者多属虚证，有脾胃气虚、脾胃虚寒、胃阴不足之分。脾胃气虚者，痛势绵绵，多伴有食欲缺乏，纳后脘胀，神疲乏力，舌淡胖有齿印，脉弱；脾胃虚寒者，胃脘疼痛，空腹易作，得食则缓，畏寒怕冷，大便易溏，脉沉细或细弦；胃阴不足者，胃脘隐隐灼痛，饥不欲食，口干咽燥,大便干结,舌红少苔,脉细。此外,服药后的反应也可以作为虚实辨证的依据,如服用黄芪、党参、白术等补益药后,症状缓解者多为虚证,症状加重者多为实证。

2.辨寒热

寒性凝滞收引,寒者多为冷痛,又有虚实不同,实寒多有受寒或饮食寒凉史,疼痛剧烈而拒按,虚寒疼痛多病程较久,隐隐而痛,喜温喜按,伴泛吐清水,遇寒痛甚,得温痛减,饮食喜温,舌苔白滑,脉象弦紧或舌淡苔薄,脉弱等特点,虚寒者容易感受外寒,形成内外俱寒;热者多为灼痛,实证痛势急迫,虚证疼痛隐隐,伴泛酸嘈杂,遇热痛甚,得寒痛减,饮食喜冷,舌红苔黄,脉弦数或舌红有裂纹苔少,脉细弱等特点。

3.辨气血

初病在气,久病在血。初痛、胃痛且胀,痛无定处者在气,在气者有气滞气虚之分。气滞者,多为阵发,与情志相关,胀甚于痛,攻窜不定,嗳气频频,苔薄白,脉弦;气虚者,多为隐痛,空腹痛,饮食减少,大便溏薄,食后腹胀,舌淡,脉弱。久痛入络,形成血瘀证,表现为痛有定处,痛如针刺,呈持续性,入夜尤甚,舌质紫暗或有瘀斑,脉涩。又有出血病史者,常有留瘀和血虚之候,临证应注意鉴别。

4.辨脏腑

胃痛病位主要在胃,但与肝、脾密切相关,可涉及胆、肾,辨证时要注意辨别病变脏腑的不同。如肝郁气滞、肝胃郁热等致病多发病与情志因素有关,痛及两胁,心烦易怒、嗳气频频;脾气虚弱、中阳不振所致胃痛,常伴纳差、便溏,面色少华,舌淡脉弱等脾胃虚寒之征象;口苦、泛酸,食油腻后加重者,多为胆胃不和;肢冷、畏寒,小便清长,腰膝酸软者,多为久病及肾。

5.辨食滞、湿浊、痰饮

食滞、湿浊、痰饮既是胃痛的常见原因,又常发生于胃痛的演变过程中,临证应注意辨别。食滞者多有饮食不节史,因饮食不当而诱发或加重胃痛,伴脘腹胀满,按之不适,厌食,舌苔垢腻;湿困中焦多表现为胃脘疼痛伴胸脘痞闷,口黏、口甜,食欲欠振,大便溏薄,以腻苔为辨证要点;痰饮主要表现为胃中辘辘有声,或泛吐涎沫,或口吐清水,按之胃脘有振水声。

6.辨病势缓急轻重顺逆

凡胃痛起病急骤者,病程较短,多由外邪犯胃,饮食不节,过食生冷,暴饮暴食,饮酒恼怒、情绪激动诱发,致寒伤中阳,食滞不化,肝气郁结,胃失和降,不通而痛。凡胃痛起病缓慢,疼痛渐发,病程较长,多由脾胃虚弱、关系他脏,脏腑功能失调所致。

胃痛经过正确的治疗,病邪祛除,正气未衰,胃痛可很快好转,疼痛持续时间缩短,复发减少,多为顺象。若治疗不能坚持,或延误诊治,或复感新病邪,急性胃痛发展为慢性胃痛,经常复发,间隔时间缩短,胃痛时间可长达数年。胃痛反复发作,久治不愈,或未及时治疗,疼痛加重,出现消瘦、黑便,甚至呕血,病势加重,应及时诊治,谨防恶变可能。

(二)治疗原则

胃痛治疗,以"通"为关键,治则以"和胃止痛"为要,立足于一个"通"字。清·高士宗说:"通之之法,各有不同,调气以和血,调血以和气,通也;上逆者使之下行,中结者,使之旁达,亦通也;虚者使之助通,寒者使之温通……"故治疗不能局限于狭义的通法,应审证求因,辨证施治。邪盛以祛邪为急,正虚以扶正为先,虚实夹杂者,则当祛邪扶正并举。胃寒者,散寒即所谓通;食积者,消食即所谓通;气滞者,理气即所谓通;湿阻者,化湿即所谓通;热郁者,泄热即所谓通;血瘀者,化瘀即所谓通;阴虚者,养阴益胃即所谓通;阳虚者,温运脾阳即所谓通。

（三）分证论治

1.寒邪客胃证

症状：胃痛暴作，恶寒喜暖，得温痛减，遇寒加重，口淡不渴，或喜热饮，舌淡苔薄白，脉弦紧。

病机分析：寒邪客胃或饮食生冷，寒凝胃脘，阳气被遏，气机郁滞，故胃痛暴作；胃无热邪，故不渴；热能盛寒，故喜热饮；弦脉主痛，紧脉主寒。

治法：温胃散寒，行气止痛。

代表方药：香苏散合良附丸加减。前方理气散寒，适用于外感风寒，胃气郁滞；后方温胃散寒，理气止痛，适用于寒邪客胃之胃痛证。香附、苏梗、木香、陈皮、白芷、乌药行气止痛，高良姜、桂枝、干姜温胃散寒。

加减：伴风寒表证者，可加苏叶、藿香、生姜、葱白等疏散风寒；伴胸脘痞闷、纳呆者，可加枳实、鸡内金、法半夏、神曲等消食导滞。

2.饮食伤胃证

症状：胃胀痛拒按，不思饮食，嗳腐吞酸，甚则呕吐不消化食物，其味腐臭，吐后痛减。大便不爽，苔厚腻，脉滑。

病机分析：暴饮暴食，饮食停滞，阻塞胃气，故胀痛；宿食不化，浊气上逆，故嗳腐吞酸，甚则呕吐宿食；食积阻滞，胃失通降，致肠腑传导失司，故便不爽；苔厚腻、脉滑为宿食停滞之象。

治法：消食导滞，和胃止痛。

代表方药：保和丸加减。神曲、山楂、莱菔子消食导滞，茯苓、半夏、陈皮化湿和胃。

加减：米面食滞者，可加谷芽、麦芽以消食化滞；肉食积滞者，重用山楂，可加鸡内金以消食化积；伴脘腹胀甚者，加枳实、木香、青皮、槟榔等行气消滞；胃脘胀痛而便秘者，可合用小承气汤或改用枳实导滞丸以通腑行气；胃痛急剧拒按、伴苔黄腻而便秘者，为食积化热成燥，可合用大承气汤以泄热通腑。

3.肝气犯胃证

症状：胃痛胀闷，攻撑连胁，遇情志不疏则痛作或痛甚，嗳气、矢气则舒，善太息，大便不畅，苔多薄白，脉弦。

病机分析：肝气郁结，横逆犯胃，胃气阻滞，不通则痛；情志怫郁，气郁加重，故痛作或加重；嗳气、矢气则气郁暂得缓解；气滞肠腑传导不利，则大便不畅；善太息，脉弦为肝郁气滞之象。

治法：疏肝理气，和胃止痛。

代表方药：柴胡疏肝散加减。柴胡、白芍、川芎、香附疏肝解郁，陈皮、佛手、枳壳、甘草理气和中。

加减：痛甚者，可加川楝子、延胡索加强理气止痛；胁痛明显者，可加橘络、丝瓜络、郁金以通络止痛；嗳气频频者，可加沉香、刀豆壳、旋覆花以降气；泛酸者，可加乌贼骨、煅瓦楞子中和胃酸。

4.湿热中阻证

症状：胃痛急迫，脘闷灼热，嘈杂泛酸，渴不欲饮，纳呆恶心，口干口臭，小便色黄，大便不畅，舌红苔黄腻，脉滑数。

病机分析：邪热犯胃，故胃痛急迫、灼热；热结湿阻，胃气上逆，故泛酸嘈杂，纳呆恶心；舌红、苔黄、脉数为里热之象，苔腻、脉滑为湿浊阻滞之象。

治法：清热化湿，理气和胃。

代表方药：黄连平胃散加减。黄连、黄芩清热燥湿，苍术、藿香、厚朴、陈皮运脾化湿，茯苓、薏苡仁、泽泻、车前子淡渗利湿。

加减:胃热炽甚者,可加栀子、蒲公英等清泄胃热;气滞腹胀者,可加枳实、木香、佛手等理气消胀;大便不畅者,可加冬瓜子利湿导滞;恶心呕吐者,可加竹茹、旋覆花等和胃降逆;纳呆者,可加神曲、山楂、谷麦芽等消食健胃;泛酸者,可加乌贼骨、浙贝母、煅瓦楞等中和胃酸。

5.瘀血停胃证

症状:痛有定处,如针刺、刀割,痛时持久,食后或入夜尤甚,或见吐血黑便,舌质紫暗,有瘀斑,脉涩。

病机分析:瘀血内阻,胃络壅滞,不通则痛;瘀血有形,故痛有定处、痛时持久;进食则动其瘀,故食后痛甚;血属阴,故夜间瘀血加重;瘀血内阻,血不循经,故见吐血黑便;舌质紫暗,有瘀斑,脉涩为血瘀之象。

治法:化瘀通络,理气和胃。

代表方药:丹参饮合失笑散加减。前方理气化瘀,后方化瘀止痛,两方合用加强活血化瘀作用,适用于胃痛如针刺、痛有定处及久病不愈的患者。丹参、五灵脂、蒲黄活血止痛,檀香、砂仁行气和胃。

加减:痛且胀者,可加陈皮、青皮、木香、枳壳、莪术等行气消胀止痛;伴胁痛者,可加川楝子、延胡索、香附、郁金等疏肝理气、活血止痛;久病正虚者,可加党参、黄芪、太子参、仙鹤草等益气活血;黑便者,可加三七、白及以化瘀止血生肌;若呕血黑便,面色萎黄,四肢不温,舌淡脉弱无力者,可加用黄土汤以温脾摄血。

6.胃阴亏虚证

症状:胃脘隐隐灼痛,饥不欲食,或嘈杂、或脘痞不舒、或干呕呃逆,口干咽燥,消瘦乏力,大便干结,舌红少津,脉细数。

病机分析:阴虚则生内热,虚火消谷则似饥,胃虚不能消磨水谷则不欲食;胃阴不足,胃失濡养,则嘈杂;胃不运,通降失施,故脘痞不舒、或干呕呃逆;津不上承,则口干;津不下行,则便干;舌红少津,脉细数为阴虚火旺之象。

治法:养阴益胃,和中止痛。

代表方药:一贯煎合芍药甘草汤加减。前方养阴益胃,后方缓急止痛,两方合用适用于隐隐作痛、口干咽燥、舌红少津的胃痛。沙参、麦冬、生地、枸杞子养阴益胃,当归养血活血,川楝子、生麦芽疏肝理气,芍药、甘草缓急止痛。

加减:胃脘胀痛者,可加厚朴花、玫瑰花、佛手、绿萼梅、香橼等理气止痛;食后堵闷者,可加鸡内金、谷麦芽以消食健胃;大便干燥者,加瓜蒌仁、火麻仁、郁李仁等润畅通便;阴虚胃热者,可加石斛、知母、黄连等清泻胃火;胃脘灼痛、嘈杂泛酸者,可加煅瓦楞子或配用左金丸以制酸。

7.脾胃虚寒证

症状:胃脘绵绵冷痛,喜温喜按,空腹痛甚,得食痛减,劳累或受凉后发作或加重,时呕清水或夹不消化食物,食少脘痞,口淡不渴,倦怠乏力,手足不温,大便溏薄,舌淡胖,脉沉弱。

病机分析:虚则喜按,寒则喜暖,胃络借饮食之暖,以温通血脉;劳则气耗,受寒则虚寒加重;脾运迟缓,水饮停留,胃虚通降无权,故泛呕清水、宿食;脾阳不达四肢,则手足不温;大便溏薄,舌淡胖,脉沉弱,为中虚有寒,脾阳虚弱之象。

治法:温中健脾,和胃止痛。

代表方药:黄芪建中汤加减。本方温中散寒,和胃止痛,适用于喜温喜按之胃脘隐痛。黄芪、桂枝甘温补中,辛甘化阳;白芍、甘草缓急和营止痛;生姜、大枣温胃和中补虚。

加减:泛吐清水,加干姜、半夏、茯苓、陈皮;泛酸,加左金丸、乌贼骨、煅瓦楞;胃脘冷痛,虚寒较甚,呕吐,肢冷者,可合附子理中汤;无泛吐清水或手足不温者,可改用香砂六君子汤。

(四)其他疗法

1.单方验方

(1)乌贼骨、贝母等份研细末,每次 3 g,用于胃痛泛酸明显者。

(2)香附 6 g、高良姜 3 g,水煎服,用于胃痛寒凝者。

(3)百合 30 g、乌药 10 g,水煎服,用于阴虚胃痛。

(4)蒲公英 15～30 g,水煎服,用于热性胃痛。

(5)红花 3 g,大枣 10 枚,水煎服,用于血瘀胃痛。

(6)桃仁、五灵脂各 15 g,微炒为末,米醋为丸如小豆粒大,每服 15～20 粒,开水送服,孕妇忌服。用于血瘀胃痛。

2.常用中成药

(1)香砂养胃丸。

功用主治:温中和胃。用于不思饮食,胃脘满闷或泛吐酸水。

用法用量:每次 3 g,每天 3 次。

(2)气滞胃痛颗粒。

功用主治:疏肝理气,和胃止痛。用于情志不畅,肝气犯胃所引起的胃痛连胁,嘈杂恶心等症。

用法用量:每次 1～2 包,每天 3 次。

(3)胃苏冲剂。

功用主治:理气消胀,和胃止痛。用于胃脘胀痛。

用法用量:每次 15 g,每天 3 次。

(4)三九胃泰。

功用主治:清热化湿,理气和胃。用于湿热交阻,脾胃不和之胃痛。

用法用量:每次 1～2 袋,每天 3 次。

(5)摩罗丹浓缩丸。

功用主治:和胃降逆,健脾消胀,通络定痛。用于胃痛、胀满、痞闷、纳呆、嗳气、烧心等症。

用法用量:每次 8～16 丸,每天 3 次。

3.针灸疗法

(1)体针:以取足阳明、手厥阴、足太阴经、任脉穴为主。

处方:足三里、梁丘、公孙、内关、中脘。配穴:胃寒者加梁门,胃热者加内庭,肝郁者加期门、太冲,脾胃虚寒者加气海、脾俞,胃阴不足者加三阴交、太溪,血瘀者加血海、膈俞。

操作:毫针刺,实证用泻法,虚证用补法,胃寒及脾胃虚寒宜加灸。

(2)耳针:取胃、肝、脾、神门、交感。毫针刺中等强度刺激,或用王不留行贴压或埋针。

(3)穴位注射:取中脘、脾俞、胃俞、足三里,每次选 2 穴,用黄芪、丹参或当归注射液,每穴注射药液 1 mL,每天 1 次。

4.外治疗法

(1)外敷法:①取肉桂 30 g、丁香 15 g,研为细末,用纱布包扎,外敷中脘穴,每次

10~20 分钟。②取吴茱萸 75 g,用白酒适量拌匀,用绢布包成数包,蒸 20 分钟左右,趁热以药包熨脘腹、脐下、足心,药包冷则更换,每天 2 次,每次 30 分钟,或以疼痛缓解为度。

(2)推拿疗法:以行气止痛为治疗大法,用一指禅推、按、揉、摩、拿、搓、擦等法。

取穴及部位:中脘、天枢、肝俞、脾俞、胃俞、三焦俞、肩中俞、手三里、内关、合谷、足三里、气海、胃脘部、背部、肩及胁部。

操作:①患者仰卧位,医者站于一侧。用轻快的一指禅推法在中脘、天枢、气海施术,每穴 2 分钟,四指摩胃脘部 1~2 分钟,按揉足三里 2 分钟。②患者俯卧位,用一指禅推法自肝俞至三焦俞,往返施术 5~10 遍,再用较重的按揉法在肝俞至三焦俞施术,时间约为 5 分钟。最后施以擦法,以透热为度。③患者坐位,拿肩井或点按肩井,较重力按揉手三里、内关、合谷,搓肩臂和两胁,往返 10~20 遍。

加减:①病邪阻滞。用较重的点按法在大肠俞、八髎施术,时间约为 2 分钟;用擦法在左侧背部施术,以透热为度。②脏腑功能失调。用一指禅推法自天突至中脘施术,重点在膻中,按揉章门、期门,擦肾俞、命门,以透热为度。

五、临证参考

(一)辨证与辨病相参

1.明确诊断,掌握预后

明确诊断是采取正确治疗的前提。胃痛所对应的相关疾病整体预后较好,但萎缩性胃炎、反流性食管炎、胃溃疡等疾病有潜在恶变的可能性,应根据病变的轻重程度,及时复查,明确病情的转归,及时更改治疗方案。慢性胃炎伴重度异型增生患者需及时行内镜或手术治疗;消化性溃疡注意有无合并出血、穿孔、幽门梗阻或癌变者,如出血量大者应以中西医结合治疗为主。

2.判断病情的特点,注意急则治其标,缓则治其本

胃痛治疗上应注意辨证辨病相结合,辨证时必须注意辨别病情的轻重缓急,病性的寒热虚实,审察气血阴阳,观察整个病程中的症情转化,做到随证化裁。同时,采用理化检查以明确疾病诊断,病证结合,进一步判断疾病的特点,既不延误病情,又能针对性地指导治疗。如对于消化性溃疡,考虑到其致病因素主要为胃酸,在辨证施治的基础上可配合使用制酸护膜、生肌愈疡的药物,如白及、乌贼骨、瓦楞子、浙贝母等;对于萎缩性胃炎,应注意濡润柔养,兼以活血通络,切勿刚燥太过;对于胃食管反流病,则应注意泄肝和胃降逆。

同时,治疗应遵循急则治其标,缓则治其本的原则。风寒犯胃、饮食积滞、情志所伤者,病势多急,应急则治标,予温胃散寒、消食导滞、疏肝理气;素体脾虚、久病伤正、气阴两伤者,病势多缓,应缓则治本,予健脾助运、益气扶正、养阴益胃等法。若疼痛剧烈的患者(主要是胃十二指肠溃疡)出现发热、腹肌紧张、腹部压痛、反跳痛等症状体征,应注意胃肠穿孔,应及时转外科治疗。

3.结合胃镜病理特点选用药物

胃镜病理检查为中医辨证施治提供了更客观、更丰富的临床资料,治疗时应不忘结合胃镜病理特点治疗。如伴有 Hp 感染患者,特别是根除失败的患者,在西医标准根除 Hp 治疗方案的基础上,我们可以积极配合中药治疗,一般可采取扶正祛邪的方法,如黄连、黄芩和党参、干姜同用,以提高幽门螺杆菌的根除率;对于慢性萎缩性胃炎伴有肠化或异性增生者,在辨证论治的基础上,注意益气活血,并适当选用生薏苡仁、莪术、白花蛇舌草、半枝莲、仙鹤草等药物,并告知患者注意饮食的调护,避免食用腌制品;伴有食管、胃黏膜糜烂者,在配伍乌贼骨、白及等制酸护膜的

基础上,酌情选用地榆、仙鹤草、炒薏苡仁、参三七等药物。

(二)注意祛除病因,用药以止痛为先

导致胃痛的病因很多,祛除致病因素是缓解疼痛的有效方法,所以在胃痛的辨治过程中要详辨病因,注意祛除病因和止痛为先的有机结合。胃痛的发病一般有诱因可寻,要详细了解以利于审因论治。如寒凝气滞,治当散寒止痛;饮食停滞,治当消食导滞;情志不畅,治当疏和气机;湿邪阻滞,治当化湿和中;中焦郁热,治当清热和中;因虚致痛,治当补虚止痛,注意气虚、阳虚和阴虚之别。又不论病因如何,中焦气机的郁滞,不通则痛,是胃痛的病机关键,故在辨证用药基础上,适当参入理气和胃、缓急止痛之品,如延胡索、炒白芍等,有助于症状的缓解。

(三)脏腑相关,治胃勿忘整体观念

1.治胃宜照顾到胃的体用特征

胃为阳明燥土,体阳而用阴,喜润恶燥,以通为用,宜降则和。胃病日久,病机虚实错杂,或寒热兼夹,治疗时应注意用药刚柔,兼筹并顾,不可过偏一端,注意忌刚用柔、忌柔用刚和刚柔并济的合理运用,从而恢复胃的正常通降功能。如胃阳虚弱,易为寒邪、饮食生冷所伤,当用辛温散寒之品,以恢复胃的和降功能;胃阴不足者,多为久病不复,肝火劫伤胃阴或过用辛燥等,治宜养阴益胃,和中止痛,多以甘凉濡润之品以滋养胃阴,如麦冬、沙参、石斛、玉竹等,使津液复而胃得润降,则胃痛自愈。如为肝火所伤,又当结合酸甘合化,如芍药、甘草等,既能柔肝平木,又可酸甘化阴,一举两得。

2.结合脏腑辨证,注意从他脏论治

(1)肝为起病之源,胃为传病之所:肝与胃是木土乘克的关系,病理上也密切相关,"肝为起病之源,胃为传病之所",肝胃不和是胃痛最常见的证型之一,故从肝论治胃痛最为重要。叶天士提出"醒胃必先制肝""培土必先制木"的用药原则。在具体用药中,又当区分肝气郁滞、肝郁化火、肝阴不足等不同的病理机制,给予疏肝、清肝、泻肝、柔肝和平肝等治疗。如董建华教授提出了疏肝解郁和胃、滋阴疏肝和胃、益气疏肝健脾、抑肝扶脾止痛、疏肝理气化痰、清肝散瘀和胃、疏肝除湿散满、化瘀疏肝和络等方法,可资临证参考。

(2)邪在胆,逆在胃,胆胃相关:胆胃在生理上相互关联,共居中焦,同属六腑,泻而不藏;病理上,可因情志内伤,肝胆失疏,或因饮食不节,损伤脾胃,导致气机不畅,肝胆疏泄失常而致病。《灵枢·四时气》曰:"邪在胆,逆在胃,胆液泄则口苦,胃气逆则呕苦。"多见口苦、泛酸,食油腻后加重者等胆胃同病之象,多见于胆汁反流性胃炎。治疗时注意"通降为顺",以疏肝利胆、和胃降逆为基本大法,配伍柴胡、黄芩之品,或合以温胆汤加减。

(3)脾胃以膜相连,互为表里,为气机升降之枢纽,治疗过程中应注意调理脾胃的升降:在生理上,脾胃同居中焦,脾体阴而用阳,以升为健;胃体阳而用阴,以降为和,两者阴阳相合,升降相因,为气机升降之枢纽。病理情况下,脾胃气机升降失常,脾气不能升清,则胃气不能降浊;胃气失于和降,则脾的运化功能失常,表现为气机不利,不通则痛。治疗时注意调畅中焦气机,恢复脾胃受纳运化之职,以合"治中焦如衡,非平不安"的用药原则,常用的方法有补中益气法、益胃养阴法、辛开苦降法,和胃降逆法,升降相合法(如配伍桔梗、枳壳)等。由于脾胃的升降和肺气的宣肃有关,故用药时亦可适当参入宣调肺气之品,如枇杷叶、杏仁、桔梗等,以助胃气的和降。

(4)肾为胃之关,胃的腐熟功能依赖于肾阳的温煦,久病勿忘补肾:肾为胃之关,脾胃运化腐熟,全赖肾阳之温煦,若肾阳不足,可致脾肾阳虚,中焦虚寒,胃失温养而虚寒胃痛;若肾阴亏虚不能上济于胃,则胃失于濡养而阴虚胃痛。治疗胃痛时注意治肾,适当参以补肾之品。

（四）治血治气，以平为要

胃为多气多血之腑，初病在经，久病入络，气滞血瘀，证见胃痛久发，痛处固定，舌有紫气，脉弦或涩，应根据病情，或调气以和血，调血以和气，或气血同治。然症有轻重，瘀有深浅，治亦当有所区别，活血药有养血活血、活血散瘀、破瘀散结和搜剔通络的不同，应当根据证候的虚实和病情的轻重不同选择应用。

（五）证多兼杂易变，临证宜加详察

临床上多以复合性证候为主，很少见到单一证候者，且可因体质、药物、饮食、天气等多种因素而发生寒热虚实的转化，因此疾病发展过程中多易出现虚实寒热夹杂等证候，治疗应善于抓主症，解决主要矛盾，因虚致实者当以补虚为主，佐以祛邪，因实致虚者当以祛邪为主，佐以补虚。注重"观其脉症，知犯何逆，随证治之"。

六、预防调护

（1）注意在气候变化的季节里及时添加衣被，保持室内温暖、空气流通，防止受寒。

（2）1 日 3 餐定时定量，细嚼慢咽，可少吃多餐，平常尽量不吃零食，避免进食过烫、过冷的食物和辛辣刺激性食品，避免进食不易消化的食物，如坚硬、粗糙、油腻及粗纤维的食品，戒烟酒等。

（3）慎用对胃黏膜有损伤的药物，如阿司匹林、水杨酸类、保泰松、吲哚美辛、激素、碘胺、红霉素、四环素、利血平等。

（4）保持心情舒畅，保持正常的生活作息规律，避免劳累过度。

（陈会娟）

第九章

肾系常见病证

第一节 水　肿

水肿是体内水液潴留,泛滥肌肤,表现以头面、眼睑、四肢、腹背,甚至全身水肿为特征的一类病证。

本病在《内经》中称为"水",并根据不同症状分为"风水""石水""涌水"。《灵枢·水胀》对其症状作了详细的描述,如"水始起也,目窠上微肿,如新卧起之状,其颈脉动,时咳,阴股间寒,足胫肿,腹乃大,其水已成矣。以手按其腹,随手而起,如裹水之状,此其候也。"

至于其病因病机,《素问·水热穴论》指出:"勇而劳甚,则肾汗出,肾汗出逢于风,内不得入于脏腑,外不得越于皮肤,客于玄府,行于皮里,传为胕肿"。"故其本在肾,其末在肺。"《素问·至真要大论》又指出:"诸湿肿满,皆属于脾"。可见在《内经》时代,对水肿病的发病已认识到与肺、脾、肾有关。

对于水肿的治疗,《素问·汤液醪醴论》提出"平治于权衡,去菀陈莝……开鬼门,洁净府"的治疗原则,这一原则,一直沿用至今。

汉代张仲景对水肿的分类较《内经》更为详细,在《金匮要略·水气病脉证并治》以表里上下为纲,分为风水、皮水、正水、石水、黄汗五种类型。该书又根据五脏发病的机制及证候将水肿分为心水、肝水、肺水、脾水、肾水。在治疗上又提出了发汗、利尿两大原则:"诸有水者,腰以下肿,当利小便,腰以上肿,当发汗乃愈。"

唐代孙思邈对于水肿的认识续有阐发,在《备急千金要方·水肿》中首次提出了水肿必须忌盐,并指出水肿有五不治。

唐代以后,对水肿的分类、论治继有发展。宋代严用和将水肿分为阴水、阳水两大类。《济生方·水肿门》说:"阴水为病,脉来沉迟,色多青白,不烦不渴,小便涩少而清,大腹多泄……阳水为病,脉来沉数,色多黄赤,或烦或渴,小便赤涩,大便多闭。"这一分类法,区分了虚实两类不同性质的水肿,为其后水肿病的临床辨证奠定了基础。对于水肿的治疗,严用和又倡导温脾暖肾之法,在前人汗、利、攻的基础上开创了补法。此后,《仁斋直指方·虚肿方论》创用活血利水法治疗瘀血水肿。

明代李梴《医学入门·水肿》提出疮毒致水肿的病因学说,对水肿的认识日趋成熟。

水肿是多种疾病的一个症状,包括西医学中肾性水肿、心性水肿、肝性水肿、营养不良性水肿、功能性水肿、内分泌失调引起的水肿等。本节论及的水肿主要以肾性水肿为主,包括急慢性肾小球肾炎、肾病综合征、继发性肾小球疾病等。肝性水肿,是以腹水为主证,属于鼓胀范畴。其他水肿的辨治,可以参照本节内容。

一、病因病机

水肿一证,其病因有风邪袭表、疮毒内犯、外感水湿、饮食不节及禀赋不足、久病劳倦,形成本病的机制为肺失通调,脾失转输,肾失开阖,三焦气化不利。

(一)病因

1.风邪袭表

风为六淫之首,每夹寒夹热,风寒或风热之邪,侵袭肺卫,肺失通调,风水相搏,发为水肿。此即《景岳全书·肿胀》篇所言:"凡外感毒风,邪留肌肤,则亦能忽然水肿。"

2.疮毒内犯

肌肤患痈疡疮毒,火热内攻,损伤肺脾,致津液气化失常,发为水肿。《济生方·水肿》云:"年少血热生疮,变为水,肿满,烦渴,小便少,此为热肿。"正是指这种病因而言。

3.外感水湿

久居湿地,冒雨涉水,湿衣裹身时间过久,水湿内侵,困遏脾阳,脾胃失其升清降浊之能,水无所制,发为水肿。正如《医宗金鉴·水气病脉证》曰:"皮水,外无表证,内有水湿也。"

4.饮食不节

过食肥甘,嗜食辛辣,久则湿热中阻,损伤脾胃;或因生活饥馑,营养不足,脾气失养,以致脾运不健,脾失转输,水湿壅滞,发为水肿。如《景岳全书·水肿》篇所言:"大人小儿素无脾虚泄泻等证,而忽而通身水肿,或小便不利者,多以饮食失节,或湿热所致。"

5.禀赋不足、久病劳倦

先天禀赋薄弱,肾气亏虚,膀胱开合不利,气化失常,水泛肌肤,发为水肿。或因劳倦过度,纵欲无节,生育过多,久病产后,损伤脾肾,水湿输布失常,溢于肌肤,发为水肿。

(二)病机

水不自行,赖气以动,水肿一证,是全身气化功能障碍的一种表现。

具体而言,水肿发病的基本病理变化为肺失通调,脾失转输,肾失开阖,三焦气化不利。其病位在肺、脾、肾,而关键在肾。病理因素为风邪、水湿、疮毒、瘀血。肺主一身之气,有主治节、通调水道、下输膀胱的作用。

风邪犯肺,肺气失于宣畅,不能通调水道,风水相搏,发为水肿。脾主运化,有布散水精的功能。外感水湿,脾阳被困,或饮食劳倦等损及脾气,造成脾失转输,水湿内停,乃成水肿。肾主水,水液的输化有赖于肾阳的蒸化、开阖作用。久病劳欲,损及肾脏,则肾失蒸化,开阖不利,水液泛滥肌肤,则为水肿。诚如《景岳全书·肿胀》篇指出:"凡水肿等证,乃肺、脾、肾三脏相干之病。盖水为至阴,故其本在肾;水化于气,故其标在肺;水惟畏土,故其制在脾。今肺虚则气不化精而化水,脾虚则土不制水而反克,肾虚则水无所主而妄行。"

由于致病因素及体质的差异,水肿的病理性质有阴水、阳水之分,并可相互转换或夹杂。阳水属实,多由外感风邪、疮毒、水湿而成,病位在肺、脾。阴水属虚或虚实夹杂,多由饮食劳倦、禀赋不足、久病体虚所致,病位在脾、肾。阳水迁延不愈,反复发作,正气渐衰,脾肾阳虚,或因失治、误治,损伤脾肾,阳水可转为阴水。反之,阴水复感外邪,或饮食不节,使肿势加剧,呈现阳水的证候,而成本虚标实之证。其次,水肿各证之间亦互有联系。阳水的风水相搏之证,若风去湿留,可转化为水湿浸渍证。

水湿浸渍证由于体质差异,湿有寒化、热化之不同。湿从寒化,寒湿伤及脾阳,则变为脾阳不振之证,甚者脾虚及肾,又可成为肾阳虚衰之证。湿从热化,可转为湿热壅盛之证。湿热伤阴,则可表现为肝肾阴虚之证。此外,肾阳虚衰,阳损及阴,又可导致阴阳两虚之证。最后,水肿各证,日久不退,水邪壅阻经隧,络脉不利,瘀阻水停,则水肿每多迁延不愈。

水肿转归,一般而言,阳水易消,阴水难治。阳水患者如属初发年少,体质尚好,脏气未损,治疗及时,则病可向愈。此外,因生活饥馑、饮食不足所致水肿,在饮食条件改善后,水肿也可望治愈。若先天禀赋不足,或它病久病,或得病之后拖延失治,导致正气大亏,肺、脾、肾三脏功能严重受损,后期还可影响到心、肝,则难向愈。若水邪壅盛或阴水日久,脾肾衰微,水气上犯,则可出现水邪凌心犯肺之重证。若病变后期,肾阳衰败,气化不行,浊毒内闭,是由水肿发展为关格。若肺失通调,脾失健运,肾失开阖,致膀胱气化无权,可见小便点滴或闭塞不通,则是水肿转为癃闭。若阳损及阴,造成肝肾阴虚,肝阳上亢,则可兼见眩晕之证。

二、诊查要点

(一)诊断要点

(1)水肿先从眼睑或下肢开始,继及四肢全身。

(2)轻者仅眼睑或足胫水肿,重者全身皆肿;甚则腹大胀满,气喘不能平卧;更严重者可见尿闭或尿少,恶心呕吐,口有秽味,鼻衄牙宣,头痛,抽搐,神昏谵语等危象。

(3)可有乳蛾、心悸、疮毒、紫癜以及久病体虚病史。

(二)病证鉴别

1.水肿与鼓胀

二病均可见肢体水肿,腹部膨隆。

鼓胀的主证是单腹胀大,面色苍黄,腹壁青筋暴露,四肢多不肿,反见瘦削,后期或可伴见轻度肢体水肿。而水肿则头面或下肢先肿,继及全身,面色㿠白,腹壁亦无青筋暴露。鼓胀是由于肝、脾、肾功能失调,导致气滞、血瘀、水湿聚于腹中。水肿乃肺、脾、肾三脏气化失调,而导致水液泛滥肌肤。

2.水肿阳水和阴水

水肿可分为阳水与阴水。

阳水病因多为风邪、疮毒、水湿。发病较急,每成于数天之间,肿多由面目开始,自上而下,继及全身,肿处皮肤绷急光亮,按之凹陷即起,兼有寒热等表证,属表、属实,一般病程较短,《金匮要略》之风水、皮水多属此类。

阴水病因多为饮食劳倦,先天或后天因素所致的脏腑亏损。发病缓慢,肿多由足踝开始,自下而上,继及全身,肿处皮肤松弛,按之凹陷不易恢复,甚则按之如泥,属里、属虚或虚实夹杂,病程较长,《金匮要略》之正水、石水多属此类。

(三)相关检查

(1)水肿患者一般可先检查血常规、尿常规、肾功能、肝功能(包括血浆蛋白)、心电图、肝肾B超。

（2）如怀疑心源性水肿可再查心脏超声、胸片，明确心功能级别。

（3）肾性水肿可再查 24 小时尿蛋白总量、蛋白电泳、血脂、补体 C_3、C_4、免疫球蛋白、抗核抗体、双链 DNA 抗体、SM 抗体、T_3、T_4、FT_3、FT_4。

（4）肾穿刺活检有助于明确病理类型，鉴别原发性或继发性肾脏疾病。

三、辨证要点

水肿病证首先须辨阳水、阴水，区分其病理属性。

阳水属实，由风、湿、热、毒诸邪导致水气的潴留；阴水多属本虚标实，因脾肾虚弱，而致气不化水，久则可见瘀阻水停。

其次应辨病变之脏腑，在肺、脾、肾、心之差异。最后，对于虚实夹杂，多脏共病者，应仔细辨清本虚标实之主次。

四、治疗

发汗、利尿、泻下逐水为治疗水肿的三条基本原则，具体应用视阴阳虚实不同而异。

阳水以祛邪为主，应予发汗、利水或攻逐，同时配合清热解毒、理气化湿等法；阴水当以扶正为主，健脾温肾，同时配以利水、养阴、活血、祛瘀等法。对于虚实夹杂者，则当兼顾，或先攻后补，或攻补兼施。

（一）阳水

1.风水相搏证

证候：眼睑水肿，继则四肢及全身皆肿，来势迅速，多有恶寒，发热，肢节酸楚，小便不利等症。偏于风热者，伴咽喉红肿疼痛，舌质红，脉浮滑数。偏于风寒者，兼恶寒，咳喘，舌苔薄白，脉浮滑或浮紧。

证机概要：风邪袭表，肺气闭塞，通调失职，风遏水阻。

治法：疏风清热，宣肺行水。

代表方：越婢加术汤加减。本方有宣肺清热、祛风利水之功效，主治风水夹热之水肿证。

常用药：麻黄、杏仁、防风、浮萍疏风宣肺；白术、茯苓、泽泻、车前子淡渗利水；石膏、桑白皮、黄芩清热宣肺。

风寒偏盛，去石膏，加苏叶、桂枝、防风祛风散寒；若风热偏盛，可加连翘、桔梗、板蓝根、鲜芦根，以清热利咽，解毒散结；若咳喘较甚，可加杏仁、前胡，以降气定喘；如见汗出恶风，卫阳已虚，则用防己黄芪汤加减，以益气行水；若表证渐解，身重而水肿不退者，可按水湿浸渍证论治。

2.湿毒浸淫证

证候：眼睑水肿，延及全身，皮肤光亮，尿少色赤，身发疮痍，甚则溃烂，恶风发热，舌质红，苔薄黄，脉浮数或滑数。

证机概要：疮毒内归脾肺，三焦气化不利，水湿内停。

治法：宣肺解毒，利湿消肿。

代表方：麻黄连翘赤小豆汤合五味消毒饮加减。前方宣肺利尿，治风水在表之水肿；后方清解热毒，治疮毒内归之水肿。二方合用共起宣肺利水，清热解毒之功，主治痈疡疮毒或乳蛾红肿而诱发的水肿。

常用药：麻黄、杏仁、桑白皮、赤小豆宣肺利水；银花、野菊花、蒲公英、紫花地丁、紫背天葵清热解毒。

脓毒甚者,当重用蒲公英、紫花地丁清热解毒;湿盛糜烂者,加苦参、土茯苓;风盛者,加白鲜皮、地肤子;血热而红肿,加丹皮、赤芍;大便不通,加大黄、芒硝;症见尿痛、尿血,乃湿热之邪下注膀胱,伤及血络,可酌加凉血止血之品,如石韦、大蓟、荠菜花等。

3.水湿浸渍证

证候:全身水肿,下肢明显,按之没指,小便短少,身体困重,胸闷,纳呆,泛恶,苔白腻,脉沉缓,起病缓慢,病程较长。

证机概要:水湿内侵,脾气受困,脾阳不振。

治法:运脾化湿,通阳利水。

代表方:五皮饮合胃苓汤加减。前方理气化湿利水;后方通阳利水,燥湿运脾。两方合用共起运脾化湿,通阳利水之功,主治水湿困遏脾阳,阳气尚未虚损,阳不化湿所致的水肿。

常用药:桑白皮、陈皮、大腹皮、茯苓皮、生姜皮化湿行水;苍术、厚朴、陈皮、草果燥湿健脾;桂枝、白术、茯苓、猪苓、泽泻温阳化气行水。

外感风邪,肿甚而喘者,可加麻黄、杏仁宣肺平喘;面肿,胸满,不得卧,加苏子、葶苈子降气行水;若湿困中焦,脘腹胀满者,可加川椒目、大腹皮、干姜温脾化湿。

4.湿热壅盛证

证候:遍体水肿,皮肤绷急光亮,胸脘痞闷,烦热口渴,小便短赤,或大便干结,舌红,苔黄腻,脉沉数或濡数。

证机概要:湿热内盛,三焦壅滞,气滞水停。

治法:分利湿热。

代表方:疏凿饮子加减。本方功用泻下逐水,疏风发表,主治水湿壅盛,表里俱病的阳水实证。

常用药:羌活、秦艽、防风、大腹皮、茯苓皮、生姜皮疏风解表,发汗消肿,使在表之水从汗而疏解;猪苓、茯苓、泽泻、木通、椒目、赤小豆、黄柏清热利尿消肿;商陆、槟榔、生大黄通便逐水消肿。

腹满不减,大便不通者,可合己椒苈黄丸,以助攻泻之力,使水从大便而泄;若肿势严重,兼见喘促不得平卧者,加葶苈子、桑白皮泻肺利水;若湿热久羁,亦可化燥伤阴,症见口燥咽干,可加白茅根、芦根,不宜过用苦温燥湿、攻逐伤阴之品。

(二)阴水

1.脾阳虚衰证

证候:身肿日久,腰以下为甚,按之凹陷不易恢复,脘腹胀闷,纳减便溏,面色不华,神疲乏力,四肢倦怠,小便短少,舌质淡,苔白腻或白滑,脉沉缓或沉弱。

证机概要:脾阳不振,运化无权,土不制水。

治法:健脾温阳利水。

代表方:实脾饮加减。本方功效健运脾阳,以利水湿,适用于脾阳不足伴有湿困脾胃的水肿。

常用药:干姜、附子、草果、桂枝温阳散寒利水;白术、茯苓、炙甘草、生姜、大枣健脾补气;茯苓、泽泻、车前子、木瓜利水消肿;木香、厚朴、大腹皮理气行水。

气虚甚,症见气短声弱者,可加人参、黄芪以健脾益气;若小便短少,可加桂枝、泽泻,以助膀胱气化而行水。

又有水肿一证,由于长期饮食失调,脾胃虚弱,精微不化,而见遍体水肿,面色萎黄,晨起头面较甚,动则下肢肿胀,能食而疲倦乏力,大便如常或溏,小便反多,舌苔薄腻,脉软弱,与上述水肿不同。此由脾气虚弱,气失舒展,不能运化水湿所致。治宜益气健脾,行气化湿,不宜分利伤气,可用参苓白术散加减。水肿甚,大便溏薄,可加黄芪、桂枝益气通阳,或加补骨脂、附子温肾助阳。并适当注意营养,可用黄豆、花生佐餐,作为辅助治疗,多可调治而愈。

2.肾阳衰微证

证候:水肿反复消长不已,面浮身肿,腰以下甚,按之凹陷不起,尿量减少或反多,腰酸冷痛,四肢厥冷,怯寒神疲,面色㿠白,甚者心悸胸闷,喘促难卧,腹大胀满,舌质淡胖,苔白,脉沉细或沉迟无力。

证机概要:脾肾阳虚,水寒内聚。

治法:温肾助阳,化气行水。

代表方:济生肾气丸合真武汤加减。济生肾气丸温补肾阳,真武汤温阳利水,二方合用适用于肾阳虚损,水气不化而致的水肿。

常用药:附子、肉桂、巴戟肉、淫羊藿温补肾阳;白术、茯苓、泽泻、车前子通利小便;牛膝引药下行。

小便清长量多,去泽泻、车前子,加菟丝子,补骨脂以温固下元。若症见面部水肿为主,表情淡漠,动作迟缓,形寒肢冷,治以温补肾阳为主,方用右归丸加减。病至后期,因肾阳久衰,阳损及阴,可导致肾阴亏虚,出现肾阴虚为主的病证,如水肿反复发作,精神疲惫,腰酸遗精,口渴干燥,五心烦热,舌红,脉细弱等。治当滋补肾阴为主,兼利水湿,但养阴不宜过于滋腻,以防伤害阳气,反助水邪。方用左归丸加泽泻、茯苓、冬葵子等。肾虚肝旺,头昏头痛,心慌腿软,肢腘者,加鳖甲、牡蛎、杜仲、桑寄生、野菊花、夏枯草。如病程缠绵,反复不愈,正气日衰,复感外邪,证见发热恶寒,肿势增剧,小便短少,此为虚实夹杂,本虚标实之证,治当急则治标,先从风水论治,但应顾及正气虚衰一面,不可过用解表药,以越婢汤为主,酌加党参、菟丝子等补气温肾之药,扶正与祛邪并用。

3.瘀水互结证

证候:水肿延久不退,肿势轻重不一,四肢或全身水肿,以下肢为主,皮肤瘀斑,腰部刺痛,或伴血尿,舌紫暗,苔白,脉沉细涩。

证机概要:水停湿阻,气滞血瘀,三焦气化不利。

治法:活血祛瘀,化气行水。

代表方:桃红四物汤合五苓散加减。前方活血化瘀,后方通阳行水,适用于水肿兼夹瘀血者或水肿久病之患者。

常用药:当归、赤芍、川芎、丹参养血活血;益母草、红花、凌霄花、路路通、桃仁活血通络;桂枝、附子通阳化气;茯苓、泽泻、车前子利水消肿。

全身肿甚,气喘烦闷,小便不利,此为血瘀水盛,肺气上逆,可加葶苈子、川椒目、泽兰以逐瘀泻肺;如见腰膝酸软,神疲乏力,乃为脾肾亏虚之象,可合用济生肾气丸以温补脾肾,利水肿;对气、阳虚者,可配黄芪、附子益气温阳以助化瘀行水之功。

对于久病水肿者,虽无明显瘀阻之象,临床上亦常合用益母草、泽兰、桃仁、红花等药,以加强利尿消肿的效果。

五、预防调护

(1)避免风邪外袭,患者应注意保暖;感冒流行季节,外出戴口罩,避免去公共场所;居室宜通风;平时应避免冒雨涉水,或湿衣久穿不脱,以免湿邪外侵。

(2)注意调摄饮食。肿势重者应予无盐饮食,轻者予低盐饮食(每天食盐量3~4 g),若因营养障碍而致水肿者,不必过于忌盐,饮食应富含蛋白质,清淡易消化。

(3)劳逸结合,调畅情志。树立战胜疾病的信心。

(4)水肿患者长服肾上腺糖皮质激素者,皮肤容易生痤疮,应避免抓搔肌肤,以免皮肤感染。

(5)对长期卧床者,皮肤外涂滑石粉,经常保持干燥,并定时翻身,以免褥疮发生,加重水肿的病情。

(6)每天记录水液的出入量。若每天尿量少于500 mL时,要警惕癃闭的发生。

此外,患者应坚持治疗,定期随访。

(徐立娜)

第二节 尿 浊

尿浊是指小便混浊,白如泔浆,尿时无疼痛感为主证,其中尿出白如泔水者称白浊,而色赤者称赤浊。

尿浊主要见于现代医学的乳糜尿,另外也有少数结核、肿瘤等。

《素问·至真要大论》曰:"诸转反戾,水液浑浊,皆属于热"。水液混浊包括尿液混浊。《中藏经》将小便混浊归入淋证门中,说:"小便数而色白如泔"。称为冷淋,与此相反,"小便涩而赤色如血"称为热淋。《诸病源候论》列出《虚劳小便白浊候》,所以说巢元方首先列出白浊病名。

至元代《世医得效方》将本病称溺浊,且列出"心浊""脾浊""肾浊"等类型和病名,而朱丹溪更加明显地称为"赤白浊",明代戴思恭著《证治要诀》,认为尿浊有赤白之别,而精浊也有赤白之别。

明代张介宾《景岳全书》对本病有详细的论述,在论证时将尿浊称之为"溺白",而清代《证治汇补》又将本病称之为"便浊"。尿浊的产生,初起多由湿热,《医学正传·便浊遗精》说:"夫便浊之证,因脾胃之湿热下流,渗入膀胱,故使便溲或白或赤而浑浊不清也"。尿浊日久,可导致心、脾、肾受伤,《证治汇补·便浊》说:"又有思虑伤心者,房欲伤肾者,脾虚下陷者"。可根据虚实的不同,选用通利和补益等法。

一、病因病机

(一)多食肥甘

酿生湿热,湿热久蕴而成浊邪,浊气下流渗入膀胱而尿浑浊。湿浊化热损及血络而成赤浊。或酗酒嗜肥,抑郁暴怒,致使肝胆湿热内生,湿热流注下焦,浊气渗入膀胱,故而小便黄赤混浊。

(二)脾虚下陷

脾虚下陷是浊证中的虚证,故反复发作,尤在疲劳时易复发。脾虚不能统摄精微故尿浊如泔水;脾虚不运则精微渗入膀胱故尿中油珠,光彩不定。病情加重则脾不统血,尿浊与血混面流出成赤浊。或因过食肥甘生冷之物,滞而不化等原因,皆令湿浊停聚,不得消散,凝而为痰,痰浊内蕴下注,致使清浊不泌,产生尿浊。

(三)思虑于遂,或劳欲过度,或淋病过用通利,损及心肾气阴

使虚火甚于上,肾水亏于下,心肾不交,水火失济。《丹溪心法》曰:"人之五脏六腑,俱各有精,然肾为藏精之府,而听命于心,贵乎水火升降,精气内持。若调摄失宜,思虚不节,嗜欲过度,水火不交,精元失守,由是而为赤白浊之患"。

(四)劳倦淫欲过度,或久病不复,耗伤精气,致使肾阳衰微

命门火衰,犹釜底之无薪,气化不行,开合不利,膀胱虚冷,精气下流,故溺下白浊如凝脂。肾为水脏,内寓相火,肾阴亏损,阴不涵阳则相火亢盛,水道不清,故尿下黄浊。

二、诊断要点

尿浊的诊断依据如下。

(1)以尿道流出混浊尿液为主要特征,一般无排尿频急或尿道涩痛症状。

(2)临床上遇有白色混浊尿液、豆浆或牛奶样尿液或有乳糜血尿患者,应注意作尿液乳糜试验(又称乙醚试验,即在尿液中加入乙醚便可澄清)以明确乳糜尿及乳糜血尿的诊断。

少数乳糜尿可因结核、肿瘤、胸腹部创伤或手术、原发性淋巴管疾病(包括先天性畸形)所致,偶见于妊娠、肾盂肾炎、棘球蚴病、疟疾等。多由剧烈运动或进食脂肪餐等诱发,可结合病史和相关的实验室检查。

三、类证鉴别

(一)尿浊与膏淋

二者均有小便混浊,其鉴别点在于尿痛与不痛,小便混浊而痛者为膏淋,小便混浊而不痛者为尿浊。清代叶桂《临证指南医案》说:"大凡痛则为淋,不痛为浊"。

(二)尿浊与精浊

清代何梦瑶《医碥》说:"有精浊,有便浊,精浊出自精窍,与便浊之出于溺窍者大异。"尿浊为尿出如米泔,有浑浊沉淀,尿涩不痛,或尿初尚清,旋即澄如白蜡。若热盛伤阴,血络受损,血从下溢,尿中可夹血丝、血块,其病变出自溺窍。精浊是指尿道口经常流出米泔样如糊状浊物,而小便并不混浊,且常伴有茎中灼热疼痛、尿频、尿急、尿痛等,或伴有会阴部重坠样疼痛,甚则可见腰骶部或尾骶部疼痛,其病变部位在精窍。

四、辨证论治

(一)辨证要点

1.审病性

首先区分赤浊、白浊。白浊以小便混浊,色白如泔浆为主证,赤浊以小便混浊夹血为主证。《丹溪心法》说:"赤者湿热伤血分,白者湿热伤气分。"此言尿浊属于实证。《医学证传》说:"血虚热甚者,则为赤浊……气虚而热微者,则为白浊。"此言尿浊之属于虚证。

2.察虚实

本病初起以湿热为多,属实证;病久则脾肾亏虚。

（二）治疗原则

本病初起湿热为多，治宜清热利湿，病久则脾肾虚弱，治宜补益脾肾，固摄下元。但补益之剂中亦可佐以清利，清利之剂中，又可兼以补益，必须做到清利而不伤阴，补益而不涩滞。

（三）分证论治

1.湿浊下注

证候：突然小便浑浊，或白如米泔，或如泥浆或色赤，或停放后小便胶黏浑浊，胸闷不适，纳谷不馨，小便量较多无涩痛，舌苔腻或黄腻，脉濡数。

治法：清化湿浊。

方药：程氏萆薢分清饮化裁：萆薢、石菖蒲、黄柏各10 g，茯苓、白术、车前子各15 g，莲子心12 g，丹参6 g。若热重于湿，加栀子12 g，滑石10 g，车前草15 g。

若湿重于热，加苍术、厚朴各10 g，半夏、陈皮各12 g；湿浊下注表现为赤浊，拟清心火，导小肠火，主方用导赤散合四物二陈汤加滑石、小蓟等。尿赤如血，心烦易怒，舌质红，脉细数，提示湿火较甚，以四物汤加黄柏、知母、椿根皮、青黛。

2.肝胆湿热

证候：小溲热赤浑浊，目赤肿疼，口苦心烦，常伴有阴肿、阴痒、阴湿，胸胁苦满，恶心呕吐，耳鸣耳聋，舌苔黄腻，脉象弦或滑数。

治法：清利肝胆湿热。

方药：龙胆泻肝汤加减：龙胆草、黄芩各10 g，柴胡6 g，生地、当归、栀子各12 g，车前子、泽泻各10 g，甘草3 g。

湿热较重者，加萆薢、海金沙各10 g，白茅根15 g；阴痒阴肿者，加地肤子、白鲜皮各15 g；尿混浊夹赤，加丹皮6 g，仙鹤草15 g，藕节10 g。

3.脾虚下陷

证候：尿浊如米泔，如泥浆，如胶黏，如败絮或尿中杂有油脂，光彩不定。本症已反复发作或使用渗利之品病情反而加剧，尤在多食油腻，辛辣刺激食物及疲劳之后容易诱发。严重者发为尿赤浑浊如油珠。伴发小腹坠胀，尿意不畅，面色无华，神疲乏力，苔薄或舌质淡，脉缓。

治法：益气升清化浊。

方药：补中益气汤合苍术难名散加减：黄芪、党参、龙骨、白术各15 g，茯苓10 g，苍术、柴胡、陈皮各6 g，升麻、甘草各3 g，制川乌、补骨脂、茴香各10 g，龙骨15 g。

兼有湿热，加黄柏、萆薢各12 g，尿浊夹血者，酌加小蓟、藕节、旱莲草各15 g；心脾两虚也可出现赤浊，责之于脾不统血，拟归脾汤加熟地、阿胶（又名黑归脾）各10 g施治。

4.心虚内热

证候：小便赤浊，心中悸烦，多梦少寐，惊惕不安，健忘梦遗，夜卧盗汗，或心中嘈杂似饥，舌赤碎痛，或口舌生疮，脉细数。

治法：养心清热。

方药：清心莲子饮加减：石莲肉、黄芩各10 g，麦冬、地骨皮12 g。车前子、茯苓、人参、黄芪各15 g，甘草3 g。

阴虚火旺较重者，加知母、黄柏、生地各12 g；尿赤浊明显者，加仙鹤草、紫花地丁、白茅根各15 g。

5.肾虚不固

证候:尿浊色白反复发作,日久不愈,形寒肢冷,腰脊酸软,下肢软弱,精神委顿,舌质淡,苔白,脉沉细。或尿浊色赤,反复发作,日久不愈,心烦口渴,夜寐不安,手足心发热,甚则盗汗,舌质红、舌苔少,脉细数。

治法:益肾固涩。

方药:大补元煎加味:杜仲、熟地、怀山药、山萸肉、枸杞子各15 g,当归12 g,人参、郁金、菖蒲、草薢各10 g,甘草5 g。

肾虚不固是尿浊的虚证,病程较长久,肾气不足势必发展为脾肾阳虚和心肾阴虚两个常见类型。

脾肾阳虚为主,常见白浊,可选无比山药丸合草薢分清饮(草薢、益智仁、石菖蒲、乌药)。心肾阴虚可表现为白浊,更常见赤白浊,可选坎离既济丸,见赤浊加小蓟饮子。

五、其他疗法

(一)单方验方

1.射干汤

射干15 g,水煎,每天1剂,加入白糖适量,分3次,饭后服。清热利湿。治疗尿浊(乳糜尿)。

2.飞廉莲子汤

飞廉45 g,石莲子30 g,山药15 g。三味共煎以代茶饮,每天1剂,以30天为1个疗程。本方清热利湿、健脾导浊,适用于膀胱湿热所致尿浊。

3.冬葵草薢散

冬葵子150 g,草薢120 g,白糖80 g。将前两味药焙干为末,后加入白糖拌匀装瓶备用。每天早晚各服1次,每次3~5 g,温开水送服。本方清热利湿,适用于治疗血丝虫尿浊(乳糜尿)患者。

4.苦参消浊汤

苦参30 g,熟地、山萸肉各15 g,怀山药、草薢、车前子各20 g,石菖蒲、乌药、益智仁、炮山甲各10 g。水煎服,每天1剂。本方益肾养精,清利湿热。主治尿浊、膏淋。

5.乳糜血尿汤

续断、当归、川牛膝各10 g,淡秋石、丹参、杜仲、生蒲黄(包煎)各15 g,益母草、黄芪、土茯苓、仙鹤草各30 g。水煎服,每天1剂。本方固肾益气,活血化瘀,主治乳糜血尿。

(二)药膳疗法

1.大黄蛋

锦纹大黄研细末2 g,以鸡蛋1个,破顶入药,搅匀,蒸熟,空腹时食之,连服3天。主治赤白浊淋。

2.荞麦鸡蛋

荞麦炒焦为末,鸡子白和为丸,梧子大,每天3次,每次9 g。本方又名"济生丹"。主治男子白浊。

3.白糯丸

糯米500 g,白芷、石菖蒲各50 g,牡蛎100 g。研末,糯米粉和丸,木馒头煎汤吞服,每天3次,每次9 g。主治小便膏脂。

4.韭菜子

韭菜子每天生吞 10～20 粒,盐汤下。主治梦遗溺白。

(徐立娜)

第三节 阳　痿

阳痿是指性交时阴茎不能勃起,或勃起不能维持,以致不能完成性交全过程的一种病证。多由于虚损、惊恐或湿热等原因致使宗筋失养而弛纵,引起阴茎萎弱不起,临房举而不坚。古代又称"阴痿""筋痿""阴器不用""不起"等。明代《慎斋遗二悟》始见阳痿病名,此后该病名逐渐被后世医家所沿用。勃起障碍亦是阳痿的同义词。

现存最早的中医文献《马王堆医书》,已对阳痿有了初步的认识。竹简《十问》认为生殖器官"与身俱生而先身死"的原因为"其使甚多,而无宽礼"。竹简《天下至道谈》指出性功能早衰的原因是"卒而暴用,不待其壮,不忍两热,是故亟伤"。这是对阳痿最早的病因学认识。帛书《养生方》和竹简《天下至道谈》认为勃起"不大""不坚""不热"的病机为肌(肤)、筋、气三者不至,而正常须"三至乃入"。这是对阳痿病机的最早论述。

阳痿一病,《内经》称为"阴痿"(《灵枢·邪气脏腑病形》)、"阴器不用"(《灵枢·经筋》),或"宗筋弛纵"(《素问·痿论篇》)。《内经》把阳痿的成因,归之于"气大衰而不起不用"(《素问·五常政大论篇》)、"热则筋弛纵不收,阴痿不用"(《灵枢·经筋》),认识到虚衰和邪热均可引起本病。《内经》认识到阳痿的发病与肝关系密切,为后世医家从肝论治阳痿提供了理论依据。其肾气理论,对补肾法治疗阳痿理论的形成有一定影响。

隋唐诸家多从劳伤、肾虚立论。如《诸病源候论·虚劳阴痿候》说:"劳伤于肾,肾虚不能荣于阴器,故萎弱也。"孙思邈特别注重男子的阳气,认为阳气在男子性功能活动中,起着至关重要的作用,指出:"男子者,众阳所归,常居于燥,阳气游动,强力施泄,则成虚损损伤之病。"其治阳痿,多从温肾壮阳入手,并注重固护阴精,在其所列的约30首治阳痿方中,如五补丸、肾气丸、天雄丸、石硫黄散等,均以补肾壮阳药为主。《外台秘要·虚劳阴痿候》说:"病源肾开窍于阴,若劳伤于肾,肾虚不能荣于阴气,故痿弱也";"五劳七伤阴痿,十年阳不起,皆繇少小房多损阳。"认识到阳痿是虚劳的一种病机反应,起于房劳伤肾,肾中精气亏损,阳气不足所致。故《外台秘要》在治疗上多选用菟丝子、蛇床子、肉苁蓉、续断、巴戟天等温肾壮阳、填精补髓之品。

宋明诸家对阳痿的理法方药大有发挥。《济生方·虚损》说:"五劳七伤,真阳衰惫……阳事不举。"进一步确认阳痿是虚劳所致。张景岳认为"肾者主水,受五脏六腑之精而藏之",倡"阳非有余,真阴不足"论,提出"壮水之主,以制阳光;益火之源,以消阴翳",在"六味""八味"启发下,创"阴中求阳""阳中求阴"之左归、右归,以峻补肾阴肾阳治疗阳痿,提出"凡男子阳痿不起,多由命门火衰,精气清冷……但火衰者,十居七八,而火盛者,仅有之耳"的著名论断。然而,亦有医家从肾虚论治阳痿之外另立法门,王纶在《明医杂著》中指出:"男子阳痿不起,古方多云命门火衰,精气虚冷,固有之矣。然亦有郁火甚而致痿者。"并主张肝经湿热和肝经燥热分别用龙胆泻肝汤和六味地黄丸治疗。

清代医家对阳痿的研究各有补充。《杂病源流犀烛·前阴后阴源流》指出:"又有精出非法,或就忍房事,有伤宗筋……又有失志之人抑郁伤肝,肝木不能疏达,亦致阴痿不起。"《类证治裁·阳痿》提出"先天精弱者"也可引起阳痿的观点。这些论述表明对阳痿成因的认识,越来越深入。《辨证录》主张阳痿应治心,创制"心包火大动"之莲心清火汤,治"君火先衰,不能自主"之起阴汤,治"心火抑郁而不开"之宣志汤、启阳娱心丹,治"心包火衰"之救阳汤,善用莲子、远志、柏子仁、石菖蒲、酸枣仁、茯神等治疗阳痿。《临证指南医案》将阳痿分为6种证候,并分列治法,少壮及中年患此,色欲伤及肝肾,用峻补真元、兼血肉温润之品缓调之;恐惧伤肾,治宜固肾,稍佐升阳;思虑烦劳而成者,心脾肾兼治;郁损生阳者,必从胆治;湿热为患者,治用苦味坚阴,淡渗去湿,湿去热清而病退;阳明虚宗筋纵者,通补阳明。韩善征《阳痿论》重视辨证,以虚实论阳痿,反对滥用燥烈温补,指出:"独怪世之医家,一遇阳痿,不问虚实内外,概与温补燥热。若系阳虚,幸而偶中,遂自以为切病;凡遇阴虚及他因者,皆施此法,每用阴茎反见强硬,流精不止,而为强中者;且有坐受温热之酷烈,而精枯液涸以死者。"说明古代医家已经认识到不问病机,但求温肾壮阳之危害。至此,阳痿的理法方药已具有相当丰富的内容。

西医学的功能性勃起功能障碍,血管、神经、内分泌等因素引起的器质性勃起功能障碍和某些慢性疾病表现有阳痿症状者,可参考本篇内容进行辨证施治。

一、病因病机

阳痿乃宗筋失养而弛纵。有由于恣情纵欲,耗伤真元,命门火衰,宗筋失于温煦而致;有因先天禀弱或后天食少,禀赋不足而引起;有由于忧思气结,伤及肝脾,精微失布,宗筋失养而引起;有因湿热侵袭,或内蕴湿热,循肝经下注宗筋,宗筋弛纵而引起;还有因瘀血阻塞阳道而致者。上述种种原因均可导致阳痿,其病机各有特点。

(一)命门火衰

多由房劳过度,或少年误犯手淫,以致精气虚损,命门火衰引起阳事不举。《诸病源候论·虚劳阴痿候》说:"劳伤于肾,肾虚不能荣于阴器,故萎弱也。"

(二)抑郁伤肝

情志不遂,所愿不得,或悲伤过度,郁郁寡欢,致肝气郁结;暴怒气逆,肝疏泄太过,均可致肝失条达,气血不畅,宗筋失充,致阳痿不举。《素问·痿论篇》曰:"思想无穷,所愿不得,意淫于外,入房太甚,宗筋弛纵,发为筋痿,乃为白淫。"《杂病源流犀烛·前阴后阴源流》曰:"又有失志之人,抑郁伤肝,肝木不能舒达,亦致阴痿不起。"

(三)湿热下注

水道失畅,水湿留滞经络,郁久变生湿热;过食肥甘,嗜酒过度,亦可变生湿热,浸淫肝经,下注宗筋,而致阳痿。《灵枢·经筋》曰:"伤于热则筋弛纵不收,阴痿不用。"《临证指南医案·阳痿》曰:"更有湿热为患者,宗筋弛纵而不坚。"《类证治裁》曰:"亦有湿热下注,宗筋弛纵而致阳痿者。"郭诚勋《证治针经》曰:"湿热为患,宗筋必弛纵而不坚举。"

(四)阳明受损

思虑忧郁,损伤心脾,则病及阳明、冲脉。且脾胃为水谷之海,生化之源,脾胃虚必致气血不足,宗筋失养,而导致阳痿。《素问·痿论篇》曰:"阳明者,五脏六腑之海,主润宗筋。"《景岳全书·阳痿》曰:"凡思虑焦劳忧郁太过者,多致阳痿,盖阳明总宗筋之会……若以忧思太过,抑损心脾则病及阳明冲脉,宗筋为精血之孔道,阳明实宗筋之化源,阳明衰则宗筋不振……气血亏而阳道斯不振矣。"

（五）血脉瘀滞

无论何种病因形成的瘀血，均可导致阳痿，因瘀血阻于络脉，宗筋失养，难以充盈，致阴器不用。《证治概要》曰："阴茎以筋为体，宗筋亦赖气煦血濡，而后自强劲有力。"清代韩善征《阳痿论》曰："盖跌仆则血妄行，每有瘀滞精窍，真阳之气难达阴茎，势遂不举。"

二、诊断与鉴别诊断

（一）诊断

凡男子阴茎痿弱不起，临房不举，或举而不坚，不能完成性事者，均可诊断为阳痿。

（二）鉴别诊断

1.老年生理性阳痿

此为正常的生理现象，应与病理性阳痿相鉴别。

2.勃起不坚

通常是指在性交时，射精之前阴茎勃起不坚硬，但可完成性交过程。往往因性交勃起不坚硬求诊，与阳痿患者之阴茎不能纳入阴道或性交过程中因勃起不坚硬、勃起难以维持以致不能完成性交过程不同。

三、辨证

（一）辨证要点

1.辨别有火无火

阳痿而兼见面色㿠白、畏寒肢冷、舌淡苔白、脉沉细者，是为无火；阳痿而兼见烦躁易怒、小便黄赤、苔黄腻、脉濡数或弦数者，是为有火。其中辨证的依据，以脉象、舌苔为主。

2.分清虚实

由于恣情纵欲、思虑、抑郁、惊恐所伤者，多为脾肾亏虚，命门火衰，属于虚证；由于肝郁化火，湿热下注，瘀血阻络致宗筋弛纵者，属于实证。青壮年多实证，老年人多虚证。

3.明辨病位

因病因涉及的部位不同，阳痿的病位亦不同。因郁、怒等情志所伤者，病位在肝；湿热外袭者，病位多在肝经；内蕴湿热者，往往先犯脾，后侮肝；房室劳伤、命门火衰者，则病在肾。临床上有时单一脏腑发病，亦可累及多个脏腑经络。

此外，阳痿尚有虚寒和虚热证者。阳痿虚寒证，多表现为命门火衰，临床可兼见腰膝酸冷、肢体畏寒、夜尿频作、小便清长、舌质淡、脉沉细迟。阳痿虚热证，多表现为肾阴亏损、阴虚火旺，临床可兼见五心烦热、潮热盗汗、舌质红、舌苔薄黄或剥脱、脉象细数。

（二）证候

1.命门火衰

症状：阳事不举，精薄清冷，头晕耳鸣，面色㿠白，精神委靡，腰膝酸软，畏寒肢冷。舌淡苔白，脉沉细。

病机分析：恣情纵欲，斫丧太过，精气亏虚，命门火衰，故见阳事不举，精薄清冷；肾精亏耗，髓海空虚，故见头晕耳鸣，五脏之精气不能上荣于面，故见面色㿠白；腰为肾之府，精气亏乏，故见腰膝酸软；精神委靡、畏寒肢冷、舌淡苔白、脉沉细，均为命门火衰之象。

2.抑郁伤肝

症状:阳痿伴见胸胁胀满,或窜痛,善太息,情志抑郁,咽部如物梗阻。舌淡少苔,脉弦。

病机分析:肝主宗筋,肝气抑郁可致阳痿;肝主疏泄,疏泄不及则为肝气郁结,情志抑郁不畅;肝为刚脏,其性躁烈,肝气郁结,气机紊乱则胸胁窜痛或胀满;气机不畅,阻于咽部则为梅核气;脉弦为肝气郁结的表现。阳痿之肝气郁结证患者,往往平素多疑善虑,性情懦弱,难以抵制外界之情志刺激。

3.湿热下注

症状:阴茎痿软,阴囊潮湿、臊臭,下肢酸困,小便黄赤。苔黄腻,脉濡数。

病机分析:湿热下注,宗筋弛纵,故见阴茎痿软;湿阻下焦,故见阴囊潮湿、下肢酸困;热蕴于内,故见小便黄赤、阴囊臊臭;苔黄腻、脉濡数,均为湿热内阻之征。

4.阳明受损

症状:阳事不举,面色欠华,纳少腹胀,少气懒言。舌淡苔白,脉缓弱。

病机分析:阳明主胃,胃为水谷之海,主化营卫而润宗筋,饮食劳倦或思虑过度伤及脾胃,气血生化受损,宗筋失润,故"阳道外衰";脾主运化,运化失职则纳少、腹胀,饭后尤甚;脾虚精微无以敷布,则面色萎黄或㿠白;舌淡苔白、脉缓弱,均为脾胃气虚之征象。

5.血脉瘀滞

症状:阳痿不举,面色黧黑,阴茎色泽紫暗发凉或睾丸刺痛。舌紫暗或有瘀斑,舌下静脉怒张,脉涩。

病机分析:跌打损伤,或强力入房,久病伤络,气血运行不畅,瘀血阻滞阴茎脉络,不能充盈宗筋,宗筋失其润养而难振;经络不通,瘀血阻于睾丸,则阳痿伴见睾丸刺痛;舌质紫暗或有瘀斑、瘀点、脉涩是瘀血阻络典型的征象。

四、治疗

(一)治疗原则

阳痿属虚者宜补,属实者宜泻,有火者宜清,无火者宜温。命门火衰者,阳气既虚,真阴多损,且肾恶燥,故温补之法,忌纯用刚热燥涩之剂,宜血肉温润之品。肝气郁结者,应以疏达肝气为主。湿热下注者,治用苦味坚阴,淡渗祛湿,即《内经》所谓"肾欲坚,急食苦以坚之"的原则。瘀血阻络者,以活血通络为治。

阳痿单纯由命门火衰所致者,临床上并不多见。若阳痿他证误用温肾壮火治疗,则可导致复杂的变证。如肝气郁结误用壮阳,则可肝郁化火,抑或徒伤肝肾之阴;肝经湿热误用壮阳,犹如火上加炭,使肝木焦萎;瘀血阻络误用壮阳,则伤津耗血,血液黏稠,血行更加不畅,反加重阳痿,临床尤应注意。

(二)治法方药

1.命门火衰

治法:温补下元。

方药:可选用右归丸、赞育丹、扶命生火丹、壮火丹等。诸方中既有温肾壮阳的药物,如鹿角胶、菟丝子、淫羊藿、肉苁蓉、韭子、蛇床子、杜仲、附子、肉桂、仙茅、巴戟天、鹿茸、补骨脂等,又配伍养血滋阴的药物,如熟地、当归、枸杞子、山茱萸、五味子等,以达到阴阳相济的目的,所谓"阳得阴助而生化无穷"。若火不甚衰,只因气血薄弱者,治宜左归丸、全鹿丸、火土既济丹等。

2.抑郁伤肝

治法:疏肝解郁。

方药:逍遥散合四逆散加白蒺藜、紫梢花、川楝子、醋延胡索。方中柴胡、枳实、薄荷疏肝解郁;当归、白芍柔肝养阴,炙甘草缓肝之急;白蒺藜入肝经,通阳气;紫梢花入肝经,专治阳痿;川楝子、醋延胡索一入气分,一入血分,可疏肝解郁止痛。诸药合用,共奏疏肝理气治疗阳痿之功。

3.湿热下注

治法:清化湿热。

方药:龙胆泻肝汤加减。方中龙胆草、黄芩、栀子清肝泻火,柴胡疏肝达郁,木通、车前、泽泻清利湿热;当归、生地养阴、活血、凉血,与清热泻火药物配伍,泻中有补,使泻火之药不致苦燥伤阴。若症见梦中举阳,举则遗精,寐则盗汗,五心烦热,腰酸膝软,舌红少津,脉弦细数,为肝肾阴伤,虚火妄动,治宜滋阴降火,方用知柏地黄丸合大补阴丸加减。若症见阴囊潮湿,阳事不举,腰膝沉重,或腰冷而重,尿清便溏,舌苔白腻,脉濡缓,为阴湿伤阳,治用九仙灵应散外洗。

4.阳明受损

治法:补气、健脾、和胃。

方药:九香长春饮加减。方中九香虫为君药,健脾益胃,善治阳痿;露蜂房、人参健脾益气起痿;黄芪、白术、茯苓、泽泻运脾治湿,为臣药;山药、白芍药补脾益阴,防诸药之过,为佐药;桂枝醒脾通络,引药直达病所,炙甘草健脾和胃,调和诸药,为使药。诸药配伍,共奏治疗中焦气虚之阳痿的功效。

5.血脉瘀滞

治法:活血化瘀通络。

方药:蜈蚣达络汤加减。方中蜈蚣为君药,通瘀达络,走窜之力最强;川芎、丹参、赤芍、水蛭、九香虫、白僵蚕为臣药,助蜈蚣达络之力;柴胡理气、黄芪补气、紫梢花理气壮阳,共为佐药;牛膝引药下行为使药。诸药配伍,共奏理气活血、通瘀达络以治阳痿之效。亦可用血府逐瘀汤加水蛭、地龙、路路通。方中水蛭、地龙、路路通活血入络脉;当归、牛膝、红花、桃仁、赤芍、川芎养血活血化瘀;生地滋阴,柴胡疏肝理气;枳壳、桔梗、甘草宣利肺气,通利血脉。统观全方,共奏益气、和血、通络之功效。

(三)其他治法

1.单方验方

抗痿灵:蜈蚣 18 g,当归、白芍、甘草各 60 g,共研细末,分成 40 包,每服半包至 1 包,早晚各1 次,空腹白酒或黄酒送服。15 天为 1 个疗程。

2.针灸

针灸对本病有较好的疗效,可以同时配合应用。常用的穴位有关元、中极、命门、三阴交等。

五、转归及预后

阳痿属功能性病变者,经过适宜的治疗后,大多数可以治愈或改善,预后良好。器质性阳痿的预后差异较大。

内分泌性阳痿,一旦确认系某种疾病所致(除先天性因素外),经相应治疗,其原发病改善后,阳痿也会得到纠正。血管性阳痿采用保守治疗,原发病得到妥善治疗后,预后会更好一些。药物性阳痿,在找出某种药物所致之后,根据病情程度,停药或换药后,性能力通常会迅速恢复起来。

六、预防和护理

(一)舒情怀

青壮年阳痿多与精神情志有密切关系,因此,立志向,舒情怀,防郁怒,是预防阳痿的重要一环。情绪要开朗,清心寡欲,注意生活调摄,加强锻炼,以增强体质,提高抗病能力。

(二)调饮食

要饮食有节,起居有常,不可以酒为浆,过食肥甘。以免湿热内生,酿成此患。

(三)节房劳

性生活是人类生活的一部分,不可无,亦不可过。切勿恣情纵欲,或手淫过度。在感到情绪不快、身体不适或性能力下降时,应暂时避免性的刺激,停止性生活一段时间,以保证性中枢和性器官得以调节和休息。

(四)积极治疗原发疾病

积极治疗可能引致阳痿的各种疾病。避免服用可能引起阳痿的药物。与此同时,配合妻子良好的精神护理,女方要体贴、谅解男方,帮助男方树立战胜疾病的勇气。

(何丽换)

第四节 遗 尿

遗尿是指在睡眠中小便自遗,醒后方知的疾病。也称尿床。临床上,以儿童为多见,成年男女也可以有此疾病。有些成年人因不好意思就诊,故常常使病情拖延很长时间,造成治疗上十分困难。

现代医学认为,遗传、熟睡或做梦、精神因素、尿路病变、下尿路梗阻及不稳定性膀胱等均可引起遗尿。

《素问·宣明五气论》说:"膀胱不利为癃,不约为遗溺"。又《咳论》说:"膀胱咳状,咳而遗溺"。《灵枢·本输》说:"虚则遗溺,遗溺则补之"。遗溺与遗尿同。

遗尿一词最早见于《伤寒论》。在"辨阳明病脉证并治"中说:"三阳合病,腹满身重,难以转侧,口不仁,面垢,谵语遗尿"。又"辨太阳病脉证并治"中说:"若被下者,小便不利,直视失溲"。这种与高热昏迷联系在一起的"遗尿""失溲",主要是指外感热病危重阶段出现的尿失禁,实际上是属于广义之遗尿。

狭义之遗尿也称尿床。最早见于隋代巢元方《诸病源候论·尿床候》,且巢氏有指出:"夫人有于睡眠不觉尿出者,是其禀质阴气偏盛,阳气便虚也"。唐代孙思邈《千金要方》把遗尿、遗溺、小便失禁、尿床并列为名。至《仁斋直指附遗方论》提出了遗尿和尿床的不同概念,认为:"出而不禁为之遗尿;睡里自出,谓之尿床"。此处遗尿实际上就是指小便不禁。

明代张介宾所称之遗溺亦是广义的。《景岳全书·遗溺》说:"遗溺一症,有自遗者,以睡中而遗失也;有不禁者,以气门不固而频数不能禁也;又有气脱于上,则下焦不约而遗失不知者"。又如清代何梦瑶《医碥·遗尿小便不禁》说:"不知而出为遗;知而不能忍为不禁,比小便数为甚,故另为一类"。从内涵分析,"不知而出为遗"还包括睡熟中遗溺和昏迷中遗溺。

近代才把昏迷中的遗溺归入尿失禁,而遗尿只是指睡熟中的遗溺,即本篇所讨论之内容。

一、病因病机

根据历代医家所述,遗尿的病因病机可以归纳以下几个方面:①心肾虚热,心气亏损,或者心肾不交,每致传送失度,水液无制,而为遗尿。②肝肾积热,肾督经脉虚衰,失于固摄,肝气失于疏泄,无以调节尿道之开启,则为遗尿。③湿热蕴结于里,下注膀胱,膀胱失约,亦可导致遗尿。

遗尿的病因病机与五脏虚损关系密切。肺虚不能化气,脾虚中气下陷,心虚小肠传送失度,肝失疏泄而开启失常,最终使肾虚不能温化水液而尿出不知。

二、诊断要点

遗尿的诊断依据。

(1)三岁以上儿童,或成年人,在睡眠中小便自遗,或者有梦自遗,醒后方知。

(2)凡属功能性遗尿,中医有较好的疗效,但若经 1 个月左右的治疗,效果不显著者,应转西医进一步查明原因,以排除器质性病变。

三、类证鉴别

遗尿须与下列病证作鉴别。

(一)小便不禁

此为在平时清醒状态下,小便不随意流出。而一旦咳嗽较剧,直立过久,行走过多,心急,大笑,高声,惊吓时尿自出。大多数见于妇女及老年人。在昏迷时小便自遗亦属小便不禁,与睡熟中的小便尿床是容易鉴别的。

(二)膀胱咳

在咳嗽剧烈时,小便自遗,而咳嗽痊愈后,小便自遗亦见消失。

四、辨证论治

(一)辨证要点

1.辨病程之长短

遗尿多见于儿童。随着年龄的增长,肾气渐充而自愈。乃至成年尚未愈者,这与体质素弱或与大病以后气血亏损有关。因此,病程之长短常能反映病情的一定变化。

如幼年病程短者,显系幼稚气阳未充。发病至年少者则为生长发育不够健全,理宜积极调理。而病程长于成年者,则为身体衰弱,气阳不能固守,当应积极治疗。所以,本病病程长者,病情多较重。

2.辨寒热虚实

遗尿以五脏虚亏见多,故常表现出阳衰寒象,如形体怯冷,小便清长,腰脊酸软而感寒冷,肢末不温,或者见有大便稀溏,舌质淡,苔白,脉象沉细无力。而心肾不交则表现热象,如阴虚潮热,心烦,口咽干燥,手心足心烦热,小便短黄,舌质红,苔少或光,脉象细数。因湿热下注而表现热象,口苦口干,心烦呕恶,胸腹胀满,舌苔黄腻,脉象濡滑而数。病程中也可出现虚实互见,寒热错杂,应注意详辨施治。

（二）治疗原则

遗尿的治疗,虚则以补,热则以清为原则。当然须佐以固涩之品。但补益固涩,又以无实邪,湿热清为前提,有时清中固涩,常常互用,可见用药配伍得当是十分重要的。

（三）分证论治

1.肾督虚损

证候:神疲怯寒,小便自遗,头晕眼花,腰膝酸痛,脊背酸楚,两足无力,舌淡苔白,脉细无力。

治法:补肾填精。

方药:菟丝子煎合缩泉丸加减:菟丝子、补骨脂各15 g,小茴香、桑螵蛸、覆盆子各10 g,益智仁、当归、乌药、山药各10 g。

若少腹不温,乏力恶寒,加制附片、肉桂各6 g;若脘腹作胀、纳食减少,加神曲、砂仁各10 g。

2.心肾虚热

证候:夜寐遗尿,精神不振,形体消瘦,寐不安宁,心烦而溲数淋沥,舌苔薄,舌尖有红刺,脉沉细而数。

治法:补心肾,清虚热。

方药:桑螵蛸散:人参、茯神、远志各15 g,菖蒲12 g,龟甲、桑螵蛸、龙骨各30 g。

若心肾不交,而夜寐不安者,可加交泰丸;若肾阴虚,而相火偏亢,加滋水清肝饮,另加益智仁、山药各10 g,五味子6 g。

3.湿热下注

证候:夜寐遗尿,小便频数,淋沥短涩,且有灼热感,舌偏红,苔薄腻,脉细滑而数。

治法:清利湿热。

方药:八正散加减:瞿麦、萹蓄、车前子各10 g,大黄6 g,山栀、滑石各12 g,生草梢5 g,灯芯草、山药、桑螵蛸、菟丝子各15 g。

若湿热较盛,加白茅根、石韦各15 g;若湿热伤阴,加知母、黄柏、麦冬各10 g。

五、其他疗法

（一）单方验方

（1）蜂房焙干研末,每服3～5 g,加白糖少许,开水冲服,每天2次。

（2）白薇散:白薇、白蔹、白芍各30 g。以上各药捣细末为散,每于食前以粥饮调下6 g。主要适用于湿热内盛或下注于膀胱之遗尿。

（3）秘元丹:白龙骨90 g,诃子10个去核,缩砂仁30 g去皮。上药为末,糯米粥丸梧桐子大,每服50 g,空心盐酒下。适用于内虚里寒的遗尿。

（4）遗尿汤:桑螵蛸、黄芪、龙骨各15 g,肉桂6 g,水煎服,每天1剂,分两次服。功效补肾固肾。主治肾气不足、下元虚冷、膀胱失约所致遗尿。

（5）固本止遗汤:党参、白术、菟丝子、枸杞子、当归各6 g,黄芪、山药、五味子、覆盆子各9 g,肉桂2 g,小茴香3 g。上药用于清水泡20分钟,再用文火煎30分钟,每剂煎2次。以上为10岁小儿用量,年龄小于10岁者酌减,大于10岁者酌增,每天1剂,将煎好的药液混匀,早晚各服1次。功效益气健脾,温肾止遗。主治小儿及成人遗尿。

（二）食疗

（1）鸡肠散:黄雄鸡肠4具,切碎,净洗,炙令黄熟;肉苁蓉、苦参、赤石脂、白石脂、黄连各150

g,捣罗同研匀细为散,每次服 6 g,酒调,食前服,白天服 2 次,睡前服 1 次。适用于肾气不固,而心火偏盛之遗尿。

(2)猪肚 1 具,莲子 150 g,同煮至稀烂,食用。主要适用于脾气不足之遗尿。

(3)洋参猪腰:西洋参、龙眼干各 15 g,猪腰 1 对。以上 3 样蒸熟食用。治疗小儿遗尿。

(4)龙骨鸡蛋:生龙骨 30 g,鸡蛋若干。将生龙骨加水适量煎煮,取汤煮荷包鸡蛋。3 岁以下每次 1 个,3 岁以上每次 2 个,每晚服 1 次。第 2 次煎龙骨时,可加入第 1 次煮后之龙骨汤煎,如此逐日加入,连用3～6 天。功效镇心安神,收敛固涩。治疗小儿遗尿。

(5)复方猪脬汤:鲜猪脬 2 个,茯苓、桂圆肉各 30 g。将猪脬反复清洗干净,后 2 味药共研末,每取药末 30 g 装入猪脬内,置于碗上,上蒸笼蒸 2～3 小时。睡前将猪脬同药一起吃尽,第 2 天晚上再吃 1 次。功效健脾固肾。主治遗尿症。

(三)外治法

1.脐疗法

丁香、肉桂各 3 g。将两者研细,与米饭适量共捣成泥,作成小饼,每晚敷于肚脐上。功效补火助阳。治疗遗尿。

2.针灸疗法

针刺气海、太渊、足三里、三阴交,用补法,并配合艾灸,每天 1 次,适用于脾肺气虚所致遗尿。

3.穴位埋线疗法

在百会穴行常规消毒,埋入 000～001 号羊肠线 2 mm,30 天 1 次,1～2 次即可。

(徐立娜)

第五节　遗　　精

遗精是指不因性交而精液自行泄出,甚至频繁遗泄的病证。有梦而遗者,名为梦遗;无梦而遗,甚至清醒时精自滑出者,名为滑精,是遗精的两种轻重不同的证候。此外中医又有失精、精时自下、漏精、溢精、精漏、梦泄精、梦失精、梦泄、精滑等名称。

一、历史沿革

遗精之病早在《内经》中就有记载。如《灵枢·本神》有"恐惧而不解则伤精,精伤则骨酸痿厥,精时自下"之语,可见当时已认识到,惊恐等情志因素可致精液滑泄。汉代张仲景《金匮要略·血痹虚劳病脉证治》曰:"夫失精家,少腹弦急,阴头寒,目眩发落,脉极虚芤迟,为清谷、亡血、失精。脉得诸芤动微紧,男子失精……桂枝龙骨牡蛎汤主之。"文中指出了遗精得之于阴阳失调的证候及治疗方药,较《内经》更为全面。

隋代巢元方《诸病源候论·虚劳病诸候》明确提出遗精是由于肾气亏虚所致。如"虚劳失精候"说:"肾气虚损,不能藏精,故精漏失。""虚劳梦泄精候"又说:"肾虚,为邪所乘,邪客于阴则梦交接。肾藏精,今肾虚不能制精,因梦感动而泄也。"巢氏治疗多以补肾固精为主,为后世遗精多属肾虚的理论奠定了基础。

唐宋时期治疗遗精的方药已比较丰富。《备急千金要方·卷十九》载有治遗精方 14 首;《外台秘要·中卷十六》收录治虚劳失精方5首,虚劳梦泄精方10首;《普济本事方·卷三·膀胱疝气小肠精漏》载有治遗精方4首,该书正式提出遗精和梦遗的名称,其论述病因较为详细。如说:"梦遗有数种,下元虚惫,精不禁者,宜服茴香丸;年壮气盛,久节淫欲,经络壅滞者,宜服清心丸;有情欲动中,经所谓所愿不得,名曰白淫,宜良方茯苓散。正如瓶中煎汤,气盛盈溢者,如瓶中汤沸而溢;欲动心邪者,如瓶之倾侧而出;虚惫不禁者,如瓶中有罅而漏,不可一概用药也。"此实为遗精辨证论治的雏形。

金元时期对遗精病因病机有了更进一步的认识。如朱丹溪对遗精的病因,除承袭前人主虚之说外,进一步认识到也有实证,为湿热遗精提供了理论根据,他在《丹溪心法·遗精》强调:"精滑专主湿热,黄柏、知母降火,牡蛎粉、蛤粉燥湿。"对湿热所致遗精提出了具体治疗方法。

明代对遗精的认识,渐臻完善。戴思恭在《证治要诀·遗精》一书中将遗精的病因归纳为:"有用心过度,心不摄肾,以致失精者;有因思欲不遂,精色失位,输泻而出者;有欲太过,滑泄不禁者;有年壮气盛,久无色欲,精气满泄者。"并且提出:"失精梦泄,亦有经络热而得者,若心虚冷用热剂,则精愈失。"楼英在《医学纲目·卷二十九·梦遗白浊》总结先贤治疗遗精的方法有五:"用辰砂、磁石、龙骨之类,镇坠神之浮游,是其一也;其二,思想结成痰饮,迷于心窍而遗者,许学士用猪苓丸之类,导利其痰是也;其三,思想伤阴者,洁古珍珠粉丸,用蛤粉、黄柏降火补阴是也;其四,思想伤阳者,谦甫鹿茸、苁蓉、菟丝子等补阳是也;其五,阴阳俱虚者,丹溪治一形瘦人,便浊梦遗,作心虚治,用珍珠粉丸、定志丸服之,定志丸者,远志、菖蒲、茯苓、人参是也。"张景岳对遗精的证治归纳,更为全面。《景岳全书·遗精》说:"遗精之证有九:凡有所注恋而遗者,此精为神动也,其因在心;有欲事不遂而梦者,此精失其位也,其因在肾;有值劳倦即遗者,此筋力不胜,肝脾之气弱也;有因心思索过度辄遗者,此中气有不足,心脾之虚陷也;有因湿热下流,或相火妄动而遗者,此脾肾之火不清也;有无故滑而不禁者,此下元亏虚,肺、肾之不固也;有禀赋不足,而精易滑者,此先天元气之单薄也;有久服冷利等剂,以致元阳失守而滑泄者,此误药之所致也;有壮年气盛,久节房欲而遗者,此满而溢者也。凡此之类,是皆遗精之病。然心主神,肺主气,脾主湿,肝主疏泄,肾主闭藏,则凡此诸病五藏皆有所主,故治此者,亦当各求所因也。"又说:"凡心火盛者,当治心降火;相火盛者,当壮水滋阴;气陷者当升举;滑泄者当固涩;湿热相乘者,当分利;虚寒冷利者,当温补下元;元阳不足,精气两虚者,当专培根本。"这些论述和治疗法则至今仍有积极的临床意义。另外,明代王纶在《明医杂著·梦遗滑精》中指出:"梦遗滑精,世人多作肾虚治,而为补肾涩精之剂不效,殊不知此证多由脾虚,饮食厚味、痰火湿热之人多有之。"提出了遗精由脾胃湿热所致的新观点。

清代医家在继承明代医家理论基础上有了进一步发挥。提出有梦为心病,无梦为肾病的观点。《医学心悟·遗精》说:"梦而遗者,谓之梦遗;不梦而遗者,谓之精滑。大抵有梦者,由于相火之强,不梦者由于心肾之虚。然令人体薄火旺者,十中之一;虚弱者,十中之九。予因此二丸分主之,一曰清心丸,泻火止遗之法也,一曰十补丸,大补气血,俾气旺则能摄精也。"《临证指南医案·遗精》:"以有梦为心病,无梦为肾病,湿热为小肠膀胱病。夫精之藏制虽在肾,而精之主宰则在心。"这种以有梦无梦定脏腑之法,虽有一定道理,但从临床来看,不能以此作为判定脏腑部位的唯一标准,否则将形成治疗上的僵化。《张氏医通》在本病的辨证论治上有较大发挥。尤为可贵的是提倡根据年龄、体质等详辨寒热虚实,颇为切合临床实际。如:"壮年火盛,多有流溢者,若以虚冷用热剂,则精愈失,滋肾丸加生地、茯神、枣仁、菖蒲;梦遗而为肝热胆寒,以肝火淫于外,魂不内守,故多淫梦失精,或时心悸,肥人多此,宜清肝不必补肾,温胆汤加人参、茯神、枣仁、莲肉;

遗精腰痛,六味地黄丸加杜仲、五味、菟丝子、苁蓉;中年以后,还少丹;精气不足,呼吸短气,滑泄不禁,兼心脾气虚,饮食少进者,金锁玉关丸加参芪;脾肾俱虚,败精失道,精滑不固者,九龙丹去当归加萆薢、五味;然不若萃仙丸尤妙。"

综上所述,早在《内经》《伤寒杂病论》中对遗精就有了一定认识,历代医家对其病因病机不断完善和补充,至明清时期,在辨证论治方面更加具体,其治则和方药至今仍有临床意义。

二、范围

病理性遗精可见于西医学的性神经症、前列腺炎、阴茎包皮炎、精囊炎、精阜炎及某些慢性疾病,可以认为遗精只是某些疾病的临床症状,其临床表现与本证的特点相符者,均可参照本篇辨证论治。

三、病因病机

本病病因较多,病机复杂,但其基本病机可概括为两点。一是火热或湿热之邪循经下扰精室,开合失度,以致精液因邪扰而外泄,病变与心肝脾关系最为密切;二是因脾肾本身亏虚,失于封藏固摄之职,以致精关失守,精不能闭藏,因虚而精液滑脱不固,病变主要涉及脾肾。

(一)肾虚不藏

恣情纵欲:青年早婚,房室过度,或少年频犯手淫,导致肾精亏耗。肾阴虚者,多因阴虚火旺,相火偏盛,扰动精室,使封藏失职;肾气虚者,多因肾气不能固摄,精关失约而出现自遗。《医贯·梦遗并滑精》说:"肾之阴虚则精不藏,肝之阳强则火不秘,以不秘之火,加临不藏之精,除不梦,梦即泄矣。"《证治要诀·遗精》说:"有色欲太过,而滑泄不禁者。"前者是属于阴虚阳亢,后者是属于阴阳两虚,下元虚惫。

禀赋不足:先天不足,禀赋素亏,下元虚惫,精关不固,易于滑泄。如《景岳全书·遗精》说:"有素禀不足,而精易滑者。此先天元气单薄也。"

(二)君相火旺

劳心过度:劳神太过,心阴暗耗,心阳独亢,心火不能下交于肾,肾水不能上济于心,心肾不交,水亏火旺,扰动精室而遗。如《证治要诀·遗精》说:"有用心过度,心不摄肾,以致失精者。"《折肱漫录·遗精》也说:"梦遗之证,其因不同……非必尽因色欲过度,以致滑泄,大半起于心肾不交。凡人用心太过则火亢而上,火亢则水不升,而心肾不交,士子读书过劳,功名心急者每有此病。"

妄想不遂:心有妄想,所欲不遂,心神不宁,君火偏亢,相火妄动,亦能促使精液自遗。正如《金匮翼·梦遗滑精》所说:"动于心者,神摇于上,则相遗于下也。"

(三)气不摄精

思虑过度,损伤心脾,或饮食不节,脾虚气陷,失于固摄,精关不固,精液遗泄。正如《景岳全书·遗精》说:"有因用心思虑过度辄遗者,此中气不足,心脾之虚陷也。"

(四)湿热痰火下注

饮食不节,醇酒厚味,损伤脾胃,酿湿生热,或蕴痰化火,湿热痰火,流注于下,扰动精室,亦可发生精液自遗。正如《杂病源流犀烛·遗泄源流》:"有因饮酒厚味太过,痰火为殃者……有因脾胃湿热,气不化清,而分注膀胱者,亦混浊稠厚,阴火一动,精随而出。"

综上所述,遗精的发病机制,主要责之于心、肝、脾、肾四脏。且多由于房室不节,先天不足,用心过度,思欲不遂,饮食不节等原因引起。

四、诊断与鉴别诊断

(一)诊断

每星期 2 次以上,或一天数次,在睡梦中发生遗泄,或在清醒时精白滑出,并有头昏、耳鸣、精神委靡、腰酸腿软等症状,即可诊断为遗精。

(二)鉴别诊断

1.生理性溢精

一般未婚成年男子或婚后长期分居者,平均每月遗精 1～2 次或虽偶有次数稍增多,但不伴有其他症状者,均为生理性溢精。正如《景岳全书·遗精》说:"有壮年气盛,久节房欲而遗者,此满而溢者也。"又说:"若满而溢者,则去者自去,生者自生,势出自然,无足为意也。"此时无需进行治疗,应多了解性知识,消除不必要的紧张恐惧心理。病理性遗精则为每星期两次以上,甚则每晚遗精数次。

2.早泄

早泄是男子在性交时阴茎刚插入阴道或尚未进入阴道即泄精,以致不能完成正常性交过程。其诊断要点在于性交时过早射精。而遗精则是在非人为情况下频繁出现精液遗泄,当进行性交时,却可能是完全正常的。其诊断要点在于非人为情况下精液遗泄,但以睡眠梦中多见。有时临床上两者可同时并存。

3.小便尿精

小便尿精是精液随尿排出,或排尿结束后又流出精液,尿色正常而不混浊,古人将本症归于"便浊""白浊""白淫""淋浊"等疾病门中。其诊断要点是精液和尿同时排出或尿后流出精液。多因酒色无度、阴虚阳亢、湿热扰动精室、脾肾气虚等引起。

4.尿道球腺分泌物

当性兴奋时尿道外口排出少量黏稠无色的分泌物。其镜下虽偶见有精子,但并非精液,故要与遗精相鉴别。

5.前列腺溢液

某些中青年,因纵欲、酗酒、禁欲、手淫等,致使前列腺充血,腺泡分泌增加,腺管松弛扩张,在搬重物、惊吓、大便用力时,腹压增加,会阴肌肉松弛,会有数量不等的白色分泌物流出,称为前列腺溢液,亦称前列腺漏。

五、辨证

(一)辨证要点

1.审察病位

一般认为用心过度,或杂念妄想,君相火旺,引起遗精的多为心病;精关不固,无梦遗泄的多为肾病。故前人有"有梦为心病,无梦为肾病"之说。但还须结合发病的新久,以及脉证的表现等,才能正确地辨别病位。

2.分清虚实

初起以实证为多,日久则以虚证为多。实证以君相火旺及湿热痰火下注,扰动精室者为主;虚证则属肾虚不固,脾虚气不摄精,封藏失职。若虚而有热象者,多为阴虚火旺。

3.辨别阴阳

遗精属于肾虚不藏者,又当辨别偏于阴虚,还是偏于阳虚。偏于阴虚者,多见头昏目眩,腰酸耳鸣,舌质红,脉细数;偏于阳虚者,多见面白少华,畏寒肢冷,舌质淡,脉沉细。

4.洞察转归

遗精的发生发展与体质、病程、治疗恰当与否有密切关系。病变初期及青壮年患者多为火盛或湿热所致,此时若及时清泻则可邪退病愈;遗精日久必耗伤肾阴,甚则阴损及阳,阴阳俱虚,此时可导致阳痿、早泄、男子不育等。故对遗精日久不愈、有明显虚象或年老体衰者,治疗又当以补血为主。若治疗后遗精次数减少,体质渐强,全身症状减轻,则为病势好转,病将痊愈之象。

(二)证候

1.心肾不交

症状:每多梦中遗精,次日头昏且晕,心悸,精神不振,体倦无力,小便短黄而有热感。舌质红,脉细数。

病机分析:君火亢盛、心阴暗耗,心火不能下交于肾、肾水不能上济于心,水亏火旺,扰动精室,致精液走泄;心火偏亢,火热耗伤心营,营虚不能养心则心惊;外不能充养肌体,则体倦无力,精神不振;上不能奉养于脑,则头昏且晕;小便短黄而有热感,乃属心火下移小肠,热入膀胱之征;舌质红,脉细数,均为心营被耗,阴血不足之象。

2.肾阴亏虚

症状:遗精,头昏目眩,耳鸣腰酸,神疲乏力,形体瘦弱。舌红少津,脉弦细带数。

病机分析:恣情纵欲,耗伤肾阴,肾阴虚则相火妄动,干扰精室,致使封藏失职,精液泄出;肾虚于下,真阴暗耗,则精气营血俱不足,不能上承,故见头昏、目眩;不能充养肌肉,则形体瘦弱,神疲乏力;腰为肾之府,肾虚则腰酸;肾开窍于耳,肾亏则耳鸣;舌红少苔,脉弦细带数,均为阴虚内热之象。

3.肾气不固

症状:滑精频作,面白少华,精神委靡,畏寒肢冷。舌质淡,苔白,脉沉细而弱。

病机分析:病久不愈,阴精内涸,阴伤及阳,以致下元虚惫,气失所摄,肾关因而不固,故滑精频作;其真阴亏耗,元阳虚衰,五脏之精华不能上荣于面,则面白少华,精神委靡,畏寒肢冷;舌淡、苔白,脉沉细而弱,均为元阳已虚,气血不足之征。

4.脾虚不摄

症状:遗精频作,劳则加重,甚则滑精,精液清稀,伴食少便溏,少气懒言,面色少华,身倦乏力。舌淡,苔薄白,脉虚无力。

病机分析:脾气亏虑,精失固摄,而见遗精频作;劳则更伤中气,气虚不摄,精关不固,则见滑精;频繁遗滑,故精液清稀;脾气亏虚,不能化成气血,心脉失养故心悸,气短,面色无华;脾虚气陷,无力升举故食少便溏,少气懒言;舌淡苔薄白,脉虚无力,均为脾气亏虚之象。

5.肝火偏盛

症状:多为梦中遗泄,阳物易举,烦躁易怒,胸胁不舒,面红目赤,口苦咽干,小便短赤。舌红,苔黄,脉弦数。

病机分析:肝胆经绕阴器,肾脉上贯肝,两脏经络相连,如情志不遂,肝失条达,气郁化火,扰动精舍,则引起遗精;肝火亢盛,则阳物易举,烦躁易怒,胸胁不舒;肝火上逆则面红目赤,口苦咽干;小便短赤,舌红苔黄,脉来弦数,均为肝火偏盛之征。

6.湿热下注

症状:遗精频作,或尿时有精液外流,口苦或渴,小便热赤。苔黄腻,脉濡数。

病机分析:湿热下注,扰动精室,则遗精频作,甚则尿时流精;湿热上蒸,则口苦而渴;湿热下注膀胱,则小便热赤;苔黄腻,脉濡数,均为内有湿热之象。

7.痰火内蕴

症状:遗精频作,胸闷脘胀,口苦痰多,小便热赤不爽,少腹及阴部作胀。苔黄腻,脉滑数。

病机分析:痰火扰动精舍,故见遗精频作;痰火郁结中焦,故见胸闷脘胀,口苦痰多;痰火互结下焦,故见小便热赤不爽,少腹及阴部作胀;苔黄腻,脉滑数,均为痰火内蕴之征。

六、治疗

(一)治疗原则

遗精的基本病机包括两个方面,一是火邪或湿热之邪,扰及精室;二是正气亏虚,精关不固。治疗遗精切忌只用固肾涩精一法,而应该分清虚实,实证以清泄为主;虚证方可补肾固精。同时还应区分阴虚阳虚的不同情况,而分别采用滋养肾阴及温补肾阳的治法。至于虚而有热者,又予以养阴清火,审证施治。

(二)治法方药

1.心肾不交

治法:清心滋肾,交通心肾。

方药:三才封髓丹加黄连、灯心草之类。方中天门冬补肺,地黄滋肾,金水相生也;黄柏泻相火,黄连、灯心草清心泻火,俾水升火降,心肾交泰,则遗泄自止。若所欲不遂,心神不安,君火偏亢,相火妄动,干扰精室,而精液泄者,宜养心安神,以安神定志丸治之。

2.肾阴亏虚

治法:壮水制火,佐以固涩。

方药:知柏地黄丸合水陆二仙丹化裁。方中知母、黄柏泻火,丹皮清热,地黄、山药、山茱萸、芡实、金樱子填精止遗。若遗精频作,日久不愈者,用金锁固精丸以固肾摄精。

3.肾气不固

治法:补肾固精。

方药:偏于阴虚者,用六味地黄丸,以滋养肾阴;偏于阳虚者,用《济生》秘精丸和斑龙丸主之。前方偏于温涩,后者温补之力尤胜。

4.脾虚不摄

治法:益气健脾,摄精止遗。

方药:妙香散合水陆二仙丹或补中益气汤加减。方中人参、黄芪益气健脾生精;山药、茯苓健脾补中,兼以安神,远志、辰砂清心调神;木香调气;桔梗升清;芡实、金樱子摄精止遗。若以中气下陷为主可用补中益气汤加减。

5.肝火偏盛

治法:清肝泻火。

方药:龙胆泻肝汤加减。方中龙胆草直折肝火,栀子、黄芩清肝,柴胡疏肝,当归、生地滋养肝血,泽泻、车前子、木通导湿热下行,肝火平则精宫自宁。久病肝肾阴虚者,可去木通、泽泻、车前子、柴胡等,酌加何首乌、女贞子、白芍等滋养肝肾之品。

6.湿热下注

治法:清热化湿。

方药:猪肚丸。猪肚益胃,白术健脾,苦参、牡蛎清热固涩,尚可酌加车前子、泽泻、猪苓、黄柏、萆薢等,以增强清热化湿之力。

7.痰火内蕴

治法:化痰清火。

方药:猪苓丸加味。方中半夏化痰,猪苓利湿。还可加黄柏、黄连、蛤粉等泻火豁痰之品。如患者尿时不爽,少腹及阴部作胀,为病久夹有瘀热之征,可加败酱草、赤芍以化瘀清热。

七、转归及预后

遗精初起,尤其是青壮年、体质强壮者,多为实证,此时一经清泻,往往邪退遗精自止。若不及时治疗或用补益固涩则邪热更盛,反致遗精频作。遗精日久不愈,肾精亏耗,可逐渐转变为虚证。在病机演变过程中还可见虚实夹杂,或阴虚兼火旺,或脾肾虚兼湿热痰火等。日久阴损及阳,造成阴阳俱损,可进一步导致阳痿、早泄等性功能障碍。遗精若能及时用药物及精神调治,多可治愈,预后一般良好。

八、预防和护理

(1)注意精神调养,排除杂念,清心寡欲,是治疗本病的关键。

(2)避免过度的脑力紧张,丰富文体活动,适当参加体力劳动。

(3)注意生活起居,节制性欲,戒除手淫,夜晚进食不宜过饱,睡前用温水洗脚,养成仰卧的习惯,被褥不宜过厚,脚部不宜盖得太暖,衬裤不宜过紧。

(4)少食辛辣刺激性食品如烟、酒、咖啡等。

(5)正确对待遗精。出现遗精后,应首先分清是生理现象还是病理性遗精。生理性遗精可不必治疗;病理性遗精,则应及时就诊,弄清疾病的原因,针对其病因进行调理,一般效果均较理想。

(徐立娜)

第六节 癃 闭

癃闭主要是由于肾和膀胱气化失司而导致尿量减少,排尿困难,甚则小便闭塞不通为主症的一种疾病。其中又以小便不利、点滴而短少、病势较缓者称为"癃";以小便闭塞、点滴不通,病势较急者称为"闭"。癃和闭虽有区别,但都是指排尿困难,只有程度上的不同,因此多合称为癃闭。

一、病因病机

本病的发生,除与肾、膀胱密切相关外,还和肺、脾、三焦有关。若肺失肃降,不能通调水道;脾失转输,不能升清降浊;肾失蒸化,关门开合不利;肝郁气滞、瘀血阻塞影响三焦的气化,均可导致癃闭的发生。

（一）湿热蕴结

过食辛辣厚味，酿湿生热，湿热不解，下注膀胱，或湿热素盛，肾热下移膀胱，膀胱湿热阻滞，气化不利，而为癃闭。

（二）肺热气壅

肺为水之上源，热壅于肺，肺气不能肃降，津液输布失常，水道通调不利，不能下输膀胱；又因热气过盛，下移膀胱，以致上下焦均为热气闭阻，而成癃闭。

（三）脾气不升

劳倦伤脾，饮食不节，或久病体弱，导致脾虚而清气不能上升，则浊气难以下降，小便因而不利。

（四）肾元亏虚

年老体弱或久病体虚，肾阳不足，命门火衰，气不化水，是以"无阳则阴无以化"，而致尿不得出；或因下焦积热，日久不愈，耗损津液，以致肾阴亏耗，水府枯竭而无尿。

（五）肝郁气滞

七情所伤，引起肝气郁结，疏泄不及，从而影响三焦水液的运化及气化功能，致使水道通调受阻，形成癃闭。且从经脉的分布来看，肝经绕阴器，抵少腹，这也是肝经有病，导致癃闭的原因。

（六）尿路阻塞

瘀血败精，或肿块结石，阻塞尿路，小便难以排出，因而形成癃闭。

二、辨证要点

（1）小便不利，点滴不畅，或小便闭塞不通，尿道无涩痛，小腹胀满。

（2）多见于老年男性，或产后妇女及手术后的患者。

三、类证鉴别

淋证：淋证以小便频数短涩，滴沥刺痛，欲出未尽为特征，其小便量少，排尿困难与癃闭相似，但淋证尿频而疼痛，每天排出小便的总量多正常。癃闭无排尿刺痛，每天小便总量少于正常，甚则无尿排出。

四、辨证论治

若尿热赤短涩、舌红、苔黄、脉数者属热；若口渴欲饮、咽干、气促者，为热壅于肺；若口渴不欲饮、小腹胀满者，为热积膀胱；若时欲小便而不得出、神疲乏力者，属虚；若年老排尿无力，腰膝酸冷，为肾虚命门火衰；若小便不利兼有少腹坠胀，肛门下坠者，为脾虚中气不足；若尿线变细或排尿中断、腰腹疼痛、舌质紫暗者，属浊瘀阻滞。

辨别虚实的主要依据：若起病较急，病程较短，体质较好，尿流窘迫，赤热或短涩，苔黄腻或薄黄，脉弦涩或数，属于实证；若起病较缓，病程较长，体质较差，尿流无力，精神疲乏，舌质淡，脉沉细弱，属于虚证。

治疗原则：癃闭的治疗应根据"腑以通为用"的原则，着眼于通。实证治宜清湿热、散瘀结、利气机而通水道；虚证治宜补脾肾、助气化、使气化得行，小便自通。此外，根据"上窍开则下窍自通"的理论，尚可应用开提肺气的治法，开上以通下，即所谓"提壶揭盖"之法治疗。若小腹胀急，小便点滴不下，内服药物缓不济急，应配合导尿或针灸以急通小便。

（一）实证

1.膀胱湿热

（1）证候：小便点滴不通，或量少而短赤灼热、小腹胀满。口苦口黏，或口渴不欲饮或大便不畅。舌苔根黄腻，舌质红，脉濡数。

（2）治法：清热利湿，通利小便。

（3）方药：八正散加减。若兼心烦，口舌生疮糜烂者，可合导赤散。若湿热久恋下焦，又可导致肾阴灼伤，可改用滋肾通关丸加生地、车前子、牛膝等，以滋肾阴，清湿热而助气化；若因湿热蕴结日久，三焦气化不利，小便量极少或无尿，面色晦滞，胸闷烦躁，恶心呕吐，口中尿臭，甚则神昏谵语，舌暗红、有瘀点、瘀斑等，治宜降浊和胃，清热化湿，方用黄连温胆汤加大黄、丹参、车前子、白茅根、泽兰叶等。

2.肺热壅盛

（1）证候：小便不畅或点滴不通、呼吸急促或咳嗽，咽干，烦渴欲饮。舌苔薄黄，脉滑数。

（2）治法：清肺热，利水道。

（3）方药：清肺饮。

3.肝郁气滞

（1）证候：小便不通或通而不爽、胁腹胀满，多烦善怒。舌苔薄黄，舌红，脉弦。

（2）治法：疏调气机，通利小便。

（3）方药：沉香散加减。可合六磨汤加减。

4.尿道阻塞

（1）证候：小便点滴而下，或尿如细线，甚则阻塞不通，小腹胀满疼痛，舌紫暗或有瘀点、瘀斑，脉细涩。

（2）治法：行瘀散结，通利水道。

（3）方药：代抵当丸。

（二）虚证

1.脾气不升

（1）证候：时欲小便而不得出，或尿量少而不爽利，小腹坠胀。气短，语声低微，精神疲乏，食欲缺乏，舌质淡，舌边有齿印，脉细弱。

（2）治法：升清降浊，化气利尿。

（3）方药：补中益气汤合春泽汤。若气虚及阴，脾阴不足，清气不升，气阴两虚，症见舌质红者，可改用补阴益气煎；若脾虚及肾，而见肾虚证候者，可加用《济生》肾气丸，以温补脾肾，化气利尿。

2.肾阳衰惫

（1）证候：小便不通或点滴不爽，排出无力，畏寒怕冷，腰膝冷而酸软无力。面色㿠白，神气怯弱，舌质淡，苔白，脉沉细尺弱。

（2）治法：温补肾阳，化气利尿。

（3）方药：《济生》肾气丸为主方。若兼有脾虚证候者，可合补中益气汤或春泽汤同用。若因肾阳衰惫，命火式微，致三焦气化无权，浊阴内蕴，症见小便量少，甚至无尿、呕吐、烦躁、神昏者，治宜《千金》温脾汤合吴茱萸汤，以温补脾肾，和胃降浊。

（徐立娜）

第七节 关 格

关格是以小便不通、呕吐不止为主要临床表现的病证。小便不通名曰关,呕吐不止名曰格,两者并见名曰关格。关格一般起病较缓,此前多有水肿、淋证、癃闭、消渴等慢性病史,渐进出现倦怠乏力,尿量减少,纳呆呕吐,口中气味臭秽及多种复杂兼症。晚期可见神昏、抽搐、出血、尿闭、厥脱等危候。

另有所述以大便不通兼有呕吐而亦称为关格者,不属本节讨论范围。

一、历史沿革

关格之名,始见于《内经》。其所论述的关格,一是指脉象,二是指病机。前者如《灵枢·终始》,其曰:"人迎四盛,且大且数,名曰溢阳,溢阳为外格。"又曰:"脉口四盛,且大且数者,名曰溢阴,溢阴为内关,内关不通死不治。人迎与太阴脉口俱盛四倍以上,命曰关格,关格者与之短期。"认为人迎与寸口脉均极盛,系阴阳决离的危象。后者如《灵枢·脉度》,其曰:"阴气太盛,则阳气不能荣也,故曰关;阳气太盛,则阴气弗能荣也,故曰格;阴阳俱盛,不得相荣,故曰关格。关格者,不得尽期而死也。"旨在说明阴阳均偏盛,不能相互营运的严重病理状态。

汉代张仲景发展了《内经》的认识,《伤寒论·平脉法》谓:"关则不得小便,格则吐逆。"明确提出关格的主要表现是小便不通和呕吐。并指出此证为邪气关闭三焦,而正气虚弱,不能通畅,既可见于急性疾病,也可见于慢性疾病,属于危重证候。

隋代巢元方《诸病源候论·大便病诸候》认为:"大便不通谓之内关,小便不通谓之外格,二便俱不通,为关格。"所指有别于《伤寒论》,而其对病机阐述则遵从《内经》。此说一经提出,其影响沿至北宋。

唐代孙思邈《备急千金要方》把以上两说并列。王焘《外台秘要·卷二十七》补充了腹部痞块亦属于关格病的一个常见症状。

南宋张锐编著的《鸡峰普济方·关格》把上述概念合而为一,提出关格病为上有吐逆,下有大小便不通。并举例应用大承气汤有效,是对关格病较早的医案记载。

金元以后诸医家,对关格概念,以宗仲景说者为多。针对关格一证的多种涵义,明代张景岳《景岳全书·关格·论证》有专门阐释:"关格一证,在《内经》本言脉体,以明阴阳离绝之危证也,如'六节藏象论''终始篇''禁服篇'及'脉度''经脉'等篇,言之再四,其重可知。自秦越人三难曰:'上鱼为溢,为外关内格;入尺为覆,为内关外格。'此以尺寸言关格,已失本经之意矣。又仲景曰:'在尺为关,在寸为格;关则不得小便,格则吐逆。'故后世自叔和、东垣以来,无不以此相传。"同时,明清以来,对关格的病因认识、临床证治及预后判断方面则有所发展。如王肯堂《证治准绳·关格》提出了临床应掌握"治主当缓,治客当急"的治疗原则。李用粹《证治汇补》指出:"既关且格,必小便不通,旦夕之间,陡增呕恶,此因浊邪壅塞三焦,正气不得升降,所以关应下而小便闭,格应上而呕吐,阴阳闭绝,一日即死,最为危候。"何廉臣则进一步提出"溺毒入血"理论,《重订广温热论》描述:"溺毒入血,血毒上脑之候,头痛而晕,视力蒙眬,耳鸣耳聋,恶心呕吐,呼吸带有溺臭,间或猝发癫痫状,甚或神昏痉厥,不省人事,循衣摸床撮空,舌苔起腐,间有黑点。"不仅指出本病亦可见于急性热病,同时阐述了关格晚期或重症的证候学特征,均对临床有重要的指导意义。

二、范围

关格主要包括西医学所指各种原发性、继发性肾脏疾病引起的慢性肾衰竭。其他如休克、创伤以及流行性出血热、败血症等疾病的晚期引起急性肾衰竭者,可参考本节内容进行辨证论治。

三、病因病机

关格是小便不通、呕吐和各种虚衰症状并见的病证,此由多种疾病发展到脾肾衰惫,浊邪壅塞所致。临证表现为本虚标实,寒热错杂,三焦不行,进而累及其他脏腑,终致五脏俱伤,气血阴阳俱虚。

(一)脾肾阳虚

水肿病程迁延,水湿浸渍,或饮食不调,脾失健运,湿浊内困,以致脾阳受损,生化无源;或因劳倦过度,久病伤正,年老体虚,以致肾元亏虚,命门火衰,肾关因阳微而不能开。脾肾俱虚,脏腑失养,故见神疲乏力,面色无华,纳呆泛恶,腰膝酸软,尿少或小便不通。脾肾阳气衰微,气不化水,阳不化浊,则湿浊益甚。末期精气耗竭,阳损及阴,而呈阴阳离决之势。《景岳全书·杂证谟·关格》谓:"此则真阳败竭,元海无根,是诚亢龙有悔之象,最危之候也。"

(二)湿浊壅滞

脾肾虚损,饮食不能化为精微,而为湿浊之邪。湿浊壅塞,三焦不利,气机升降失调,故上而吐逆,下而尿闭。若属中阳亏虚,阳不化湿,湿浊困阻脾胃,则肢重乏力,纳呆呕恶,腹胀便溏,舌苔厚腻。若湿浊久聚,从阳热化,湿热蕴结中焦,胃失和降,脾失健运,则脘腹痞满,纳呆呕恶,口中黏腻,或见便秘。浊毒潴留上熏,则口中秽臭,或有尿味。湿浊毒邪外溢肌肤,症见皮肤瘙痒,或有霜样析出。湿浊上渍于肺,肺失宣降,肾不纳气,则咳逆倚息,短气不得卧。

(三)阴精亏耗

禀赋不足,素体阴虚,或劳倦久病,精气耗竭,阳损及阴,以致肾水衰少,水不涵木;水不济火,心肾不交;心脾两虚,水谷精微不化气血,则面色萎黄,唇甲色淡,心悸失眠;肝血肾精耗伤,失于滋养,则头晕耳鸣,腰膝酸软;阴虚火旺,虚火扰动,则五心烦热,咽干口燥。肾病日久累及他脏,乃至关格末期阴精亏耗,浊毒泛溢,五脏同病。肾病及肝,肝肾阴虚,虚风内动,则手足搐搦,甚则抽搐;肾病及心,邪陷心包,心窍阻闭,则胸闷心悸,或心胸疼痛,甚则神志昏迷。

(四)痰瘀蒙窍

脏腑衰惫,久病入络,因虚致瘀,或气机不畅,血涩不行,阻塞经脉,加之湿邪浊毒内蕴,三焦壅塞,气机逆乱,以致痰浊瘀血上蒙,清窍闭阻,神机失用,则神昏谵语,烦躁狂乱或意识蒙眬。

(五)浊毒入血

痰瘀痹阻,脉络失养,络破血溢;或湿浊蕴结,酿生毒热,热入营血,血热妄行,以致吐衄便血。此乃脾败肝竭,关格病进入危笃阶段。

(六)毒损肾络

失治误治,未能及时纠偏,酿生浊毒;或久服含毒药物,以致药毒蓄积,侵及下焦,耗损气血,危害肾络,进而波及五脏。

总之,关格多由各种疾病反复发作,或迁延日久所致。脾肾阴阳衰惫为其本,浊邪内聚成毒为其标,在病机上表现为本虚标实,"上吐下闭"。病变发展则正虚不复,由虚至损,多脏同病,最终精气耗竭,内闭外脱,气血离守,脏腑功能全面衰败。

四、诊断与鉴别诊断

(一)诊断

1.发病特点

患者多有水肿、淋证、癃闭、消渴等基础病史,渐进出现关格见症。部分患者亦可由于急性热病、创伤、中毒等因素而突然致病。

关格一般为慢性进程,但遇外感、咳喘、泄泻、疮疡、手术等诱因引发,可致病情迅速进展或恶化。

2.临床表现

关格临床表现为小便不通、呕吐和各种虚衰症状并见,兼症极为复杂。一般而言,关格前期阶段以脾肾症状为主,后期阶段则渐进累及多脏,出现危候。

早期阶段:在原发疾病迁延不愈的基础上,出现面色晦滞,神疲乏力。白天尿量减少,夜间尿量增多。食欲缺乏,恶心欲呕,晨起较为明显,多痰涎,或有呕吐。部分患者可有眩晕、头痛、少寐。舌质淡而胖,边有齿印,舌苔薄白或薄腻,脉沉细,或细弱。

中末期阶段:早期阶段诸般症状加重乃至恶化,恶心呕吐频作,饮食难进,口中气味臭秽,甚至有尿味。尿量减少,甚至少尿或无尿。或见腹泻,一天数次至十数次不等,或有便秘。皮肤干燥或有霜样析出,瘙痒不堪,或肌肤甲错,甚则皱瘪凹陷。或有心悸怔忡,心胸疼痛,夜间加重,甚至不可平卧。或胸闷气短,动则气促,咳逆倚息,面青唇紫,痰声漉漉。或有肢体抖动抽搐,甚至瘛疭。或有牙宣、鼻衄、咯血、呕血、便血、皮肤瘀斑、月经不调。或烦躁不宁,狂乱谵语,意识蒙眬。或突发气急,四肢厥逆,冷汗淋漓,神识昏糊,脉微欲绝等等。本证阶段患者脉象以沉细、细数、结或代为主。

(二)鉴别诊断

1.走哺

走哺以呕吐伴有大小便不通利为主症,相似于关格。但走哺一般先有大便不通,继之出现呕吐,呕吐物多为胃中饮食痰涎,或带有胆汁和粪便,常伴有腹痛,最后出现小便不通。故属实热证,其病位在肠,与关格有本质的区别。《医阶辨证·关格》说:"走哺,由下大便不通,浊气上冲,而饮食不得入;关格,由上下阴阳之气倒置,上不得入,下不得出。"两者相比,关格属危重疾病,预后较差。

2.转胞

转胞以小便不通利为临床主要表现,或有呕吐等症。但转胞为尿液潴留于膀胱,气迫于胞则伴有小腹急痛,其呕吐是因水气上逆所致,一般预后良好。

五、辨证

(一)辨证要点

1.判断临床分期

关格病的早期表现以虚证为主,脾肾气虚、脾肾阳虚或气阴两虚表现较为突出,由于原发病变不同及个体差异,部分患者可见阴虚证。此时兼有浊邪,但并不严重。把握前期阶段对疾病预后至关重要,须有效控制病情,延缓终末期进程。否则阳损及阴,浊邪弥漫,正气衰败。关格后期阶段虚实兼夹,病变脏腑已由脾肾而波及心、肺、肝诸脏,浊邪潴留,壅滞三焦,病趋恶化,以致出现厥脱等阴精耗竭、孤阳离别之危象。

2.详审原发病证

根据临床普遍规律,脏腑虚损程度与原发疾病密切相关。原发病为本,继发病为标,不同病因对脏腑阴阳气血构成不同程度的损伤,寒化伤阳,热化伤阴,至病变晚期由于机体内在基础不一,从而呈现不同的证候趋向。如水肿反复发作而致关格者,多以脾肾阳虚为主,很少单纯属于阴虚;淋证迁延而致关格者,由于病起于下焦湿热,湿可化热,热可伤阴,故常有阴虚见症。关格由癃闭发展而致者,转归差异很大。癃闭病因复杂,或外因感受六淫疫毒,或内因伤于饮食情志劳倦,以及砂石肿物阻塞尿路,湿热、气结、瘀血阻碍为病,涉及三焦。一般而言,渐进起病的虚性癃闭而致关格者,多以气虚、阳虚见证为先,其余者往往阴阳俱虚、寒热错杂。消渴的病机基础是肺燥、胃热、肾虚交互为病,病程经久,耗气伤阴,致关格阶段多属气阴两伤,阴阳俱虚。

3.区别在气在血

关格早期阶段病在气分,后期阶段病入血分。分辨在气在血须脉症互参,其中最重要的有两点:一是兼夹风寒、风热、寒湿、湿热等各种诱发因素,病在上焦肺卫和中焦脾胃者,多在气分。可伴有发热,恶寒,或咽喉干痛,咳嗽痰黄,或尿痛淋漓,或泄泻腹胀等等。若病及心肝,则多属血分。二是不论有否外邪,凡见各种出血症状,表明病在血分,可使气血更虚,脾肾耗竭。

4.明辨三焦病位

关格病情危重,证候复杂,辨察三焦病位是论治的关键问题。本病后期由于浊邪侵犯上中下三焦脏腑各有侧重,预后不同。浊邪侵犯中焦为关格必见之证,症状又有浊邪犯胃、浊邪困脾之别。病在上焦心肺,临床表现为气急,倚息不能平卧,呼吸低微,心悸胸痛,甚则神昏谵语。浊邪侵犯下焦肝肾,临床以形寒肢冷,四肢厥逆,烦躁不安,抽搐瘛疭为特点。

在关格的后期阶段,根据三焦病位可预察转归。偏于阳损者,多属命门火衰,不能温运脾土,故先见脾败,后见肝竭;偏于阴损者,多属肾阴枯竭,肝风内动,故先见肝竭,而后见脾败。至于心绝和肺绝等多数见于脾败或肝竭之后。浊邪侵犯上焦下焦,则关格病进入危重阶段,时时均可产生阴阳离决之象。

(二)证候

1.脾阳亏虚

症状:纳呆恶心,干呕或呕吐清水,少气乏力,面色无华,唇甲苍白,晨起颜面虚浮,午后下肢水肿,尿量减少,形寒腹胀,大便溏薄,便次增多。舌质胖淡,苔薄白,脉濡细或沉细。

病机分析:脾阳不振,气血生化无源,气不足则少气乏力;血不足则面色无华,唇甲苍白;中运失健,湿浊内生,则尿少水肿,腹胀便溏;浊邪上逆,则恶心呕吐;脉濡细,苔薄舌质淡为脾阳虚的征象。

2.肾阳虚衰

症状:腰酸膝软,面色晦滞,神疲肢冷,下肢或全身水肿,少尿或无尿,纳呆泛恶或呕吐清冷。舌质淡如玉石,苔薄白,脉沉细。

病机分析:下元亏损,命门火衰,脏腑失于温煦濡养,则腰酸膝软,面色晦滞,神疲肢冷,舌淡,脉沉而细;肾阳衰微,气不化水,阳不化浊,则湿浊潴留,壅塞水道,泛滥肌肤而为水肿;肾关因阳微而不能开,则少尿或无尿。

3.湿热内蕴

症状:恶心厌食,呕吐黏涎,口苦黏腻,口中气味臭秽,脘腹痞满,便结不通。舌苔厚腻,脉沉细或濡细。

病机分析:脾胃受损,纳化失常,湿浊内生,壅滞中焦。湿浊困脾,则脘腹痞满,纳呆厌食,舌苔厚腻,脉沉细或濡细;浊邪犯胃,胃失和降,故恶心呕吐;湿浊化热,则口苦黏腻,口中气味臭秽,便结不通。

4.肝肾阴虚

症状:眩晕目涩,腰酸膝软,呕吐口干,五心烦热,纳差少寐,尿少色黄,大便干结。舌淡红少苔,脉弦细或沉细。

病机分析:阴精亏耗,肾水衰少,水不涵木,肝肾失于滋养,则眩晕目涩,腰酸膝软,纳差少寐,舌淡红少苔,脉弦细或沉细;阴虚火旺,虚火扰动,则五心烦热,咽干口燥,尿少色黄,大便干结。

5.肝风内动

症状:头痛眩晕,手足搐搦或肢体抽搐,纳差泛恶,尿量减少,皮肤瘙痒,烦躁不安,甚则神昏痉厥癫痫,尿闭,舌抖或卷缩,舌干光红,或黄燥无津,脉细弦数。

病机分析:关格末期,肾病及肝,肝肾阴虚,肝阳上亢,则头痛眩晕,舌干光红,或黄燥无津,脉细弦数;浊毒阻闭心窍,则舌抖卷缩;浊毒泛溢,虚风内动,则肢体搐搦,皮肤瘙痒;阴分耗竭,阴不敛阳,阳越于外,故见烦躁不安,甚则神昏痉厥。

6.痰瘀蒙窍

症状:小便短少,甚则无尿,胸闷心悸,面白唇暗,恶心呕吐,痰涎壅盛或喉中痰鸣,甚则神识昏蒙,气息深缓。舌淡苔腻,脉沉缓。

病机分析:脏腑衰惫,浊毒壅塞,气机逆乱,瘀血阻滞经脉,以致痰浊瘀血上蒙,清窍闭阻,神机失用,则诸症蜂起。

7.浊毒入血

症状:烦躁或神昏谵语,尿少或尿闭,呕吐臭秽,或见牙宣、鼻衄、咯血、呕血、便血、皮肤瘀斑,或有发热,大便秘结。舌干少津,脉细弦数。

病机分析:关格病进入危笃阶段,肾病及心,邪陷心包,或脾败肝竭,浊毒入营动血,络破血溢,以致吐衄便血,烦躁神昏。

8.阳微阴竭

症状:周身湿冷,面色惨白,胸闷心悸,气急倚息不能平卧,或呼吸浅短难续,神昏尿闭。舌淡如玉,苔黑或灰,脉细数,或结或代,或脉微细欲绝或沉伏。

病机分析:肾者元气之根,水火之宅,五脏之阴非此不能滋,五脏之阳气非此不能发。肾阳衰微,阳损及阴,阴耗血竭,阴不敛阳,虚阳浮越,终至阳微阴竭,气脱阳亡,阴阳离决。

六、治疗

(一)治疗原则

1.治主当缓,治客当急

本病脾肾衰惫为其本,浊毒内聚为其标。前者为主,后者为客。脏腑虚损为渐进过程,不宜峻补,而需长期调理,用药刚柔相兼,缓缓图之。湿浊毒邪内蕴,宜及时祛除继发诱因,尽力降浊排毒,以防发生浊毒上蒙清窍,阻塞经脉,入营动血或邪陷心包之变。

2.虚实兼顾,把握中焦

关格是补泻两难的疾病。根据病程演变规律,早期宜侧重补虚,兼以化浊;后期阶段,浊邪弥漫,正气衰败,治疗宜虚实兼顾,用药贵在灵活。本病临床累及三焦脏腑虽有侧重,但浊毒壅滞中焦则贯彻病程始终,故把握中焦为治疗要务。上下交损,当治其中。其时患者尽管正气虚衰,若强用补益亦难以受纳,且更易助长邪实,加重病情。故调理脾胃,化浊降逆,缓解呕恶,增进饮食,才能为下一步治疗提供条件。

(二)治法方药

1.脾阳亏虚

治法:温中健脾,化湿降浊。

方药:温脾汤合吴茱萸汤加减。方中附子、干姜温运中阳,人参、甘草、大枣益气健脾,大黄降浊,吴茱萸温胃散寒,下气降逆,生姜和胃止呕。本方为补泻同用之法,适用于脾胃虚寒,浊邪侵犯中焦,以致上吐下闭者。大黄攻下降浊是权宜之计,以便润为度,防止久用反伤正气。

此外,人参的选用应注意原发病的内在基础,如关格由水肿发展而来,以红参为宜;若关格的本病为淋证、癃闭、血尿、肾痨,为阴损及阳,兼有湿热者,选用白参较为适当。

阳虚水泛而为水肿者,治宜健脾益气,温阳利水,化裁黄芪补中汤或防己黄芪汤,以人参、黄芪益气补中,白术、苍术、防己健脾燥湿,猪苓、茯苓、泽泻、陈皮利水消肿,甘草和中。其中,生黄芪益气利水而无壅滞中满之弊,治疗水肿较为适宜。脾虚湿因而泛恶者,可用理中丸加姜半夏、茯苓利湿和胃。若湿抑中阳较著,可加用桂枝,师《金匮要略》防己茯苓汤法。

2.肾阳虚衰

治法:温补肾阳,健脾化浊。

方药:《济生》肾气丸化裁。方中肉桂、附子温补肾阳,地黄、山药、山茱萸滋养脾肾,茯苓、丹皮、泽泻、车前子、牛膝化湿和络,引药下行。

肾阳亏损而水肿较重者,选用真武汤。兼有中焦虚寒者,配伍干姜、肉豆蔻、吴茱萸温运中阳。呕吐明显者,加用生姜、半夏。肾阳虚衰者,往往肾阴亦亏,在应用温肾药时,应了解关格病的原发疾病以及肾阴、肾阳虚损的情况。

若原发疾病有湿热伤阴基础乃至阴损及阳,温肾药物宜选用淫羊藿、仙茅、巴戟天等温柔之品,或选用右归饮,寓温肾于滋肾之中。若肾脏畸形,命火衰微,水湿潴留于肾,以致肾脏肿大,腹部瘕积者,治宜温补肾阳,同时配伍三棱、莪术、生牡蛎、象贝母等活血祛瘀软坚之品。

3.湿热内蕴

治法:清化湿热,降逆止呕。

方药:黄连温胆汤化裁。方用陈皮、半夏、竹茹、枳实、茯苓、黄连清化湿热,配用生姜降逆止呕。浊邪犯胃,和胃降逆化浊法的常用方剂尚有小半夏汤、旋覆代赭汤等,后者降逆止呕的作用较强。亦可加大黄通导腑气,使浊邪从大便而出。

4.肝肾阴虚

治法:滋养肝肾,益阴涵阳。

方药:杞菊地黄丸化裁。方用地黄、山茱萸滋养肝肾,山药补脾固精,茯苓、泽泻渗湿,丹皮凉肝泄热,枸杞子、菊花滋补肝肾,平肝明目。肝肾阴虚,肝阳偏亢,易引动肝风,可配伍钩藤、夏枯草、牛膝、石决明平肝潜阳,降泻虚火,以防虚风内动。本病兼夹湿热浊毒,用药不宜滋腻,以免滞邪碍胃。

5.肝风内动

治法:平肝潜阳,息风降逆。

方药:镇肝息风汤化裁。方用龙骨、牡蛎、代赭石镇肝降逆;龟甲、芍药、玄参、天门冬柔肝潜阳息风;牛膝引气血下行以助潜降;合茵陈、麦芽清肝舒郁。若出现舌干光红,抽搐不止者,宜用大定风珠,方用地黄、麦门冬、阿胶、生白芍、麻仁甘润存阴;龟甲、鳖甲、牡蛎育阴潜阳;五味子配甘草,酸甘化阴,滋阴息风。

6.痰瘀蒙窍

治法:豁痰化瘀,开窍醒神。

方药:涤痰汤化裁。本方适用于痰瘀蒙窍而偏于痰湿者,方中半夏、陈皮、茯苓健脾燥湿化痰;胆南星、竹茹、石菖蒲化痰开窍。若属痰瘀蒙窍而偏于痰热者,用羚羊角汤。该方以羚羊角、珍珠母、竹茹、天竺黄清化痰热;石菖蒲、远志化痰开窍;夏枯草、丹皮清肝凉血。以上二方化瘀力稍嫌不足,宜酌情配伍丹参、赤芍、蒲黄、桃仁、三七等化瘀之品。

痰瘀浊毒内盛,上蒙清窍而致神昏者,治宜利气开窍醒神。可用醒脑静或清开灵静脉滴注,或鼻饲苏合香丸。关格进入神昏危笃阶段,小便不通,治以开窍急救时,尤应注意禁用含毒药物,以免药毒蓄积,危害肾脏。

7.浊毒入血

治法:解毒化浊,宁络止血。

方药:犀角地黄汤、清宫汤化裁。适用于痰浊化热,热入血分而致鼻衄、咯血等出血证。组宜以水牛角、生地黄、赤芍等解毒清热、凉血止血为主药,或酌情配合应用至宝丹或紫雪丹。治疗血证,要掌握"治火、治气、治血"基本原则,酌情选用收敛止血、凉血止血、活血止血药物。严密观察病情变化。

8.阳微阴竭

治法:温扶元阳,补益真阴。

方药:地黄饮子化裁。方用附子、肉桂、巴戟肉、肉苁蓉、地黄、山茱萸温养真元,摄纳浮阳;麦门冬、石斛、五味子滋阴济阳;石菖蒲、远志、茯苓开窍化浊。若出现呼吸缓慢而深,肢冷形寒,汗出不止,命门耗竭者,急宜温命门之阳,参附注射液静脉滴注。若正不胜邪,心阳欲脱,急用参麦注射液静脉滴注敛阳固脱。

凡浊邪侵犯上焦心肺,或下焦肝肾,为关格进入末期危重阶段,口服药物无法受纳者,应采用中西医结合的方法进行抢救。

(三)其他治法

1.单方验方

(1)冬虫夏草:临床一般用量3～5 g,水煎单独服用或另煎兑入汤剂中,亦可研粉装胶囊服用。20日为1个疗程,连服3～4个疗程。

(2)地肤子汤:地肤子30 g,大枣4枚,加水煎服,每天1剂,分2次服完。具有清热利湿止痒功效,适用于关格皮肤瘙痒者。

2.针灸治疗

主要选穴为中脘、气海、足三里、三阴交、阴陵泉、肾俞、三焦俞、关元、中极、内关。每次选主穴2～3个,配穴2～3个。可根据病情需要选择或增加穴位。虚证用补法,实证用泻法,留针20～30分钟,中间行针1次,每天针刺1次,10次为1个疗程。

3.灌肠疗法

降浊灌肠方:生大黄、生牡蛎、六月雪各 30 g,浓煎 200~300 mL,高位保留灌肠。2~3 小时后药液可随粪便排出。每天 1 次,连续灌肠 10 天为 1 个疗程。休息 5 天后,可再继续 1 个疗程。适用于关格早中期。

4.药浴疗法

药浴方:由麻黄、桂枝、细辛、附子、红花、地肤子、羌活、独活等组成。将药物打成粗末,纱布包裹煎浓液,加入温水中,患者浸泡其中,使之微微汗出,每次浸泡 40 分钟,每天 1 次,10~15 天为 1 个疗程。

七、转归及预后

本病为多种疾病渐进而来,病程发展趋势为由轻渐重,由脾肾受损而致五脏俱伤,正虚则邪实,邪盛则正衰,形成恶性循环。关格的转归和预后,取决于脾肾亏损程度和浊邪壅滞部位。若病限脾胃,邪在中焦,而治疗调摄得当,且避免复感外邪,尚可带病延年;若病变累及他脏,浊毒凌心射肺,入营动血,引动肝风,甚则犯脑蒙窍,最终正不胜邪,则预后较差。

八、预防和护理

积极治疗水肿、淋证、癃闭、消渴、眩晕、肾痨等原发疾病。注意消除外感、寒湿、劳顿等各种诱因。注意饮食调摄,不宜膏粱厚味。

(徐立娜)

第八节　耳鸣、耳聋

耳鸣、耳聋是因外邪侵袭、饮食失调、情志抑郁、病后体虚等引起听觉功能异常的一种病证。凡耳内鸣响,或如闻蝉声,或如潮声,其声或细或暴,静时尤甚,妨碍听觉者,称为"耳鸣";凡听觉有不同程度减退,甚至听觉丧失,影响日常生活者,称为"耳聋"。临床上耳鸣可单独出现,也可伴有耳聋,耳聋亦可由耳鸣发展而来。二者症状表现和病情轻重不一,但发病机制多有相似之处,故合并一起讨论。

本病在临床上有暴鸣、暴聋、久鸣和久聋之分。凡耳鸣、耳聋突然发生,病程较短,伴有恶寒发热、咽痛头痛等外感症状,甚至出现颈项强直、角弓反张者,多为外感病邪入侵所致的暴鸣、暴聋;若耳鸣、耳聋如蝉声作响,或如潮水,声时强时弱,病程较长,且伴有腰膝酸软,阳事不举,遗精早泄,体倦乏力,或伴头晕目眩、面色萎黄无华、唇甲淡白等全身性虚弱症状者,多为肾元亏虚,精血不足,脾胃虚弱,肝火上炎,痰浊阻滞,导致耳窍失于充养,或清阳之气不升所致的久鸣、久聋。

《内经》将耳鸣、耳聋的病因分为外感和内伤。如《灵枢·海论》指出:"髓海不足,则脑转耳鸣。"又如《灵枢·决气》说:"精脱者耳聋……液脱者,骨属屈伸不利,色夭,脑髓消,胫酸,耳数鸣。"《素问·气交变大论》说:"炎暑流行,金肺受邪,民病……耳聋。"隋代医家巢元方的《诸病源候论·耳病诸候》不仅认识到耳鸣、耳聋的病因有内伤、外感之别,且多与肾虚有关。唐代医家孙思邈在《千金要方》中对耳聋进行了比较详细的分类。宋代医家严用和的《济生方》认为劳倦过度、外邪入侵和七情郁结均可导致耳鸣、耳聋。此外，朱丹溪多从痰火论治，喻昌多从痰论治，王清任多从瘀论治，《医家四要》则从肝火论治，从而丰富和发展了耳鸣、耳聋的辨证论治内容。

西医学的流行性感冒、猩红热、脑膜炎等急性传染病，听神经瘤、脑肿瘤、颅内压增高等中枢性病变，内耳性眩晕、高血压、贫血，以及诸如链霉素、奎宁、水杨酸钠等药物中毒，出现以耳鸣、耳聋为主症时，可参照本节辨证论治。

一、病因病机

耳鸣、耳聋的发病原因很多，归纳起来不外乎肾元亏虚、脾胃虚弱、饮食损伤、情志抑郁、外邪入侵以及药物中毒等。现概述如下。

（一）外邪侵袭

六淫病邪入侵机体，其中以风热病邪首当其冲，外邪闭阻清窍，故发为耳鸣、耳聋。《圣济总录·耳门》说："久聋者，肾脏虚，血气不足，风邪停滞故也。"《杂病源流犀烛·耳病源流》也指出："有肾气虚，风邪传经络，因入于耳，邪与正相搏而猝无闻者，谓之卒聋，亦曰暴聋。"

（二）饮食失调

过食辛辣香燥、肥甘厚味炙煿之品，嗜酒过度，损伤脾胃，脾失健运，水湿不化，聚而为痰，痰浊阻滞清窍，发为耳鸣、耳聋。或因痰湿久郁化火，痰火上冲，壅塞耳窍，导致耳鸣、耳聋。正如《古今医统·耳证门》所说："痰火郁结，壅塞而成聋。"

（三）情志刺激

长期情志刺激，导致肝失疏泄条达，郁而化火，或因暴怒伤肝，肝郁化火，肝胆实火循经上扰而生耳鸣、耳聋；或因肾精亏耗，相火妄动，循经上扰所致。《杂病源流犀烛·耳病源流》说："有肝胆火盛，耳内蝉鸣，渐至于聋者。"

（四）病后体虚

素体亏虚，病后失调，脾肾受损。脾气虚弱，运化无权，气血生化不足，或脾阳受损，清气不升，脉络空虚，耳窍失于充养，故耳鸣、耳聋。肾精亏损，髓海空虚，亦可导致耳鸣、耳聋。《医碥·耳》说："若气虚下陷则亦聋，以清气自下，浊气自上，清不升而浊不降也。"《医林绳墨·耳》指出："耳属足少阴肾经……肾气虚败则耳聋，肾气不足则耳鸣。"

二、诊断

（一）诊断要点

1.病史

暴鸣、暴聋者多有外感病史，病程较短；久鸣、久聋则往往有劳欲过度、脾肾虚损等病史，病程较长。

2.临床特征

患者自觉耳内鸣响，或如蝉鸣，或如潮声者，是耳鸣的临床特征；患者感觉听力减退甚至丧失，不闻其声者，是耳聋的临床特征。暴鸣、暴聋者多兼有外感症状，久鸣、久聋则往往伴有全身虚弱性症状。

（二）类证鉴别

1.耳鸣、耳聋与聋哑

耳鸣、耳聋多发生于成年人，耳虽聋但无口哑。聋哑多见于小儿，常为热病后遗，或先天所致。通常聋哑一证系先发耳聋,后致口哑,耳聋者必有口哑。

2.耳鸣、耳聋与耳蕈、耳痔、耳挺

耳鸣、耳聋主要表现为耳内鸣响或听力减退甚至丧失,耳内并无肿块等赘生物阻塞耳道或突出耳外。耳蕈、耳痔、耳挺都属于肿块阻塞耳道而引起耳鸣、耳聋。凡外耳道内长出小肿块者,统称"耳痔",多由于肝、肾、胃三经火热炽盛酿成,表现为耳内胀塞、听力减退、耳鸣作痒等感觉。本病类似外耳道乳头状瘤。按照肿块形状的差异,病名又各不相同,比如形状似樱桃或桑葚的,称为"耳痔",状如枣核的称为"耳挺",头大蒂小如初生蘑菇的称为"耳蕈"。

三、辨证要点

(一)分新久

新者即暴聋,多因热病后期,或因肝火、痰火、瘀血以及药物中毒等引起,表现为突然耳聋;久者即久聋,多由肾虚或脾虚所致,常由耳鸣转化而来,表现为听觉逐渐减退。

(二)辨虚实

一般暴聋多属实证,久聋多属虚证。因风热所致者,表现为突然耳鸣或耳聋,往往兼有表证;属肝火者,表现为耳中阵发性轰鸣作响,伴头痛目赤、口苦咽干,并每因情志刺激而加重;属痰浊或痰火者,表现为眩晕耳鸣,胸闷泛恶;因药物中毒所致者,初期多伴有肝胆火盛的证候,后期则常常出现脾虚、肾虚的临床表现;因于肾虚者,表现为耳鸣如蝉,伴腰膝酸软,形体消瘦,或潮热盗汗,或形寒肢冷;属脾气虚者,表现为耳鸣阵作,劳累后加重,静卧则减轻,伴神疲乏力、纳食减少、脘腹胀满、大便溏薄等症。

四、治疗原则

耳鸣、耳聋因其病位、病变脏腑、病因及发病机制均大体相同,故治疗原则也相同。一般实证通常采用疏风清热、清泄肝火、化痰降火、通窍活血等治法;虚证则采用补肾填精、益气健脾等治法;若属于虚实夹杂,则又当虚实并治,标本兼顾。

五、分证论治

(一)实证

1.风热上壅证

证候:耳鸣、耳聋突然发作,头晕目眩,耳内作痒,发热恶风,头胀痛,或伴牙龈肿痛,咽干口渴,耳中疼痛,甚至流脓、流血;苔薄黄,脉浮数。

证候分析:本证以风热上扰,壅阻清窍为主要病机。外感风热病邪,搏于经络,上扰清窍,头目不利,故见头晕目眩,耳鸣、耳聋,耳内作痒,头胀痛;风热束表,营卫不和,邪正相争,故发热恶风;风热上犯,阳明、少阳两经受邪,故见牙龈肿痛,耳中疼痛,甚至流脓、流血;咽干口渴乃热邪伤津、津不上承之象;苔薄白、脉浮数均为风热表证之征。本证应以耳鸣、耳聋,伴头身疼痛,发热恶风为辨证要点。

治法:疏风清热通窍。

方药:清神散加减。若咽痛、发热、咳嗽者,可酌加桔梗、牛蒡子、银花、连翘、栀子、淡豆豉等,以增强散风清热之力;耳内作痒者,加蝉蜕以祛风止痒;腮颊肿痛明显者,加大青叶、板蓝根、蒲公英等,以增强清热解毒之功,并以麻油调金黄散或青黛散敷于局部。

2.肝胆火盛证

证候:耳鸣、耳聋突然发作,头痛,面红目赤,咽干口苦,心胸烦闷,心神不安,性急易怒,每遇情志刺激而使病情加重,胁肋胀满,便秘溲赤;舌红苔黄,脉弦数。

证候分析:本证以肝胆实火上炎,清窍为之蒙蔽为主要病机。长期情志刺激或暴怒伤肝,肝胆实火上逆,循经上扰,清窍失灵,故耳鸣、耳聋,头痛,面红耳赤,咽干口苦;肝胆实火内扰心神,故心胸烦闷,心神不安,性急易怒;肝经布于胁肋,情志郁结或暴怒,肝气失于条达舒畅,故胁肋胀满;肝火内郁,津液被灼,肠失濡润,故便秘溲赤;舌红苔黄、脉弦数为肝胆火盛之象。本证以突发耳鸣、耳聋,胸胁满闷,口苦咽干,性急易怒,每遇情志刺激而使病情加重为辨证要点。

治法:清泄肝胆实火。

方药:龙胆泻肝汤加减。若头痛甚者,加天麻、钩藤、石决明、代赭石等以增强平肝潜阳之力;肝火内扰心神,心胸烦闷,心神不安者,可酌加朱茯神、知母、酸枣仁、龙骨、牡蛎、珍珠母等以安心神;长期情志郁结者,可加郁金、白芍、夏枯草、牛蒡子等以疏肝理气解郁。

3.痰火上扰证

证候:耳鸣如蝉,时轻时重,甚则闭塞如聋,痰多,胸闷,口苦;苔黄腻,脉滑数。

证候分析:本证以痰火上壅,阻塞清窍为主要病机。痰火上壅,郁于耳中,壅阻清窍,清窍不灵,故耳鸣如蝉,时轻时重,甚则闭塞如聋;痰火内郁,阻塞气机,故胸闷,痰多,口苦;苔黄腻、脉滑数皆为痰火内盛之象。本证应以耳鸣如蝉,甚则耳聋,伴痰多,胸闷,口苦为辨证要点。

治法:清火化痰,和胃降浊。

方药:黄连温胆汤或礞石滚痰丸加减。前方重在理气化痰、清热和胃,用于肝胃不和、痰热内扰之证;后方长于清火化痰,用于痰火旺盛、腑气不通者。若痰火甚者,酌加焦山栀、黄芩、浙贝母、海蛤壳、天花粉等,以清火化痰;痰多者加胆南星、海浮石以增强化痰之力;失眠者加酸枣仁、远志以宁心安神。

4.瘀阻宗脉证

证候:耳鸣、耳聋,聋则如塞,或耳内流血,或见耵聍与陈血胶结,面色黧黑;舌质紫暗,有瘀点或瘀斑,脉涩。

证候分析:本证以经脉瘀阻,耳窍不利为主要病机。人体十二条经脉都向上络属于耳,耳为宗脉之所系,当瘀血阻于耳内,或与耵聍胶结,必阻塞耳道,故见耳鸣、耳聋,聋则如塞,耳内或见流血,或见耵聍与陈血胶结;面色黧黑,舌质紫暗,有瘀点或瘀斑,脉涩,均为瘀血之征。本证应以耳鸣,耳聋如塞,耳流陈血,面色黧黑为辨证要点。

治法:活血通窍。

方药:通窍活血汤加减。若属于外感所致之耳鸣、耳聋,因长期失治误治,以致脉络瘀阻,耳窍闭塞者,可用通气散加减治疗。

(二)虚证

1.肾精亏虚证

证候:耳鸣、耳聋,头晕目眩,腰膝酸软,五心烦热,潮热盗汗,颧红,遗精滑泄;舌红少苔,脉细数。

证候分析:本证以肾精亏虚、耳窍失充为主要病机。肝肾阴虚,精血亏少,或纵欲过度,耗伤肾精,必致髓海空虚,耳窍失于充养,故见耳鸣、耳聋,头晕目眩;腰为肾之府,肾阴亏虚,腰府失养,故腰膝酸软;肾阴亏虚,虚火上炎,故见五心烦热,颧红,虚火内扰则潮热盗汗;虚火扰动精室,故遗精滑泄;舌红少苔、脉细数乃肾精亏损、阴虚内热之象。本证以耳鸣、耳聋,伴头晕目眩,腰膝酸软,五心烦热为辨证要点。

治法:补肾益精。

方药:耳聋左慈丸加减。如耳鸣、耳聋较重者,可并服磁朱丸;属肝阴虚者,加枸杞、女贞子、旱莲草等滋养肝阴药;肝肾阴虚甚者,可酌加枸杞、女贞子、龟甲、鳖甲、牛膝、杜仲等以滋补肝肾之阴;遗精滑泄甚者,可加五味子、金樱子等以涩精止遗。

2.脾虚气陷证

证候:耳鸣、耳聋,时轻时重,每因劳累而加重;头晕目眩,面色萎黄,神疲乏力,肢体倦怠,食少便溏;舌淡苔薄,脉细弱无力。

证候分析:本证以脾胃虚弱,中气下陷,清阳不升为主要病机。脾胃虚弱,中气不足,气血生化无源,耳失充养,或因脾阳不振,清气不升,清窍失养,故见耳鸣、耳聋,面色萎黄,头晕目眩;劳则耗气,故每因劳累而使病情加重;脾胃虚弱,中气下陷,故神疲乏力,肢体倦怠,食少便溏;舌淡苔薄,脉细弱无力乃气虚血少、血脉不充之象。本证应以耳鸣、耳聋,遇劳加重,伴神疲体倦,食少便溏为辨证要点。

治法:调补脾胃,益气聪耳。

方药:益气聪明汤加减。若属脾肾两虚者,可加熟地、怀山药、菟丝子、杜仲等以并补脾肾;纳差、腹胀、便溏甚者,酌加扁豆、砂仁、陈皮、白术以和胃健脾;兼心气不足者,可加柏子仁、酸枣仁、五味子、远志等以补益心气。

六、其他疗法

(一)中成药

(1)肝肾阴虚之耳鸣、耳聋可用耳聋左慈丸治疗。

(2)中耳化脓所致的耳鸣、耳聋可选用双料喉风散治疗。

(3)痰火上扰型耳鸣、耳聋可用黑锡丹治疗。

(4)阴虚火旺之耳鸣、耳聋宜用大补阴丸治疗。

(二)单验方

(1)核桃肉、五味子、蜂蜜各取适量,睡前嚼服,治疗肾精亏虚型耳鸣、耳聋。

(2)取麝香末少许,以葱管吹入耳中,并将葱管搓揉塞耳,可治暴聋。

(3)取生牛蒡根洗净,捣碎取汁,煎熬成膏状,涂于耳部,可治疗风热上壅型耳鸣、耳聋。

七、预防与调护

(1)爱护耳道卫生,保持耳道清洁,定期清除耳内耵聍,同时应避免损伤耳鼓膜;耳内进水者应将耳口向下,以手抖动耳郭或单足跳跃,使耳内积水倒出。

(2)因感冒鼻塞者,应尽量避免用力擤鼻而致暴鸣、暴聋。

(3)注意饮食起居,避免外邪侵袭;保持心情舒畅,避免长期或过度情志刺激。

(4)痰热素盛之体应常服化痰清热之品以除痰热。

(5)肝胆火盛者宜常服清泄肝胆实火之剂。

(6)劳逸结合,避免过度劳累,节制性生活。

(7)应慎用耳毒性药物,以免其对耳的伤害和刺激。

(8)烟酒过量可中毒导致耳鸣、耳聋,应劝其戒除或避免过量。

(徐立娜)

第九节 子 痈

子痈是指睾丸及附睾的化脓性疾病,以睾丸或附睾肿胀疼痛为特点。中医称睾丸和附睾为肾子,故名之。具体分急性子痈与慢性子痈。

本病相当于西医的急、慢性睾丸(附睾)炎。

一、病因病机

主要分为湿热下注和气滞痰凝两个方面。

(一)湿热下注

外感六淫或过食辛辣,湿热内生,或房事不洁,或跌仆闪挫,肾子受损,经络阻隔,气血凝滞,郁久化热,发而为病。

(二)气滞痰凝

郁怒伤肝,情志不畅,肝郁气结,经脉不利,血瘀痰凝,结块生于肾子,则为慢性子痈。

二、诊断

(一)症状体征

1.急性子痈

突然发作的附睾或睾丸肿大疼痛,行动或站立时加重。疼痛可沿输精管放射至腹股沟及下腹部。伴有恶寒发热、口渴、尿黄便秘等症状。附睾可触及肿块,触痛明显。化脓后阴囊红肿,可有波动感,溃破或切开引流后,症状消退迅速,疮口容易愈合。

2.慢性子痈

临床较多见,可有急性子痈发作史。患者常有阴囊部隐痛、发胀、下坠感,疼痛可放射至下腹部及同侧大腿根部,检查可触及附睾增大、变硬,伴轻度压痛,同侧输精管增粗。

(二)检查

急性子痈:血白细胞总数增高,尿中可有白细胞。

三、鉴别诊断

(一)卵子瘟(腮腺炎性睾丸炎)

睾丸肿痛,多继发于痄腮(腮腺炎)之后,一般不化脓,病程多为7～10天。

(二)子痰

附睾触及结节,疼痛轻微,发病缓慢,常有泌尿系结核病史,输精管增粗,呈串珠样改变,溃破后形成窦道,分泌物为稀薄豆渣样。

四、辨证论治

子痈病位在下,主要从湿热论治。初起重在消散;慢性子痈治疗重在化痰散结。

(一)内治

1.湿热下注

证候:睾丸或附睾肿大疼痛,阴囊皮肤焮热红肿,局部触痛明显,少腹抽痛,脓肿形成时按之应指;伴恶寒发热;苔黄腻,脉滑数。

治法:清热利湿,解毒消肿。

处方:龙胆泻肝汤或枸橘汤加减。

疼痛剧烈者,加川楝子、延胡索。

2.气滞痰凝

证候:附睾结节,子系呈条索状肿硬增粗,轻微触痛,或牵引少腹不适;多无全身症状;舌淡或有瘀斑,苔薄白或腻,脉弦滑。

治法:疏肝理气,化痰散结。

处方:橘核丸加减。

(二)外治

1.急性子痈

未成脓者,可用金黄散或玉露散水调匀,冷敷。病灶有波动感,穿刺有脓者,应及时切开引流。脓稠、腐肉较多时,可选用九一丹或八二丹药线引流,脓液已净,外用生肌白玉膏。

2.慢性子痈

葱归溻肿汤坐浴,或冲和膏外敷。

(三)针灸治疗

1.体针

基本处方:曲骨,行间,大敦,太冲,三阴交,血海。

加减运用:湿热下注,加阴陵泉、曲泉;热毒壅盛,加大椎、曲池。

方义:取邻近睾丸、附睾的任脉与足少阴肾经交会穴曲骨,清热利湿,消肿止痛;足厥阴肝经之荥穴行间、输、原穴太冲、井穴大敦,疏肝理气,消瘀止痛;三阴交健脾胃、促运化,补益肝肾精血;血海活血消滞,化瘀散结。

刺灸方法:针刺曲骨穴时宜先排空膀胱,并不宜深刺;其他穴位均常规针灸,刺激宜强,间歇留针20~30分钟。急性期湿热下注者,针刺以泻法为主,只针不灸;慢性期气滞痰凝者,针灸并用,补法或平补平泻。

2.拔罐法

选用下腹部穴位或附近拔罐,在针灸后进行拔罐治疗,每次留罐5~10分钟。

3.耳针

取外生殖器区、睾丸点。强刺激,每次1~2次,针刺到患者耳郭发热充血后,多数立即疼痛减轻,并有阴囊上提感。

(徐立娜)

第十章

内分泌科常见病证

第一节 消 渴

消渴是以多饮、多食、多尿、形体消瘦为主要临床表现的一类疾病。消渴的临床表现及发病规律与西医学的糖尿病基本一致。消渴是由于先天禀赋不足，素体阴虚，复加过食肥甘，形体肥胖，活动减少，情志失调，外感六淫，劳欲过度所致。其病变过程可分为三个阶段，即脾瘅期（糖尿病前期）、消渴期（糖尿病期）、消瘅期（糖尿病并发症期）。脾瘅期大多表现为形体肥胖、食欲旺盛，其他症状不明显；典型的消渴期可出现多饮、多尿、多食、形体消瘦、疲乏无力等临床表现，但目前由于健康查体使消渴早期发现，大多症状不明显或无症状；消瘅期常伴有心、脑、肾、视网膜、神经及下肢血管病变，严重可导致失明、肾衰竭、截肢。其基本病机是阴虚燥热，以阴虚为本，燥热为标。故治疗以养阴生津，清热润燥为基本原则。

根据国际糖尿病联盟（IDF）2017 年统计数据显示：全球糖尿病成人患者约有 4.25 亿，全球 20～79 岁女性的糖尿病患病率约为 8.4％，男性患病率约为减肥 9.1％。预计到 2045 年，糖尿病患者可能达到6.29 亿。我国糖尿病患病率也呈快速增长趋势，2017 年，中国 20～79 岁人群中糖尿病患者有 1.144 亿，居世界首位。但是，我国糖尿病的诊断率仅有 30％～40％，即每 10 个糖尿病患者中，只有 3～4 人知道自己有糖尿病。目前，中国糖尿病患者估计达 1.18 亿，位列世界第一。我国 2 型糖尿病的患病率为 10.4％，男性和女性患病率分别为 11.1％和 9.6％，男性高于女性。肥胖和超重人群的糖尿病患病率显著增加。空腹静脉血浆葡萄糖（简称空腹血糖）和口服葡萄糖耐量试验（oral glucose tolerance test，OGTT）负荷后 2 小时血糖是诊断 2 型糖尿病的主要指标。其治疗是以生活方式干预结合控制体重、降糖、降压、调脂、抗血小板治疗等多方面的综合管理。

中医预防与治疗糖尿病有悠久的历史，积累了较为丰富的经验，具有鲜明的特色，尤其在诊治糖尿病慢性并发症方面具有一定优势。形成了包括中药、针灸、食疗、体育、推拿按摩等独特的治疗方法。

中医防治糖尿病的研究，从临床治疗经验的汇总、发掘，到循证医学理论指导下的大样本证候学特点的系统化研究，再到中医综合治疗方案的规范化临床试验，从基础理论到临床实践的研究均取得较大的进展。已经完成的国家"九五""十五"攻关课题结果显示，中医治疗糖尿病微血管并发症疗效显著,中医综合治疗方案已经建立,并在初步的临床实践中得到验证,展示了中医综合治疗糖尿病及其并发症的良好前景。

一、诊断标准

(一)中医诊断标准

(1)口渴多饮,多食易饥,尿频量多,形体消瘦。

(2)初起可"三多"症状不著。病久常并发眩晕、肺痨、胸痹、中风、雀目、疮疖等。严重者可见烦渴、头痛、呕吐、腹痛、呼吸短促,甚或昏迷厥脱危象。

(3)查空腹、餐后 2 小时尿糖和血糖,尿比重,葡萄糖耐量试验。必要时查尿酮体,血尿素氮、肌酐、二氧化碳结合力及血钾、钠、钙、氯离子等。

(二)西医诊断标准

1.糖尿病的诊断标准

(1)糖尿病诊断是依据空腹、任意时间或 OGTT 中 2 小时血糖值。空腹指 8～12 小时内无任何热量摄入;任意时间指 1 天内任何时间,与上次进餐时间及食物摄入量无关;OGTT 是指以 75 g 无水葡萄糖为负荷量,溶于水内口服(如为含 1 分子水的葡萄糖则为 82.5 g)。

(2)在无高血糖危象,即无糖尿病酮症酸中毒及高渗高血糖非酮症昏迷状态下,一次血糖值达到糖尿病诊断标准者必须在另一日按三个标准之一复测核实。如复测未达到糖尿病诊断标准,则需在随访中复查明确。再次强调,对无高血糖危象者诊断糖尿病时,绝不能依据一次血糖测定值进行诊断。

(3)糖耐量减低(IGT)诊断标准:空腹血浆血糖小于 7 mmol/L,OGTT 2 小时血糖大于等于 7.8 mmol/L,小于 11.1 mmol/L。

(4)空腹血糖受损(IFG)诊断标准:空腹血浆血糖大于等于 6.1 mmol/L,小于 7.0 mmol/L,OGTT 2 小时血糖小于 7.8 mmol/L。

(5)IGT 和 IFG 统称为糖调节受损。

(6)以上血糖水平均指静脉血浆葡萄糖,用葡萄糖氧化酶法测定。

(7)急性感染、创伤或其他应激情况下可出现暂时血糖升高,不能依此诊断为糖尿病,须在应激消除后复查。

(8)儿童的糖尿病诊断标准与成人一致。

(9)妊娠妇女的糖尿病诊断标准长期以来未统一,建议亦采用 75 g OGTT。

2.糖尿病的分型

糖尿病分型包括临床阶段及病因分型两方面。

(1)临床阶段:指无论病因类型,在糖尿病自然病程中患者的血糖控制状态可能经过以下阶段:①正常血糖至正常糖耐量阶段。②高血糖阶段。后一阶段中又分为两个时期:糖调节受损期和糖尿病期。糖尿病进展中可经过不需用胰岛素、为控制糖代谢而需用胰岛素及为了生存而需用胰岛素 3 个过程。

(2)病因分型:根据目前对糖尿病病因的认识,将糖尿病分为 4 大类,即 1 型糖尿病、2 型糖尿病、其他特殊类型糖尿病及妊娠糖尿病。

二、鉴别诊断

(一)口渴症

口渴症是指口渴饮水的症状,可出现于多种疾病过程中,外感热病之实热证为多见,或失血后,或其他原因导致的阴液耗伤后,与本病的口渴有相似之处。但口渴症无多食、多尿、消瘦等临床表现,一般随原发病的好转,口渴能缓解或消失,且血糖、尿糖检查呈阴性。

(二)瘿病

瘿病中气郁化火、阴虚火旺型,以急躁易怒、多食易饥、形体日渐消瘦、心悸、眼突、颈前一侧或两侧肿大为特征。其中的多食易饥、消瘦,类似消渴的中消。但瘿病还有心悸、多汗、眼突、发热、颈部一侧或两侧肿大等症状和体征,甲状腺功能检查异常等,无明显的多饮、多尿症状及血糖偏高。两者一般不难区别。

三、证候诊断

为了便于临床诊治,根据《内经》记载,将本病分为Ⅲ期。发展到Ⅲ期即为合并症期,根据各种合并症的严重程度,又分为Ⅲ早、Ⅲ中、Ⅲ晚期。

(一)Ⅰ期

消渴(糖尿病)隐匿期(脾瘅)。

1.临床特征

(1)多为肥胖形体,体质尚壮,食欲旺盛,耐久力有所减退,舌红,脉数。

(2)血糖偏高,常无尿糖,应激状态下血糖明显升高,出现尿糖。血脂多数偏高(胆固醇、甘油三酯,其中1项高即是)。

2.病机特点与证候

阴虚为主。常见以下3种证候:①阴虚肝旺证。食欲旺盛,便干尿黄,急躁易怒,舌红苔黄,脉弦细数。②阴虚阳亢证。阴虚加头晕目眩。③气阴两虚证。气虚加阴虚。

(二)Ⅱ期

消渴(糖尿病)期(消渴)。

1.临床特征

(1)常有多尿、多饮、多食、消瘦、怕热,口舌咽干,尿黄便干,舌红苔黄,脉数。

(2)血糖、糖化血红蛋白、尿糖均高,血脂偏高。

2.病机特点与证候

阴虚化热为主。常见以下5种证候。①胃肠结热证。大便干结,消谷善饥,口咽干燥,多饮多尿,怕热喜凉,舌红苔黄,脉数有力。②湿热困脾证。胸脘腹胀,纳后饱满,渴不欲饮,肌肉酸胀,四肢沉重,舌胖嫩红,苔黄厚腻,脉滑数。③肝郁化热证。胸胁苦满,急躁易怒,常有太息,口苦咽干,头晕目眩,易于疲乏,舌质暗红,舌苔薄黄,脉沉弦。④燥热伤阴证。口咽干燥,多饮多尿,大便干结,怕热喜凉,舌红有裂,舌苔糙黄,脉细数。⑤气阴两伤,经脉失养证。气虚+阴虚+肢体酸软、不耐劳作。

(三)Ⅲ期

消渴(糖尿病)并发症期(消瘅)由于个体差异并发症的发生不完全相同,可单一出现,也可两种以上并见,严重程度也不尽相同,可能心病在早期,而眼病已进入中期或晚期。所以在研究各种并发症时,尚需拟定各种并发症发展到早、中、晚期的具体指标,总体上以全身病变及主要脏器的损害程度分辨。

1.Ⅲ早期

(1)主要病机。气阴两虚,经脉不和。

(2)临床特征。气阴两虚加腰背或肢体酸疼,或有胸闷、心悸、心痛、记忆力减退,头晕,手足麻疼,性功能减退等。但其功能仍可代偿,即维持原有的工作和生活。

2.Ⅲ中期

(1)主要病机。痰瘀互结,阴损及阳。

(2)临床特征。神疲乏力,胸闷心悸,咳有黏痰,心悸气短,头晕目眩,记忆力减退,下肢水肿,手足发凉,口唇舌暗,脉弱等。如视网膜病变进入Ⅲ~Ⅳ期,冠心病心绞痛频发,肾功能失代偿致血红蛋白下降,肌酐、尿素氮升高,脑血管病致脑供血不全而眩晕,记忆力减退不能正常工作,因神经疼痛,血管坏疽,肌肉萎缩致不能正常生活和工作。

3.Ⅲ晚期

(1)主要病机。气血阴阳俱虚,痰湿瘀郁互结。

(2)临床特征。在Ⅲ中期基础上发展成肢体残废,脏器严重受损甚至危及生命。如冠心病发展为心肌梗死、严重的心律失常、心力衰竭。肾衰竭尿毒症期。视网膜病变Ⅱ~Ⅳ期。脑血栓形成或脑出血等。

四、病因

消渴的发生与诸多因素有关,是一复合病因的综合病症。发病的内因为素体阴虚,禀赋不足。外因有饮食不节,过食肥甘;形体肥胖,体力活动减少,精神刺激,情志失调;外感六淫,邪毒侵害;化学毒物损害或嗜服温燥药物;劳欲过度,损耗阴精等。外因通过内因而发病。

(一)素体阴虚,五脏虚弱

素体阴虚,五脏虚弱是消渴发病的内在因素。素体阴虚是指机体阴液亏虚及阴液中某些成分缺乏。其主要原因是先天禀赋不足,五脏虚弱。后天阴津化生不足。

(二)饮食不节,过食肥甘

长期过食肥甘,醇酒厚味,损伤脾胃,脾胃运化失司,积热内蕴,消谷耗液,损耗阴津,易发生消渴。

(三)活动减少,形体肥胖

富贵人由于营养丰盛,体力活动减少,形体肥胖,故易患消渴。随着经济的发展,生活水平提高,由于长期摄取高热量饮食,或过多膳食,加之体力活动的减少,身体肥胖,糖尿病的发病率也逐渐增高。

(四)精神刺激,情志失调

长期过度的精神刺激,情志不舒,或郁怒伤肝,肝失疏泄,气郁化火,上灼肺胃阴津,下灼肾阴;或思虑过度,心气郁结,郁而化火,心火亢盛,损耗心脾精血,灼伤胃肾阴液,均可导致消渴的发生。

(五)外感六淫,毒邪侵害

外感六淫,燥火风热毒邪内侵散膏(胰腺),旁及脏腑,化燥伤津,也可发生消渴。

（六）久服丹药，化燥伤津

在中国古代，自隋唐以后，常有人为了壮阳纵欲或养生延寿而嗜服用矿石类药物炼制的丹药，致使燥热内生，阴津耗损而发生消渴。现服石药之风不复存在，但长期服用温燥壮阳之剂，也可导致燥热伤阴，继发消渴。

（七）长期饮酒，房劳过度

长期嗜酒，损伤脾胃，积热内蕴，化燥伤津；或房室不节，劳伤过度，肾精亏损，虚火内生，灼伤阴津可发生消渴。

五、病机

（一）发病

消渴可发生于任何年龄。中年以后发病者所占比例较大，多数起病缓慢，病势由轻渐重；青少年患消渴者所占比例较小，但发病急骤，病势较重。

（二）病位

病位在肺胃肾，涉及肝脾二脏，晚期则侵及五脏六腑，筋脉骨髓。

（三）病性

消渴以本虚标实、虚实夹杂为特点。本虚以气阴两虚为主，标实以燥热内结、瘀血内停和痰浊中阻为多见。

（四）病势

突发者重，缓发者轻；年少发病者重，年老发病者轻；单发本病者轻，出现变证者重。

（五）病机转化

1.病变早期，阴津亏耗，燥热偏盛

消渴是一个复合病因的病证。素体阴虚，五脏虚弱是消渴发病的内在因素；过食肥甘、形体肥胖、情志失调、外感六淫、房劳过度为消渴发病的重要环境因素。过食肥甘，醇酒厚味，损伤脾胃，积热内蕴；精神刺激，气郁化火；外感六淫，毒邪侵害，均可化燥伤津，发生消渴。消渴早期，基本病机为阴津亏耗，燥热偏盛，阴虚为本，燥热为标。

消渴虽有在肺、脾（胃）、肾的不同，但常相互影响，如肺燥津伤，津液失于敷布，则脾不得濡养，肾精不得滋助；脾胃燥热偏盛，上可灼伤肺津，下可耗损肾阴；肾阴不足则阴虚火旺，也可上灼肺胃，终至肺燥胃热脾虚肾亏常可同时存在，而多饮、多食、多尿三多症状常可相互并见。

2.病程迁延，久病入络，气阴两伤，络脉瘀阻

若病程迁延，阴损耗气，燥热伤阴耗气而致气阴两虚，脏腑功能失调，津液代谢障碍，气血运行受阻，痰浊瘀血内生。消渴中阴虚的形成已如前述，气虚主要由于阴损耗气，燥热伤气，先天不足、后天失养，过度安逸，体力活动减少所致；痰浊主要由于过食肥甘厚味，损伤脾胃，健运失职，聚湿成痰所致；瘀血主要由于热灼津亏，气滞血瘀、气虚血瘀、阳虚寒凝、痰湿阻络而致。气阴两虚，痰瘀阻络，久病入络导致络病，从而产生络气郁滞、络脉瘀阻、络脉绌急、络脉瘀塞、络脉瘀结、络虚失荣等主要病理变化，而导致多种慢性并发症的发生。

（1）消渴心病：气阴两虚，心之络脉瘀阻则出现胸痹、心痛、心悸、怔忡等心系并发症，上述并发症病位在心，继发于消渴，因此称为消渴心病。其病机特点是心络郁滞或心络虚滞为发病之本，基本病理环节为心络瘀阻、心络绌急、心络瘀塞。气阴两伤，心络郁滞则气机不畅，故胸中憋闷；若心络虚滞则心痛隐隐、心悸、怔忡、气短、活动后加重；若心络瘀阻则心胸憋闷疼痛，痛引肩

背内臂,胸痛以刺痛为特点;若受寒或情志刺激可诱发心络绌急,猝然不通,则见突然性胸闷胸痛发作;若心络瘀塞则气血完全阻塞不通,则突发胸痛,痛势剧烈,不能缓解,伴有大汗淋漓、口唇青紫;若病情进一步发展,心气虚衰,血运无力,络脉瘀阻、津运失常,湿聚为水而见水肿,可伴有心悸、胸闷、呼吸困难、不能平卧。

(2)消渴脑病:肝肾气阴两虚,脑之络脉瘀阻则出现眩晕、中风偏瘫、口僻、健忘、痴呆等脑系并发症,上述并发症病位在脑,继发于消渴,因此称为消渴脑病。其基本病机为肝肾气阴两虚,风痰瘀血阻滞脑络所致,基本病理环节为脑络瘀阻、脑络绌急、脑络瘀塞。若肝肾阴虚,水不涵木,肝阳上亢则头晕目眩;若痰瘀阻滞脑络,脑神失养,则健忘、反应迟钝或痴呆;若脑络绌急,气血一过性闭塞不通,脑神失用则偏身麻木、视物昏花、一过性半身不遂、语言謇涩;若脑络瘀塞,脑神失去气血濡养而发生功能障碍,而见半身不遂,口眼㖞斜,语言謇涩;若病程迁延日久,络气虚滞,络脉瘀阻,肢体筋脉失去气血濡养,则出现肢体瘫软无力,肌肉萎缩等后遗症。

(3)消渴肾病:肝肾气阴两虚,肾络瘀阻则出现尿浊、水肿、腰疼、癃闭、关格等肾系并发症,上述并发症病位在肾,继发于消渴,因此称为消渴肾病。其基本病机以肝肾气阴两虚,肾络瘀滞为发病之本,基本病理环节为肾络瘀阻、肾络瘀结。发病之初,病在肝肾,气阴两虚,肾络瘀滞。肾主水,司开阖,消渴日久,肾阴亏损,阴损耗气,而致肾气虚损,固摄无权,开阖失司,尿频尿多,尿浊而甜;肝肾阴虚,阴虚阳亢,头晕、耳鸣、血压偏高。病程迁延,阴损及阳,脾肾虚衰,肾络瘀阻。脾肾虚衰,肾络瘀阻,水液代谢障碍则水湿潴留,泛溢肌肤,则面足水肿,甚则胸腔积液腹水;阳虚不能温煦四末,则畏寒肢冷。病变晚期,肾络瘀结,肾体劳衰,肾用失司,浊毒内停,五脏受损,气血阴阳衰败。肾阳衰败,水湿泛滥,浊毒内停,变证蜂起。浊毒上泛,胃失和降,则恶心呕吐,食欲缺乏;脾肾衰败,浊毒内停,血液化生无源,则见面色萎黄,唇甲舌淡,血虚之候;水湿浊毒上犯,凌心射肺,则心悸气短,胸闷喘憋不能平卧;肾元衰竭,浊邪壅塞三焦,肾关不开,则少尿或无尿,已发展为关格病终末阶段。

(4)消渴眼病:肝肾亏虚,目络瘀滞,则出现视物模糊,双目干涩,眼底出血,甚则目盲失明等眼部并发症,上述并发症病位在眼,继发于消渴,因此称为消渴眼病。肝肾亏虚,目络瘀滞,精血不能上承于目则视物模糊,双目干涩;病变早期,目络瘀滞,血流瘀缓,眼底可见目之络脉扩张形成葡萄珠样微血管瘤;病变中期,肝肾阴虚,阴虚火旺,灼伤目之血络,血溢脉外则眼底出血,视物模糊;病变晚期,肝肾亏虚,痰瘀阻塞目络,络息成积,目络瘀结,精血完全阻塞,不能濡养于目,则目盲失明。

(5)消渴痹痿:肝肾阴虚,络气虚滞,经脉失养,早期出现肢体麻木,疼痛,感觉障碍,晚期出现肌肉萎缩等肢体并发症,上述症状类似中医学的"痹证""痿证",继发于消渴,因此称为消渴痹痿。肝肾阴虚,络气虚滞,则温煦充养功能障碍,可见下肢麻木发凉;痰浊瘀血瘀阻四肢络脉,不通则痛,故见肢体疼痛、窜痛、刺痛、电击样疼痛;病程日久,肾虚真精亏乏,肝虚阴血不足,肝主筋,肾主骨,络虚失荣,髓枯筋痿,则出现下肢痿软,肌瘦无力,甚则腿胫肉脱,步履全废。

(6)消渴脱疽:肝肾亏虚,肢体络脉瘀阻,则出现肢端发凉,患肢疼痛,间歇跛行,甚则肢端坏疽等足部并发症,上述症状类似于中医学的"脱疽",继发于消渴,因此称之为消渴脱疽。肝肾亏虚,肢体络脉瘀滞,筋脉失养,则肢端发凉,肤温降低;病程进展,肢体络脉瘀阻,血流不畅,则出现患肢疼痛,间歇跛行,肤色暗红;病程日久,肢体络脉瘀塞,气血完全阻塞不通,患肢缺血坏死,肢端焦黑干枯;若肢体络脉瘀阻,气血壅滞,热腐成脓,则出现肢端坏疽,腐黑湿烂,脓水臭秽,甚则腐化筋骨,足残废用。

综上,消渴慢性并发症是消渴日久,久病入络所致,络病是广泛存在于消渴慢性并发症中的病理状态,其病理环节虽有络气瘀滞、络脉瘀阻、络脉绌急、络脉瘀塞、络脉毒结等不同,但是"瘀阻"则是其共同的病机。因此,从络病论治消渴慢性并发症,应以通为用,化瘀通络是其重要治则,在消渴慢性并发症中,络病常是络虚与络瘀并存,治疗当以通补为宜。

3.病变后期,阴损及阳,阴阳俱虚

消渴之本在于阴虚,若病程迁延日久,阴损及阳,或因治疗失当,过用苦寒伤阳之品,终致阴阳俱虚。若脾阳亏虚,肾阳衰败,水湿潴留,浊毒内停,壅塞三焦则出现全身水肿,四肢厥冷,纳呆呕恶,面色苍白,尿少尿闭等症;若心肾阳衰,阳不化阴,水湿浊邪上凌心肺则出现胸闷心悸,水肿喘促,不能平卧,甚则突然出现心阳欲脱,气急倚息,大汗淋漓,四肢厥逆,脉微欲绝等危候;若肝肾阴竭,五脏之气衰微,虚阳外脱,则出现猝然昏仆,神志昏迷,目合口张,鼻鼾息微,手撒肢冷,二便自遗等阴阳离决之象。临床资料表明消渴晚期大多因并发消渴心病、消渴脑病、消渴肾病而死亡。

另有少数消渴患者发病急骤,病情严重,迅速导致阴津极度损耗,阴不敛阳,虚阳浮越而出现面赤烦躁,头疼呕吐,皮肤干燥,目眶下陷,唇舌干红,呼吸深长,有烂苹果样气味。若不及时抢救,则真阴耗竭,阴绝阳亡,昏迷死亡。

六、分证论治

(一)辨证思路

1.辨病位

本病病位在肺、胃、脾、肾,日久五脏六腑、四肢五官均可受累。口干舌燥,烦渴多饮,病在肺;多食善饥,多饮多尿,神疲乏力,病在脾胃;尿频量多,尿浊如膏,腰酸耳鸣,病在肾;病久视物模糊,雀目内障,病在肝;胸闷气短,胸痛彻背,病在心;神志昏迷,肢体偏瘫,偏身麻木,病在脑;肢体水肿,腰酸乏力,尿浊如膏,病在脾肾。

2.辨病性

消渴之病性为本虚标实。阴津亏耗为本虚,燥热偏盛为标实。烦渴多饮,多食善饥,大便干结,舌红苔黄,为阴虚热盛;口干欲饮,腰酸乏力,舌胖有齿印,脉沉细,为气阴两虚;口干欲饮,倦怠乏力,舌胖质暗,舌有瘀斑瘀点,为气阴两虚兼瘀血阻络;尿频量多,腰膝酸软,头晕耳鸣,舌红少苔,为肾阴亏虚;饮多溲多,手足心热,畏寒肢冷,为阴阳两虚。

消渴的基本病机是阴虚燥热,以阴虚为本,燥热为标。故治疗以养阴生津,清热润燥为基本原则。治疗应在此基础上,根据肺、胃、脾、肾病位的偏重不同,阴精亏损,阴虚燥热,气阴两虚证候的情况,配合清热生津、益气养阴及润肺、养胃、健脾、滋肾等法为治。病久阴损及阳,阴阳俱虚者,则应阴阳俱补。夹瘀者则宜活血化瘀。合并心脑疾病、水肿、眼疾、痈疽、肺痨、肢体麻木等病证者,又当视具体情况,合理选用补肺健脾、滋养肝肾、益气养血、通络祛风、清热解毒、化瘀除湿等治法。

(二)分证论治

1.阴津亏虚

症舌脉:口干欲饮,尿频量多,形体消瘦,头晕耳鸣,腰膝酸软,皮肤干燥瘙痒,舌瘦红而干,苔薄少或黄或白,脉细。

病机分析:阴津亏虚不足,脏腑失去濡养,脾胃阴虚则见口干欲饮,脾主肌肉,病久则见形体消瘦;后天之本亏虚,则五脏失去精微物质濡养,日久则肝肾亏虚,头晕耳鸣,腰膝酸软;津液不能上达于肺,则见肺燥,肺主皮毛,见皮肤干燥瘙痒;舌瘦红而干,苔薄,脉细均为阴津亏虚之征象。

治法:滋阴增液。

常用方:六味地黄丸(《小儿药证直诀》)加减。生地、山萸肉、怀山药、牡丹皮、茯苓、泽泻、麦冬、北沙参。加减:阴虚肝旺,加柴胡、赤白芍、牡丹皮、栀子;阴虚阳亢加天麻、钩藤、赤白芍、菊花、枸杞子、石决明。

常用中成药:六味地黄丸每次 20～30 粒,每天 2 次。滋阴补肾。用于肾阴亏损、头晕、耳鸣、腰膝酸软、骨蒸潮热、盗汗遗精、消渴者。杞菊地黄丸每次 1 丸,每天 1 次。滋肾养肝。用于肝肾阴亏的眩晕,耳鸣,目涩畏光,视物昏花者。

针灸:①治法。滋阴生津。②配穴。膈俞、脾俞、胰俞、肾俞、足三里、曲池、太溪。③操作。平补平泻,得气为度,留针 15～20 分钟。④方义。膈俞、脾俞、胰俞、肾俞等背阳穴从阳引阴,使阴生而燥热除,足三里为胃足阳明之合穴,可使气升津生,曲池、太溪泄热益阴。

临证参考:此证型多见于消渴前期,血糖偏高,多见于 40 岁以上的中老年患者,临床症状多不明显,仔细询问才有腰酸乏力,口干等症状,临床需结合舌象和脉象进行辨证。

2.阴虚热盛

症舌脉:烦渴多饮,多食易饥,尿频量多,舌红少津、苔黄而燥,脉滑数。

病机分析:饮食不节,积热于胃,胃热熏灼于肺,肺热伤阴,阴津耗伤,欲饮水以自救,故烦渴多饮;胃主腐熟水谷,今胃热内盛,腐熟力强,则多食易饥;肺主宣发,今肺热内盛,则肺失宣降而治节失职,饮水虽多,但不能敷布全身,加之肾关不固,故而尿频量多;舌红少津、苔黄而燥,脉滑数,均为阴虚热盛征象。

治法:滋阴清热。

常用方:增液汤(《温病条辨》)加白虎汤(《伤寒论》)加减。生地、玄参、麦冬、生石膏、知母、葛根、花粉、黄连、枳实、甘草。加减:胃肠结热,合小承气汤;肝郁化热,合大柴胡汤。

常用中成药:玉泉丸每次 9 g,每天 4 次,3 个月为 1 个疗程。生津消渴,清热除烦,养阴滋肾,益气和中。虚热烦咳,多饮,多尿,烦躁失眠等症。用于因胰岛功能减退而引起的物质代谢、碳水化合物代谢紊乱,血糖升高之糖尿病。麻仁软胶囊每次 3～4 粒,每天 2 次。润肠通便。用于津亏肠燥之便秘。

针灸:①治法。养阴清热。②配穴。膈俞、脾俞、胰俞、肾俞、足三里、曲池、太溪、肺俞、胃俞、丰隆。③操作。平补平泻,得气为度,留针 15～20 分钟。④方义。膈俞、脾俞、胰俞、肾俞等背阳穴从阳引阴,使阴生而燥热除,足三里为胃足阳明之合穴,可使气升津生,曲池、太溪泄热益阴,肺俞生津止渴,胃俞、丰隆泄热通便。

临证参考:此证型多见于消渴血糖明显升高的患者,一般血糖在 13.9 mmol/L 以上,可出现明显的三多一少症状,但目前在城市中三多一少症状并不明显,可能与健康查体早期发现糖尿病有关,而在农村由于缺少健康查体,血糖升高明显,此证型多见。

3.气阴两虚

症舌脉:典型的多饮、多尿、多食症状不明显,口干咽干,神疲乏力,腰膝酸软,心悸气短,舌体胖或有齿印、苔白,脉沉细。

病机分析:消渴日久,阴精亏虚,同时燥热日久伤及元气而致全身五脏元气不足,阴液不足,不能上承口咽而见口干咽干,脾气亏虚则神疲乏力,肾虚无以益其府故腰膝酸软,心气不足则见心悸气短;舌体胖或有齿印、苔白,脉沉细均为气阴两虚征象。

治法:益气养阴。

常用方:生脉散(《医学启源》)加增液汤(《温病条辨》)加减。黄精、太子参、麦冬、五味子、生地、玄参。加减:气虚明显者,加党参、黄芪;夹有血瘀证者,加桃仁、红花、丹参、赤芍、牡丹皮等活血化瘀药。

常用中成药:消渴丸每天3次,初服者每次5丸,逐渐递增至每次10丸,出现疗效后,再逐渐减少为每天2次的维持量。滋肾养阴,益气生津,用于多饮,多尿,多食,消瘦,体倦无力,眠差腰痛,尿糖及血糖升高之气阴两虚型消渴症。注:每10丸消渴丸中含有2.5 mg格列本脲,服用本品时禁止再服用磺脲类降糖药。

针灸:①治法。益气养阴。②配穴。中脘、气海、足三里、脾俞、肾俞、地机、三阴交。③操作。平补平泻,得气为度,留针15～20分钟。④方义。中脘、气海、足三里、脾俞健脾益气,肾俞、三阴交滋补肝肾。

临证参考:本型多见于血糖控制较好的消渴患者,是临床上消渴最常见的证型,本型多与瘀血阻络证候合并出现,此时大多有消渴早期合并症。临床研究显示,益气养阴,活血化瘀治则不仅可以治疗并发症,而且可以预防并发症。

4.脾虚痰湿

症舌脉:形盛体胖,身体重着,困乏神疲,晕眩,胸闷,口干,舌胖、苔腻或黄腻,脉弦滑。

病机分析:形盛体胖,而肥人多痰湿,故湿浊内盛,湿郁肌肤故身体重着;湿浊内盛日久损伤脾气,故见困乏神疲;湿浊中阻,清阳不升,可致眩晕;消渴久入络,瘀血阻滞,气血运行不畅,阻于胸中则可见胸闷不舒;舌质暗、苔腻或黄腻,脉弦滑,均为湿浊痰瘀征象。

治法:健脾化湿。

常用方:六君子汤(《校注妇人良方》)加减。党参、白术、茯苓、生甘草、陈皮、半夏、砂仁、泽泻、瓜蒌。加减:化热加小陷胸汤。

针灸:①治法。健脾化痰。②配穴。足三里、脾俞、胰俞、丰隆、中脘。③操作。平补平泻,得气为度,留针15～20分钟。④方义。中脘、胰俞、足三里、脾俞健脾益气,丰隆化痰。

临证参考:本证型多见于消渴早期及消渴并发症期,消渴早期空腹血糖或餐后血糖偏高,但达不到糖尿病诊断标准,辨证以体胖,苔腻,倦怠为主要辨证依据,在消渴并发症期多见于消渴腹泻和消渴肾病,辨证以苔腻,舌胖为主要辨证依据。

5.阴阳两虚

症舌脉:小便频数,夜尿增多,浑浊如脂膏,甚至饮一溲一,五心烦热,口干咽燥,神疲乏力,耳轮干枯,面色黧黑,腰膝酸软,畏寒肢凉,阳痿,下肢水肿,舌淡,苔白,脉沉细无力。

病机分析:阴阳互根互用,病程日久,阴损及阳,造成阴阳两虚。阴阳两虚,肾之固摄失常,则见小便频数,夜尿增多,甚至饮一溲一;大量水谷精微下泄,则尿如膏脂;肾开窍于耳,五色主黑,肾阴阳两亏,可见耳轮干枯,面色黧黑,肝肾同源,肾阴阳两虚致肝主筋功能受到影响,则腰膝酸软,阳痿;肾损及脾,脾运化失司,则见神疲乏力,下肢水肿;肺主皮毛,卫阳不足则见畏寒肢凉;舌淡,苔白,脉沉细无力亦为阴阳亏虚的征象。

治法:滋阴补阳。

常用方:金匮肾气丸(《金匮要略》)加减。附子、肉桂、熟地、山萸肉、怀山药、牡丹皮、茯苓、泽泻。加减:阴虚明显者加生地、玄参、麦冬;阳虚明显者加重肉桂附子用量,选加鹿茸、仙茅、淫羊藿等;阳虚水泛者,合用真武汤。

常用中成药:金匮肾气丸每次 20～30 粒,每天 2 次。温补肾阳,化气行水。用于肾阳虚之消渴,腰膝酸软,小便不利,畏寒肢冷。

针灸:①治法。滋阴补阳。②配穴。气海、关元、中脘、足三里、地机、肾俞、脾俞、三阴交、尺泽。③操作。均用补法,得气后留针 30 分钟。阳虚寒盛者灸气海、关元、中脘各 5 壮。④方义。气海、中脘、关元为腹阴之穴,从阴引阳,壮阳补虚,肾俞、三阴交补益肝肾,足三里、地机、脾俞、尺泽助脾胃之运化,肺之输布,诸穴相配,共奏健脾温肾,调补阴阳之功效。

临证参考:本证型多见于消渴并发症的中晚期阶段,常见于消渴肾病、消渴眼病、消渴心病、消渴脱疽、消渴痹痿等多种并发症同时并见,临床治疗应根据各并发症的轻重程度,在调补阴阳的基础上,结合辨病遣方用药。

(三)兼夹证

1.血瘀

临床表现:肢体麻木或疼痛,下肢紫暗,胸闷刺痛,中风偏瘫,或言语謇涩,眼底出血,唇舌紫暗,舌有瘀点瘀斑,或舌下青筋显露,苔薄白,脉弦涩。

病机分析:消渴日久入络,气阴两虚,气虚无力推动血行,阴虚则血失化源,而致瘀血阻络。瘀阻于肢体,则见肢体麻木或疼痛,下肢紫暗;阻于清窍,则见中风偏瘫,或言语謇涩;阻于目络,则见眼底出血;阻于胸胁,则见胸闷刺痛;血瘀之象在舌脉则表现为舌有瘀点瘀斑,或舌下青筋显露,脉弦涩。

治法:活血化瘀。

(1)常用方:桃红四物汤(《医宗金鉴》)加减。桃仁、红花、丹参、生地、当归、赤芍、牡丹皮。

(2)常用中成药:丹七片每次 2 片,每天 2～3 次。活血化瘀。用于血瘀气滞,心胸痹痛,眩晕头痛,经期腹痛。亦适用于消渴见血瘀证表现者。复方丹参滴丸每次 10 粒,每天 3 次。活血化瘀。理气止痛。用于胸中憋闷,心绞痛。亦适用于消渴见血瘀证表现者。

临证参考:血瘀证病机贯穿于消渴始终,随着消渴病程的延长,血瘀证的表现也越来越重,血瘀证常常与气阴两虚和阴阳两虚证同时并见,活血化瘀治法常常贯穿于消渴治疗的始终,临床上单独运用活血化瘀法比较少,常与益气养阴、健脾化痰、调补阴阳等治法配合使用。

2.气滞

临床表现:胸闷不舒,喜叹息,以一呼为快,胁腹胀满,急躁易怒,或情志抑郁,口苦咽干,脉弦。

病机分析:消渴日久,痰浊、瘀血内生,阻碍气机;肝体阴而用阳,肝阴虚导致肝用失司,失于疏泄,肝郁气滞,可见胸闷不舒,胁腹胀满,喜叹息,以一呼为快,口苦咽干;肝主情志,肝郁则急躁易怒,或情志抑郁;脉弦亦为肝郁气滞的征象。

治法:疏肝理气。

(1)常用方:四逆散(《伤寒论》)加减。柴胡、赤白芍、枳实、生甘草。

(2)常用中成药:逍遥颗粒每次 1 袋,每天 2 次。疏肝健脾,养血调经。用于肝气不舒所致胸胁胀痛,头晕目眩,食欲缺乏。

临证参考:气滞也是消渴最常见的兼夹证候之一,可见于消渴前期、消渴期和消渴并发症期,在消渴前期和消渴期以肝郁化热多见,而在消渴并发症期以肝郁脾虚为多见,临床研究证实,疏肝理气可以改善临床症状,同时可以降低血糖。

七、变证治疗

(一)消渴肾病

发病之初,病在肝肾,气阴两虚,络脉瘀结。病程迁延,阴损及阳,脾肾虚衰。病变晚期,肾体劳衰,肾用失司,浊毒内停,五脏受损,气血阴阳衰败,变证蜂起。水湿浊毒上犯,凌心射肺可致心衰;浊邪壅塞三焦,肾关不开,则少尿或无尿,发展为关格。

1.肝肾气阴两虚,肾络瘀滞

临床表现:腰膝酸软,疲乏无力,头晕目眩,怕热,便干,双目干涩,视物模糊,舌体胖,舌质暗,或有瘀斑瘀点,苔白。脉象:弦细数。

治法:滋补肝肾,益气养阴,化瘀通络。

常用方:山萸肉、枸杞子、生黄芪、太子参、首乌、生地、丹参、川芎、谷精草。

2.脾肾两虚,肾络瘀阻

临床表现:腰膝酸疼,神疲乏力,纳少腹胀,面足水肿,畏寒肢冷,夜尿多。舌体胖有齿印,舌质淡暗或有瘀斑瘀点,苔白。沉细无力。

治法:温肾健脾,益气活血。

常用方:仙茅、淫羊藿、白术、生黄芪、当归、川芎、丹参、猪茯苓、芡实、金樱子、熟大黄。

3.气血阴阳俱虚,肾络瘀结,浊毒内停

临床表现:腰膝酸疼,神疲乏力,面色萎黄,唇甲色淡,心悸喘憋,尿少水肿,纳呆呕恶,大便秘结。舌体胖,舌质暗淡无华,苔厚腻。脉象:沉细无力。

治法:益气养血,化瘀散结,通腑泻浊。

常用方:生黄芪、当归、卫茅、莪术、瓜蒌、大黄。

(二)消渴痹痿

肝肾阴虚,络气虚滞,经脉失养,早期出现肢体麻木,疼痛,感觉障碍,晚期出现肌肉萎缩,甚则腿胫肉脱,步履全废等并发症,因继发于消渴,故称为消渴痹痿。

1.分证论治

(1)气血两虚,络脉失荣:步履欹侧,或站立不稳,两足如踩棉花,手足指趾麻木,甚或手指不能摄物,肌肤不仁,触之木然,腓肠触痛,肌肉瘦瘪,且觉无力,张力减退。舌胖嫩红,边有齿痕,苔薄净,脉濡细。

治法:益气养血,调和营卫。

常用方:黄芪桂枝五物汤(《金匮要略》)合当归补血汤(《内外伤辨惑论》)加减。

生黄芪、当归、白芍、桂枝、白术、川牛膝、木瓜。

(2)气阴两虚,络脉瘀阻:始觉足趾发冷,渐次麻木,年经月累,上蔓至膝,渐及上肢,手指麻木,甚或痛如针刺,或如电灼,拘挛急痛,或如撕裂,昼轻夜重,轻轻抚摸,即觉疼痛,肌肤干燥,甚或皲裂,乏力,口干喜饮,大便干燥,四末欠温。舌暗红,舌体胖大,苔薄而干或少苔,脉弦细或数。

治法:益气养阴,活血通络。

常用方:生黄芪、生地黄、山萸肉、丹参、鬼箭羽、赤芍、狗脊、牛膝、木瓜、枸杞、当归、全蝎、蜈蚣。

(3)肝肾亏虚,络虚风动:腰尻腿股剧烈疼痛,犹如刀割电灼,无时或休,入夜尤甚,腿股无力,张力低下,肌肉萎缩,久坐之后,未能站立。腰酸腿软,头晕耳鸣,骨松齿摇,舌淡,少苔或有剥裂,脉弦细无力。

治法:滋补肝肾,益精填髓。

常用方:狗脊、续断、牛膝、木瓜、杜仲、熟地黄、当归、枸杞子、菟丝子、丹参、赤白芍、炙龟甲、地龙。

2.其他治疗

(1)中成药:丹参注射液 20 mL 溶于 0.9％氯化钠溶液 250 mL 中,静脉滴注,每天 1 次。

(2)按摩:双下肢按摩可促进局部血液循环,改善症状,但用力应轻柔,或局部穴位按摩,取双侧足三里、环跳、委中、承山、三阴交、涌泉穴,每次 15 分钟,每天 1~2 次,具有滋养肝肾,疏通脉络,调畅气血的功能。

(三)消渴眼病

糖尿病日久,耗气伤阴,气阴两虚,瘀阻目络;或阴损及阳,致阴阳两虚,目络阻滞,痰瘀互结,而导致目络受损,以眼底出血、渗出、水肿、增殖,视物模糊,视力下降为主要临床表现。本病病位在目,主要涉及肝、脾、肾等脏腑;病性为本虚标实,虚实夹杂,寒热并见。在治疗上以益气养阴,滋养肝肾,阴阳双补治其本;通络明目,活血化瘀,化痰散结治其标。

临证要整体辨证与眼局部辨证相结合。首当辨全身虚实、寒热,根据眼底出血时间,酌加化瘀通络之品。早期出血以凉血化瘀为主,出血停止两周后以活血化瘀为主,后期加用化痰软坚散结之剂。

1.分证论治

(1)气阴两虚,脉络瘀滞:多饮、多尿、多食症状不典型,口咽干燥、神疲乏力、少气懒言、眠少汗多、大便干结、或头晕耳鸣、或肢体麻木、舌体胖、舌淡红、苔薄白或舌红少苔、中有裂纹、脉细或细而无力。眼症:视力减退,视网膜病变多为单纯型的Ⅰ~Ⅱ期(如见或多或少的视网膜微血管瘤。并有小点片状出血或黄白色硬性渗出)。

治法:益气生津,化瘀通络。

常用方:生脉饮(《内外伤辨惑论》)加减。

生黄芪、太子参、麦冬、五味子、枸杞子、菊花、丹参、当归。

(2)肝肾阴虚,脉络瘀阻:多饮、多尿、多食症状不明显,口干乏力、心悸气短、头晕耳鸣、腰膝酸软、肢体麻木、或双下肢微肿、大便干燥与稀溏交替出现、舌体胖嫩、舌色紫暗或有瘀斑、脉细乏力或细涩。眼症:视物模糊,或视物变形,或自觉眼前黑花漂移,甚至视力严重障碍,视网膜病变多为单纯型或由单纯型向增殖型发展(Ⅱ~Ⅳ期),如见,或多或少的视网膜微血管瘤,新旧杂陈的点片状和火焰状出血,黄白色的硬性渗出及白色的棉絮状斑,或黄斑水肿渗出,视网膜新生血管等。眼底出血多时可融合成片,或积聚于视网膜前,或形成玻璃体出血。

治法:滋补肝肾,化瘀通络。

常用方:杞菊地黄丸(《医级》)加减。

枸杞子、菊花、熟地黄、山萸肉、怀山药、茯苓、泽泻、牡丹皮、丹参。

(3)阴阳两虚,痰瘀阻络:面色苍黄晦暗、气短乏力、腰膝酸软、畏寒肢冷、颜面或下肢水肿、食欲缺乏、大便溏泻或溏泻与便秘交替、夜尿频数、浑浊如膏、舌淡苔白、脉沉细无力。眼症:视力严重障碍。甚至盲无所见。视网膜病变多为增殖型(Ⅳ~Ⅵ期,眼底所见同前)。

治法:阴阳双补,逐瘀散结。

常用方:右归饮(《景岳全书》)加减。

附子、肉桂、鹿角胶、熟地黄、山萸肉、枸杞子、怀山药、菟丝子、杜仲、当归、淫羊藿、鬼箭羽、穿山甲、瓦楞子、浙贝、海藻、昆布、三七。

2.其他疗法

(1)中成药:明目地黄丸水蜜丸每次 6 g,小蜜丸每次 9 g,大蜜丸每次 1 丸,每天 2 次。滋肾,养肝,明目。用于肝肾阴虚,目涩畏光,视物模糊等。石斛夜光丸每次 5 片,每天 3 次。清除湿热,利尿排石。用于肝肾两亏,阴虚火旺,内障目暗,视物昏花等。

(2)针灸:对于糖尿病视网膜病变 1～3 级,出血较少者,可慎用针刺疗法,取太阳、阳白、攒竹、足三里、三阴交、光明、肝俞、肾俞等穴,可分两组轮流取用,每次取眼区穴 1～2 个,四肢及背部 3～5 个,平补平泻。

(3)电离子导入:采用电离子导入的方式,使中药制剂直接到达眼部的病灶组织,从而促进视网膜出血、渗出和水肿的吸收,具有方法简便、创伤小、作用直接等特点。

(四)消渴脱疽

糖尿病日久,耗气伤阴,五脏气血阴阳俱损,肌肤失养,血脉瘀滞,日久化热,灼伤肌肤和(或)感受外邪致气滞、血瘀、痰阻、热毒积聚,以致肉腐骨枯所致。病情发展至后期则阴损及阳,阴阳两虚,阳气不能敷布温煦,致肢端阴寒凝滞,血脉瘀阻,发为脱疽。

临证辨治要分清标本,强调整体辨证与局部辨证相结合,注意扶正与祛邪并重。内治法重在整体辨证,结合局部辨证;外治法以局部辨证为主。

1.分证论治

(1)湿热毒盛,络脉瘀阻:患趾腐黑湿烂,脓水色败臭秽,坏疽有蔓延趋势,坏死部分向近心端扩展并累及旁趾,足部红肿疼痛,边界不清,甚者肿及小腿,可伴有发热。舌质暗红或淡、苔黄腻,脉沉滑。

治法:清热利湿,解毒通络。

常用方:四妙丸(《成方便读》)加减。

苍术、黄柏、牛膝、薏苡仁、萆薢、银花、生地、白花蛇舌草、蒲公英、川连、红花、忍冬藤、赤芍、牡丹皮、丹参。

(2)气阴两伤,络脉瘀毒:患足红肿消退,蔓延之势得到控制,患趾干黑,脓水减少,臭秽之气渐消,坏死部分与正常组织界线日趋清楚,疼痛缓解,口干,乏力,舌胖,质暗,苔薄白或薄腻,脉沉细。

治法:益气养阴,祛瘀托毒。

常用方:托里消毒散(《外科正宗》)加减。

生黄芪、太子参、丹参、白花蛇舌草、鹿衔草、麦冬、五味子、白术、桃仁、红花、地龙、川芎、丝瓜络、忍冬藤。

(3)气血两虚,络脉瘀阻:截趾创面脓腐已去,腐化筋膜组织减少,并逐渐内缩,新生肉芽红润,上皮新生,疮面渐收,足部无红肿疼痛,全身情况平稳。

治法:益气养血,化瘀通络。

常用方:生黄芪、当归、太子参、丹参、鹿衔草、鸡血藤、茯苓、山萸肉、红花、地龙、川芎、丝瓜络。

2.其他疗法

(1)局部处理:局部清创的方法有一次性清法和蚕食清法两种。一次性清法适应于:生命体征稳定,全身状况良好;湿性坏疽(筋疽)或以湿性坏疽为主,而且坏死达筋膜肌肉以下,局部肿胀明显、感染严重、血糖难以控制者。蚕食清法适应于:生命体征不稳定,全身状况不良,预知一次性清创难以承受;干性坏疽(脱疽)分界清楚者或混合型坏疽,感染、血糖控制良好者。

(2)外敷药:①湿热毒盛期。疮面糜烂,脓腔,秽臭难闻,肉腐筋烂,多为早期(炎症坏死期),宜祛腐为主,方连九一丹等。②正邪纷争期。疮面分泌物少,异味轻,肉芽渐红,多为中期(肉芽增生期),宜祛腐生肌为主,方选红油膏等。③毒去正胜期。疮面干净,肉芽嫩红,多为后期(瘢痕长皮期),宜生肌长皮为主,方选生肌玉红膏等。

(3)中药浸泡熏洗:①清化湿毒法。适用于脓水多而臭秽重、引流通畅者,药用土茯苓、马齿苋、苦参、明矾、黄连、重楼等煎汤,温浸泡患足。②温通经脉法。适用于阳虚络阻者,药用桂枝、细辛、红花、苍术、土茯苓、黄柏、百部、苦参、毛冬青、忍冬藤等煎汤,温浸泡患足。③清热解毒、活血化瘀法。适用于局部红、肿、热、痛明显,热毒较甚者,药用大黄、毛冬青、枯矾、马勃、元明粉等煎汤,温浸泡患足。中药浸泡熏洗时,应特别注意引流通畅和防止药液烫伤。

(五)消渴阳痿

糖尿病日久,肝脾肾受损,气血阴阳亏虚,阴络失荣导致宗筋不用而成。本病的病位在宗筋,主要病变脏腑为肝、脾、肾。病理性质有虚实之分,且多虚实相兼。

1.分证论治

(1)肾阳不足:阳痿阴冷,精薄精冷,头晕耳鸣,面色㿠白,精神萎靡,腰膝酸软,畏寒肢冷,短气乏力,舌淡胖润,或有齿痕,脉沉细尺弱。

治法:温补肾阳。

常用方:右归丸(《景岳全书》)加减。

鹿角胶、附子、肉桂、熟地、菟丝子、当归、杜仲、怀山药、山萸肉、枸杞子。

(2)心脾两虚:阳痿不举,精神不振,心悸气短,乏力自汗,形瘦神疲,夜寐不安,胃纳不佳,面色不华,舌质淡,脉沉细。

治法:补益心脾。

常用方:归脾汤(《济生方》)加减。

黄芪、白术、茯神、龙眼肉、人参、木香、当归、远志、甘草、酸枣仁。

(3)湿热下注:阳痿茎软,阴囊潮湿,臊臭或痒痛,下肢酸困,小便短赤,舌苔黄腻,脉濡数。

治法:清热利湿。

常用方:龙胆泻肝汤(《医方集解》)加减。

龙胆草、黄芩、栀子、泽泻、车前子、当归、柴胡、生地、薏苡仁、甘草。

加减:阴部瘙痒、潮湿甚加地肤子、蛇床子。

(4)肝郁气滞:阳痿失用,情志抑郁或易激动,失眠多梦,腰膝酸软,舌暗苔白,脉沉弦细。

治法:疏肝理气,兼以活血。

常用方:四逆散(《伤寒论》)加减。

柴胡、枳实、枳壳、当归、白芍、蜈蚣、甘草、佛手、刺猬皮。

(5)气滞血瘀:阳痿不举,龟头青暗,或见腰、小腹、会阴部位刺痛或不适,舌质紫暗或有瘀斑瘀点,脉弦涩。

治法:行气活血,化瘀起痿。

常用方:少腹逐瘀汤(《医林改错》)加减。

中医内科常见病诊疗与康复

小茴香、干姜、延胡索、当归、川芎、肉桂、赤芍、生蒲黄、五灵脂。

2.其他疗法

(1)中成药:五子衍宗丸水蜜丸每次6g,小蜜丸每次9g,大蜜丸每次1丸,每天2次。补肾益精。用于肾虚精亏所致的阳痿不育、遗精早泄等。参茸丸水蜜丸每次5g,大蜜丸每次1丸,每天2次。滋阴补肾,益精壮阳。用于肾虚肾寒,腰腿酸痛等。

(2)针灸:①取穴神阙、气海、关元、肾俞、命门、百会、太溪、足三里。前三穴用灸法,余用针刺施以补法,使腹部穴热感传至阴部。②主穴取大赫、命门;配穴取足三里、气海、关元。操作采用"探刺感传法",随意轻微使捻转,使针感传向阴茎;取"烧山火"补法,作龙眼推使,完毕,左手拇、示指用力夹住针柄上端,不使针向回松动,以右手拇指指甲从上向下刮动针柄。退针时,用左手拇、示指向下轻压,待针下松弛时,右手将针快速撤出,急速揉按针孔。③主穴取中极、归来、大赫;配穴取风池、内关。操作:针刺中极、归来、大赫时,需使针感传至尿道;针刺风池时,应是针感放射至整个头部。适用于各型患者。若命门火衰者,加腰阳关、命门、关元;心脾受损者,加脾俞、足三里、神门;肝气郁结者,加肝俞、太溪、阳陵泉;惊恐伤肾者,加心俞、志室、神门;湿热下注者,加足三里、膀胱俞、丰隆。

(六)消渴汗证

糖尿病泌汗异常病位在皮肤腠理,病位虽在表,却是体内脏腑功能失调的表现。病性为本虚标实。汗出过多主要为气虚不固或热逼汗出;汗出过少则主要为阴津亏虚。

1.分证论治

(1)阴阳失调:上半身多汗,下半身少汗或无汗,怕冷又怕热,失眠多梦,每遇情绪波动时,常易自汗,甚则汗出淋漓,舌暗苔白,脉沉细。

治法:调和阴阳。

常用方:桂枝加龙骨牡蛎汤(《伤寒论》)加减。

桂枝、白芍、五味子、龙骨、牡蛎、浮小麦、炙甘草。

(2)脾肺气虚:心胸头面汗出,进食尤甚,面色㿠白,气短乏力,心悸健忘,纳呆便溏,舌质淡嫩,脉象虚弱。

治法:补益脾肺,固表止汗。

常用方:玉屏风散(《丹溪心法》)加减。

黄芪、白术、防风、党参、黄精、炙甘草、生龙牡。

(3)心肾阴虚:心胸汗出,虚烦失眠,心悸健忘,头晕耳鸣,咽干舌燥,腰酸膝软,多梦遗精,骨蒸潮热,小便短赤,舌红苔白,脉象细弱。

治法:补益心肾,敛阴止汗。

常用方:六味地黄丸(《小儿药证直诀》)加减。

山萸肉、熟地、怀山药、茯苓、牡丹皮、泽泻、五味子、银柴胡、陈皮。

2.其他疗法

(1)中成药:玉屏风颗粒每次5g,每天3次。益气,固表,止汗。用于表虚不固,自汗恶风等。知柏地黄丸水蜜丸每次6g,小蜜丸每次9g,大蜜丸每次1丸,每天2次。滋阴降火。用于阴虚火旺、潮热盗汗等。

(2)外治:以麻黄根、牡蛎火煅,与赤石脂、龙骨共为细末,以绢袋贮存备用。将皮肤汗液擦干后,以此粉扑之。

八、预后与转归

目前认为消渴尚无法根治,但是通过多种措施,可使本病得到良好的控制,控制良好的患者与正常人的寿命及生活质量接近,而控制不良的患者寿命缩短,生活质量明显降低。消渴常病及多个脏腑,病变影响广泛,最终引发各种并发症,形成消渴与其他病证共见的复杂局面。其预后与多种因素相关:①各项相关指标控制的好坏,血压、血糖、血脂、体重及临床症状5个指标不仅是消渴控制好坏的指标,而且也是并发症发证的重要危险因素,这五个指标控制良好者,预后较好,控制不佳者则易于发生变证,预后较差;②是否合并有并发症及其病变的程度,若并发症较少或不严重,则预后尚可,若并发症较多且较重,则预后,病情较重。

(张丽娟)

第二节　汗　证

汗证是指人体阴阳失调,营卫不和,腠理不固引起汗液外泄失常的一类病证。根据汗出的临床表现,可分为自汗、盗汗、脱汗、战汗、黄汗五种。

早在《内经》中就有对汗的生理和病机的精辟论述,《素问·宣明五气篇》载"心为汗",《素问·阴阳别论篇》载"阳加于阴谓之汗",明确指出汗为心液,为心所主,是阳气蒸化阴液而形成。《灵枢·五癃津液别》曰:"天暑衣厚则腠理开,故汗出……天寒则腠理闭,气湿不行,水下留于膀胱,则为溺与气。"《素问·经脉别论》曰:"故饮食饱甚,汗出于胃;惊而夺精,汗出于心;持重远行,汗出于肾;疾走恐惧,汗出于肝;摇体劳苦,汗出于脾。"均阐明了出汗与外界环境的关系,及汗证与脏腑的关系。

在病机上《灵枢·经脉》曰:"六阳气绝,则阴与阳相离,离则腠理发泄,绝汗乃出。"这些论述为后世认识和治疗汗证奠定了理论基础。汉代张仲景将外感病汗出的症状分为汗出、自汗出、大汗出、手足漐然汗出、头汗出、额汗出、汗出而喘、盗汗和黄汗等,并根据汗出的性质、程度、部位来推断疾病的病机,判别表、里、寒、热、虚、实的差异,拟定了桂枝汤、白虎汤、承气汤、茵陈蒿汤等,给予对证治疗。有关盗汗,《金匮要略·水气病脉证并治》指出:"食已汗出,又常暮盗汗者,此劳气也。"《金匮要略·血痹虚劳病脉证并治》又指出:"男子平人,脉虚弱细微者,喜盗汗也。"有关战汗,《伤寒论·辨太阳病脉证并治》指出:"太阳病未解,脉阴阳俱实,必先振栗,汗出而解。"有关黄汗,《金匮要略·水气病脉证并治》指出:"黄汗之为病,身体肿,发热汗出而渴,状如风水,汗沾衣,腰髋驰痛,如有物在皮中状,剧者不能食,身疼重,烦躁,小便不利。"以上论述对后世认识和治疗汗证很有启发。前人有自汗属阳虚,盗汗属阴虚之说,系指自汗、盗汗发病的一般规律,但不能概括全部,如《丹溪心法》载:"自汗属气虚、血虚、湿、阳虚、痰""盗汗属血虚、气虚。"《景岳全书·汗证》载:"自汗、盗汗亦各有阴阳之证,不得谓自汗必属阳虚,盗汗必属阴虚也。""凡伤寒欲解,将汗之时,若是正气内盛,邪不能与之争,汗出自不作战,所谓不战,应知体不虚也。若其人本虚,邪与之争,微者为振,甚者为战,正胜邪则战而汗解也。"《温疫论》对战汗的发生机制,以及病情转归的关系都有一定见解,认为战汗在临床上常作为观察病情变化和预后的一个重要标志。清代王清任《医林改错·血府逐瘀汤所治之症目》曰:"竟有用补气、固表、滋阴、降火,服之不效,而反加重者,不知血瘀亦令人自汗、盗汗,用血府逐瘀汤。"对血瘀导致自汗、盗汗的治疗作了补充。

西医学多种疾病如甲状腺功能亢进、自主神经功能紊乱、更年期综合征、风湿热、结核病、低血糖、虚脱、休克及肝病、黄疸等某些传染病以汗出为主要症状者,均可参考本篇进行辨证论治。

一、病因病机

本病大多由邪客表虚、营卫不和、肺气亏虚、卫表不固、阳气虚衰、津液失摄、阴虚火旺、虚火烁津、热邪郁蒸、迫津外泄等所致。

(一)营卫不和

阴阳偏盛、偏衰之体,或表虚之人,卒感风邪,可使营卫不和,卫强营弱,卫外失司,营阴不能内守而汗出。

(二)肺气亏虚

素体虚弱,病后体虚,或久患咳喘之人,肺气不足,肌表疏松,腠理不固而汗自出。如明代王肯堂《证治准绳·自汗》曰:"或肺气微弱,不能宣行荣卫而津脱者"。

(三)阳气虚衰

《素问·生气通天论》云:"阳者卫外而为固也"。久病重病,脏气不足,阳气过耗,不能敛阴,卫外不固而汗液外泄,甚则发生大汗亡阳之变。

(四)虚火扰津

烦劳过度,精神过用,伤血失精,致血虚精亏,或邪热伤阴,阴液不足,虚火内生,心液被扰,不能自藏而外泄作汗,如《素问·评热病论》云:"阴虚者,阳必凑之,故少气时热而汗出也"。

(五)心血不足

劳心过度,或久病血虚,致心血不足,心失所养,心液不藏而外泄则盗汗。

(六)热邪郁蒸

风寒入里化热或感受风热、暑热之邪,热淫于内,迫津外泄则大汗出,如《素问·举痛论》载:"炅则腠理开,荣卫通,汗大泄"。或因饮食不节,湿热蕴结,熏蒸肝胆,见汗出色黄等。

综上所述,汗证的病位在卫表肌腠,其发生与肺、心、肾密切相关。病机性质有虚、实两端。由热邪郁蒸,迫津外泄者属实;由肺气亏虚、阳气虚衰、阴虚火旺所致者属虚,因气属阳,血属阴,故此类汗证总由阴阳失衡所导致,或为阴血不足,虚火内生,津液被扰而汗出,或为阳气不足,固摄无权,心液外泄而汗出;至于邪客表虚,营卫不和则为本虚标实之证。古有自汗多阳气虚,盗汗多阴血虚之说,此为常理,但临证每见兼夹错杂,需详加鉴别。

二、诊断

(1)不因外界环境影响,在头面、颈胸、四肢、全身出汗超出正常者为诊断的主要依据。

(2)昼日汗出溱溱,动则益甚者为自汗;寐中汗出津津,醒后自止者为盗汗;在外感热病中,全身战栗而汗出为战汗;在病情危重时全身大汗淋漓,汗出如油者为脱汗;汗出色黄,染衣着色者为黄汗。

三、相关检查

血沉、抗"O"、血清甲状腺激素和性激素测定、胸部X线摄片、痰培养等,以鉴别风湿热、甲状腺功能亢进、肺结核等疾病引起的汗多。

四、鉴别诊断

生理性汗出与病理性汗出出汗为人体的生理现象。因外界气候、运动、饮食等生活环境等因素影响,稍有出汗,其人并无不适,此属正常现象,应与病理性汗出鉴别。

五、辨证要点

(一)辨虚实

邪气盛多实,或存表,或在里,或为寒,或为热;正气衰则虚,或气虚,或血虚,或阴虚,或阳虚;正衰邪恋则虚实夹杂。一般来说自汗多属气虚不固,然实证也或有之;盗汗多属阴虚内热,然气虚、阳虚、湿热也间或有之;脱汗多属阳气亏虚,阴不内守,阴极阳竭。黄汗多属感受外邪,湿热内蕴,则为实证。战汗则常发于外感热病,为邪正相争之证以实证为主,若病变重者正不胜邪,则可出现虚实错杂的情况。

(二)辨寒热

汗证由热邪迫津外泄或阴虚火旺,心液被扰而失常者属热;由表里阳气虚衰,津液不固外泄为汗者属寒。

六、治疗原则

治疗当以虚者补之,脱者固之,实者泄之,热者清之,寒者热之为原则。虚证当根据证候的不同而治以益气、温阳、滋阴、养血、调和营卫;实证当清泄里热、清热利湿、化湿和营;虚实夹杂者,则根据证候的虚实主次而适当兼顾。此外,汗证以腠理不固,津液外泄为基本病变,故可酌加麻黄根、浮小麦、牡蛎等固涩止汗之品。

七、分证论治

(一)自汗

1.营卫不和

主症:汗出恶风,周身酸楚。

兼次症:或微发热,头痛,或失眠,多梦,心悸。

舌脉:苔薄白;脉浮或缓。

分析:营卫失和,腠理不固,故汗出恶风,周身酸楚。如风邪在表者,则兼见头痛,发热,脉浮等。营卫不和,心失所养,心神不宁,则失眠,多梦,心悸,苔薄白,脉缓。

治法:调和营卫。

方药:桂枝汤。本方解肌发表,调和营卫。既可用于风寒表虚证,又可用于体虚营卫不和之证。方中桂枝温经解肌,白芍敛阴和营,桂枝、白芍同用,调和营卫以使腠理固密,佐生姜、大枣、炙甘草和中,助其调和营卫之功。

若气虚明显,加黄芪益气固表;失眠多梦、心悸者,加龙骨、牡蛎,以安神止汗。

2.肺气虚弱

主症:汗出恶风,动则益甚。

兼次症:久病体虚,平时不耐风寒,易于感冒,体倦乏力。

舌脉:苔薄白;脉细弱。

分析:肺主皮毛,病久体虚,伤及肺气,皮毛不固而见汗出畏风,平素易于感冒,动则耗气,气不摄津,故汗出益甚,体倦乏力,脉细弱,苔薄白,均为肺气不足之征。

治法:益气固表。

方药:玉屏风散。本方益气固表止汗,用于肺气虚弱、卫气不固的自汗。方中黄芪补气固表,白术健脾补气以实表,佐防风祛风走表而助黄芪固表之力。

汗多者加麻黄根、浮小麦、五味子、煅牡蛎以止汗敛阴。病久脾胃虚弱者合用四君子汤培土生金。兼中气虚者加补中益气汤补中益气。

3.心肾亏虚

主症:动则心悸汗出,或身寒汗冷。

兼次症:胸闷气短,腰酸腿软,面白唇淡,小便频数而色清,夜尿多。

舌脉:舌质淡,舌体胖润,有齿痕,苔白;脉沉细。

分析:久病重病,耗伤心肾之阳,阳气不足,不能护卫腠理,故见汗出;心失温养则见心悸。身寒,腰酸腿软,面白唇淡,小便频数而色清,夜尿多,舌质淡体胖有齿痕,苔白,脉沉细,均为肾阳亏虚之征。

治法:益气温阳。

方药:芪附汤加味。本方补气温阳,主治气阳不足,虚汗不已之证。方中黄芪益气固表止汗,附子温肾益阳。以振奋卫气生发之源。

乏力甚加人参、白术、大枣补中益气;四肢厥冷加桂枝、肉桂通阳补肾;汗多者加浮小麦、龙骨、牡蛎以止汗敛阴。

4.热郁于内

主症:蒸蒸汗出,或但头汗出,或手足汗出。

兼次症:面赤,发热,气粗口渴,口苦,喜冷饮,胸腹胀闷,烦躁不安,大便干结,或见胁肋胀痛,身目发黄,小便短赤。

舌脉:舌质红,苔黄厚;脉洪大或滑数。

分析:素体阳盛,感邪日久,郁而化热,热淫于内,迫津外泄,故见蒸蒸汗出,面赤气粗;津液被劫,故口渴饮冷,大便干结。舌质红,苔黄,脉洪大滑数,为内有积热之征。若饮食不节,湿热蕴结肝胆,则见胁肋胀痛,身目发黄,小便短赤。

治法:清泄里热。

方药:竹叶石膏汤加减。本方清热养阴,生津止汗,适用于热病伤阴,方中生石膏、竹叶清气分热,人参(可改用沙参)、麦冬滋养阴液。白芍敛阴,甘草和中。里热得清,汗出自止。

宿食在胃者,可用枳实导滞丸消导和胃,佐以泄热。如大便秘结,潮热汗出,脉沉实者,可用增液承气汤,不应,改大承气汤攻下热结。肝胆湿热者,可用龙胆泻肝汤清热利湿。

(二)盗汗

1.心血不足

主症:睡则汗出,醒则自止,心悸怔忡,失眠多梦。

兼次症:眩晕健忘,气短神疲,面色少华或萎黄,口唇色淡。

舌脉:舌质淡,苔薄;脉虚或细。

分析:劳心过度,心血耗伤,或久病血虚,心血不足,神不守舍,入睡神气外浮则盗汗;血不养心,故心悸怔忡,失眠多梦;气血不足,故面色不华,气短神疲,眩晕健忘,口唇色淡,舌质淡,苔薄,脉虚或细,均为心血亏虚之征。

治法:补血养心。

方药:归脾汤加减。方中茯神、酸枣仁、龙眼肉、远志养心安神,当归养血补血,人参、黄芪、白术、甘草补脾益气;脾为后天之本,气血生化之源,脾健气旺则血生,化源不绝,心神得养。

若心悸甚者加龙骨、琥珀粉、朱砂以镇惊安神;不寐加柏子仁、合欢皮以养心安神;气虚甚者加生黄芪、浮小麦以固表敛汗。

2.阴虚火旺

主症:寐则汗出,虚烦少寐,五心烦热。

兼次症:久咳虚喘,形体消瘦,两颧发红,午后潮热,女子月经不调,男子梦遗。

舌脉:舌质红少津,少苔;脉细数。

分析:肺痨久咳,或亡血失精,阴血亏虚,虚火内生,寐则阳气入阴,营阴受蒸则外泄,故见夜寐盗汗。阴虚则阳亢,虚火内生,形体消瘦,午后潮热,两颧发红,五心烦热;热扰神明,则虚烦少寐;阴虚火旺,相火妄动,引起女子月经不调,男子遗精。舌质红少津少苔,脉细数,为阴虚火旺之象。

治法:滋阴降火。

方药:当归六黄汤加减。方中当归、生地、熟地滋阴养血;黄芩、黄连清心肺之火;黄柏泻相火而坚阴;黄芪益气固表。可加龙骨、牡蛎、糯稻根以敛汗。

骨蒸潮热重者,可合青蒿鳖甲汤滋阴退热。阴虚相火妄动者,可合知柏地黄丸加减应用。

(三)脱汗

主症:多在病情危重之时,出现大汗淋漓,汗出如油。

兼次症:精神疲惫,四肢厥冷,气短息微。

舌脉:舌萎少津;脉微欲绝,或脉大无力。

分析:急病或重病耗伤正气,阳气暴脱,阳不敛阴,阴阳离绝,汗液大泄,故见突然大汗淋漓,汗出如油,精神疲惫,四肢厥冷,声短息微。脉微欲绝或散大无力,舌萎少津为阴阳离决之象。

治法:益气回阳固脱。

方药:参附汤加味。方中重用人参大补元气,益气固脱;附子回阳救逆。可加生黄芪益气止汗。病情危急,用药应功专力宏,积极抢救。亦可静脉滴注黄芪注射液、参麦注射液等急救之品。

若在热病中所见,尚可加麦冬、五味子敛阴止汗。汗多时可加煅龙骨、煅牡蛎、麻黄根等敛汗之品,随症应用。亦可用止汗红粉,绢布包扑之以助止汗。

(四)战汗

主症:多在急性热病中,突然全身恶寒、战栗,而后汗出。

兼次症:发热口渴,躁扰不宁。

舌脉:舌质红,苔薄黄;脉细数。

分析:热邪客于气分,故见发热口渴,躁扰不宁。正气抗邪外出,正邪交争,故恶寒、战栗。若正能胜邪,则汗出病退,脉静身凉,烦渴自除。舌质红,苔薄黄,脉浮数为邪热在气分之象;脉细示正气已伤。

治法:扶正祛邪。

方药:主要针对原发病进行辨证论治。战栗恶寒而汗出顺利者,一般不需特殊治疗,可适当进食热汤、稀粥之品,予以调养。

若恶寒战栗而无汗者,此属正气亏虚,用人参、生姜煎汤服之,以扶正祛邪;若汗出过多,见精神疲惫,四肢厥冷者,治宜益气回阳固脱,用参附汤、生脉散煎汤频服;若战汗之后,汗出不解,再战再汗病情反复者,若已无表证,里热内结,可用滋阴增液,通便泄热之法,以增液承气汤加减治之。若表证未尽,腑气热闭,应表里同治,以凉膈散加减治之。

（五）黄汗

主症:汗出色黄,染衣着色。

兼次症:或有身目黄染,胁肋胀痛,小便短赤;或有发热、口渴不欲饮,或身体水肿。

舌脉:舌质红,苔黄腻;脉弦滑或滑数。

分析:湿热素盛,感受温热之邪,湿热熏蒸肝胆,胆汁不循常道,随汗液外渍肌肤,故汗出色黄,染衣着色,身目黄染,胁肋胀痛;或感受温热之邪,交阻于肌表,故发热,身体水肿;湿热交阻中焦,故口渴不欲饮;舌质红,苔黄腻,脉弦滑或滑数,皆为湿热之征。

治法:清热化湿。

方药:龙胆泻肝汤加减。本方清肝火,清利湿热,主治肝胆实火,湿热内蕴,用于邪热郁蒸所致的黄汗。方中龙胆草、黄芩、山栀、清泄肝热;泽泻、木通、车前子清热利湿;柴胡、当归、生地疏肝滋阴、养血和营;甘草调和诸药,清热解毒。

若热势不甚,小便短赤,身体水肿,予茵陈五苓散清热利水退黄。若湿热未清而气阴已亏者,可用清暑益气汤清热利湿,益气养阴并举。

八、转归与预后

单纯出现的自汗、盗汗,一般预后良好,经过治疗大多可在短期内好转。若伴见于其他疾病过程中出现出汗,往往病情较重,治疗时应着重针对原发疾病,随着原发疾病的好转,出汗才能减轻或消失。由于引起汗证的疾病较多,如结核、感染性疾病、肝胆病及危重病证等引起的汗证,则该病的发展转归决定其预后。

（张丽娟）

第三节　肥　　胖

肥胖是指以体内膏脂堆积过多,体重异常增加为主要临床表现的一种病证,常伴有头晕乏力、神疲懒言、少动气短等症。

肥胖病早在《内经》中就有记载,《素问·阴阳应象大论》有"肥贵人"及"年五十,体重,耳目不聪明"的描述。《灵枢·逆顺肥瘦》记载了"广肩腋项,肉薄厚皮而黑色,唇临临然,其血黑以浊,其气涩以迟"的证候。

《素问·奇病论》中认为本病的病因是"喜食甘美而多肥"。《灵枢·卫气失常》将肥胖病分为"有肥,有膏,有肉"三种证型。

在此基础上,后世医家认识到肥胖的病机还与气虚、痰湿、七情及地理环境等因素有关。如《景岳全书·杂证谟·非风》认为肥人多气虚,《丹溪心法》《医门法律》则认为肥人多痰湿。

在治疗方面,《丹溪心法·中湿》认为肥胖应从湿热及气虚两方面论治。《石室秘录·肥治法》认为治痰须补气兼消痰，并补命火，使气足而痰消。此外，前人还认识到肥胖与消渴、仆击、偏枯、痿厥、气满发逆等多种疾病有关。《女科切要》中指出："肥白妇人，经闭而不通者，必是痰湿与脂膜壅塞之故也。"

现代医学的单纯性（体质性）肥胖病、继发性肥胖病（如继发于下丘脑及垂体病、胰岛病及甲状腺功能低下等的肥胖病），可参考本节进行辨证论治。

一、病因病机

肥胖多由年老体弱、过食肥甘、缺乏运动、先天禀赋等病因，导致气虚阳衰、痰湿瘀滞形成。

（一）年老体弱

中年以后，阴气自半，脏气功能减退；或过食肥甘，脾之运化不及，聚湿生痰；或脾虚失治，阳气衰弱，久之损及肾阳，而致脾肾阳虚，脾虚不能运化水湿，肾虚不能化气行水，水湿痰浊内停，浸淫肌肤而成肥胖。

（二）饮食不节

饮食不节，或暴饮暴食，或饥饱失常，损伤脾胃，中焦失运，积热内滞；或嗜食辛辣煎炸之品，助阳助火，心肝火旺，横犯中土，胃热偏盛则食欲亢进，脾失健运则水湿不化；或喜食肥甘厚腻，困遏脾气，湿聚成痰，留滞机体而成肥胖。或妇女孕期产后，脾气不足，过食鱼肉，营养过剩，加之活动减少，运化不及，食物难消，水湿停积，脂膏内生，留滞肌肤，亦容易发生肥胖。

（三）运动缺乏

喜卧好坐，缺乏运动，气血运行不畅，脾胃呆滞，运化失常，不能布散水谷精微及运化水湿，致使湿浊内生，蕴酿成痰，化为膏脂，聚于肌肤、脏腑、经络而致肥胖证候。

（四）先天禀赋

禀赋不同，体质有异。若阳热体质，胃热偏盛者，食欲亢进，食量过大，脾胃运化不及，易致痰湿膏脂堆积，而成肥胖。

此外，肥胖的发生与性别、地理环境等因素都有关，由于女性活动量少于男性，故女性肥胖者较男性为多。

肥胖之病位主要在脾与肌肉，而与心、肺、肝、肾有关。肾虚不能化气行水，易酿水湿痰浊；心肺功能失调，肝失疏泄，亦每致痰湿瘀滞。病机总属气虚阳衰，痰湿偏盛，膏脂内停。

肥胖之病性属本虚标实之候。本虚多为脾肾气虚，标实为痰湿膏脂内停，临床常有偏于本虚及标实之不同。虚实之间常可发生转化，如食欲亢进，过食肥甘，湿浊积聚体内，化为膏脂，形成肥胖，但长期饮食不节，可损伤脾胃，致脾虚不运，甚至脾病及肾，导致脾肾两虚，从而由实转虚；而脾虚日久，运化失司，湿浊内生，或土塞木郁，肝失疏泄，气滞血瘀，或脾病及肾，肾阳虚衰，不能化气行水，而致水湿内停，泛溢于肌肤，阻滞于经络，使肥胖加重，从而由虚转实或呈虚实夹杂之证。

二、诊断

（一）症状

体重超出标准体重{标准体重(kg)＝[身高(cm)－100]×0.9}（Broca 标准体重）20％以上，或体重质量指数[体重质量指数＝体重(kg)/身高(m)^2]（正常为 18.5～23.9）超过 24 为超重，大于或等于 28 为肥胖。排除肌肉发达或水分潴留因素,即可诊断为本病。男性腰围大于或等于 85 cm、女性腰围大于或等于80 cm为腹部肥胖标准。轻度肥胖仅体重增加 20%~30%,常无自觉症状。中重度肥胖常见伴随症状,如神疲乏力,少气懒言,气短气喘,腹大胀满等。

(二)检查

肥胖患者一般应做相关检查,如身高、体重、血压;血脂;空腹血糖、葡萄糖耐量试验、血清胰岛素、皮质醇;抗利尿激素;雌二醇、睾酮、黄体生成素;心电图、心功能、眼底及微循环;以及 T_3、T_4、TSH、头颅X线摄片或头颅、双肾上腺 CT 扫描等测定,以排除内分泌功能异常引起肥胖的可能性。

(三)世界卫生组织的肥胖诊断标准

世界卫生(WHO)最近制定了新的肥胖诊断标准,新的肥胖症诊断标准把 BMI 为 25 以上者定为肥胖。内脏脂肪型肥胖的诊断标准是,经 CT 检查内脏脂肪面积达 100 cm^2 以上者。

WHO 规定,BMI 把体重划为 6 类,BMI<18.5、18.5~25.5、25.5~30、30~35、35~40、≥40,分别定为低体重、普通体重、肥胖 1、2、3、4 度。

肥胖症的诊断,首先 BMI 达 25 以上,如合并有与肥胖有关联的健康障碍 10 项(2 型糖尿病、脂质代谢异常、高血压、高尿酸血症、冠心病、脑梗死、睡眠呼吸暂停综合征、脂肪肝、变形性关节炎、月经异常)中的一项以上,即可诊断为肥胖症。

作为预测合并危险因子的指标,已明确用腰围做指标。WHO 的标准是因肥胖而伴有危险因子增加者,男性为 94 cm,女性为 80 cm 以上。

三、鉴别诊断

(一)水肿

水肿严重时,体重亦增加,也可出现肥胖的伴随症状,但水肿以颜面及四肢水肿为主,严重者可出现腹部胀满,甚至全身皆肿,与本病症状有别。水肿经治疗病理性水湿排出体外后,体重可迅速减轻,降至正常,而肥胖患者体重减轻则相对较缓。

(二)黄胖

黄胖由肠道寄生虫与食积所致,以面部黄胖肿大为特征,与肥胖迥然有别。

四、辨证

本虚标实为本病之候。本虚有气虚、阳虚之别,标实有痰湿、水湿及瘀血之异,临证当辨明。本病有在脾、在胃、在肾、在肝、在心、肺的不同,临证时需详加辨别。

肥胖病变与脾胃关系最为密切,临床症见身体重着,神疲乏力,腹大胀满,头沉胸闷,痰多者,病变主要在脾。若食欲旺盛,口渴恶心者,病变在胃;症见腰膝酸软疼痛,动则气喘,嗜睡,形寒肢冷,夜尿频多,下肢水肿,病在肾;若心烦善怒,失眠多梦,病在心、肝;症见心悸气短,少气懒言,神疲自汗,病在心、肺。

(一)胃热滞脾

证候:多食易饥,形体肥胖,脘腹胀满,面色红润,心烦头昏,嘈杂,得食则缓,舌红苔黄腻,脉弦滑。

分析:胃火亢盛则消谷善饥,多食,嘈杂,得食则缓;食积气滞中焦则脘腹胀满;脾失健运,痰湿内停则形体肥胖;胃火上冲扰心则面色红润,头昏心烦;舌红苔黄腻,脉弦滑为湿热内盛之象。

（二）痰湿内盛

证候：形盛体胖，身体重着，肢体困倦，胸膈痞满，痰涎壅盛，头晕目眩，口干而不欲饮，嗜食肥甘厚味，神疲嗜卧，苔白腻或白滑，脉滑。

分析：痰湿内盛，充斥肌肤则形盛体胖，内阻气机则胸膈痞满，痰涎壅盛，上蒙于头则头晕目眩；湿困脾阳，则身体重着，肢体困倦，神疲嗜卧；痰湿中阻，津不输布则口干而不欲饮；苔白腻或白滑，脉滑为痰湿内盛之象。

（三）脾虚不运

证候：肥胖臃肿，神疲乏力，身体困重，胸腹胀闷，四肢轻度水肿，晨轻暮重，劳累后明显，饮食如常或减少，既往多有暴饮暴食史，小便不利，大便秘结或溏薄，舌淡胖，边有齿印，苔薄白或白腻，脉濡细。

分析：脾气虚弱，运化失健，水湿流溢肌肤，则肥胖臃肿，四肢轻度水肿，晨轻暮重；气虚则神疲乏力，劳则耗气，则诸症劳累后明显；湿困中焦则身体困重，胸腹胀闷；津液不布则饮食偏少，便秘；水湿趋下则小便不利，便溏；舌淡胖，边有齿印，苔薄白或白腻，脉濡细为气虚湿盛之象。

（四）脾肾阳虚

证候：形体肥胖，颜面水肿，神疲嗜卧，气短乏力，腹胀便溏，气喘自汗，动则更甚，形寒肢冷，下肢水肿，小便昼少夜频，舌淡胖，苔薄白，脉沉细。

分析：脾肾阳虚，不能化气行水，水液泛溢肌肤则形体肥胖，颜面水肿，下肢水肿；阳气不足则神疲嗜卧，气短乏力；肾阳不能温煦脾阳，水谷不化则腹胀便溏；肾不纳气则自汗气喘，动则更甚；阳虚肢体失温则形寒肢冷；肾阳虚弱则小便昼少夜频；舌淡胖，苔薄白，脉沉细为阳虚之象。

五、治疗

肥胖具有本虚标实的特点，治疗当以补虚泻实为原则。补虚常用健脾益气；脾病及肾，结合益气补肾。泻实常用祛湿化痰，结合行气、利水、通腑、消导、化瘀等法，以祛除体内病理性痰浊、水湿、膏脂、瘀血等。其中祛湿化痰法是治疗肥胖的最常用的方法，贯穿于肥胖治疗过程的始终。

（一）中药治疗

1.胃热滞脾

治法：清泻胃火，佐以消导。

处方：小承气汤合保和丸加减。

前方通腑泻热，行气散结，用于胃肠积热，热邪伤津而见肠有燥屎者；后方重在消食导滞，用于食积于胃而见胃气不和者。两方合用，有清热泻火、消食导滞之功，使胃热除，脾湿化，水谷精微运化归于正化。

方中大黄泻热通腑；连翘、黄连清泻胃火；枳实、厚朴行气散结；山楂、神曲、莱菔子消食导滞；陈皮、半夏理气和胃化痰；茯苓健脾利湿。

若肝胃郁热，症见胸胁苦满，急躁易怒，口苦舌燥，腹胀纳呆，月经不调，脉弦，可加柴胡、黄芩、栀子；肝火旺致便秘者，加更衣丸；食积化热，形成湿热，内阻肠胃，而致脘腹胀满，大便秘结，或泄泻，小便短赤，苔黄腻，脉沉有力，可用枳实导滞丸或木香槟榔丸；湿热郁于肝胆，可用龙胆泻肝汤；风火积滞壅积肠胃，表里俱实者，可用防风通圣散。

2.痰湿内盛

治法：燥湿化痰，理气消痞。

处方:导痰汤加减。

方中半夏、制南星、生姜燥湿化痰和胃;枳实、橘红理气化痰;冬瓜皮、泽泻淡渗利湿;决明子润肠通便;莱菔子消食化痰;白术、茯苓健脾化湿;甘草调和诸药。

若湿邪偏盛者,可加苍术、薏苡仁、防己、赤小豆、车前子;痰湿化热,症见心烦少寐,食少便秘,舌红苔黄,脉滑数,可酌加竹茹、浙贝母、黄连、黄芩、瓜蒌仁等,并以胆南星易制南星;痰湿郁久,壅阻气机,以致痰瘀交阻,伴见舌暗或有瘀斑者,可酌加当归、赤芍、川芎、桃仁、红花、泽兰、丹参等。

3.脾虚不运

治法:健脾益气,渗湿利水。

处方:参苓白术散合防己黄芪汤加减。

前方健脾益气渗湿,适用于脾虚不运之肥胖;后方益气健脾利水,适用于气虚水停之肥胖。两方相合,健脾益气作用加强,以助恢复脾的运化功能,杜生湿之源,同时应用渗湿利水之品,祛除水湿以减肥。

方中黄芪、党参、白术、茯苓、大枣健脾益气;桔梗性上浮,兼补益肺气;山药、扁豆、薏苡仁、莲子肉健脾渗湿;陈皮、砂仁理气化滞,醒脾和胃;防己、猪苓、泽泻、车前子利水渗湿。

若脾虚湿盛,肢体肿胀明显者,加大腹皮、桑白皮、木瓜,或加五皮饮;腹胀便溏者,加厚朴、陈皮、广木香以理气消胀;腹中畏寒者,加干姜、肉桂等以温中散寒。

4.脾肾阳虚

治法:温补脾肾,利水化饮。

处方:真武汤合苓桂术甘汤加减。

前方温肾助阳,化气行水,适用于肾阳虚衰,水气内停之肥胖;后方健脾利湿,温阳化饮,适用于脾虚湿聚饮停之肥胖。两方合用,共奏温补脾肾,利水化饮之功。

方中附子、桂枝温补脾肾之阳,助阳化气;茯苓、白术健脾利水化饮;白芍敛阴;甘草和中;生姜温阳散寒。

若气虚明显,伴见气短、自汗者,加人参、黄芪;水湿内停明显,症见尿少水肿,加五苓散,或泽泻、猪苓、大腹皮;若见形寒肢冷者,加补骨脂、仙茅、淫羊藿、益智仁,并重用肉桂、附子以温肾祛寒。

临床本型肥胖多兼见合并症,如胸痹、消渴、眩晕等,遣方用药时亦可参照相关疾病辨证施治。

(二)针灸治疗

1.基本处方

中脘、曲池、天枢、上巨虚、大横、丰隆、阴陵泉、支沟、内庭。

中脘乃胃募、腑会,曲池为手阳明大肠经的合穴,天枢为大肠的募穴,上巨虚为大肠的下合穴,四穴合用可通利肠腑,降浊消脂;大横健脾助运;丰隆、阴陵泉分利水湿、蠲化痰浊;支沟疏调三焦;内庭清泻胃腑。

2.加减运用

(1)胃热滞脾证:加合谷、太白以清泻胃肠、运脾化滞。诸穴针用泻法。

(2)痰湿内盛证:加水分、下巨虚以利湿化痰。诸穴针用平补平泻法。

(3)脾虚不运证:加脾俞、足三里以健脾助运,针用补法,或加灸法。余穴针用平补平泻法。

（4）脾肾阳虚证：加肾俞、关元以益肾培元，针用补法，或加灸法。余穴针用平补平泻法。

（5）少气懒言：加太白、气海以补中益气。诸穴针用平补平泻法。

（6）心悸：加神门、心俞以宁心安神。诸穴针用平补平泻法。

（7）胸闷：加膻中、内关以宽胸理气。诸穴针用平补平泻法。

（8）嗜睡：加照海、申脉以调理阴阳。诸穴针用平补平泻法。

3.其他

（1）皮肤针疗法：按基本处方及加减选穴，或取肥胖局部穴位，用皮肤针叩刺。实证重力叩刺，以皮肤渗血为度；虚证中等力度刺激，以皮肤潮红为度。2天1次。

（2）耳针疗法：取口、胃、脾、肺、肾、三焦、饥点、内分泌、皮质下等穴。每次选3～5穴。毫针浅刺，中强刺激，留针30分钟，每天或隔天1次；或用埋针法、药丸贴压法，留置和更换时间视季节而定，其间嘱患者餐前或有饥饿感时，自行按压穴位2～3分钟，以增强刺激。

（3）电针疗法：按针灸主方及加减选穴，针刺得气后接电针治疗仪，用疏密波强刺激25～35分钟。2天1次。

六、预防及护理

在药物治疗的同时，积极进行饮食调摄，饮食宜清淡，忌肥甘醇酒厚味，多食蔬菜、水果等富含纤维、维生素的食物，适当补充蛋白质，宜低糖、低脂、低盐，养成良好的饮食习惯，忌多食、暴饮暴食，忌食零食，必要时有针对性地配合药膳疗法。

适当参加体育锻炼或体力劳动，如根据情况可选择散步、快走、慢跑、骑车、爬楼、拳击等，也可做适当的家务等体力劳动。运动不可太过，以防难以耐受，贵在持之以恒，一般勿中途中断。

减肥须循序渐进，使体重逐渐减轻接近或达到正常体重，而不宜骤减，以免损伤正气，降低体力。

（陈会娟）

第十一章 常见病证的中西医结合治疗

第一节 颅内肿瘤的中西医结合治疗

颅内肿瘤是指发生于颅腔内的神经系统过度增殖的新生物。按原发部位不同,颅内肿瘤可分为原发性和继发性两大类;原发性颅内肿瘤起源于颅内组织,如脑组织、脑膜、脑神经、垂体、血管及残余胚胎组织;继发性颅内肿瘤是从身体远隔部位转移或从邻近部位延伸至颅内的肿瘤。国内外流行病学调查显示,颅内肿瘤的平均年发病率为 10/10 万。

颅内肿瘤约占身体各部位肿瘤的 1.8%,但在儿童肿瘤中,颅内肿瘤所占比例可达 7%。对颅内各类肿瘤发生率的统计,国内外资料报道有较大差异,总体来讲,以神经上皮组织起源的肿瘤占首位,脑膜瘤居第二位,以下依次为垂体腺瘤、先天性肿瘤、神经鞘膜肿瘤、继发性肿瘤及血管成分起源的肿瘤。在神经上皮来源的肿瘤中,星形细胞瘤最多,其次为胶质母细胞瘤、室管膜瘤、髓母细胞瘤和少突胶质细胞瘤。在先天性肿瘤中,颅咽管瘤最多见,其次为表皮样囊肿、皮样囊肿、畸胎瘤和脊索瘤。在继发性颅内肿瘤中,肺癌脑转移瘤占首位。

颅内肿瘤的年龄分布表明,大部分肿瘤发病的高峰年龄在 21～50 岁,尤以 31～40 岁为最高峰。另外,尚有一个 10 岁左右的发病高峰。不同类型的肿瘤各有其好发年龄:儿童期为小脑星形细胞瘤的好发年龄,同时先天性肿瘤、髓母细胞瘤、室管膜瘤、颅咽管瘤等也多见于儿童及青年;大脑星形细胞瘤、脑膜瘤、神经鞘瘤及垂体瘤多发生在青壮年;胶质母细胞瘤及转移瘤主要发生在中老年。

颅内肿瘤的总体发病率并无显著的性别差异,部分统计资料显示男性略多于女性。但某些颅内肿瘤具有明显的性别差异,如脑膜瘤、垂体瘤以女性多见,松果体区生殖细胞瘤以男性儿童多见,蝶鞍区生殖细胞瘤以女性儿童多见。

颅内肿瘤在中医古代文献中无明确记载,但其症状表现散见于"头痛""真头痛""头风""厥逆""中风""癫""痿病"等疾病的论述中,现代中医学统称该病为"脑瘤"。

一、病因与发病机制

(一)中医病因病机

中医学对肿瘤的认识源远流长,早在殷墟出土的甲骨文中就有"瘤"的病名记载,《黄帝内经》

对"肠覃""石瘕""积聚"等肿瘤性疾病作了较为全面的阐述,认识到肿瘤的产生为气血凝聚造成,为肿瘤的病因病机研究奠定了基础。

中医学认为脑为奇恒之腑,既不同于五脏之"藏精气而不泻",又不同于六腑之"传化物而不藏"。脑之生成,秉承于先天之精(《灵枢·经脉》曰:"人始生,先成精,精成而脑髓生"),依靠先天肾精之化生(《素问·逆调论》曰:"肾不生,则髓不能满"),依赖于后天水谷精微的滋养(《灵枢·五癃精液别》曰:"五谷之津液,和合而为膏者,内渗入于骨空,补益脑髓")。又脑为清窍,"十二经脉,三百六十五络,其血气皆上于面而走空窍"(《灵枢·邪气脏腑病形》),即在正常情况下,中焦运化水谷,经脾之转输、肺之布散,其清阳部分上输清窍,充养脑髓;同时肾主骨、生髓,上充脑窍,脑为髓海。

脑为奇恒之腑,与五脏六腑皆有密切关系,其中与肾的关系尤为密切:肾主骨、生髓、充脑,肝藏血,肝肾同源,精血互相化生;肾主水,肺为水之上源,肾水有赖于心火之温煦。脑瘤之发生,或由于先天之精不足,或由于出生后机体外感六淫、内伤七情,致使脏腑功能异常,经络气血凝滞,气、血、痰、湿、毒等浊邪上犯清窍,瘀积成为脑瘤,此为脑瘤发病的基本病机。

(1)肝风内动:浊邪留居清窍,其偏于气滞者多由肝失疏泄、气机逆乱造成,气郁化火可表现为肝火上炎,肝阴亏耗可致肝风内动。

(2)湿浊困脾:浊邪之偏于痰湿者多由脾失健运,湿浊内生,日久湿聚成痰,或气郁化火灼津成痰,痰凝脑络。

(3)瘀阻脑络:浊邪之偏于血瘀者多由心气不足、脑血循行不畅,或加以血浊,致脑络瘀阻。

(4)肺热腑实:浊邪久羁可化生热毒,蒙蔽清窍,灼伤肺络,津枯肠燥,表现为肺热腑实。

(5)肝肾阴虚:浊邪日久,机体因病致虚,耗精伤阴,肾阴不足,水不涵木,肝阴亦亏,致肝肾阴虚。

以上病机可单一出现,也可数者并存。

(二)西医病因及发病机制

1.病因

颅内肿瘤同身体其他部位的肿瘤一样,发病原因并不明确,有关的病因学调查涉及环境因素与个人因素两大类。环境因素包括粒子射线与非粒子射线、杀虫剂、亚硝胺化合物、致肿瘤病毒等,但这些因素与颅内肿瘤发病相关性的研究很少存在一致性,除治疗性的 X 线照射外,至今还没有毫无争议的环境因素。个人因素包括患者的家族史、个人史、嗜好、免疫状态等,有些因素已基本排除,有些未受到广泛认可。目前较普遍认为的有以下几种因素。

(1)先天因素:胚胎发育过程中原始细胞或组织残留于颅腔,在一定条件下它们具备分化与增殖功能,发展成为颅内先天性肿瘤。少数胚胎发育不良性肿瘤如表皮样囊肿、皮样囊肿、畸胎瘤、颅咽管瘤等,可以从先天性发育性缺陷进展而来。先天性颅内肿瘤以青少年多见,肿瘤生长缓慢,多为良性。

(2)遗传因素:某些肿瘤的发生具有家族背景或遗传因素。目前较为明确的遗传性神经肿瘤综合征主要包括:神经纤维瘤病Ⅰ型(neurofibromatosisⅠ,NFⅠ)、神经纤维瘤病Ⅱ型(neurofibromatosisⅡ,NFⅡ)、结节性硬化症(tuberors sclerosis,TS)、Li-Fraumeni 综合征、Cowden 综合征、von Hippel-Lindau(VHL)综合征、Turcot 综合征以及 Gorlin 综合征。以上神经肿瘤综合征均为常染色体显性遗传病,在亲代与子代之间传递疾病。

(3)物理因素。①离子照射(电离辐射):目前较为确定的物理因素主要为治疗性的 X 线照射。肿瘤的发生是人和动物接受放射线作用后最严重的远期病理变化,这在颅内肿瘤术后行放射治疗(简称放疗)的患者中得到证实;动物实验也表明,灵长类动物接受高剂量的粒子射线照射,可诱导产生多形性胶质母细胞瘤和室管膜瘤。②创伤:颅脑外伤是否为颅内肿瘤发生的物理因素一直存在争议。一般认为,创伤性肿瘤罕见,如果有,多半是发生在硬脑膜和蛛网膜损伤的基础上,创伤引起脑、脑膜瘢痕组织间变而成为肿瘤。

(4)化学因素:动物实验证明,多环芳香烃类化合物如甲基胆蒽、苯丙芘等,在体内种植可诱发颅内肿瘤;亚硝胺类化合物如甲基亚硝尿、乙级亚硝尿等,经口服或静脉注射,也可诱发颅内肿瘤。化学物质诱发的颅内肿瘤在大脑半球的皮质下白质、海马区和侧脑室周围最多见。目前尚无确凿证据表明这些化学物质在人类颅脑肿瘤中的致病作用。

(5)生物学因素:某些颅内肿瘤与致瘤病毒有密切关系。在原发性中枢神经系统恶性淋巴瘤的患者中,无论是否同时患有艾滋病,均发现肿瘤细胞中存在 EB 病毒。动物实验研究也发现,无论 DNA 病毒还是 RNA 病毒,接种后都可以使易感动物发生脑肿瘤,常用的致瘤病毒有腺病毒、肉瘤病毒、猴空泡病毒等。病毒致病的机制被认为是:病毒进入细胞,在细胞核内合成 DNA时迅速被依附于染色体内,并改变染色体上基因的特性,从而改变细胞原有的增殖与分裂功能。

(6)其他因素:颅内肿瘤的发生与激素之间可能有一定的联系,如脑膜瘤的发生与发展同性激素有关,研究发现多数初发与复发的脑膜瘤标本中均有孕激素和雄激素受体,少数肿瘤标本中发现有低水平的雌激素受体。颅内肿瘤的发生与免疫因素也有一定的联系,获得性免疫缺陷及器官移植后的免疫抑制治疗偶尔可导致颅内肿瘤,其机制被解释为机体对异常细胞免疫监视机制的缺失。

2.发病机制

中枢神经系统肿瘤的发生机制尚不能完全清楚,但随着分子遗传学与分子生物学的研究发展,人们对颅内肿瘤发生机制的研究必将不断达到新的水平。原发性颅内肿瘤的基本发病过程同身体其他部位的肿瘤发生相同,都包括原癌基因的激活、过度表达或扩增,以及抑癌基因的缺失或突变失活,导致细胞增殖、分化和凋亡调节通路的异常。

二、病理

(一)颅内肿瘤的病理表现及生物学特征

颅内肿瘤的病理表现包括肿瘤本身的组织学变化及肿瘤造成的邻近脑组织的病理变化。肿瘤本身的组织学变化包括肿瘤实质细胞的变化及间质的改变,细胞学的变化表现为细胞的类型、核浆比例、胞核的形态、细胞的排列及与周围的关系等;间质的变化主要是指血管和结缔组织的变化。由于肿瘤的占位效应而造成的周围脑组织变化可表现为水肿、缺血、髓鞘破坏、胶质细胞增生、出血、钙化、脑组织移位形成脑疝等。

颅内肿瘤良恶性的区分常以肿瘤包膜的完整性、组织学变化、生长速度、生长方式、复发情况等为指标。恶性肿瘤最主要的生物学行为是侵袭性及转移性。颅内肿瘤大部分表现为侵袭性生长,如来源于神经上皮组织的肿瘤星形细胞瘤、少突胶质细胞瘤、室管膜瘤、胶质母细胞瘤、髓母细胞瘤等;以膨胀性生长见有侵袭性的主要有室管膜瘤、血管网状细胞瘤、脉络丛乳头状瘤、部分垂体瘤和脑膜瘤;包膜完整界限清楚的主要是脑膜瘤、颅咽管瘤、表皮样囊肿和皮样囊肿、神经鞘瘤、部分垂体瘤;部分肿瘤尚可表现为弥漫性生长及多发性生长。

(二)常见颅内肿瘤的病理表现

1.星形细胞瘤

星形细胞瘤是由发生转化的星形细胞组成的肿瘤,是神经系统发病率最高的原发性肿瘤,约占神经上皮肿瘤的75%。2007年《WHO中枢神经系统肿瘤分类》是按照肿瘤的恶性程度进行排序的,星形细胞瘤分为以下几种。①毛细胞型星形细胞瘤:黏液性毛细胞型星形细胞瘤;②室管膜下巨细胞型星形细胞瘤;③多形性黄色星形细胞瘤;④弥漫性星形细胞瘤:纤维型星形细胞瘤、肥胖细胞型星形细胞瘤、原浆型星形细胞瘤;⑤间变性星形细胞瘤;⑥胶质母细胞瘤:巨细胞胶质母细胞瘤、胶质肉瘤;⑦大脑胶质瘤病。

(1)毛细胞型星形细胞瘤:瘤细胞大小形态一致,部分区域细胞密集、血管增生明显,瘤细胞核分裂少见。光镜下肿瘤细胞呈细长梭形,具有单极或双极毛发样突起,瘤组织致密、疏松区双相分布,致密区瘤见数量不等半透明状红染物即Rosenthal纤维,疏松区有多数微囊样结构、嗜酸性小体形成。免疫组化显示GFAP、CD34阳性或强阳性表达,S-100呈弱阳性,Ki-67阴性。黏液性毛细胞型星形细胞瘤可见大量的黏液基质,单一形态的双极细胞以血管为中心排列,免疫组化GFAP弥漫性强阳性,神经元标志物阴性。

(2)室管膜下巨细胞型星形细胞瘤:瘤组织内见不规则肥大星形细胞,其围绕小血管呈假菊形团结构,细胞核偏位,见核仁;部分细胞像神经节细胞,细胞核一定异型性;肿瘤内小血管较少,无血管周围淋巴细胞浸润,无血管内皮细胞增生,无坏死,核分裂象罕见,均见沙砾体。免疫组化GFAP阳性,S-100呈阳性,Ki-67≤4%。

(3)多形性黄色星形细胞瘤:光镜下见瘤细胞有明显的多形性,单核或多核巨怪瘤细胞、梭形细胞及泡沫样瘤细胞混杂,可见围绕单个瘤细胞的丰富网状纤维和淋巴细胞浸润。瘤细胞胞质内见散在或聚集大小不等的脂滴,脂质占据细胞的大部分,形成泡沫样瘤细胞。瘤细胞可紧密排列成上皮样,或由纤维组织包绕形成巢状结构。细胞核大小悬殊,染色各异,可见核内包涵体。免疫组化显示GFAP、CD34阳性或强阳性表达。

(4)弥漫性星形细胞瘤:由分化良好的肿瘤性星形细胞组成,分为三种亚型:纤维型星形细胞瘤、肥胖细胞型星形细胞瘤和原浆型星形细胞瘤。纤维型星形细胞瘤是最常见的肿瘤亚型。光镜下HE染色后大多看不到细胞质,仅显示圆形或卵圆形的胞核,通常无或仅偶见有丝分裂;肿瘤中绝对不含微血管增殖和坏死,可见小的钙化或囊腔;免疫组化显示GFAP阳性。瘤周水肿轻,无炎症细胞浸润。肥胖细胞型星形细胞瘤的特点为瘤细胞肥大呈球形或多角形,细胞质丰满呈嗜酸性,肿瘤中肥胖细胞型星形细胞比例超过20%,容易发生恶性变。原浆型星形细胞瘤属于少见亚型,光镜下与纤维型很难区分,电镜下见肿瘤以原浆型星形细胞为主,常混有纤维型星形细胞。

(5)间变性星形细胞瘤:局部或分散出现细胞构成增加,具有明显的核间变和有丝分裂活动,无典型的微血管增殖和坏死灶;肿瘤组织中常见肥胖细胞型星形细胞;有时存在明显的结缔组织成分。GFAP阳性,但不是所有的肿瘤细胞。

(6)胶质母细胞瘤:主要由分化程度低、多形性明显、胞核的非典型性突出、有丝分裂活跃的高度间变的胶质细胞组成;肿瘤的细胞密度高,可见明显的微血管增殖和坏死。GFAP表达水平和分布范围在胶质瘤细胞变化很大。星形细胞样的肿瘤细胞,尤其是肥胖细胞型星形细胞呈强阳性表达,小的未分化细胞倾向于阴性或弱阳性。少见病理亚型包括胶质肉瘤和巨细胞胶质母细胞瘤。胶质肉瘤在肿瘤中间隔出现胶质和间质分化区域,肉瘤成分多数情况下可能起源于胶质母细胞瘤中发生转化的血管成分。巨细胞胶质母细胞瘤的特点是肿瘤中见古怪的多核巨细胞,偶有富于基质网硬蛋白。肿瘤恒定表达 GFAP。

(7)大脑胶质瘤病:组织学检查均显示脑组织内胶质细胞弥漫性增殖,肿瘤细胞沿血管、神经轴突周围及软脑膜下呈浸润性生长,无明显肿瘤团块,保持神经解剖结构相对正常。HE 染色可见肿瘤细胞为各种类型不同分化程度的胶质细胞,细胞体积偏小,细胞质少量或中等量。细胞核形态复杂,有不同程度的核异形或核分裂现象。

2.少突胶质细胞瘤

少突胶质细胞瘤包括少突胶质瘤和间变性少突胶质瘤。少突胶质瘤是由分化良好、形态学类似于少突胶质细胞的肿瘤细胞组成,呈弥漫浸润性生长;间变性少突胶质瘤为表面出现弥漫性或局灶性恶性组织学特征的少突胶质细胞瘤。少突胶质瘤由均匀一致的细胞组成,无突起,细胞密度低至中等,细胞间存在神经纤维网。细胞核呈圆或卵圆形,核深染,周围细胞质清晰,可描述为"煎蛋样"形态。肿瘤存在网状的薄壁毛细血管是其典型表现。间变性少突胶质瘤具有可辨认的少突胶质细胞成分,同时具有细胞密度增高、明显的细胞非典型性、有丝分裂活跃、微血管增殖和坏死的特点。少突胶质细胞瘤尚无可靠的诊断性的免疫组化标志。由于少突胶质细胞瘤可以起源于具有向星形细胞和少突胶质细胞分化潜能的多能细胞,所以 GFAP 阳性并不排斥少突胶质细胞瘤的诊断。

3.垂体腺瘤

垂体腺瘤常为紫红色,质软,有的呈烂泥状;变性时,瘤组织可呈灰白色;有的伴瘤组织坏死、出血或囊性变。垂体腺瘤外有边界,但无包膜。细胞形态一致,细胞丧失正常的短索状排列,细胞大小差异很大,可以为圆形、立方形或多角形。随着内分泌激素测定的进步和电子显微镜下观察超微结构以及染色方法的进步,垂体腺瘤分为催乳素分泌细胞腺瘤、促生长激素分泌细胞腺瘤、促肾上腺皮质激素分泌细胞腺瘤、促甲状腺素分泌细胞腺瘤、促性腺激素分泌细胞腺瘤、多分泌功能细胞腺瘤、无内分泌功能细胞腺瘤、恶性垂体腺瘤。

4.颅咽管瘤

颅咽管瘤是颅内最常见的先天性良性肿瘤,起源于拉特克囊的残余上皮细胞。肿瘤大多为囊性,以单囊多见,少数为多囊,大小不等,约 10% 是实性的。囊壁光滑并布满大小不等的白色钙化斑点。内含黄褐色囊液,放置不凝,可见胆固醇结晶。组织学分型分为釉质瘤型和乳头型。釉质瘤型有三层构造,最外层为圆柱立方表皮,中间层为复层的多角形、鳞状表皮样细胞,最内层为星形胶质细胞,处处有岛形成,可见于成人和儿童。乳头型可见成熟的鳞状上皮细胞位于疏松的结缔组织基质中,鳞状上皮呈网状、梁状、乳头状,上皮自基底膜向梁柱的中心或表面演变,细胞渐变扁平,形成角形的粉红色的角化细胞,主要见于成年人。

5.听神经鞘瘤

听神经鞘瘤发生于内听道内前庭神经上支的中枢与周围部分移行处的髓鞘的施万细胞。显微镜下有两种结构。①致密型、束状型或 Antoni A 型:细胞与核呈梭形,两端可尖可圆,胞质丰富,胞界不清,呈整齐栅栏状或旋涡状排列,栅行之间隔以无核的空白区。②网状型或 Antoni B 型:细胞形态不一,可呈星形、多角形、短梭形,胞核圆形、椭圆或长圆形。细胞间空间大,排列疏松,方向不定,间质中有大量水肿液或积液样基质;常形成微小囊腔或融合成大囊腔。上述两型可同时存在于同一肿瘤中,一般认为致密型代表瘤的生长期,网状型代表瘤的退变期。神经鞘瘤对S-100蛋白、Leu-7 和波形蛋白呈均一的强阳性反应。

6.脑转移瘤

脑转移瘤可分为结节型和弥漫型。结节型脑转移瘤在显微镜下组织界限不清,瘤细胞常沿血管外膜和脑组织向四周浸润,周围组织水肿、软化灶及胶质增生。分化高者瘤细胞可呈原发瘤的特点,分化低者与恶性胶质瘤相似,主要区别是转移瘤的瘤细胞核仁清楚,染色质呈网状,胶质瘤与之相反。弥漫型脑转移瘤显微镜下显示脑膜的瘤细胞浸润,有时与结节型共存,可认为是脑膜种植,累及蛛网膜、软脑膜和硬脑膜。

(三)颅内肿瘤的组织学分级

中枢神经系统肿瘤的组织学分级可以代表肿瘤的生物学行为,反映肿瘤的恶性程度,对于选择治疗、估计预后具有重要的参考意义。早在 1926 年 Bailey 和 Cushing 就将星形细胞肿瘤描述为星形细胞瘤、星形母细胞瘤和成胶质母细胞瘤 3 级,1949 年 Kernohan 分级、1951 年 Ringertz 分级、1988 年 St.Anne-Mayo 分级及 WHO 分级系统(第 1～4 版)均具有代表性。WHO 将中枢神经系统的肿瘤分为 Ⅰ～Ⅳ级,其组织形态学指标主要为细胞非典型性、有丝分裂、血管增殖、坏死等。具体的分级标准如下。①Ⅰ级:细胞增殖能力低,单纯手术治疗可能治愈;②Ⅱ级:有丝分裂少,但肿瘤弥漫性浸润性生长,常复发,有进展为更高级别恶性肿瘤的倾向;③Ⅲ级:有丝分裂多,细胞丰富、胞核的多形性与细胞的间变;④Ⅳ级:有丝分裂活跃,肿瘤组织易发生坏死。

三、临床表现

颅内肿瘤的临床表现可由肿瘤本身的占位效应及与肿瘤相关的继发因素引起,其症状与体征的出现及进展与肿瘤生长的部位及肿瘤的性质有关。颅内肿瘤的临床表现可归纳为颅内压增高症状和体征与定位症状和体征两大部分,其中头痛、呕吐、视盘水肿称为颅内压增高三主症,是诊断颅内肿瘤的重要依据。颅内压增高的原因是由于肿瘤本身的占位效应、瘤周脑水肿、脑脊液循环通路受阻造成梗阻性脑积水、肿瘤压迫回流静脉等,使颅腔内容物的体积超出了生理调节范围。定位体征是由于肿瘤所在部位的脑组织受到压迫、刺激、破坏或血液循环障碍等造成的神经功能激惹或缺陷体征,这些体征的发生顺序有助于肿瘤位置的判断,最先出现的体征尤其具有定位意义。

(一)颅内压增高的症状和体征

1.头痛

由于颅内压增高或肿瘤直接压迫使颅内的痛敏结构(主要为硬脑膜、脑膜动脉、静脉窦、颅底动脉环、脑神经)受到刺激、牵拉而出现头痛,疼痛常为发作性,进行性加重,清晨或睡眠时明显,咳嗽、喷嚏、用力排便等情况下加重,站立或呕吐后暂时缓解。幕上的肿瘤常出现额、颞部疼痛,鞍内的肿瘤因鞍隔受到牵拉、压迫而反射性出现双颞侧疼痛,幕下肿瘤常出现枕、颈部疼痛。

2.呕吐

颅内压增高使大脑皮质的兴奋性降低,其对下丘脑自主神经的抑制作用减弱,或颅内压增高造成迷路水肿,肿瘤压迫或脑室扩张直接刺激第四脑室底的呕吐中枢,均可造成呕吐症状。呕吐多在清晨发生,呈喷射性。

3.视力障碍

视力障碍主要表现为视盘水肿和视力减退。视盘水肿是颅内压增高通过视神经鞘传导造成的。视盘水肿出现的早期,视力减退不明显,或仅在颅内压剧烈增高时出现一过性视力下降。视盘水肿持续存在数周或数月以上,可出现继发性视盘萎缩,视野向心性缩小,甚至出现失明。

4.其他症状与体征

颅内压增高引起内耳迷路水肿或前庭功能受累,患者可出现头晕。儿童颅内压增高时表现为前囟膨隆、头围增大、颅缝分离,因颅骨变薄、脑室扩大,叩诊时呈破罐音(Macewen 征)。颅内压急剧增高造成脑血流量严重减少,由于神经反射作用患者可出现心率减慢、周围血管收缩、回心血量增加、血压升高、呼吸减慢,称为全身性血管加压反应(Cushing 反应)。颅内压增高引起严重的脑供血障碍,患者可出现精神症状、癫痫发作,晚期出现意识障碍。颅内压增高致颅底部展神经受压迫,可使展神经麻痹而出现复视。

(二)定位症状和体征

1.额叶肿瘤

额叶肿瘤常有精神症状,患者出现人格、情感、思维、智力、记忆力的改变,表现为烦躁、躁动等兴奋性症状或淡漠、孤僻等抑制性症状。中央前回受累时出现对侧肢体中枢性瘫痪、中枢性面瘫及锥体束征,靠近中央前回部的肿瘤可出现局限性运动性癫痫;旁中央小叶受累出现双下肢痉挛性瘫痪、大小便障碍;额下回后部受累出现运动性失语;额中回后部受累可出现书写不能及双眼对侧同向性侧视障碍,额中回后部近中央前回处受累可出现对侧的强握及摸索反射;额-桥-小脑束受累可出现额叶性共济失调,表现为直立和行走障碍;额叶底面病变累及嗅神经可出现单侧或双侧嗅觉障碍;额叶底面肿瘤尚可压迫同侧视神经造成视神经萎缩,若对侧视神经因颅高压引起视盘水肿的同时存在,称为 Foster-Kennedy 综合征。

2.顶叶肿瘤

中央后回受累可出现对侧肢体的浅、深感觉及复合性感觉障碍,或局限性感觉性癫痫发作,表现为发作性的蚁行感、麻木感、电击感等异常感觉;优势半球顶叶角回受累可出现 Gerst mann 综合征,表现为计算不能、手指失认、左右不分、书写不能;非优势半球的近角回受累可出现体象障碍,表现为自体认识不能,患者否认对侧肢体的存在或认为对侧肢体不是自己的;优势半球的缘上回受累可出现肢体动作的运用障碍(失用症);非优势半球近缘上回受累可出现体象障碍,表现为病觉缺失,患者否认左侧偏瘫的存在。顶叶深部肿瘤累及视放射时,可出现双眼对侧视野的同向性下象限盲。

3.颞叶肿瘤

颞上回后部受累可出现感觉性失语;颞中、下回后部受累,可出现命名性失语;颞叶内侧受累时可出现颞叶性癫痫,多为精神运动性发作;颞叶钩回损害的患者,可出现幻嗅和幻味,或努嘴、咀嚼动作,称为钩回发作;颞叶病变尚可出现幻听、幻视;颞叶肿瘤可出现精神症状,主要表现为急躁、好笑、攻击性等;颞叶深部的视放射纤维和视束受损可出现双眼对侧视野的同向性上象限盲;肿瘤累及脑岛时产生胸部、上腹部及内脏疼痛,此症状可单独发生,也可以是癫痫的先兆。

4.枕叶肿瘤

一侧视觉中枢的病变可产生对侧同向性偏盲,而中心视力不受影响,称为黄斑回避;距状裂以上楔叶损害可产生对侧同向性下象限盲,距状裂以上舌回损害可产生对侧同向性上象限盲;视中枢的刺激性病灶尚可出现幻视、闪光、暗影等视幻觉。

5.大脑半球深部肿瘤

半卵圆中心前部肿瘤可致对侧肢体痉挛性瘫痪;基底节区肿瘤因内囊受累可出现"三偏"症状;锥体外系受累出现肌张力改变及不自主运动;胼胝体肿瘤与额叶肿瘤相似,常表现为淡漠、嗜睡、记忆力减退及左手失用(右利者);丘脑肿瘤表现为对侧感觉障碍,可有持续性剧痛,称为丘脑性疼痛。

6.鞍区肿瘤

鞍区肿瘤表现为内分泌紊乱及视神经、视交叉受压两方面症状。分泌性垂体腺瘤表现为相应激素分泌过多而致临床综合征,非分泌性垂体腺瘤或其他鞍区肿瘤可压迫正常脑垂体造成垂体功能低下,以性功能障碍及发育迟缓最为突出;视神经、视交叉受压迫可出现原发性视神经萎缩及不同类型的视野缺损。

7.脑室内肿瘤

肿瘤堵塞室间孔、中脑导水管、第四脑室正中孔等出现梗阻性脑积水致急性颅内压增高;第三脑室前部肿瘤压迫视神经、视交叉,产生视力、视野及眼底改变,并可引起下丘脑功能不全表现为尿崩、肥胖、性功能减退、嗜睡等;第三脑室后部的肿瘤累及四叠体可出现双眼上视障碍、瞳孔对光反射迟钝或消失,双耳听力下降。

8.小脑肿瘤

眼肌协调运动失调出现眼球震颤;半球肿瘤患侧肢体共济失调、肌张力减低;蚓部肿瘤共济失调以躯干为主,双下肢明显;晚期可见小脑性抽搐,表现为阵发性头部后仰,四肢僵直呈角弓反张状。

9.脑桥小脑三角肿瘤

前庭蜗神经及面神经易受累,早期出现耳鸣、听力下降、眩晕;以后出现面部感觉障碍、周围性面瘫、小脑损害体征;晚期后组脑神经受累出现声音嘶哑、吞咽困难,并可见对侧锥体束征及肢体感觉障碍。

10.脑干肿瘤

一侧脑干肿瘤引起交叉性瘫痪,可见病灶侧脑神经瘫痪及对侧肢体感觉和运动传导束损害;中脑肿瘤常引起双眼运动障碍、发作性意识障碍;脑桥肿瘤常有单侧或双侧展神经麻痹、周围性面瘫、面部感觉障碍,并有对侧或双侧长传导束受损的体征,肿瘤累及小脑时出现小脑损害症状和体征;延髓肿瘤出现声音嘶哑、饮食呛咳、咽反射减弱或消失及单侧或双侧长传导束受损体征。

四、辅助检查

(一)神经影像学检查

1.颅骨X线平片

颅骨X线平片常能反映肿瘤累及颅骨的病理变化,常规拍摄后前位片及侧位片,必要时加拍颅底片、内听道、视神经孔、蝶鞍片,断层摄片可提高诊断的准确性。颅内压增高时的X线平片可表现为脑回压迹增多、鞍背及后床突萎缩、脱钙、颅腔轻度扩大、骨缝分离等。松果体钙化的移位有助于大脑半球肿瘤的定位。肿瘤本身可发生钙化,如鞍区的钙化多为颅咽管瘤,少突胶质细胞瘤常见钙化,部分脑膜瘤、脊索瘤也可见钙化。脑膜瘤可见局部或其邻近部位有骨质破坏或增生。前庭神经施万细胞瘤可见内听道口扩大。垂体腺瘤多有蝶鞍扩大或鞍底骨质破坏。

2.CT检查

(1)颅内肿瘤的直接征象。①肿瘤密度:肿瘤密度的高低是相对于脑组织的密度而言。平扫时脑膜瘤常为略高密度或等密度;胶质瘤多为低密度或混杂密度;颅咽管瘤、表皮样囊肿因含胆固醇和脂类物质,常呈低密度;肿瘤内出血或钙化时表现为高密度。强化后肿瘤的密度表现因肿瘤性质而异,脑膜瘤呈明显均一强化,胶质瘤为不规则强化。②肿瘤位置:肿瘤位置可反映肿瘤组织的起源,有助于肿瘤性质的判断。脑膜瘤位置表浅、有基底部位于脑膜,胶质瘤位于脑组织内;转移瘤多位于皮质和皮质下。③肿瘤的大小、数目、形状、边界:可反映肿瘤的生长方式,有助于肿瘤性质的判断。转移瘤常多发、较小,圆形或类圆形;脑膜瘤外形较规则、边界清楚;胶质瘤大小不定,外形不规则,边界不清楚,恶性者呈浸润性生长。④肿瘤的坏死、囊变、出血和钙化:肿瘤生长迅速,可见中心部位坏死和囊变,CT 表现为低密度,不强化;肿瘤内血管坏死破裂发生肿瘤卒中,表现为肿瘤内均一高密度灶;肿瘤钙化常见于颅咽管瘤、少突胶质细胞瘤、脑膜瘤、脉络丛乳头状瘤等,颅咽管瘤钙化多成弧线状"蛋壳样",脑膜瘤钙化多为分散点状,少突胶质细胞瘤为条带状。

(2)肿瘤的间接征象。①瘤周水肿:瘤周低密度水肿多发生在白质区,水肿范围与肿瘤大小不成比例。转移瘤和Ⅲ、Ⅳ级星形细胞肿瘤易发生广泛水肿,脑膜瘤压迫回流静脉或静脉窦时也可出现较大范围水肿。②占位效应:表现为肿瘤邻近脑组织、脑室、脑池、脑沟的受压、变形、移位,严重者发生脑积水、中线移位、脑疝。

3.MRI 检查

(1)肿瘤的信号:肿瘤的信号强度高低是与脑灰质的信号相比较而言。平扫时多数肿瘤的信号呈 T_1WI 低信号、T_2WI 高信号;少数肿瘤如脂肪瘤、颅咽管瘤可见 T_1WI 高信号;畸胎瘤可见 T_1WI 呈高低混杂信号;同一类型的肿瘤可见不同的信号表现,如脑膜瘤在 T_1WI 可呈低至高信号。强化后肿瘤的信号强度变化可以反映肿瘤的血运是否丰富及血-脑屏障的破坏程度,强化扫描有利于发现平扫时不易发现的结构,如瘤壁结节;同时有利于区分肿瘤和水肿。脑实质外的肿瘤如脑膜瘤常有显著增强;脑室之内的肿瘤增强程度变化不一,可见无增强、轻至中度增强或显著增强。

(2)肿瘤的部位:脑实质外肿瘤以广基底与颅骨内面紧贴,邻近脑组织受挤压且与肿瘤界限清楚;肿瘤占据脑池或蛛网膜下腔时,邻近脑池或蛛网膜下腔增宽;脑实质内肿瘤常被脑组织包绕。

(3)肿瘤的数目、形态、边界、结构:颅内原发肿瘤常单发,但也可多发,如多发脑膜瘤、双侧前庭神经施万细胞瘤等;颅内多发的肿瘤也可能为不同的组织来源;颅内不同部位、不同大小的脑实质内肿瘤常提示转移瘤。肿瘤形态不一,脂肪瘤易沿蛛网膜下腔间隙生长呈条状,大脑凸面的脑膜瘤常为球形,边界清楚;一般形态不规则且边界不清晰的肿瘤常提示呈浸润性生长。钙化、出血、坏死、囊变使肿瘤内结构不均匀,MRI 对囊变、亚急性期后的出血、含脂质及高蛋白的囊肿显示敏感,对钙化显示不敏感,肿瘤内血管可见流空效应。

(4)瘤周水肿与占位征象:水肿区在 T_1WI 为低信号,T_2WI 为高信号,一般恶性肿瘤所致的水肿较明显。占位征象包括邻近脑沟、脑池、脑室受压变形,中线结构移位等,并可继发脑积水及脑疝。

4.脑血管造影

脑血管造影主要根据脑血管的变形、移位进行肿瘤的定位,对于肿瘤合并出血者可以除外动脉瘤及血管畸形。术前脑血管造影可以明确肿瘤同重要血管解剖的关系,或人工栓塞主要供血动脉以减少术中出血。

(二)神经核医学检查

(1)正电子发射断层扫描技术:是将具有选择性聚集在特定脏器或病变的正电子核素或其标记化合物引入体内,根据正电子在体内器官湮灭、辐射到体表的光子密度,由探测器收集并经计算机处理重建得到三维影像。正电子发射断层扫描技术可早期诊断颅内肿瘤并判断肿瘤的良、恶性,明确肿瘤边界,区分残余肿瘤与瘢痕。

(2)单光子发射计算机断层扫描技术:可以根据脑肿瘤对示踪剂的摄取情况判断肿瘤的生长是否活跃、肿瘤的恶性程度,以及区分肿瘤复发与放射性坏死灶。

(三)神经系统电生理检查

脑诱发电位是中枢神经体统在感受体内外各种特异性刺激时所产生的生物电活动,其检测技术可以了解脑的功能状态,适用于某些颅内肿瘤的诊断。脑干听觉诱发电位在前庭神经施万细胞瘤时可表现为Ⅰ～Ⅲ波和Ⅰ～Ⅴ波的波间潜伏期延长;肿瘤压迫前视路可引起视觉诱发电位的波幅下降;脑诱发电位还可用于术中神经功能的监测。

(四)腰椎穿刺和脑脊液检查

腰椎穿刺不是颅内肿瘤的必需检查,对于少数症状不典型、与颅内炎症或出血难以鉴别者,腰椎穿刺宜慎重进行。颅内压升高伴有明显的视盘水肿及怀疑颅后窝肿瘤者为其禁忌证。对于脑室内及突入蛛网膜下腔的肿瘤,除脑脊液蛋白含量增高外,有时能查出瘤细胞,有助于定性诊断。

(五)肿瘤标志物检查

肿瘤标志物可以是蛋白质、酶、核酸或代谢物质,在血液、尿液及肿瘤组织中容易检测到,有利于肿瘤的早期发现和诊断。到目前为止,颅内肿瘤的标志物难以达到高灵敏度和高特异性要求。其中甲胎蛋白(AFP)与β-绒毛膜促性腺激素在诊断和检测生殖细胞起源的颅内病变中是最具有特征性的标志物;乳酸脱氢酶在肿瘤发生脑或脑膜转移时是一种肿瘤标志物;胶质瘤的肿瘤标志物研究目前尚不确切。

(六)脑活组织检查

脑活组织检查是通过脑的局部组织病理检查,达到明确诊断的目的。立体定向活检术是标准的活检技术,CT或MRI可为肿瘤位置及周围组织结构提供准确资料。脑活检后的标本可以根据需要制成冷冻切片、石蜡包埋切片、厚涂片及电镜标本制备等,通过不同的染色技术标记特异性抗原显示病变。

五、诊断与鉴别诊断

(一)诊断

详细的病史、全面的神经系统检查、准确的辅助检查是诊断颅内肿瘤的基本依据,在此基础上结合神经解剖、神经生理知识和常见颅内肿瘤的发病与衍变规律,全面分析获得的临床资料,可作出该类疾病的定位和定性诊断。

(二)鉴别诊断

1.颅内感染性疾病

颅内感染性疾病多呈急性或亚急性发病,于病后数天到数周达高峰,伴有发热等全身感染表现,神经系统损害较为弥散,脑脊液检查可提供感染的证据。

2.脑血管疾病

少数颅内肿瘤由于瘤内出血或坏死,使症状发展迅速,此时需与脑血管疾病鉴别。出血性脑血管疾病多以突发或急性起病,病情迅速达到高峰为特征;脑梗死一般亚急性起病,短期内渐进性加重。CT、MRI或脑血管造影检查有助于快速鉴别,有些起病隐匿的脑梗死需要在影像学上同低级别星形细胞瘤鉴别,脑梗死往往在发病 2～3 周后,CT、MRI 增强扫描显示梗死边缘出现脑回状或环状强化。

3.多发性硬化

多发性硬化是脱髓鞘疾病的常见类型,以轴索的弥漫性脱髓鞘及神经胶质增生为特征,好发于脑室周围、视神经、脑干、小脑白质及小脑角,应与胶质瘤相鉴别。多发性硬化多见于中青年,女性居多,病程中可见缓解与复发交替;影像学检查可见白质同时存在两个以上病灶,病灶可新旧不一,大多无占位效应;脑脊液琼脂糖凝胶电泳寡克隆蛋白阳性,以及髓鞘碱蛋白抗体放射免疫检测阳性,可帮助确诊。假瘤型炎性脱髓鞘病与胶质瘤不易鉴别,可应用甲强龙试验性治疗或进行组织活检,不宜急于手术。

六、治疗

(一)中医治疗

1.辨证论治

(1)肝风内动证。

证候:肢体抽搐震颤,语言謇涩,或半身不遂,或视物模糊,可伴头痛头晕,耳鸣目眩,恶心呕吐,或频作抽搐,眼吊复视,或躁狂易怒,甚则昏不识人,舌红少苔,脉弦数。

治法:镇肝息风。

方药:镇肝熄风汤加减。

怀牛膝 30 g,代赭石 30 g,石决明 30 g,生龙骨 30 g,生牡蛎 30 g,生白芍药 15 g,天冬 24 g,玄参 30 g,川楝子 9 g,炒栀子 12 g,黄芩 9 g,钩藤 12 g,甘草 6 g,羚羊角粉(冲服)3 g。

方解:方中怀牛膝性味苦酸而平,归肝肾经,重用以引血下行,并补益肝肾;代赭石镇肝降逆;石决明、羚羊角粉、钩藤、生龙骨、生牡蛎、生白芍药益阴潜阳,镇肝息风;玄参、天冬滋阴清热,壮水涵木;川楝子、炒栀子、黄芩清泻肝热,疏肝理气,以利于肝阳的平降镇潜;甘草调和诸药。全方共奏镇肝息风之功。

加减:肝阴不足,肝阳化风,伴胁痛、目赤者,加生地黄、龟甲、菊花、枸杞子,养阴敛阳息风;风动化火,热邪上炎而见发热、口干口苦、目赤舌燥、大便干结者,加生大黄、黄芩、龙胆草、牡丹皮,清肝泻火、通腑降浊;睡眠不宁,或烦乱不安者,加合欢皮、夜交藤、酸枣仁,除烦安神;神识恍惚,甚则昏不识人者,可予安宫牛黄丸鼻饲以醒神开窍。

(2)湿浊困脾证。

证候:头痛头晕,肢体麻木,甚则半身不遂,舌强语謇,或时时呕吐,或泛吐清水、黏涎,视物模糊,身重倦怠或体型肥胖,或神志失常,舌苔白厚而腻,脉弦滑有力。

治法:健脾化湿。

方药:五苓散合二陈汤加减。

炒白术 15 g,茯苓 30 g,猪苓 10 g,泽泻 10 g,清半夏 9 g,枳实 12 g,竹茹 12 g,陈皮 15 g,胆南星 9 g,石菖蒲 15 g,生姜 9 g,甘草 6 g。

方解:方中炒白术、茯苓健脾化湿;清半夏、生姜燥湿化痰,和胃降逆止呕;猪苓、泽泻利水渗湿;胆南星、枳实、陈皮化痰理气;石菖蒲、竹茹豁痰开窍;甘草调和诸药。全方共奏健脾化湿之功。

加减:痰浊蒙蔽清窍,神识错蒙,不辨外物者,急以苏合香丸 1 粒研服或鼻饲,开窍醒神;痰积久化热,痰热内蕴,上扰清窍,躁狂不安,大便秘结者,加黄芩、全瓜蒌、鲜竹沥汁,清化热痰;痰浊壅盛、胸膈痞满、频频呕吐痰涎者,加薤白、佛手、厚朴、炒莱菔子、紫苏子,行气降浊、开痞涤痰。

(3)瘀阻脑络证。

证候:头痛头胀,面色晦暗,或头痛如锥刺,痛有定处,或伴急躁易怒,睡眠不宁,或胸胁满闷,或口唇发绀,或指甲瘀斑,妇人可有月经量少、闭经或色深有块,舌质发暗或有瘀斑、瘀点,脉弦涩。

治法:化瘀通络。

方药:血府逐瘀汤加减。

桃仁12 g,红花9 g,当归15 g,生地黄9 g,川芎12 g,赤芍药15 g,枳壳9 g,柴胡15 g,牛膝15 g,桔梗9 g,地龙15 g,炙穿山甲15 g,莪术10 g,生甘草6 g。

方解:方中川芎、赤芍药、桃仁、红花活血化瘀;牛膝祛瘀血,通血脉,引血下行;当归活血而不耗血;炙穿山甲、地龙、莪术活血化瘀通络;柴胡、桔梗疏肝行气,使气行则血行;生地黄凉血清热;枳壳行气通络;甘草调和诸药。全方共奏化瘀通络之功。

加减:头痛剧烈、持续不已者,可加延胡索、蜈蚣、全蝎,活血搜风、通络止痛;肝郁化火,口苦咽干、目赤面红者,加炒栀子、牡丹皮,清肝泻火;头痛而呕吐,呈喷射状者,加茯苓、泽泻、益母草、泽兰,活血利水、泄浊开窍;全身乏力症状明显者,加黄芪,补气。

(4)痰热腑实证。

证候:头胀痛,烦渴引饮,或咳嗽、咯痰,痰中带血,憋闷,甚则神昏谵语,痰鸣鼻鼾,伴腹满拒按,便干便秘,舌质暗红或瘀斑、苔黄腻或黄燥干褐,脉弦滑或滑大。

治法:通腑泄热解毒。

方药:星蒌承气汤加减。

生大黄15 g,芒硝9 g,瓜蒌30 g,胆南星15 g,羚羊角粉(冲服)3 g,珍珠母30 g,竹茹15 g,天竺黄30 g,石菖蒲15 g,远志9 g,夏枯草9 g,牡丹皮12 g,丹参15 g,生甘草6 g。

方解:方中生大黄、芒硝荡涤肠胃,通腑泄热;瓜蒌、胆南星、竹茹、天竺黄清热化痰解毒;石菖蒲、远志化痰开窍;羚羊角粉、珍珠母清热醒神;夏枯草、牡丹皮、丹参清肝凉血,辅以活血通络;生甘草调和诸药。诸药配伍,共奏通腑泄热解毒之功。

加减:热象明显者,加栀子、黄芩,清热解毒;热盛伤津者,加生地黄、麦冬、玄参,滋阴清热;痰多者,加竹沥,化痰;痰热积滞较甚而出现躁扰不宁、时清时寐、谵妄者,可灌服或鼻饲安宫牛黄丸,醒神开窍。

2.中成药

(1)鸦胆子油口服乳液:适用于颅内肿瘤的各证型,每次20 mL,每天2次,口服。

(2)大补阴丸:适用于颅内肿瘤肝肾阴虚证,每次6 g,每天2~3次,口服。

(3)六味地黄丸:适用于颅内肿瘤肝肾阴虚证。每次9 g,每天3次,口服。

3.针刺疗法

主穴:百会、头维、印堂、太阳、水沟、风池等。

配穴:内关、合谷、曲池、环跳、足三里、三阴交、涌泉等。

(二)西医治疗

1.一般治疗

肿瘤的占位效应或瘤周水肿明显造成颅内压增高者,给予脱水降颅压治疗,为手术赢得时间。患者颅内压增高呕吐频繁出现低钾、低钠者,给予纠正水电解质紊乱、补液、营养支持等治疗。额叶、颞叶肿瘤易出现癫痫发作,可根据癫痫发作的特点给予抗癫痫药物。

2.手术治疗

手术治疗是颅内肿瘤最基本、最有效的治疗方法。手术治疗的原则是最大限度地切除肿瘤,最大限度地保护周围脑组织结构与功能的完整。对于部分恶性肿瘤,由于肿瘤的浸润性生长或肿瘤位于重要功能区,只能次全切除、部分切除或仅做活检。在这一原则指导下,颅内肿瘤手术日趋微创化。立体定向技术及神经导航技术的应用保证了颅内肿瘤的精确定位;显微神经外科技术及神经内镜技术的普及和发展,使脑干、下丘脑、松果体等危险区域的手术能够顺利进行;应用脑电生理技术,神经外科医师可以在局麻下直接在语言或运动皮质区切除肿瘤。

3.放疗

放疗是颅内肿瘤的重要辅助治疗。颅内肿瘤放疗的应用范围包括肿瘤切除术后防止复发或播散,以及未能全切或重要功能区无法手术的肿瘤。放疗宜在术后及早开始,以提高疗效。对放疗高度敏感的肿瘤如生殖细胞瘤、髓母细胞瘤、恶性淋巴瘤或神经母细胞瘤等单独应用放疗可能会得到控制。颅内多发的转移瘤可考虑进行全脑照射。放疗对脑发育影响严重,3 岁以下患儿应视为禁忌,对于 3~6 岁以下不宜放疗的患儿可考虑采用化疗控制病情。

立体定向放射外科利用立体定向技术确定肿瘤病灶,使用单次大剂量窄束电离射线聚焦于靶点,使肿瘤病灶获得高能量照射以达到损毁目的,而周围正常脑组织接受放射线量少,减少了放射性脑损伤。根据放射源及设施的不同可分为 γ 刀、X 刀、质子或粒子束放射刀等,适用于颅内肿瘤直径 3.0~3.5 cm,常规手术难以到达或常规放疗不能良好控制的颅内肿瘤。

4.化疗

随着对恶性肿瘤细胞生物学及分子生物学认识的深化,化疗已由传统的应用细胞毒性制剂对肿瘤细胞直接进行杀灭扩展到应用抗血管生成药、促细胞分化类药、抗侵袭药物、细胞信号传导调节剂等。化疗宜在术后早期开始,目前多采用术后放疗前先进行化疗或者二者并用。

(1)细胞毒性制剂:卡莫司汀仍是目前国内脑肿瘤化疗中最常使用的经典药物,也是传统化疗药物中单药治疗最有效的细胞毒性制剂。常用量为 $200~240$ mg/m^2,静脉滴入,连续3 天为 1 个疗程,隔 4~8 周后重复第 2 个疗程。卡莫司汀的不良反应出现在用药2 周左右,主要对造血细胞的抑制,出现白细胞及血小板减少。比较有代表性的新型化疗药物为细胞毒性制剂替莫唑胺,主要用于治疗恶性脑胶质瘤及晚期恶性黑色素瘤,对胶质母细胞瘤的客观有效率可达 22%~29%,一般剂量为口服 150~200 mg/m^2,连续5 天,28 天为 1 个周期。替莫唑胺最常见的不良反应为恶心、呕吐,当口服剂量大于 1 200 mg/m^2 时会出现骨髓抑制。

(2)抗血管生成药:如夫马菌素类似物 TPN-40,为新型化疗药物中的血管形成抑制剂,常用剂量为口服每天 800~1 200 mg,从每天 800 mg 开始,每 2 周加 200 mg/d,直至 1 200 mg,连续服用 8 周。

(3)细胞信号传导调节剂:如法尼基转移酶抑制因子,为蛋白激酶 C 抑制因子,在胶质瘤患者中使用剂量为成人口服:女性 200 mg/d,男性 240 mg/d,儿童 60~100 mg/d。

应用联合化疗方案并与放疗交叉配合可提高恶性肿瘤的疗效,尤其对于年轻患者。选择联合化疗方案应当考虑两种药物之间必须具有协同作用,而且无交叉毒性。

5.免疫治疗

免疫治疗是指使用一些生物应答调节因子治疗肿瘤,这些生物应答调节因子能够影响宿主的抗肿瘤反应,从而具有治疗肿瘤的作用。多数生物应答调节因子的抗癌作用不是通过直接杀伤肿瘤细胞,而是间接增强宿主的免疫系统功能而达到抑制肿瘤生长。用于特异性免疫治疗的有免疫血清、特异性肿瘤疫苗、免疫活性细胞等,但由于原发性颅内肿瘤的免疫源性很弱,特异性免疫治疗研究进展缓慢。临床应用干扰素于静脉、脑室内、鞘内、瘤腔内注射治疗恶性胶质瘤,少部分病例可使肿瘤缩小、临床症状改善。

6.加热治疗

通过局部微波或射频加热可破坏肿瘤组织。加热可抑制细胞呼吸,抑制细胞 DNA、RNA 及蛋白质的合成,改变细胞膜的通透性,影响细胞膜内外渗透压的平衡及内环境稳定,从而抑制肿瘤细胞的生长增殖;肿瘤的微血管结构发育不够完善,加热时易于损伤,从而影响肿瘤血供。

7.光动力学疗法

光敏剂铁卟啉衍生物可选择性被肿瘤摄入并潴留。根据这一特点,术前 4～24 小时,静脉注射铁卟林衍生物,保持避光,在肿瘤切除术后应用激光照射瘤腔,发生的光动力学反应产生具有强烈氧化作用的单线态氧,可与细胞膜、细胞器、蛋白、核酸等反应,杀伤肿瘤细胞。

(三)中西医结合治疗思路

中西医结合治疗颅内肿瘤是在"中西医结合神经外科"理念指导下实现对颅内肿瘤的微创治疗,其目的是最大限度地切除肿瘤、保护神经功能并提高患者的生活质量。中西医结合神经外科在治疗方法上首先要尊重两种医学方式在理论体系与临床思维上的不同,致力于实现中西医学治疗效果上的优势互补。在颅内肿瘤的治疗中其基本结合方式是以手术为主的综合治疗,包括针对患者的病情采取的各种中医及西医对症治疗措施。良性肿瘤手术切除可以治愈者无须中医治疗,术后可能复发者可行中医药治疗以期降低肿瘤复发率;恶性肿瘤首先要考虑手术治疗,最大可能地切除局部病灶,术后在放疗或化疗的同时早期应用中医药治疗以固本扶正、抗肿瘤、减轻放化疗的毒副作用;少数颅内恶性肿瘤在无法进行手术治疗时可积极应用中医药治疗,提高患者的生存质量,部分病例可收到良好效果。因此应继续加强颅内肿瘤的围手术期、围放化疗期中西医结合治疗研究。其次,要深化颅内肿瘤的中医病因病机研究及辨病、辨证论治研究,加大中药复方、单味药或中药提取成分的抗肿瘤研究。提倡科研协作,促成大宗病例的临床观察,不断探索、积累和创新发展颅内肿瘤的中西医结合治疗。

(王海威)

第二节　甲状腺功能亢进症的中西医结合治疗

甲状腺功能亢进症简称甲亢,是指甲状腺呈现高功能状态,产生和释放过多的甲状腺激素所致的一组疾病,其共同特征为甲状腺激素分泌增加而导致的高代谢和交感神经系统的兴奋性增加,病因不同者各有其不同的临床表现。毒性弥漫性甲状腺肿又称 Graves 病,或称为 Basedow 病或 Parry 病,是甲状腺功能亢进的主要原因,也是一种自身免疫病,临床表现为累及包括甲状腺在内的多系统的综合征,包括高代谢综合征、弥漫性甲状腺肿、突眼征、特征性皮损和甲状腺肢端病,由于多数患者同时有高代谢症和甲状腺肿大,故称为"毒性弥漫性甲状腺肿"。毒性甲状腺腺瘤和毒性多结节性甲状腺肿是甲状腺激素水平增高的较少见的原因。以下主要论述Graves病。

甲亢归属"瘿病"范畴,"瘿"在《诸病源候论》中已明确指出是指颈前方出现状如樱核的肿物,是指甲状腺肿大,根据历代中医对瘿病的分类,其中忧瘿、气瘿更酷似伴甲亢病症的甲状腺肿大。

一、病因病理

甲亢属"瘿病"的范畴。瘿病是由于情志内伤、饮食及水土失宜等因素引起的,气滞、痰凝、血瘀壅结颈前为基本病机,以颈前喉结两旁结块肿大为主要临床特征的一类疾病。

瘿病的发生与情志内伤、体质因素、饮食及水土失宜有关。

（一）情志失调

长期忧思郁怒,可使气机郁滞,肝失疏泄,则津液循行失常,凝结而生痰,气郁痰结,壅于颈前,则形成瘿气,且其消长与情志变化有关。

（二）体质因素

先天禀赋不足,天癸虚弱,于妇女则对经、带、胎、产、乳等生理产生影响,而致肝血暗耗,冲任亏虚,阴精不足,津液失养。遇情志不遂,则气郁痰结而病。久则更伤肝阴,郁而化火。故较男性而言,女性更易患瘿病。

（三）饮食及水土失宜

饮食失调,或居住在高山地区,水土失宜,一则影响脾胃的功能,使脾失健运,不能运化水湿;二则影响气血的运行,痰气郁结颈前则发为瘿病。在古代瘿病的分类名称中有泥瘿、土瘿之名。

因情志抑郁或突遭剧烈的精神创伤,均可导致肝之疏泄功能异常,木失条达之性,则肝气内迫,郁结不化,气机郁滞,津液不行,凝聚成痰。痰气交阻于颈,遂成瘿肿,而成气郁痰阻之证。痰气郁结日久,凝结于眼部而致目突,恚怒又久而不解,遂化火冲逆,而呈肝火旺盛之象。其肝火炎于上则见急躁易怒,面部烘热,口苦目赤,眼瞳如怒视状;上扰心肺,心阴被扰,心神不宁,而见心悸失眠;肺卫失固,火蒸津液,汗多外泄;横犯中州,胃阴被耗,水津内乏,口渴引饮,阴伤则热,消谷善饥,多食而瘦。肝火既旺,又易伤阴,肝阴不足,久必及肾,肝肾阴虚,水不涵木而致筋脉失养,肢软无力,麻木颤抖,阴虚肝旺之证遂成。素体阴虚者,尤多恚怒郁闷之情,遇有气郁,更易化火。病久,一则壮火食气,二则阴损及阳,而至气阴两伤,脾阳受损,健运失司,因而纳谷不化,大便溏薄。阳虚既成,一则水失健运,滋生痰湿,二则气虚,无力推动血行,致使血液阻滞,而成瘀血、痰湿。瘀血上逆于颈,甲状腺肿大益甚,可有结块、硬肿;上凝于眼,突眼更著。由此在甲亢症状业已控制、甲状腺功能恢复正常时,有时仍可见有突眼症,而成难治之症。

总之,本病初起多实,以肝郁、痰凝为主,继之郁而化火,肝火旺盛,内炽伤阴,阴虚又复阳亢,阴虚、阳亢互为因果,成为甲亢主见之证候。久则气阴两耗,已由实转虚。主病在肝,而又涉及心、脾、胃、肾诸脏腑。目为肝窍,故目睛之症尤为突出,其理自明。

二、诊断

多起病缓慢,在表现典型时,可根据高代谢综合征、甲状腺肿和眼征三方面的表现诊断,轻症患者或年老和儿童病例的临床表现常不典型,须借实验室检查以明确诊断。

（一）临床表现

典型病例常有下列表现。

1.神经系统

患者易激动、神经过敏，伸舌和伸手时可见细震颤，多言、多动，失眠紧张，思想不集中，焦虑烦躁，多疑等。有时出现幻觉，甚至呈狂躁症，但也有寡言、抑郁不欢者。腱反射活跃，反射时间缩短。

2.高代谢综合征

患者怕热、多汗，皮肤、手掌、面、颈、腋下皮肤红润多汗。常有低热，发生危象时出现高热，患者常有心动过速、心悸，胃纳明显亢进，但体重下降，疲乏无力。

3.甲状腺肿

多数患者以甲状腺肿大为主诉，呈弥漫性对称性肿大、质软，吞咽时上下移动。少数患者的甲状腺肿大不对称或肿大不明显。甲状腺弥漫对称性肿大伴杂音和震颤为本病一种特殊体征，在诊断上有重要意义，但应注意与静脉音和颈动脉杂音相鉴别。

4.眼征

本病有非浸润性突眼和浸润性突眼两种特殊的眼征。

（1）非浸润性突眼：又称良性突眼，占大多数。一般为对称性，有时一侧突眼先于另一侧。眼征有以下几种：①眼裂增宽，少瞬和凝视；②眼球内侧聚合不能或欠佳；③眼向下看时，上眼睑挛缩，在眼下视时不能跟随眼球下落；④眼上视时，额部皮肤不能皱起。

（2）浸润性突眼：又称"内分泌性突眼""眼肌麻痹性突眼症"或"恶性突眼"，较少见，病情较严重。

5.心血管系统

可有心悸、气促，稍事活动即可明显加剧。重症者常有心律不齐、心脏扩大、心力衰竭等严重表现。

6.消化系统

食欲亢进，体重却明显下降，两者伴随常提示本病或同时有糖尿病的可能。

7.其他

另外还可出现紫癜、贫血、肌肉软弱无力、月经减少甚至闭经、男性多有阳痿等。

高代谢综合征、交感神经系统兴奋性增高、特征性眼征与特征性甲状腺肿大具有诊断价值。

（二）甲状腺功能试验

表现不典型的疑似患者，可按下列次序选作各种检测：①血清总甲状腺素（TT_4）；②血总三碘甲状腺原氨酸（TT_3）；③血清反 T_3（rT_3）；④游离 T_4（FT_4）和游离 T_3（FT_3）；⑤血清超敏促甲状腺激素（S-TSH），甲亢患者的 TT_4、TT_3、rT_3、FT_4、FT_3 均可升高，S-TSH 降低；⑥甲状腺摄 ^{131}I 率升高；⑦T_3 抑制试验（甲亢患者不受抑制）；⑧促甲状腺激素释放激素（TRH）兴奋试验（甲亢患者无反应）；⑨甲状腺刺激球蛋白阳性。

三、鉴别诊断

单纯性甲状腺肿除甲状腺肿大外，并无上述症状和体征。虽然有时 ^{131}I 摄取率增高，T_3 抑制试验大多显示可抑制性，血清 T_3、rT_3 正常；与神经症相鉴别；自主性高功能性甲状腺结节：扫描时放射性集中于结节处，而结节外放射性降低。经 TSH 刺激后重复扫描，可见结节外放射性较前增高。

其他：结核病和风湿病常有低热、多汗、心动过速等。以腹泻为主要表现者常被误诊为慢性结肠炎。老年甲亢的表现多不典型，常有淡漠、厌食、明显消瘦，容易被误诊为癌症。单侧浸润性突眼症需与眶内和颅底肿瘤鉴别。甲亢伴有肌病者，需与家族性周期性瘫痪和重症肌无力鉴别。

四、并发症

甲状腺危象又称甲亢危象，为甲亢患者可危及生命的严重表现，通常见于严重的甲状腺功能亢进者在合并其他疾病时，如感染、败血症、精神应激和重大手术时，严重的甲亢同时合并其他疾病与甲状腺危象之间很难截然区分，因此严重甲亢同时合并感染、败血症等其他疾病的患者如不能区分是否是甲状腺危象，应按甲状腺危象处理。

五、中医证治枢要

素体阴虚，疏泄失常，气郁化火，津铄痰结，伤阴耗气为瘿病的基本病理。本病常由于忧郁恼怒引起，在中医辨证中，主病在肝。在病机演变过程中呈肝郁→肝火→肝阴不足之势，其中尤以肝火（包括阴虚火旺）为其代谢亢盛的主要表现。养阴清热，解郁化痰是治疗本病的基本原则。

本病的中医治疗可分3个阶段。瘿气初起，年轻、体质尚好者，常以气郁痰凝为主，病位以肝为主，治以解郁化痰。病情进展，气郁化火，常累及心、肝、胃3个脏腑，心火旺则心悸不宁，神情欠安；肝火旺则急躁易怒，手舌震颤；胃火旺则多食善饥，形体消瘦。治疗时宜阴虚者滋阴降火，实火者清热泻火。病愈久则阴虚愈明显，或可伤阴耗气，出现气阴两虚的证候，累及心、脾、肝、肾。心气阴两虚者，可见心神不宁、怔忡、失眠、虚烦潮热等；脾气阴两虚者，可见饥不欲食、渴不欲饮、腹胀脘闷、大便溏薄等；肝肾气阴两虚者，可见头晕耳鸣、腰酸齿摇、肢颤手抖等症。故治疗时应酌情加入养阴生津益气之品，以扶正气。病久入络，需配伍活血化瘀通络之药。晚期阴损及阳而致阴阳两虚，精血亏损，并发症加剧，甚至致死致残，此时治疗应以调补阴阳，补肾活血为主。

本病病程漫长，病情复杂，在整个病变过程中除上述基本病机外，常兼夹气滞、痰热、湿热、热毒、水湿潴留、瘀血阻滞等证候，治以理气、化痰、清热、利湿、活血等治法，以提高疗效。

六、辨证施治

（一）气郁痰凝

主症：颈前正中肿大，质软不痛，颈部觉胀，胸闷，喜太息，或兼胸胁窜痛，病情的波动与情志因素有关。苔薄白，脉弦。

治法：理气解郁，化痰消瘿。

处方：四海舒郁丸加减。青木香15 g，陈皮15 g，昆布30 g，海藻30 g，海蛤壳15 g，柴胡15 g，郁金15 g，香附15 g，夏枯草20 g。

阐述：方中青木香、陈皮疏肝理气；昆布、海藻、海蛤壳化痰软坚，消瘿散结；柴胡、郁金、香附疏肝理气；夏枯草散郁结，化痰凝。咽颈不适者可加桔梗、牛蒡子、木蝴蝶、射干利咽消肿。王立琴采用疏肝行气、祛痰散结的治法，方药用柴胡、黄芩、赤芍、连翘、浙贝母、半枝莲、夏枯草、生牡蛎等治疗甲亢，效果显著。

（二）肝火亢盛

主症：颈前轻度或中度肿大，一般柔软、光滑，烦热，容易出汗，性情急躁易怒，眼球突出，手指颤抖，面部烘热，口苦。舌质红，苔薄黄，脉弦数。

治法:清泻肝火,散结消瘿。

处方:龙胆泻肝汤合消瘰丸加减。龙胆草10 g,栀子15 g,黄芩12 g,柴胡15 g,丹皮12 g,生地15 g,当归15 g,夏枯草12 g,牡蛎30 g。

阐述:方中龙胆草泻肝火;黄芩、栀子清火泄热以助龙胆草之力;柴胡疏肝清热;丹皮清热凉血;生地、当归滋养阴血,使驱邪而不伤正;夏枯草、牡蛎清肝火,软坚散结。心火旺盛,心悸频作,夜眠不安者,可加黄连、莲心清心火;胃热内盛,多食易饥者,加生石膏、知母清泄胃热。许芝银认为甲亢进展期虽肝胃火旺,实由心火亢盛所致,若只清肝胃之火,心火难于速去,症难控制且易复发;故应重用黄连配以黄芩、夏枯草、生石膏使心、肝、胃火皆平,则疗效巩固。

(三)阴虚火旺

主症:形体消瘦,目干睛突,面部烘热,咽干口苦,烦躁易怒,心悸气短,恶热多汗,多食善饥,舌颤手抖,寐少梦多,小便短赤,大便干结。舌质红绛,舌苔薄黄,或苔少舌裂,脉弦细数。

治法:滋阴降火。

处方:当归六黄汤合天王补心丹化裁。生地15 g,玄参15 g,麦冬15 g,天冬15 g,黄芩8 g,黄连4 g,夏枯草30 g,鳖甲20 g,当归15 g,白芍20 g,枸杞15 g,香附12 g。

阐述:甲亢阴虚主要累及心、肝、肾。方中生地、玄参、麦冬、天冬养阴清热;火旺甚者用夏枯草、黄芩、黄连清之,则心、肝、肾、胃之虚火并除;鳖甲滋阴潜阳,软坚散结;以当归、白芍、枸杞滋肝阴,香附疏肝理气,既补肝体又助肝用,恢复肝的"体阴而用阳"的功能。甲亢的阴虚火旺证或偏于肝旺,或偏于阴虚;或兼有气滞,或兼有痰凝。需随证加减,方可获良效。于世家对阴虚火旺型的甲亢治以滋阴降火为主,兼以镇静安神,常选知母、黄柏、女贞子、菟丝子、枸杞、山茱萸、黄精及丹参。

(四)气阴两虚

主症:心悸不宁,心烦少寐,易出汗,手指颤动,咽干,目眩,倦怠乏力,大便溏薄。舌质红,舌体颤动,脉弦细数。

治法:益气养阴。

处方:生脉散合牡蛎散化裁。人参10 g,麦冬15 g,五味子15 g,牡蛎20 g,白术12 g,黄芪30 g,白芍12 g,生地15 g,何首乌20 g,香附12 g,陈皮5 g。

阐述:方中人参甘温,益气生津,又可宁心益智;麦冬入心胃经,可清热养阴;五味子生津敛汗滋肾,宁心安神;牡蛎敛阴潜阳,固涩止汗;白术健脾益气;黄芪益气实卫,固表止汗;白芍、生地、何首乌同用滋养肝肾阴精;陈皮理气健脾;香附疏肝理气,使诸药补而不滞。虚风内动,手指及舌体颤动者,加钩藤、白蒺藜、白芍平肝息风;脾虚便溏者,加白术、薏苡仁、怀山药、麦芽健运脾胃。

七、特色经验探要

(一)含碘中药临床使用的选择

含碘中药自古以来是中医治疗甲亢的主药。古代医家多倡用昆布、海藻等含碘高的中药治疗本病,早在晋代,葛洪《肘后备急方》已记载海藻治瘿病,四海舒郁、海藻玉壶等方一直为历代医家沿用。近年来,随着对甲亢生理病理认识的不断深化和临床经验的积累,含碘中药能否用于治疗甲亢,成为临床上争论的焦点。

一部分学者认为含碘中药应选用含碘较少的中药夏枯草、牡蛎等。至于昆布、海藻、黄药子等含碘量高的中药,则仅在没有功能亢进表现的甲状腺肿大、腺瘤或肿瘤中使用。现代研究亦认为碘不仅可以抑制甲状腺素的合成,还能抑制甲状腺素的释放,使血中甲状腺素迅速下降,促使症状缓解,临床实践表明,含碘中药并不是甲亢的绝对禁忌证。甲亢危象时,突击给予碘剂,甲亢术前用碘作为术前准备,而且碘还有软坚散结、消除肿大之甲状腺的作用,故有人主张甲亢伴有甲状腺肿大者可用含碘中药。另有学者提倡摒弃含碘中药,他们认为碘对甲状腺激素的抑制作用不持久,随着甲状腺对碘化物的抑制作用产生适应而出现脱逸现象,大量甲状腺激素重新释放入血,从而引起甲亢症状的复发、反跳,再用抗甲状腺药物治疗时,就会明显延长疗程,增加药量。长期使用碘剂尚可引起甲状腺功能的减退或亢进。总而言之,在临床应用时,应根据疾病本身的发病特点和现代医学的研究进展合理组方用药,在辨证论治的前提下,含碘中药不是不可以使用,若运用恰当可收良效。

(二)突眼症的中医辨证治疗

突眼症是甲亢的一个难治之症,中医学认为甲亢突眼的形成与痰瘀、情志等因素有关。目为肝之窍,情志郁滞,肝气郁结,津液不行,凝聚成痰,痰气凝结于眼,遂致目突;肝郁化火,肝火上逆,痰火内结于目,可见眼瞳如怒视之状,是为"鹘眼凝睛"之症。多数患者突眼症在肝郁化火炽盛时出现,亦有在甲亢被控制缓解后,甲状腺功能正常或减退时出现,西医学认为与机体神经、内分泌免疫功能紊乱有关,常用免疫抑制剂或大剂量肾上腺皮质激素药治疗,但疗效多不理想,且有不良反应。

甲亢突眼症一般分为甲亢突眼和甲亢后突眼两期治疗。在甲亢突眼发病的早期,因长期忧思、郁怒、悲伤等情志损伤,使气机郁滞,津液运行不畅而成痰,气郁往往易化风化火,引得肝经风、火上逆,夹痰夹瘀上壅肝窍而形成突眼,此时病情尚轻,治疗以祛邪为主,疏肝清火,化痰祛瘀以明目。随着病情的发展,肝郁必横逆犯脾,脾虚生痰助湿;又肝郁化火日久,火热耗伤气阴,穷及于肾,肾阴渐见不足;同时"阴虚血瘀","血受热则煎熬成瘀",血瘀亦进一步加甚,使得突眼逐渐严重。此时的甲亢多已经得到控制,实验室检查甲状腺功能正常。病位主要在肝脾肾,病性为本虚标实,虚实夹杂。本虚为脾虚、肝肾阴虚,标实为痰凝、血瘀,治疗宜攻补兼施,扶正为主,滋养肝肾,健脾益气,兼化痰祛瘀以明目。处方杞菊地黄丸合四君子汤加减。

八、西医治疗

(一)药物治疗

1.抗甲状腺药物(ATD)治疗

(1)适应证:ATD治疗是甲亢的基础治疗,适用于轻中度甲状腺肿大,或孕妇、20岁以下的青少年以及儿童患者、甲状腺次全切除后复发又不适合放射性治疗的患者,或由于其他严重疾病不适宜手术者,也用于放射性[131]I治疗前后的辅助治疗和手术前准备。

(2)剂量和疗程。常用的ATD分为硫脲类和咪唑类两类,普遍使用丙硫氧嘧啶和甲巯咪唑。药物的选择在权衡2种药物的特点之后作出,一般T_3增高明显的重症患者和妊娠妇女选用丙硫氧嘧啶;轻中度症状的甲亢患者选用甲巯咪唑。

1)初始期:丙硫氧嘧啶的初始剂量为300～400 mg,常分3次服用;甲巯咪唑为30～40 mg,可以单次或分2～3次服用。一般在服药2～3周后,患者的心悸、烦躁、乏力等症状可以有所缓解,4～6周后代谢状态可恢复正常,此为用药的"初始阶段"。

2)减量期:当患者症状显著减轻,高代谢症状消失,体重增加,T_4和T_3接近正常时可根据病情逐渐减少药物用量。在减量过程中,每2～4周随访1次,每次减少甲巯咪唑5 mg或丙硫氧嘧啶 50 mg,不宜减量过快。剂量的递减应根据症状、体征以及实验室检查的结果及时作出相应的调整,需 2～3 个月。如果减量后症状和 T_3、T_4 有所反跳,则需重新增加剂量并维持一段时间。

3)维持期:很多患者只需要治疗剂量的 1/3 或更少就能维持正常的甲状腺功能。也可以在使用 ATD 的同时使用左甲状腺激素来维持正常的甲状腺功能(维持阶段),为期 1～2 年,个别患者需要延长维持治疗疗程。

(3)药物不良反应:见于用药后的 3～6 个月内,主要有粒细胞减少、药疹、药物性肝炎等。

2.β 受体阻滞剂

β 受体阻滞剂作为辅助治疗的药物或应用于术前准备,尤其是应用在较严重的甲亢或心悸等症状较重的患者中。

3.糖皮质激素和碘化物

糖皮质激素和碘化物常用于甲亢危象的治疗。

(二)手术治疗

甲状腺次全切手术是切除了患者的部分甲状腺,适用于中、重度甲亢,长期服药无效者或多结节性甲状腺肿伴甲亢。主要并发症为术后出血、喉返神经受损、甲状旁腺的损伤或切除、甲状腺功能减退。

禁忌证:伴严重 Graves 眼病,合并严重心、肝、肾疾病,不能耐受手术,妊娠妇女尤其是妊娠中晚期妇女和曾进行过甲状腺手术者。

(三)放射碘治疗

放射性[131]I 治疗在不少国家已作为 Graves 病的首选治疗,治疗机制是甲状腺摄取[131]I 后释放出 β 射线,破坏甲状腺组织细胞。

适应证主要有:50 岁以上易发生房颤的患者为首选治疗;反复复发的甲亢或长期治疗无效者,除非有手术治疗的强烈适应证,应该选用放射性[131]I 治疗;手术治疗后复发者;不适合药物治疗和手术治者。治疗甲亢后的远期并发症中最常见的是甲状腺功能减退,是否选择[131]I 治疗主要是权衡甲亢和甲减后果的利弊关系。妊娠和哺乳期妇女、严重突眼的患者、青少年、甲亢病情严重者禁忌使用。

九、中西医优化选择

中药和西药在治疗甲亢方面各有利弊。抗甲状腺药物以及放射碘治疗,常出现白细胞严重减少、中毒性肝病等情况,[131]I 治疗和手术治疗容易并发甲减和甲状腺危象,手术疗法有其严格的适应证,甲减发生率和甲亢复发率也比较高。中医药治疗甲亢,无明显之不良反应,辨证施治整体调节,可较快控制症状,改善患者自身免疫状态,并可减少抗甲状腺药物用量,降低甲亢复发率。还可通过补虚扶正,调整机体状态,为手术治疗创造机会。甲亢诊治,现多遵循按西医方法来确诊,用中医理论指导治疗的原则,以中药配合小剂量西药治疗,同时利用现代临床实验室检查及特殊检查来客观评定疗效和分阶段治疗。

(一)第一阶段(甲亢症状明显期)

这一阶段甲亢的各种临床表现明显。早期,多数有甲状腺肿大,化验结果:TSH ↑,T_3、T_4 ↑,但无突眼,患者饮食明显增加但体重下降,自觉乏力但尚能坚持工作。治疗:西药用丙硫氧嘧啶、甲巯咪唑等以抑制甲状腺对 T_3、T_4 的合成。如果心率超过 110 次/分钟者,加服普萘洛尔。中医辨证论治,一般以疏肝清热为主,肝郁化火以龙胆草、夏枯草、栀子、黄芩为主清泻肝火,海藻、牡蛎化痰软坚,消瘿散结,柴胡、香附理气解郁。阴虚火旺一般以生地、玄参、麦冬养阴清热,火旺甚者用夏枯草、黄芩、黄连清之,鳖甲滋阴潜阳,软坚散结。甲亢症状一般在10~15天会有明显好转,1个月左右自觉症状基本消失,以后进入下一阶段的治疗。

（二）第二阶段（甲亢症状消除期）

这个时期一般 T_3、T_4 趋于正常,TSH 基本偏低,患者自觉症状基本消失,体重回升。这时千万不能中断治疗。治疗原则以调整人体阴阳平衡为主,"阴平阳秘,精神乃治"。甲巯咪唑等继续应用,要适当减量,并注意白细胞和肝功能的情况。中医辨证论治多用益气养阴法,方中人参、麦冬、五味子、白术、黄芪、白芍、何首乌为主药。对于肿大的甲状腺和突眼症还一时不能消除的情况,可选用三棱、莪术、泽泻、海藻、昆布、郁金等活血化瘀、软坚散结之药,第二阶段一般要用2个月左右。

（三）第三阶段（巩固期）

T_3、T_4 正常范围,TSH 有所回升,自觉正常。肿大的甲状腺缩小,突眼症得到改善。一般以益气补肾为主,可选择一些中成药,如逍遥丸、六味地黄丸、补中益气丸、八珍冲剂等,并可根据临床症状合用一些软坚散结的药物。西药以小剂量继续服用1~2年。

十、饮食调护

在高代谢状态未控制前,宜进食如黄豆、蛋黄等高热量、高蛋白、高维生素的饮食,忌食含碘多的食品。保证足够饮水,每天饮水3 000 mL以上,忌浓茶、咖啡等。

（米佳蕾）

第三节 甲状腺功能减退症的中西医结合治疗

甲状腺功能减退症简称甲减,是指组织的甲状腺激素作用不足或阙如的一种病理状态,即是指甲状腺激素的合成、分泌或生物效应不足所致的一组内分泌疾病。甲减为常见的内分泌疾病,其发病率有地区及种族的差异。碘缺乏地区的发病率明显较碘供给充分地区高。女性甲减较男性多见,且随年龄增加患病率上升。新生儿甲减发病率约为1/4 000,青春期甲减发病率降低,随着年龄增加,其患病率上升,在年龄大于65岁的人群中,显性甲减的患病率为2%~5%。99%以上甲减为原发性甲减,仅不足1%的病例为 TSH 缺乏引起。原发性甲减绝大多数系由自身免疫性甲状腺炎、甲状腺放射碘治疗或甲状腺手术导致。

甲减在中医无专有病名,基于甲减的临床表现多为气血亏虚、脏腑虚损、肾阳不足等的证候表现,故一般将其归属于"虚劳"范畴;但某些甲减系甲状腺切除或放射碘治疗后导致,则应属于"虚损"之列;《黄帝内经》中即将甲状腺肿大或结节称为"瘿",故伴甲状腺肿大或结节的甲减,如地方性碘缺乏、桥本甲状腺炎等所致伴甲状腺肿大或结节者,可称为"瘿病·虚劳证"。

一、病因病理

甲减属于"虚劳"或"虚损"之疾,《素问·通评虚实论》曰:"精气夺则虚",本病大多由于禀赋不足或后天失调、病久失调、积劳内伤所致。病机是元气虚怯,肾阳虚衰,乃脏腑功能减退,气血生化不足。病变脏腑以肾为主,病位涉及心、脾、肝等脏。由于阳气虚衰,无力运化,临床也可见痰湿、瘀血等病理产物夹杂。

甲状腺激素有促进生长发育、产热、调节代谢等作用,故甲减患者表现出一派虚损证候,而以肾阳虚衰最为明显。20 世纪 60 年代建立的"阳虚"动物模型即表现甲减的临床症状。近年来研究进一步表明阳虚证患者血清甲状腺素含量偏低,证实了阳虚与甲减的内在关系。

肾为先天之本,内藏元阳真火,温养五脏六腑。肾为先天之本,元阳所居,甲减有始于胎儿期或新生儿者,患儿智力水平低下、生长发育迟缓、身材矮小,称为呆小病,足可证明甲减与肾虚关系密切。甲减始于幼年期或成年期者也多为禀赋不足或久劳内伤、久病失治所致,其临床主症为元气匮乏、气血不足之神疲乏力、畏寒怯冷等,乃是一派虚寒之象。除此以外,尚可见记忆力减退、毛发脱落、性欲低下等症,也是肾阳虚的表现。肾阳不足,命门火衰,火不生土,则脾阳受损,脾为后天之本,气血生化之源,脾主肌肉且统血,故甲减患者常见肌无力、疼痛,贫血之症,妇女则可有月经紊乱,甚至崩漏等表现。又因肾阳虚衰,命火不能蒸运,心阳亦鼓动无能,而有心阳虚衰之候,常见心动过缓,脉沉迟缓的心肾阳虚之象。阳虚则水运不化,水湿凝聚成痰,故甲减患者可合并黏液性水肿;阳虚无以运血,故瘀血之象可兼夹而见。肝气内郁,气机郁滞,津凝成痰,痰气交阻于颈,痰阻血瘀,遂成瘿肿。由于妇女多见性情抑郁,多思多虑,加之经、产期肾气亏虚,外邪乘虚而入,造成妇女易患甲状腺疾病,因此甲状腺疾病女性患者多于男性。另外,部分患者尚见皮肤粗糙、少汗、大便秘结、苔少、舌红,此乃阳损及阴,阴阳两虚而见阴津不足之象。

总之,阳虚为甲减之病本,肾阳虚衰,命火不足是其关键,病位又常涉及脾、心、肝三脏,而见脾肾阳虚、心肾阳虚,并常伴肝气郁滞或肝阳上亢之证,阳损及阴,阴阳两虚也是常见证型。痰浊瘀血则为其病之标,黏液性水肿即为痰浊之象,源于脾肾阳虚不能运化水湿,聚而成痰;瘿肿即为痰气交阻于颈,痰阻血瘀而成。

二、诊断

甲减的诊断包括明确甲减、病变定位及查明病因 3 个步骤。呆小病的早期诊断极为重要,应创造条件将血清甲状腺激素及 TSH 列为新生儿常规检测项目。争取早日确诊和治疗以避免或尽可能减轻永久性智力发育缺陷。成人甲减典型病例诊断不难,但轻症及不典型者,早期诊断并不容易,重要的是医师考虑到本病可能,进行甲状腺功能检查,以确定诊断。一般来说,TSH 增高伴 FT_4 低于正常即可诊断原发性甲减,T_3 价值不大。在下丘脑和垂体性甲减,TSH 正常或降低,靠 FT_4 降低诊断。TRH 兴奋试验有助于定位病变在下丘脑还是垂体。

(一)临床表现

一般表现有易疲劳、怕冷、记忆力减退、反应迟钝、精神抑郁、嗜睡、体重增加、便秘、月经不调、肌肉痉挛等。体检可见表情淡漠、面色苍白、皮肤干燥粗糙、黏液性水肿面容、毛发稀疏、眉毛外 1/3 脱落等。

(二)辅助检查

1.直接依据

(1)血清 TSH 和 T_3、T_4 是最有用的检测项目:原发性甲减,TSH 可升高;而垂体性或下丘脑性甲减,则偏低乃至测不出,可伴有其他腺垂体激素分泌低下。除消耗性甲减及甲状腺激素抵抗外,不管何种类型甲减,血清总 T_4 和 FT_4 均低下,血清 T_3 测定轻症患者可在正常范围。由于总 T_3、T_4 受 TBG 的影响,故可测定游离 T_3、T_4 协助诊断。亚临床甲减仅有 TSH 增高,血清 T_4 正常。

（2）甲状腺摄^{131}I率：明显低于正常，常为低平曲线。

（3）促甲状腺激素释放激素试验（TRH 兴奋试验）：如 TSH 原来正常或偏低者，在 TRH 刺激后引起升高，并呈延迟反应，表明病变在下丘脑。如 TSH 为正常低值、正常或略高而 TRH 刺激后血中 TSH 不升高或呈低（弱）反应，表明病变在垂体或为垂体 TSH 储备功能降低。如 TSH 原属偏高，TRH 刺激后更明显，表明病变在甲状腺。

（4）抗体测定：怀疑甲减由自身免疫性甲状腺炎所引起时，应测定甲状腺球蛋白抗体、甲状腺微粒体抗体（MCA）和甲状腺过氧化物酶抗体（TPOAb），其中以 MCA 和 TPOAb 的敏感性和特异性较高。

2.间接依据

（1）血红蛋白及红细胞减少：常呈轻、中度贫血，小细胞性、正常细胞性、大细胞性贫血三者均可见。

（2）血脂：血清甘油三酯、LDL-C 常增高，HDL-C 降低。

（3）X 线检查：可见心脏向两侧增大，可伴心包积液和胸腔积液；部分患者蝶鞍增大。

（4）基础代谢率降低：常在$-45\%\sim-35\%$，有时可达-70%。

三、鉴别诊断

早期或轻症甲减患者症状不典型，需行甲状腺功能检查明确诊断，注意与以下疾病相鉴别。

（一）贫血

甲减患者可合并贫血，需与其他原因的贫血鉴别。甲减患者常有基础代谢率降低、反应迟钝等表现，血清甲状腺激素和甲状腺摄^{131}I率均有助于鉴别。

（二）蝶鞍增大

应与垂体瘤鉴别。伴溢乳者需与垂体催乳素瘤鉴别。

（三）慢性肾炎

甲减患者的黏液性水肿与肾炎水肿的临床症状有些相似，二者均有脑力及体力活动缓慢、皮肤苍白水肿、食欲减退、贫血、血胆固醇增高等症状。二者的鉴别主要依靠肾炎的急性发病或病史、肾功能改变、蛋白尿及水肿的凹陷性与黏液性水肿的区别。

四、并发症

黏液性水肿昏迷，为黏液性水肿最严重的表现，多见于年老长期未获治疗者。大多在冬季寒冷时发病，受寒及感染是最常见的诱因，其他如创伤、手术、麻醉、使用镇静剂等均可促发。昏迷前常有嗜睡病史，昏迷时四肢松弛，反射消失，体温很低（可在 33 ℃以下），呼吸浅慢，心动过缓，心音微弱，血压降低，休克，并可伴发心、肾衰竭，常威胁生命。

五、中医证治枢要

（一）甲减的病机重点在阳虚

甲减的辨证首先要辨明病情、病位和病性。阳虚是甲减患者的临床主要表现，甲减患者往往带有典型的肾阳虚衰表现，如神疲乏力，畏寒怯冷，记忆力减退，毛发脱落，性欲低下等，但随患者个体差异及病情的不同，又或兼脾阳不足，或兼心阳不足，同时阳虚也可损阴，出现皮肤粗糙、干燥少汗、大便秘结等阴津不足的症状，辨证时应辨明病变脏腑，在肾在脾，在心在肝，或数脏兼而有之。治疗时根据具体情况,可灵活化裁,不必拘泥。

（二）甲减的治疗关键是要处理好本虚与标实的关系

甲减的治疗关键是要处理好本虚与标实的关系。甲减之本虚证型,主要为肾阳虚衰,或兼脾阳不足,或兼心阳不足,阴阳两虚证。随病程迁延不愈,兼有水湿、痰浊、瘀血等留滞全身,甲减之标实可为肝气郁结、痰湿中阻、痰阻血瘀等。邪实为标,正虚为本。此时应注意处理好本虚与标实之间的关系,病程的不同阶段何者为主,根据患者病情,均衡二者关系方能取得良好效果。

（三）治疗甲减时需重视肝郁之证

临床中甲减患者多伴情志不畅、口苦心烦、失眠多梦等肝郁之证,尤其是甲亢甲状腺术后或放射碘治疗导致甲减的患者,肝郁之证更加明显,此时宜养血柔肝,疏肝药物选用药性平和之品,注意不可戕伐太过,以免损伤正气。

（四）肤胀病机重在气虚

甲减患者可有黏液性水肿,此肿胀按之随手即起,不留凹陷,与凹陷性水肿有别,与《黄帝内经》中之"肤胀"相似。古人有"肿为水溢,胀为气凝"的说法,因此,甲减之黏液性水肿当责之以气虚,治疗不宜用淡渗利湿之法,而宜用补肾健脾利湿,即补虚化浊之法。

六、辨证施治

（一）肾阳虚衰

主症:形寒怯冷,精神委靡,表情淡漠,头昏嗜睡,思维迟钝,面色苍白,毛发稀疏,性欲减退,月经不调。舌淡胖,脉沉迟。

治法:温肾助阳,益气祛寒。

处方:桂附八味丸化裁。黄芪15 g,党参20 g,熟附子9 g,肉桂9 g,肉苁蓉9 g,熟地黄15 g,山茱萸15 g,山药15 g,茯苓15 g,泽泻15 g。

阐述:本型是甲减的基本证型,其他证型均是在此基础上,又增脾阳、心阳虚衰或肾阴不足的表现,故温肾助阳益气是甲减的基本治法。本方宗《黄帝内经》"善补阳者,必于阴中求阳"之旨,故以桂附八味丸为主方化裁,桂附八味丸乃是以地黄、山茱萸、山药等滋阴剂为主,纳少量桂附于滋阴剂中,取其微微生火之义;茯苓、泽泻利水渗湿,意在补中寓泻,以使补而不腻;加入菟丝子、肉苁蓉之类,阴阳兼顾;黄芪、党参可助其温阳益气之力。若肾阳虚衰甚者,可伍以仙茅、淫羊藿、鹿茸加强温肾之功;若兼脾虚,则可配黄芪、党参、白术脾肾双补;若有血瘀征象,可加丹参、桃仁活血通脉。

（二）脾肾阳虚

主症:面浮无华,神疲肢软,手足麻木,四肢不温,少气懒言,头晕目眩,纳减腹胀,口淡乏味,畏寒便溏,男子阳痿,妇女月经不调或见崩漏。舌质淡胖,苔白滑或薄腻,脉弱濡软或沉迟无力。

治法:温中健脾,扶阳补肾。

处方:补中益气汤或香砂六君丸合四神丸加减。黄芪15 g,党参10 g,白术12 g,茯苓15 g,熟附子9 g,补骨脂15 g,吴茱萸6 g,升麻6 g,当归10 g,砂仁3 g(后下),陈皮6 g,干姜4 片,红枣4 枚。

阐述:甲减虽主病在肾,但肾阳虚衰,火不暖土,则可累及后天脾土之运化,而见脾肾阳虚证,临床症状常见神疲乏力肢软的气虚症状,及纳呆口淡的脾虚症状,脾为运化之源,脾主统血,故可见贫血和妇女月经不调的症状。温补脾肾为本证治则,临床较为常用,常诸如参、芪、术、附并用,也可补肾、健脾交替应用。本方取补中益气汤之义,黄芪、党参、白术补益中气,升麻升提之;而且脾肾两虚,火不暖土,方用四神加减,附子、补骨脂、吴茱萸脾肾同补;姜、枣、陈皮、当归调和气血;本证除正虚外,常可有食滞及湿聚的情况,故酌加消导之品。临床应用如腹胀食滞者,可加大腹皮、焦三仙等;纳食减少,可加木香、砂仁;黏液性水肿患者脾肾阳虚证多见,此时可用茯苓、泽泻、车前子等利水消肿之品,但需在补肾健脾的基础上应用,不可孟浪攻逐水饮,不仅无益,反伤正气;脾虚下陷,可加白芷、柴胡以升提;妇女月经过多,可加阿胶、参三七以固冲涩经。

(三)心肾阳虚

主症:形寒肢冷,心悸怔忡,胸闷息短,面虚浮,头晕目眩,耳鸣重听,肢软无力。舌淡色暗,舌苔薄白,脉沉迟细弱,或见结代。

治法:温补心肾,强心复脉。

处方:真武汤合炙甘草汤加减。黄芪 15 g,党参 12 g,熟附子 9 g,桂枝 9 g,茯苓 15 g,白芍药 15 g,猪苓 15 g,杜仲 12 g,生地 10 g,丹参 15 g,生姜 30 g,甘草 15 g。

阐述:心肾阳虚型是以肾阳不足及心阳衰微之证并见的证型,临床除形寒肢冷等阳虚表现外,以心动过缓、脉沉迟微弱等为主要表现,由于心阳虚衰,血运不足,心神失养,故可见头晕目眩、耳鸣重听,阳虚水泛故可见面虚浮、胸闷息短。故以真武汤合炙甘草汤化裁,温补心肾,强心复脉。心者以血为养,然必得阳气振奋以脉道通利,故方中生地、芍药、丹参以养血活血;而以大剂姜、桂、黄芪、党参以温阳通脉;附子温补肾阳;猪茯苓行有余之水。对心动过缓者,为鼓舞心阳,可酌加麻黄 6 g、细辛 3 g,以增加心率;若脉迟不复,或用参附汤、生脉散,并酌加细辛用量以鼓舞心阳。

(四)阴阳两虚

主症:畏寒肢冷,眩晕耳鸣,视物模糊,皮肤粗糙,小便清长或遗尿,大便秘结,口干咽燥,但喜热饮,男子阳痿,女子不孕。舌淡苔少,脉沉细。

治法:温润滋阴,调补阴阳。

处方:以六味地黄丸、左归丸等化裁。熟地黄 15 g,山药 15 g,山萸肉 12 g,黄精 20 g,菟丝子 9 g,淫羊藿 9 g,肉苁蓉 9 g,何首乌 15 g,枸杞子 12 g,女贞子 12 g,茯苓 15 g,泽泻 15 g。

阐述:阳虚虽是甲减的基本证型,但是阴阳互根互用,临床上单纯的阳虚证候是很少见的,因此本型亦是甲减的常见证型。方中重用熟地等滋肾以填真阴;枸杞益精明目;山茱萸、何首乌滋肾益肝;同时黄精、菟丝子、淫羊藿等于养阴之中,勿忘阳虚为本,阴阳互补。对甲减临床症情应注意观察肾精不足及肾阴不足的表现,诸如本证之皮肤粗糙、大便秘结、口干咽燥、苔少脉细等表现,及时加入滋肾填精之品,是有助于本病的恢复的。若大量滋阴药物使用后,大便仍干结难下者,可酌加麻仁、枳实以通导;若阳虚明显者,可加附子、肉桂;阴虚明显者,加生地黄、生脉散等;本方阴柔滋腻之品较多,久服每宜滞碍脾胃,故宜加入陈皮、砂仁理气醒脾。

七、特色经验探要

(一)疏肝理气,化痰散结法在甲状腺肿块中的应用

甲状腺疾病常因情志所伤,痰气交阻于颈,久病血行瘀滞,症见颈前肿块。尤其在甲减初期和恢复期除有肾阳虚衰证候外,多兼肝郁气滞痰凝证候,恢复期还常伴有痰阻血瘀证,治疗应在温肾助阳的基础上佐以疏肝解郁、软坚化痰、活血消瘿。肝郁气滞痰凝常见症有颈前瘿肿,心烦易怒,胸胁胀闷,咽梗不适,失眠多梦,舌质淡红,脉弦细。治宜疏肝解郁,软坚化痰。以小柴胡汤

合半夏厚朴汤加减。药用:柴胡、郁金、白芍药、半夏、厚朴、香附、青陈皮、瓜蒌皮、浙贝母等。若甲状腺肿大明显,质地较软者,则加用荔枝核、瓦楞子等理气化痰散结之品。痰瘀互结常见颈前肿块质地坚韧,表面光滑,舌质暗红,边有齿痕,苔薄腻,脉弦滑。治宜理气化痰,活血消瘿。以补阳还五汤或桃红四物汤合消瘿散加味。药用:黄芪、丹参、桃仁、红花、当归、川芎、牡蛎、浙贝母、白芥子等。病程较长,颈前肿块质地坚韧者,可加三棱、莪术等破血行瘀。

（二）补肾填精法在甲减治疗中的应用

甲减虽以阳虚为主要特征,治疗以温阳为主,但"无阴则阳无以生",因此治疗中应补精以化气,补肾填精以复其阳,而非纯用温燥。主以六味地黄丸为代表方,纳补肾精,重用生地,配菟丝子、肉苁蓉、黄精等。菟丝子、肉苁蓉均有"添精益髓"之功,且具有温补肾阳的作用,可发挥阴阳双补之效,黄精也具有"补诸虚,填精髓"的作用,在阴阳两虚证中应用尤为合拍,在肾阳虚、脾肾阳虚、心肾阳虚证中亦为治本之法,可作为甲减治疗中的基本用药。

八、西医治疗

（一）甲状腺激素减退症的治疗

用甲状腺激素替代治疗效果显著,一般需长期服用。使用的药物制剂用合成甲状腺激素及从动物甲状腺中获得的含甲状腺激素的粗制剂。甲状腺激素替代尽可能应用LT_4,LT_4在外周脱碘持续产生T_3,更接近生理状态。T_3药效撤退较快,不宜作为甲减的长期治疗,其宜发生医源性甲亢,老年患者对T_3的有害作用较为敏感,甲状腺片由于含量不甚稳定,故一般亦不作推荐。

1.左甲状腺素(LT_4)

LT_4替代治疗的起始剂量及随访间期可因患者的年龄、体重、心脏情况以及甲减的病程及程度而不同。一般应从小剂量开始,常用的起始剂量为LT_4每天1~2次,每次口服25 μg,之后逐步增加,每次剂量调整后一般应在6~8周后复查甲状腺功能以评价剂量是否适当,原发性甲减患者在TSH降至正常范围后6个月复查1次,之后随访间期可延长至每年1次。一般每天维持量为100~150 μg LT_4,成人甲减完全替代LT_4剂量为1.6~1.8 μg/(kg·d)。

2.甲状腺片(干甲状腺)

甲状腺片应用普遍,从每天20~40 mg开始,根据症状缓解情况和甲状腺功能检查结果逐步增加。因其起效较LT_4快,调整剂量的间隔时间可为数天。已用至240 mg而不见效者,应考虑诊断是否正确或为周围性甲减。治疗过程中如有心悸、心律不齐、心动过速、失眠、烦躁、多汗等症状,应减少用量或暂停服用。

3.三碘甲状腺原氨酸(T_3)

$T_3$20~25 μg相当于甲状腺片60 mg。T_3每天剂量为60~100 μg。T_3的作用比LT_4和甲状腺片制剂快而强,但作用时间较短。

（二）黏液性水肿昏迷的治疗

1.甲状腺制剂

常首选快速作用的T_3,开始阶段,最好用静脉注射制剂,首次40~120 μg,以T_3每6小时静脉注射5~15 μg,直至患者清醒改为口服。如无此剂型,可将三碘甲状腺原氨酸片剂研细加水鼻饲,每4~6小时1次,每次20~30 μg。

2.给氧

保持呼吸道通畅,必要时可气管切开或插管。

3.保暖

用增加被褥及提高室温等办法保暖,室内气温调节要逐渐递增,以免耗氧骤增对患者不利。

4.肾上腺皮质激素

每4～6小时给氢化可的松50～100 mg,清醒后递减或撤去。

5.其他

积极控制感染;补给葡萄糖溶液及复合维生素 B,但补液量不能过多,以免诱发心力衰竭;经上述处理血压不升者,可用少量升压药,但升压药和甲状腺激素合用易发生心律失常。

九、中西医优化选择

甲减是甲状腺激素作用不足或阙如的一种病理状态,单纯西医甲状腺激素替代疗法可取得一定疗效,但从临床观察,有相当部分患者,尤其对甲状腺片耐受性较差的患者,症状改善不明显。单用中药治疗,亦有一定限度,但中医辨证治疗可改善患者体质,调节体内的免疫功能,扶正祛邪,及时改善症状,部分甲减患者还可免于甲状腺素终身替代治疗,弥补了单纯甲状腺激素替代治疗的不足。中西医结合治疗甲减具有很大的优势。

十、饮食调护

(1)甲减患者机体代谢降低,产热减少,故饮食应适当增加富含热量的食物,如乳类、鱼类、蛋类及豆制品、瘦肉等。平时可多食些甜食,以补充热量。

(2)甲减患者胃肠蠕动功能下降,常有脾虚表现,口淡无味,消化不良,因此饮食应以易于消化吸收的食物为主,生硬、煎炸及过分油腻食品不宜食用。

(3)食疗:阳虚明显时可用桂圆、红枣、莲子肉等煮汤,妇女可在冬令配合进食阿胶、核桃、黑芝麻等气血双补。

(米佳蕾)

第四节　慢性支气管炎的中西医结合治疗

一、概述

慢性支气管炎是气管、支气管黏膜及其周围组织的慢性非特异性炎症,临床上以咳嗽、咳痰为主要症状,每年发病持续3个月,连续2年或2年以上。排除具有咳嗽、咳痰、喘息症状的其他疾病(如肺结核、肺尘埃沉着症、肺脓肿、心脏病、心功能不全、支气管扩张、支气管哮喘、慢性鼻咽炎、食管反流综合征等疾病)。慢性支气管炎在老年人中发病率最高,北方高于南方,山区高于平原,农村高于城市,吸烟者高于不吸烟者,空气污染严重的地方发病率较高。如病情迁延,反复发作者可导致支气管扩张、阻塞性肺气肿及肺源性心脏病等并发症的发生。

本病的主要症状为咳嗽、咳痰,部分患者可出现气喘。在中医学中,早就对慢性支气管炎的临床表现作了不少描述,多属于"痰饮""咳喘"等范畴。

二、病因病理

本病的病因,不外乎外邪侵袭及肺、脾、肾三脏功能低下所致。其急性发病者,多由于人体正气不足,卫外失固,感受风寒或风热之后,以致肺失宣肃而出现咳嗽、咳痰、恶寒或发热、痰白或黄稠,甚则气喘等肺系症状。倘若失治或反复发作,久则肺气日衰,促使机体抗病能力进一步下降,更易感受外邪,以致病情缠绵不已,形成恶性循环。病久由肺累及于脾,继而由脾虚而损及于肾,终至三脏俱虚,导致水液代谢失常,聚而成痰,上渍于肺,阻滞肺络,升降失司,慢性支气管炎遂由此而始;此外,也有因于年老体弱,或起居失常、贪烟嗜酒、情绪郁结、环境污染等因素,而使肺、脾、肾受损,痰饮内生,贮滞于肺,影响其宣降功能,同样可形成本病。

三、诊断

(一)临床表现

1.病史

见于临床上有咳嗽、咳痰为主要症状或伴有喘息,每年发病持续 3 个月,并持续 2 年或 2 年以上反复发作而能排除心脏疾病和呼吸道其他疾病的患者。

2.症状

可分为单纯型和喘息型两种临床类型,前者主要表现为咳嗽、咳痰;后者除咳嗽、咳痰外,尚有喘息症状。慢性支气管炎临床可分为以下三期。

(1)急性发作期:1 周内出现脓性或黏液脓性痰,痰量明显增多或伴有其他炎症表现;或 1 周内咳、痰、喘症状任何一项加剧至重度。

(2)慢性迁延期:有不同程度的咳、痰、喘症状,迁延不愈;或急性发作期症状一个月后仍未恢复到发作前水平。

(3)临床缓解期:经治疗或临床缓解,症状基本消失或偶有轻微咳嗽少量痰液,保持 2 个月以上者。

3.体征

慢性支气管炎患者早期可无任何阳性体征;急性发作期两肺下部常可闻及干、湿啰音;喘息型者可闻及哮鸣音;并发肺气肿时则可有肺气肿体征。

(二)实验室检查

慢性支气管炎患者缓解期阶段,血检白细胞数一般无变化;急性发作期或并发肺部急性感染时,血白细胞数及中性粒细胞数增多,喘息型者则见嗜酸性粒细胞数增多,但老年人由于免疫力降低,白细胞数检查可正常;痰液检查于急性发作期阶段,中性粒细胞数可增多,喘息型常见有较多的嗜酸性粒细胞;痰涂片或培养可找到引起炎症发作的致病菌。

(三)特殊检查

1.X 线检查

早期常无异常改变;反复发作时可见肺纹理粗乱,严重时可呈网状、条索状、斑点状阴影;如并发肺气肿者则双肺透亮度增加,横膈低位以及肋间隙增宽等表现。

2.支纤镜检查

慢性支气管炎患者一般可见支气管黏膜增厚、充血、水肿等炎性改变,可取分泌物送检涂片或培养检查,以确定有无细菌感染。

3.免疫学检查

慢性支气管炎患者表现为细胞免疫功能低下,尤见于老年患者。由于支气管黏膜受损,分泌型 IgA(SIgA)水平下降,故痰中 SIgA 可明显减少。

4.自主神经功能检查

慢性支气管炎患者往往表现自主神经功能紊乱,以副交感神经功能亢进为主。

5.肺功能检查

慢性支气管炎患者早期多无明显异常,但也有部分患者表现为小气道阻塞征象,如频率依赖性肺顺应性降低;75%肺活量最大呼气流速 50%、肺活量最大呼气流速、25%肺活量最大呼气流速、最大呼气后期流速等均见明显降低;闭合气量可增加。

6.动脉血气分析

早期无明显变化。长期反复发作的慢性支气管炎或并发阻塞性肺气肿的患者,也可有轻度的低氧血症表现。

四、鉴别诊断

(一)肺结核

咳嗽、咯痰无季节性,常随病灶破溃程度及病灶周围炎而加重,往往有低热、盗汗、消瘦和食欲缺乏等结核中毒症状,血沉增高,结核菌素试验为强阳性,X 线胸片及查痰找结核菌能明确诊断。

(二)支气管肺癌

支气管肺癌多发生于 40 岁以上,特别是有多年吸烟史者,咳嗽常呈刺激性,或有少量痰,且痰中多带血,血清唾液酸增高,癌胚抗原阳性,X 线检查、痰脱落细胞检查、纤维支气管镜检查及 CT 检查等可以确诊。

(三)支气管扩张症

支气管扩张症亦有慢性反复性咳嗽,但常伴有大量脓性痰和反复咯血,胸部听诊多在肺的中下部闻及固定性湿啰音,以单侧为多,并可见杵状指,胸部 X 线检查见肺纹理粗乱或呈卷发状,支气管造影可获诊断。

(四)支气管哮喘与喘息型慢性支气管炎

临床上有时颇难鉴别,支气管哮喘常有明显的个人及家族过敏史,以发作性哮喘为特征,多有一定的季节性,以秋季发病居多,血中常有 IgE 升高,发作时两肺满布哮鸣音,应用支气管扩张剂能见效,缓解后可毫无症状和体征,这均有助于两者的鉴别。

五、并发症

本病常可并发肺炎、支气管扩张、阻塞性肺气肿及肺源性心脏病等。

六、中医证治枢要

慢性支气管炎之咳嗽,中医学上多称为"内伤咳嗽"。由于老年多见,病程较长,往往表现为肺、脾、肾俱虚,痰饮伏肺而成,故以健脾益肾、化痰蠲饮为基本治则。如病属急性发作期者,治当祛邪为主,宜以化痰蠲饮治疗,夹寒者,则温化寒痰;夹热者,则清热化痰;兼喘息者,可酌加降气平喘之品。病属缓解期者,一般以补益为主,肺气虚者补肺益气,脾阳虚者健脾助运,肾阳虚者补肾纳气,阴阳俱虚者滋阴助阳。若病属迁延期者,常须扶正祛邪,标本兼顾。

七、辨证施治

(一)风寒束肺

主症:咳嗽咳痰,痰白清稀,或有喘息,伴鼻塞流涕,畏寒发热,头痛,肢体酸疼。舌质淡红,苔薄白,脉紧。

治法:解表散寒,温化痰饮。

处方:三拗汤加减。麻黄 5 g,杏仁 9 g,甘草 6 g,前胡 9 g,桔梗 9 g,紫菀 9 g,款冬 9 g,荆芥 6 g,姜半夏 9 g,陈皮 6 g。

阐述:本证常见于慢性支气管炎继发感染时。风寒痰饮闭阻肺系,因此以三拗汤解表逐寒,祛痰化饮最为适宜。方中加入荆芥,可增强解表散寒之力,其他诸药均为化痰镇咳之用。如气急痰多者,可酌加苏子、白芥子、茯苓、五味子等;头痛较甚者,可加蔓荆子、川芎、制延胡索等;腹胀纳差者,则加鸡内金、山楂、麦芽以行滞消食健胃。

(二)风热犯肺

主症:咳嗽咳痰,痰黄黏稠或咳痰不畅,身热口渴,头痛咽干,微恶风寒,或呼吸气粗,便干尿黄。舌质红,苔薄黄,脉浮数或滑数。

治法:清热解表,豁痰平喘。

处方:麻杏石甘汤合银翘散加减。麻黄 5 g,杏仁 9 g,甘草 6 g,生石膏 30 g,银花 30 g,连翘 12 g,荆芥 6 g,薄荷 5 g(后下),牛蒡子 12 g,竹叶 9 g,芦根 30 g,桔梗 9 g,黄芩 12 g,鱼腥草 30 g。

阐述:素有慢性支气管炎者,一旦感受风热之邪而引发,往往酿成痰热壅肺而出现肺部炎症,而表现为肺热征象。多数医家认为,患者发病之后,由于正虚邪盛,病情常缠绵难已,且易于发生变证,因此必须迅速而有效地清除邪热,控制感染的进一步扩展。本方组成麻杏石甘汤重在清肺平喘,银翘散则意在疏风散热、解表透邪;为防邪热内传,加用黄芩、鱼腥草以挫病势的深入。

(三)燥热伤肺

主症:干咳无痰,或痰少而黏,咯而不爽,偶有痰血,鼻燥喉痒,口干喜饮,大便干燥,小便黄短。舌质红,苔薄黄而干,脉数或细数。

治法:清热生津,润肺止咳。

处方:沙参麦冬汤加减。南沙参 15 g,北沙参 15 g,麦冬 12 g,玉竹 12 g,甘草 6 g,桑叶 9 g,扁豆 12 g,石斛 30 g,怀山药 15 g,杏仁 9 g,枇杷叶 12 g,云雾草 30 g,金荞麦 30 g。

阐述:本型多见于长期吸烟史的慢性支气管炎患者。中医学认为,肺开窍于鼻,外合皮毛,直接与外界相通,故周围环境变化极易影响肺的生理功能,因而六淫之邪不论通过口鼻或皮毛侵袭人体,必内归于肺,从而出现肺系证候,一旦秋季当令燥邪伤肺,最易耗阴灼液而致燥咳不已;至于吸烟的危害,前人早就指出:"久则肺焦",也同样可出现燥热伤肺的症状。因此,在治疗时,显然需要采用育阴润肺、清热止咳之剂,古方"沙参麦冬汤""清燥救肺汤"有一定效果。但养阴生津的方药,有时对本病型的疗效尚欠满意,特别是慢性支气管炎患者,由于病情反复多变,过用养阴则有助湿碍脾之弊,这无疑是临床上用药的一个矛盾。为此往往需酌加扁豆、茯苓、薏苡仁、山药等健脾渗湿之品;同时方中加用金荞麦和云雾草二药以加强其清热止咳的效果。据文献记载,云雾草又名老君须,其味微苦,性辛、凉,民间一向用于止咳有良效,凡表现咽痒干咳者,临床常屡用屡验。对于因长期吸烟所致者,除应用本方治疗外,必须劝阻患者戒烟,则收效尤著。

(四)痰湿阻肺

主症:咳嗽痰多,痰白质稀或黏稠,胸闷气急,肢体困重,纳呆腹胀,大便常溏。舌苔白腻,脉濡滑。

治法:健脾燥湿,宣肺化痰。

处方:苓桂术甘汤合二陈汤加减。炙桂枝 6 g,炒白术 9 g,茯苓 12 g,甘草 6 g,陈皮 6 g,制半夏 9 g,川朴 6 g,杏仁 9 g,款冬 9 g,紫菀 9 g,桔梗 9 g,七叶一枝花 15 g,虎杖 30 g。

阐述:此型多因脾虚而致痰湿内盛,上渍于肺,阻塞气道所引起的咳嗽症状,往往于慢性支气管炎迁延期的患者表现最为突出。方中以苓桂术甘汤合二陈汤健脾助运,利湿化饮;加桔梗、川朴、杏仁、紫菀、款冬,意在宣肺化痰、畅通气机;为防痰湿蕴内,日久化热之虑,据多年临床实践经验,适当酌加七叶一枝花、虎杖、金荞麦等清热解毒之品,一则有助于消炎防感染,二则有助于加强化痰止咳的功效。若气喘重者,可酌加麻黄、苏子、降香;神疲乏力,久治不愈者,可加黄芪、党参以扶正祛邪;恶心欲呕、食欲缺乏者,可酌加枳壳、姜竹茹、麦芽、鸡内金等消食止呕等药。总之,本型的治疗重点,首为健脾化湿以杜绝其"生痰之源",但也必须同时注意宣肺化痰以治标,只有标本兼顾,才能提高其疗效。

(五)肺气虚损

主症:久咳痰白量少,气短,动则尤甚,常自汗出,神疲乏力,懒言声低,易于感冒,畏风,纳少,大便常溏。舌苔薄白,舌淡红,脉细弱。

治法:益气补肺,固表御邪。

处方:补肺汤合玉屏风散加减。党参 15～30 g,黄芪 15～30 g,绞股蓝 15 g,麦冬 12 g,五味子 6 g,炒白术 9 g,防风 6 g,甘草 6 g,桑白皮 12 g,炙苏子 12 g,降香(后下)6 g,当归 12 g。

阐述:本型多见于慢性支气管炎临床缓解期或合并有肺气肿的患者。据近年研究认为,本型的临床表现,既是呼吸功能低下、肺微循环障碍,也是包括免疫等因素在内的机体多种功能的异常。因此,补肺汤合玉屏风散具有益气固表、补肺止咳的作用。据临床与实验观察表明,补肺汤能明显改善肺的通气功能;玉屏风散则具有增强肺的防御能力及抗细菌黏附作用;且能有效地预防感冒,减少慢性支气管炎的复发率。方中绞股蓝一药,为葫芦科多年生草质藤本植物,又名七叶胆,含有人参皂苷以及多种人体所必需的氨基酸和微量元素,对增强机体免疫功能具有较好的效果。早年贵州省曾报道根据民间经验用于治疗慢性支气管炎,经数百例临床验证确有显著的疗效。此外,根据中医气血学说"气行则血行""气虚则血虚"的理论,一旦发生肺气虚损,则随之而来也必然存在有不同程度的血瘀现象,因此方中适当加用当归、降香等养血活血类药,对改善肺的微循环,阻止慢性支气管炎的进一步发展极为有利,值得重视。

(六)脾肾阳虚

主症:咳喘阵作,动则加剧,痰白黏或清稀,量多,腰膝酸软,纳差乏力,头昏耳鸣,形寒肢冷,夜尿较多,或咳时遗尿,或阳痿早泄,大便多溏。舌质淡或胖嫩,苔薄白,脉细迟。

治法:健脾益肾,纳气化痰。

处方:金匮肾气丸合苓桂术甘汤加减。大熟地 15～30 g,陈萸肉 9 g,怀山药 15 g,五味子 6 g,茯苓 12 g,甘草 6 g,肉桂 5 g,制附子 9 g,淫羊藿 9 g,党参 15 g,黄芪 30 g,炒白术 9 g,姜半夏 9 g,陈皮 6 g。

阐述:本型为慢性支气管炎伴有严重肺气肿的缓解期患者,由肺气虚衰而发展至脾、至肾。

三脏俱衰的结果,则水液代谢发生障碍,聚而为痰为饮。历来认为,此类患者的治疗必须"温药和之",一直都主张应用金匮肾气丸或苓桂术甘汤治之。近年,研究表明金匮肾气丸等补肾助阳方药治疗慢性支气管炎缓解期患者,能起到加强机体对各种不良刺激的抵抗力,并能增强免疫机制,促进整个机体的细胞内生化代谢及提高肾上腺皮质功能等良好作用,在合用苓桂术甘汤的基础上加用黄芪、党参、姜半夏、陈皮、五味子、淫羊藿等药,除健脾助运、化饮祛痰外,还可加强温肾纳气作用,有助于改善呼吸功能。此外,如见尿频遗尿者,可加益智仁、芡实、金樱子以固肾缩尿;如气急显著时,可酌加炙苏子、降香以降气平喘;如有血瘀征象较明显者,可加丹参、当归养血活血以改善肺的微循环。

(七)阴阳两虚

主症:咳嗽、咳痰阵作,痰黏白或清稀,时多时少,安静时亦气短,动则尤甚,伴腰腿酸软,怕寒肢冷,头昏耳鸣,夜尿频多,阳痿早泄,口干咽燥,五心烦热,盗汗自汗;舌质暗红,苔少或光剥;脉细。

治法:滋阴助阳,益肺纳肾。

处方:左归丸、右归丸加减。大熟地 15~30 g,怀山药 15 g,陈萸肉 12 g,杞子 12 g,茯苓 12 g,炙甘草 6 g,菟丝子 12 g,制附子 9 g,肉桂 5 g,炙龟甲 12 g,黄芪 30 g,太子参 15 g,麦冬 12 g,五味子 6 g。

阐述:慢性支气管炎反复发作,长期不愈,久则由肺及脾及肾,先为气虚至阳虚,终至阳损及阴,而导致阴阳两虚,此时多见于慢性支气管炎发展至严重阶段,往往有明显的肺气肿征,并可有肺动脉高压及右心室肥大表现。偏阳虚时,以右归丸为主,但不可忽视益气养阴;偏阴虚时,则用左归丸为主,但同样不可忽视健脾助阳。若症见面肢浮肿者,可去龟甲、杞子、甘草、麦冬等药,酌加防己、车前草、白术、泽泻以利尿消肿;舌下瘀筋明显者,加川芎、丹参;呼吸困难较甚者,可加苏子、降香。总之,本型的治疗,用药要注意"阴中求阳,阳中求阴",使之能起到"阴生阳长、阳生阴长"而发挥其"阴平阳秘"的作用。

八、特色经验探要

(一)关于"发时祛邪"

慢性支气管炎急性加重期的患者,是由于感受外邪而引起咳、痰、喘诸症状的发作或骤然加剧,病情较急而重。该阶段患者必须祛邪以治标为主,迅速驱除外邪,防止其由表入里。初起病时,多属风寒袭肺,咳嗽较剧,咯痰由少而转多,此时宜宣肺解表,历来推崇采用三拗汤治疗;但外邪不解,郁而化热时,则应及时随证换方,改以清肺化痰,可应用麻杏石甘汤或桑白皮汤加减均宜。根据多年来的临床摸索,为尽快驱邪外出,可不问寒热类型皆可选加金荞麦、鱼腥草、七叶一枝花、板蓝根、银花、虎杖、鸭跖草等解毒类药物。实践证明,这对控制病邪的深入发展以及发作期的临床症状颇有效果。另外,在宣肺祛邪的同时,必须重用祛痰、止咳类药,如桔梗、桑白皮、云雾草、佛耳草、紫菀、款冬、百部、前胡、浙贝等,特别是桔梗、桑白皮,往往须加大剂量方能有较理想的祛痰作用。过去一些中医书籍曾把桔梗的剂量限定在 3 g 左右,而且认为咳喘患者用桔梗有"令人喘促致死"之弊,但在临床应用中从未发现有这种毒副作用,足见前人的经验也有一定的局限,决不可拘泥。

(二)关于"未发时扶正"

慢性支气管炎的特点是反复发作和相对缓解期相交替。在相对缓解期阶段,由于肺、脾、肾三脏功能低下,机体抗病能力较差,容易复感新邪而使慢性支气管炎病情复发或加重,因此必须重视对其缓解期的治疗。根据中医辨证,此时的临床表现多以"本虚"为主要矛盾,故治疗应注重于"扶正固本"。所谓"本虚",主要是指气虚及阳虚。气虚的重点在肺,阳虚的重点则在于脾肾,而且前者比后者尤为重要。

以往的一些研究认为,慢性支气管炎的病理基础主要为脾肾阳虚,特别是肾阳虚更是其根本所在,因而常采用补肾方药进行治疗,发现除能改善临床症状外,不仅对肾上腺皮质代谢具有一定的调节作用,而且还能提高机体的免疫功能,并有助于促进病情的好转和恢复。但近年已认识到,肺不仅是一个进行气体交换的呼吸器官,而且还是一个活跃的内分泌器官以及代谢作用旺盛的器官,具有呼吸、代谢与防御等三大作用。因此,我们对慢性支气管炎缓解期的患者,往往采用益气活血、健脾补肾法,选用黄芪生脉饮为主方,适当加丹参、降香、当归、甘草、白术、茯苓、怀山药、淫羊藿、补骨脂等进行治疗。这种以益气为本、助阳为辅的治则不仅有助于改善肺功能和机体免疫功能,而且还有助于改善肺的微循环障碍及提高动脉的血氧水平。总之,在扶正固本的治疗中,既不可忽视治肺,也不可忽视治肾,只有互相兼顾,才能提高本病的治疗效果。

(三)治疗小气道病变,截断慢性支气管炎的发生与发展

业已证明,吸烟及环境因素是影响小气道功能的重要原因,也是慢性支气管炎发生与发展的主要因素之一。我们曾对吸烟和易于感冒而无明显证候可供辨证的患者进行了小气道功能检查,结果发现其流速——容量曲线及最大呼气后期流速明显降低,表现为小气道通气功能存在有障碍征象。这种慢性支气管炎的早期变化,西医除劝告患者戒烟外,并无良策,但中医则可在微观辨证中以此作为诊断肺气失调或肺气虚损早期变化的一种重要的客观指标。据此,可以采用益肺调气或益气固表的方药,如补肺汤、生脉饮、玉屏风散等进行治疗。据初步的临床观察结果表明,这类方药确具有逆转小气道功能异常的良好作用,特别是对于戒烟后小气道病变时尚难康复的患者,其治疗意义更大。

九、西医治疗

慢性支气管炎急性加重期伴有感染时,中医药效果不满意者,可配合西药治疗。

(一)控制感染

抗菌药物治疗可选用喹诺酮类、大环内酯类、β-内酰胺类或磺胺类口服,病情严重时静脉给药。如左氧氟沙星 0.4 g,每天 1 次;罗红霉素 0.3 g,每天 2 次;阿莫西林 2~4 g/d,分 2~4 次口服;头孢呋辛 1.0 g/d,分 2 次口服;复方磺胺异唑,每次 2 片,每天 2 次。若能查明致病菌及进行药敏试验,选择有效抗菌药物。

(二)镇咳祛痰

可试用复方甘草合剂 10 mL,每天 3 次;或复方氯化铵合剂 10 mL,每天 3 次;也可加用祛痰药溴己新 8~16 mg,每天 3 次;盐酸氨溴索 30 mg,每天 3 次;桃金娘油 0.3 g,每天 3 次。干咳为主者可用镇咳药物,如右美沙芬、那可丁或其合剂等。

(三)解痉平喘

有气喘者可加用解痉平喘药,如氨茶碱 0.1 g,每天 3 次,或用茶碱控释剂,或长效 β_2 受体激动剂联合糖皮质激素吸入。

(四)其他

缓解期阶段,嘱患者戒烟,避免有害气体和其他有害颗粒的吸入;增强体质,预防感冒;反复

呼吸道感染者,可选用转移因子、核酸及菌苗等配合中药扶正固本,以增强机体的免疫功能,对预防感冒及减少慢性支气管炎复发有一定作用。

十、中西医优化选择

众所周知,西医的明显优势在于明确慢性支气管炎的病因、病变部位、病理变化及病情轻重程度等方面,其手段较多,通过现代的生物医学技术,从而能获得非常细致的微观知识;同时,在控制慢性支气管炎继发感染时,可供选择的抗生素种类较多,效果也较可靠;此外,对于有缺氧或酸碱紊乱等表现的患者,在应用吸氧疗法及补充水与电解质等治疗措施之后,能使之获得纠正。但应该指出的是,西药抗生素有些往往会发生变态反应及其他毒副作用;且在慢性支气管炎的预防方面,西医的方法相对地显得较为贫乏,不如中医中药丰富多彩和安全。近年已有不少资料证实,采用冬病夏治,诸如中药扶正固本、针灸、穴位贴敷、割治及兔脑垂体穴位埋藏等均有减轻和预防慢性支气管炎复发的良好效果。根据我们多年的临床实践,本病发作期截断,以西医抗菌消炎为主,适当辅以清热解毒类中药;有助于增强"菌毒并治"的作用;炎症控制之后则重用中药扶正祛邪以巩固疗效。另外,中药还具有较好的止咳、祛痰效果,因而在治疗慢性支气管炎时,如能进行中西医结合,取长补短,发挥各自优势,对缩短疗程、减少不良反应、改善临床症状及提高其治疗水平,无疑会起到较好的促进作用。

十一、饮食调护

(1)多食维生素高的食物,如动物肝脏、蛋黄、胡萝卜、南瓜、杏、青椒、西红柿、山楂等。
(2)多饮水利于痰液稀释,清洁气道,大于 2 000 mL/d。
(3)严禁烟、酒,不宜吃辣椒、胡椒等辛辣刺激之物以及过冷、过热、过咸的食物。黄鱼、带鱼、海蟹等也要少吃。

(张文海)

第五节　肺脓肿的中西医结合治疗

一、概述

肺脓肿是由多种病因所引起的肺化脓性感染,伴有肺组织炎性坏死、脓腔形成。临床表现为高热、咳嗽和咳大量脓臭痰。其致病菌多为金黄色葡萄球菌、化脓性链球菌、革兰氏阴性杆菌和厌氧菌等。因感染途径不同,可分为吸入型、血源性和继发性三种。病程在 3 个月以内者为急性肺脓肿;若病情未能控制,病程迁延至 3 个月以上者则为慢性肺脓肿。

本病多发生于青壮年,男多于女。临床主要表现为高热、咳嗽、胸痛及咯大量脓臭痰。根据其证候特征,系属于中医"肺痈"范畴。

二、病因病理

外邪犯肺是肺脓肿形成的主要原因;而正气虚弱,或痰热素盛、嗜酒不节、恣食辛热厚味等,致使湿热内蕴,则是易使机体感邪发病的内在因素。

由于风热之邪袭肺,或风寒郁而化热,蕴结于肺,肺受邪热熏灼,清肃失司,气机壅滞,阻滞肺络,致使热结血瘀不化而成痈;继而热毒亢盛,血败肉腐而成脓;脓溃之后,则咳吐大量脓臭痰。若热毒之邪逐渐消退,则病情渐趋改善而愈;但若误治或治疗措施不力,迁延日久,热毒留恋不去,则必伤及气阴,形成正虚邪实的病理状态。

三、诊断

(一)临床表现

1.病史

往往有肺部感染或异物吸入病史。

2.症状

常骤起畏寒、发热等急性感染症状。初多干咳或有少量黏液痰,约1周后出现大量脓性痰,留置后可分为三层,下层为脓块,中层为黏液,上层为泡沫,多有腥臭味;炎症累及壁层胸膜可引起胸痛,且与呼吸有关。病变范围大时可出现气促。有时还可见有不同程度的咯血。

3.体征

肺部体征与肺脓肿的大小和部位有关。初起时肺部可无阳性体征,或患侧可闻及湿啰音;病变继续发展,可出现肺实变体征,可闻及支气管呼吸音;肺脓腔增大时,可出现空瓮音;病变累及胸膜可闻及胸膜摩擦音或呈现胸腔积液体征。血源性肺脓肿大多无阳性体征。慢性肺脓肿常有杵状指(趾)。

(二)实验室检查

急性肺脓肿血白细胞总数达$(20\sim30)\times10^9$/L,中性粒细胞百分率在90%以上,核明显左移,常有中毒颗粒。慢性患者的血白细胞计数可稍升高或正常,红细胞和血红蛋白减少。血源性肺脓肿时,血培养可检出致病菌。

(三)特殊检查

1.X线检查

早期多呈大片浓密模糊浸润阴影,边缘不清,或为团片状浓密阴影,分布在一个或数个肺段。当肺组织坏死、肺脓肿形成后,脓液经支气管排出后,则脓腔病灶内可出现空洞及液平,脓腔内壁光整或略有不规则。恢复期脓腔逐渐缩小、消失,最后仅残留纤维条索阴影。慢性肺脓肿脓腔壁增厚,内壁不规则,有时呈多发性,周围有纤维组织增生及邻近胸膜增厚,肺叶收缩,纵隔可向患侧移位。血源性肺脓肿,病灶分布在一侧或两侧,呈散在局限炎症,或边缘整齐的球形病灶,中央有小脓腔和气液平。炎症吸收后,亦可能有局灶性纤维化或小气囊后遗阴影。肺部 CT 则能更准确定位及区别肺脓肿和有气液平的局限性脓胸,发现体积较小的脓肿和葡萄球菌肺炎引起的肺气囊,并有助于作体位引流和外科手术治疗。

2.细菌学检查

痰涂片革兰氏染色,痰、胸腔积液和血培养,以及抗菌药物的药敏试验,有助于确定病原体和指导选择抗菌药物。

3.气管镜检查

有助于明确病因和病原学诊断,并可用于治疗。如有气道内异物,可取出异物使气道引流通畅。还可取痰液标本进行需氧和厌氧菌培养。经支气管镜对脓腔进行冲洗、吸引脓液、注入抗菌药物等,可以提高疗效与缩短病程。

四、鉴别诊断

(一)细菌性肺炎

早期肺脓肿与细菌性肺炎在症状和 X 线改变往往相似,有时甚难鉴别。一般而言,细菌性肺炎高热持续时间短,起病后 2~3 天,多数患者咯铁锈色痰,痰量不多,且无臭味,经充分和有效的治疗后体温可于 5~7 天内下降,病灶吸收也较迅速。

(二)空洞性肺结核

本病常有肺结核史,全身中毒症状不如肺脓肿严重,痰量也不如肺脓肿多,一般无臭味,且不分层。X 线显示空洞周围炎症反应不明显,常有新旧病灶并存,同侧或对侧可有播散性病灶,痰检查可找到结核菌,抗结核药物治疗有效。

(三)支气管肺癌

本病多见于 40 岁以上,可出现刺激性咳嗽及痰血、多无高热,痰量较少,无臭味,病情经过缓慢;X 线表现为空洞周围极少炎症,可呈分叶状,有细毛刺,洞壁厚薄不均,凹凸不平,少见液平,肺门淋巴结可肿大;血检白细胞总数正常,痰中可找到癌细胞。

五、并发症

本病的并发症有支气管扩张、支气管胸膜瘘、脓气胸、大咯血及脑脓肿等。

六、中医诊治枢要

肺脓肿系邪热郁肺,肺气壅滞,痰热瘀阻所致。初期为表邪不解,热毒渐盛,治疗宜在辛凉解表的基础上,酌情配合清热解毒类药以冀截断邪热传里。若热毒炽盛,痰瘀互结不化,酿成脓肿,甚而脓肿溃破,咳吐大量脓臭痰时,则须采用苦寒清解之品,佐以化痰祛瘀利络,以直折壅结肺经热瘀之邪;如肺移热于大肠,出现腑气不通,大便秘结,但正气未虚者,可予通腑泄热治之。至于肺脓肿后期或转变为慢性者,往往存在正气虚弱而余热未清的病理状况,此时应注意扶正,宜益气养阴以复其元,清热化痰以清余邪,切不可纯用补剂,以免助邪资寇,使之死灰复燃。

七、辨证施治

(一)邪热郁肺

主症:畏寒发热,咳嗽胸痛,咳而痛甚,咳痰黏稠,由少渐多,呼吸不利,口鼻干燥。舌苔薄黄,脉浮滑而数。

治法:疏风散热,清肺化痰。

处方:银翘散加减。银花 30 g,连翘 30 g,淡豆豉 9 g,薄荷 6 g(后下),甘草 6 g,桔梗 12 g,牛蒡子 9 g,芦根 30 g,荆芥穗 6 g,竹叶 9 g,败酱草 30 g,鱼腥草 30 g,黄芩 12 g。

阐述:肺脓肿病初多表现为表热实证,与上呼吸道感染以及肺炎早期的症状颇相类似,往往甚难鉴别。在临床上,此时采用银翘散或桑菊饮以清热散邪至为合拍。但要注意,本病乃属大热大毒之证,不能按一般常法治疗。因此,在应用银翘散时,宜适当加入败酱草、鱼腥草、黄芩等清热解毒药物以增强消炎防痈的作用。邪热亢盛,极易伤阴耗液,方中芦根具有清热生津之功,用量宜重,以新鲜多汁者为佳,干者则少效;淡竹叶能清心除烦,也属必不可少之品。此外,如咳嗽较剧者,可加桑白皮、杏仁、枇杷叶、浙贝;胸痛明显者酌加广郁金、瓜蒌皮、丝瓜络;食欲较差者,加鸡内金、谷麦芽、神曲等以醒脾开胃。根据有学者的经验,若痰量由少而转多,发热持续不退者,有形成脓肿之可能,应重用鱼腥草,以鲜者为佳,剂量可加至45～60 g;也可酌加丹皮、红藤,此乃治疗肠痈之要药,移用于治疗肺脓肿,颇有异曲同工之妙。

(二)热毒血瘀

主症:壮热不退,汗出烦躁,时有寒战,咳嗽气急,咳吐脓痰,气味腥臭,甚则吐大量脓痰如沫粥,或痰血相杂,胸胁作痛,转侧不利,口干舌燥。舌质红绛,舌苔黄腻,脉滑数。

治法:清热解毒,豁痰散结,化瘀排脓。

处方:千金苇茎汤合桔梗汤加减。鲜芦根 30～45 g,冬瓜仁 15～30 g,鱼腥草 30 g,桔梗 15 g,甘草 5 g,生苡仁 30 g,桃仁 10 g,黄芩 15 g,黄连 5 g,银花 30 g,金荞麦 30 g,败酱草 30 g,桑白皮 12 g。

阐述:肺脓肿发展至成脓破溃阶段,其实质乃为邪热鸱张、血败瘀阻所致。因而必须重用清热解毒药物,若热势燎原,病情重笃者,可每天用 2 剂,日服 6 次,待病情基本控制,肺部炎性病变明显消散,空洞内液平消失,才可减轻药量,否则病情易于反复。同时,为促使脓痰能尽快排出,桔梗一药非但必不可少,而且剂量宜大,可用至 15～30 g,即使药后略有恶心等不良反应也无妨。此药开肺排脓化痰之力较强,为历代医家屡用屡验的治疗肺痈要药。但用时要注意的是,对于脓血相兼者,其用量以 9～12 g 为宜;脓少血多者,6 g 已足矣;纯血无脓者则慎用或禁用,以免徒伤血络。此外,对因热结腑实,大便秘结者,可加大黄、枳实以通里泄热;咳剧及胸痛难忍者,酌加杏仁、浙贝、前胡、广郁金、延胡索、川楝子以理气镇痛、化痰止咳;呼吸急促、喘不得卧者则加甜葶苈、红枣以泻肺平喘;高热神昏谵语者,加服安宫牛黄丸以开窍醒神;血量较多时常加三七及白及研末冲服。

值得一提的是,本方中所用的金荞麦一药,即蓼科植物之野荞麦,具有清热解毒、润肺补肾、活血化瘀、软坚散结、健脾止泻、收敛消食、祛风化湿等多种功效。据中国医科院药物研究所等单位的研究结果,认为本品系一种新抗感染药,有抗感染解热、抑制血小板聚集以及增强巨噬细胞吞噬功能等作用。它虽然不能直接杀菌,但可通过调节机体功能,提高免疫力,降低毛细血管通透性,减少炎性渗出,改善局部血液循环,加速组织再生和修复过程,从而达到良好的治疗效果。南通市中医院以该药制成液体剂型,先后经临床验证达千余例,疗效满意;近年并提取出其有效成分——黄烷醇,制成片剂应用于临床,也同样有效。有学者的实践结果表明,以本药配合败酱草、鱼腥草、黄芩、黄连等药组方,对增强解毒排脓及促进炎性病灶的吸收,比单用金荞麦则更胜一筹。

(三)正虚邪恋

主症:身热渐退,咳嗽减轻,脓痰日少,神疲乏力,声怯气短,自汗盗汗,口渴咽干,胸闷心烦。舌质红,苔薄黄;脉细数无力。

治法:益气养阴,扶正驱邪。

处方:养阴清肺汤合黄芪生脉饮、桔梗杏仁煎加减。黄芪 15～30 g,麦冬 12 g,太子参 15～30 g,大生地 15～30 g,玄参 12 g,甘草 6 g,浙贝 9 g,丹皮 12 g,杏仁 9 g,桔梗 9 g,百合 12 g,银花 30 g,金荞麦 30 g,薏苡仁 30 g。

阐述:肺脓肿在发展过程中最易耗气伤阴,尤其在大量脓痰排出之后,此时邪势虽衰,但正虚渐明,亟须采用益气养阴之剂,临床常常选用养阴清肺汤合黄芪生脉饮等。以扶其正气,清其余热。用药时宜注意的是,补肺气不可过用甘温,以防助热伤阴;养肺阴则不可过用滋腻,以防碍胃困脾。益气生津选用太子参或绞股蓝为宜,养阴则以玉竹、麦冬、百合、沙参为妥。但须指出,本病不宜补之过早,只有在热退、咳轻,痰少的情况下、且有明显虚象时,方可适当进补。同时,在扶正之时,不可忘却酌用祛邪药物,故方中合用桔梗杏仁煎以及适当选用金荞麦、银花等清热解毒、宣肺化痰、利气止咳之品。只有这样,才能达到既防余热留恋,又可振奋正气的作用。另外,对于病后自汗、盗汗过多者,可加用炒白术、防风、浮小麦、稽豆衣以固表敛汗;如低热不退者,可加青蒿、地骨皮、炙鳖甲、银柴胡等以清虚热;脾虚纳呆、便溏、腹胀者,酌加炒白术、茯苓、扁豆、鸡内金、神曲、谷麦芽等开胃运脾类药,以生金保肺。

八、特色经验探要

肺脓肿临床表现以邪热亢盛的证候为主,一旦脓肿破溃,或病情迁延,又可出现气阴俱伤或正虚邪恋的征象,故临床治疗要特别重视清热、排脓、化瘀、扶正等治法的重要作用,而清热法是核心,始终贯穿于治疗的全程。由于肺脓肿初期(表证期)、中期(成脓期)、后期(溃脓期)及恢复期表现各不相同,故治法也各有所侧重。现扼要分述于下,以供选择。

(一)清热

清热为肺脓肿的基本治疗,可分为清宣和清泄两种。所谓清宣,即清热宣肺之意,此法主要应用于肺脓肿初期阶段。此期选方用药不宜过于寒凉,以防肺气郁遏,邪热伏闭,表散不易而迁延不解,以往多数医家都以银翘散投治。采用辛凉解表的同时,必须酌情加用清热解毒以散邪防痈,尽早促使邪热从表而解,不致郁结成脓。因此,在临诊时常选用银翘散或桑菊饮为基本方,并重用鱼腥草、败酱草、丹皮、红藤、桔梗、黄芩等药,对治疗肺脓肿初期患者多能获效。有人主张应用宣肺解表的麻黄和清热药配伍,可起到防止寒凉药物阻郁肺气之弊,有利于邪热的消散,认为是本病初期的关键性药物之一。冬春期间治疗本病初期可用麻黄,夏暑之日应慎用为宜;但若见喘息兼有者,当可选用炙麻黄以降气平喘。

至于所谓泄热,则是指清泄肺热而言,主要用于肺脓肿成脓期和溃脓期的热毒壅盛阶段。在择药上要选用效大力专的泄热降火、消痈散邪之品,以有利于炎症的控制和痈脓的消散。一般常以千金苇茎汤合黄连解毒汤为主,同时须再用金荞麦、红藤、败酱草、银花、石膏、知母、竹叶等以清泄邪热;或用增液承气汤加减,大胆选用生大黄,予以清里攻下,釜底抽薪,使之能火降热消。由于本法量大药凉,易伤脾胃,对素有脾胃虚弱病者,必要时可酌减用量,并加和胃之品,以保中气。

(二)排脓

实践证明,排脓不畅是影响肺脓肿疗效的主要原因,故"有脓必排"是本病的重要治则。排脓方法有三:一为透脓,用于脓毒壅盛,而排脓效果不理想者。往往选用皂角刺、桔梗、穿山甲、金荞麦、地鳖虫等,其中桔梗须重用,但溃脓期血量多者,则不宜应用透脓药物。二为清脓,即清除脓液之意,为肺脓肿排脓的常规治法,目的在于加速本病患者脓液的清除,从而起到缩短疗程和促进病灶吸收愈合的作用。此法多选用生苡仁、冬瓜仁、桔梗、桃仁、瓜蒌、丹皮、赤芍、鱼腥草等。三为托脓,主要用于肺脓肿的溃脓期阶段。临床表现气虚而无力排脓外出者,此时可配合托脓法,常选用生黄芪、绞股蓝、西党参、太子参等。但在邪热亢盛而正气未虚之时,不可滥用托脓法,否则有弊无利,徒长毒邪,加剧病势,而犯"实实"之戒,切应注意。

(三)化瘀

瘀热郁阻是肺脓肿,特别是成脓期及溃脓期的主要病理特点,除清热外,化瘀也是治疗肺脓肿一种较为常用的方法,本法往往与前述的清清、排脓两法并用。现代研究已证明,应用化瘀药物对改善肺的微循环,增加肺毛细血管血流量,加强脓液的排出,促进组织氧供和使病情能尽快康复等方面,均不无裨益。在临床上常多选用桃仁、广郁金、乳香、没药、白茅根、红藤、丹参、三七、当归等化瘀生新或养血活血之品;但对咯血量较多者,则不宜使用。此时可改投花蕊石、生蒲黄、云南白药、藕节、茜草等既能化瘀,又兼有止血作用的双向性药物。

(四)扶正

肺脓肿恢复期阶段,多以气阴两虚为主,在个别情况下,也可表现为阴阳两虚;也有一些患者,由于误治或失治而往往导致病程迁延,常可见低热不退、咳嗽时作、少量脓痰、胸中隐痛、面色苍白、消瘦乏力等邪恋正虚状况,此时的治疗重点务必扶正或扶正祛邪兼顾、扶正之法重在养阴益肺,更不可忽视补脾,因脾为后天之本,生化之源,肺金之母,补脾既旺生化,又能益气助肺,有助于促进病后体虚状态的尽快恢复。一般临床多选用养阴清肺汤合黄芪生脉饮或玉屏风散,也可采用十全大补汤合沙参麦冬汤加减治疗。根据有学者多年的实践经验,这些方药对益肺固表、昌盛气血以增强肺的呼吸功能及其防御能力,无疑具有较好的作用。但对于脓毒未净、邪热未清的患者,虽然正虚明显,仍不宜一味单纯进补,必须配合清热化痰、祛瘀排脓之类方药并用,以防邪留难去,而使病情缠绵反复。此外,在应用扶正祛邪法时,要注意的是,所用扶正药物以甘淡实脾,诸如参苓白术散等为宜,不可过用温燥之品,以免伤津损肺。至于祛邪药物,不可过于峻猛,特别是易于伤正的通腑攻逐类药,更须慎用;即使是清热、排脓方药,也要视患者体质的强弱,病情的轻重程度,用之适量,方能切中病机,做到有利无弊。

九、西医治疗

(一)控制感染

急性肺脓肿大多数为厌氧菌感染,因此,早期的一线治疗首选青霉素 G,一般可用 240 万～1 000 万 U/d,对于轻症患者,静脉青霉素,甚至口服青霉素或头孢菌素常可获痊愈。但随着细菌耐药的出现,尤其是产生 β-内酰胺酶的革兰氏阴性厌氧杆菌的增多,青霉素 G 的治疗效果欠佳,甚至治疗失败。而用甲硝唑(0.4 g,每天 3 次口服或静脉滴注)辅以青霉素 G,对严重厌氧菌肺炎是一种有效选择。甲硝唑对所有革兰氏阴性厌氧菌有很好的抗菌效果,包括脆弱杆菌和一些产 β-内酰胺酶的细菌。甲硝唑治疗厌氧性肺脓肿或坏死性肺炎时,则常需与青霉素 G(或红霉素)连用。青霉素 G 对某些厌氧性球菌的抑菌浓度需达 8 μg/mL,故所需治疗量非常大(成人需 1 000 万～2 000 万 U/d),因此目前青霉素 G、氨苄西林、阿莫西林不再推荐单独用于中重度厌氧性肺脓肿或坏死性肺炎的治疗。同时即作痰菌培养以及药物敏感试验,然后根据细菌对药物的敏感情况应用相应的抗生素。头孢西丁、羧基青霉素(羧苄西林、替卡西林)和哌拉西林对脆弱菌属、一些产 β-内酰胺酶的拟杆菌、大多数厌氧菌及肠杆菌科细菌有效。头孢西丁对金黄色葡萄球菌有效,而哌拉西林对铜绿假单胞菌有很好抗菌活性,亚胺培南、美洛培南对所有厌氧菌都有较好抗菌活性,β-内酰胺/β-内酰胺酶抑制剂,如替卡西林/克拉维酸、氨苄西林/舒巴坦对厌氧菌、金黄色葡萄球菌和很多革兰氏阴性杆菌有效,氯霉素对大多数厌氧菌包括产 β-内酰胺酶的厌氧菌有效,新一代喹诺酮类药物对厌氧菌具有较好抗菌活性。治疗疗程基本为 2～4 个月,须待临床症状及X 线胸片检查炎症病变完全消失后才能停药。

血源性肺脓肿多为葡萄球菌和链球菌感染,可选用耐 β-内酰胺酶的青霉素或头孢菌素,如氨苄西林舒巴坦、哌拉西林/舒巴坦、头孢哌酮/舒巴坦钠等。若为耐甲氧西林的葡萄球菌,应选用万古霉素 1～2 g/d 分次静脉滴注,或替考拉宁首日 0.4 g 静脉滴注,以后 0.2 g/d,或利奈唑胺 0.6 g 每 12 小时 1 次静脉滴注或口服。对于肺炎克雷白杆菌或其他一些兼性或需氧革兰氏阴性杆菌,氨基糖苷类抗生素治疗效果肯定。因庆大霉素耐药率的升高,目前较推荐使用阿米卡星、半合成青霉素、氨曲南、β-内酰胺/β-内酰胺酶抑制剂亦有较好抗菌疗效。复方磺胺甲唑和新一代喹诺酮对很多非厌氧革兰氏阴性杆菌有效,常用于联合治疗。在重症患者,特别是免疫抑制患者,β-内酰胺类抗生素和氨基糖苷类抗生素组合,也是一种不错的选择。亚胺培南、美洛培南基本能覆盖除耐甲氧西林金黄色葡萄球菌以外的大部分细菌,故亦可选择。

(二)痰液引流

1.祛痰剂

化痰片 500 mg,每天 3 次口服;或氨溴索片 30 mg,每天 3 次口服;或吉诺通胶囊 300 mg,每天 3 次餐前口服;必要时应用氨溴索注射液静脉注射。

2.支气管扩张剂

对于痰液较浓稠者,可用雾化吸入生理盐水以湿化气道帮助排痰,也可以采用雾化吸入氨溴索、异丙托溴铵、特布他林等化痰及支气管舒张剂,以达到抗感染化痰的目的,每天 2～3 次。

3.体位引流

按脓肿在肺内的不同部位以及与此相关的支气管开口的方向,采用相应的体位引流。每天 2～3 次,每次 10～15 分钟。同时,可嘱患者做深呼吸及咳嗽,并帮助拍背,以促使痰液之流出。但对于体质十分虚弱及伴有严重心肺功能不全或大咯血的患者则应慎用。

4.支气管镜

经支气管镜冲洗及吸引也是引流的有效方法。

5.经皮肺穿刺引流

经皮肺穿刺引流主要适用于肺脓肿药物治疗失败,患者本身条件不能耐受外科手术、肺脓肿直径>4 cm,患者不能咳嗽或咳痰障碍不能充分的自我引流,均质的没有痰气平面的肺脓肿,CT 引导下行经皮肺穿刺引流可增加成功率,减少其不良反应。

(三)其他

1.增强机体抗病能力

加强营养,如果长期咯血,出现严重贫血时可少量间断输注同型红细胞。

2.手术治疗

肺脓肿病程在 3 个月以上,经内科治疗病变无明显好转或反复发作者;合并大咯血有危及生命之可能者;伴有支气管胸膜瘘或脓胸经抽吸、引流和冲洗疗效不佳者;支气管高度阻塞使感染难以控制或不能与肺癌、肺结核相鉴别者,均需外科手术治疗。对病情重不能耐受手术者,可经胸壁插入导管到脓腔进行引流。术前应评价患者一般情况和肺功能。

十、中西医优化选择

中医对肺脓肿的发生与发展及其治疗早就有深刻的认识。远在东汉时代,著名医学专家张仲景在所著的《金匮要略》里,对本病的临床表现特点、演变过程、治疗方药以及预后等均有较为详细的记载。直至现在,中医虽对肺脓肿的防治积有较为丰富的临床经验,但病变发展至成脓期及溃脓期时,仍然缺乏速效、高效的治疗手段。

众所周知,细菌感染是肺脓肿重要的致病因素;控制炎症则是治疗肺脓肿必不可少的措施之一。不可否认,西药抗生素不仅品种较多,且可多途径给药。经细菌药敏试验后,能选出针对性较强的有效药物,因而在抗感染方面显然比中医清热解毒类药远为优越。此外,肺脓肿并发脓胸时,可采取胸腔穿刺术进行抽液排脓;出现水、电解质紊乱时,可补液予以纠正;对经内科治疗无明显改善或反复发作的慢性肺脓肿以及伴有支气管胸膜瘘等情况时,则可通过手术治疗,这些疗法也都是西医之所长。但要指出的是,肺脓肿的致病细菌所产生的毒素,一方面能直接造成机体功能紊乱和组织损害而产生中毒症状;另一方面又能损害机体抗感染防御机制,从而加重感染的严重程度。现代的实验研究表明,西药抗生素虽然具有较强的杀菌、抑菌作用,但绝大多数却非但没有对抗毒素的作用,反而因杀灭大量细菌,引起菌体自身的裂解而产生更多的毒素,甚至因而使病情更趋于复杂化。现已清楚,中医清热解毒方药虽然在抑菌、杀菌方面较逊于西药抗生素,然而对细菌毒素的毒害则确能有效地起到清除的作用。这显然有助于减少其对机体的损伤,改善感染所致的中毒症状;同时还有稳定线粒体膜和溶酶体膜的功能以及保护机体正常的抗感染防御机制,从而起到遏止感染的发展。有鉴于此,近年国内不少学者对肺脓肿的治疗,极力主张采用西药抗生素与中医清热解毒方药相结合的治法以发挥各自的优势。这种疗法在以往的临床实践中已证明确能有利于促进炎症病变的消散和吸收,并能起到缩短疗程以及防止病变迁延的作用。有人报道应用鱼腥草、芦根、红藤、黄芩、黄连、冬瓜仁、桃仁、桔梗、米仁、蒲公英等组成复方清热解毒汤配合西药抗生素治疗急性肺脓肿,并以纯西药治疗者作对照,结果中西医结合治疗组不论在退热、止咳、祛痰、排脓及 X 线炎性病灶吸收等方面,其治愈时间均明显短于单纯西医对照组。

免疫功能是机体最为重要的抗感染防御机制,对感染的发生、发展、恢复和预后,有较为重要的影响。当肺脓肿至后期及恢复期阶段,由于机体免疫功能的降低,往往表现为正虚邪恋或正虚的病理状态,此时投以中医益气养阴方药,如八珍汤、十全大补汤、沙参麦冬汤等均有提高免疫功能及促进细菌毒素灭活的作用。这是中医扶正方药所独有的明显优势,可供治疗肺脓肿时适当选用。

另外,中医化瘀、祛痰方药具有改善微循环及强大的排痰、排脓作用。在肺脓肿溃脓期进行痰液引流时,如能结合使用,将能有力地发挥其应有的功效。因此,合理地采取中西医结合方法治疗肺脓肿,无疑是一种明智的选择。

十一、饮食调护

(1)进食前宜以淡盐水漱口,清洁口腔。

(2)宜食清淡蔬菜、豆类和新鲜水果,如菊花脑、茼蒿菜、鲜萝卜、黄豆、豆腐、橘子、枇杷、梨、核桃等;多吃薏苡仁粥,常饮芦根或茅根汤以助排脓;禁食一切辛辣刺激物品,如葱、胡椒、韭菜、大蒜及烟、酒;忌油腻荤腥食物,如黄鱼、虾子、螃蟹等。

(3)宜少吃多餐,可用下列食谱。①早餐:赤小豆粥、酱豆腐、煎鸡蛋。②加餐:牛奶、南瓜子。③午餐:米饭、猪肺萝卜汤、菊花脑炒鸡蛋。④加餐:薏苡仁粥、梨子。⑤晚餐:汤面(肉丝、青菜)。

(张文海)

第六节　急性胃炎的中西医结合治疗

急性胃炎是由各种原因引起的胃黏膜以及胃壁的急性炎症,可局限于胃窦、胃体或弥漫分布于全胃。临床可分为单纯性、糜烂性、腐蚀性,其中以充血、水肿等非特异性炎症为主要表现的称为急性单纯性胃炎,最为多见;以糜烂出血为主要表现者称为急性糜烂性胃炎,包括急性胃溃疡、应激性溃疡。急性胃炎多起病急骤,以上腹部疼痛、饱胀、恶心、呕吐、食欲减退为主要症状,可伴有腹泻、发热,严重时可出现上消化道出血、脱水、酸中毒和休克。本病是一种短暂的自限性疾病,病程短,去除致病因素后可以自愈,但既往有慢性胃炎而急性发作的患者病程持续时间较长,消化道大出血或反复出血者可危及生命。本病可发于任何年龄,但以青壮年多发。急性胃炎属中医"胃痛""呕吐"范畴。

一、病因病机

本病是在脾胃虚弱的基础上诸邪犯胃所致,临床表现为本虚标实,急性起病或慢性胃炎急性发作时以标实为主,体弱患者或反复发作者多为虚实夹杂。病因有寒邪客胃、肝气犯胃、饮食及毒物伤胃、湿热中阻、脾胃虚弱等,病机主要为诸邪阻滞胃部或胃虚络脉失养。

(一)寒邪客胃

外感寒邪,内客于胃,或过食生冷,寒积胃中,寒性收引,致胃的气血凝滞不通而痛,此即《素问·举痛论》所言:"寒邪客于肠胃之间,膜原之下,血不得散,小络引急,故痛……寒气客于肠胃,厥逆气出,故痛而呕也。"其临床特点是胃脘部暴痛,有凉感,遇冷痛重,喜热饮食,呕吐。

(二)肝气犯胃

肝为刚脏,喜条达,主疏泄,若忧思恼怒,情志不畅,则肝失疏泄,肝气郁结,横逆犯胃,乘土侮金,致气机阻滞不通而成胃痛,如《沈氏尊生书·胃痛》曰:"胃痛,邪干胃脘病也……唯肝气相乘为尤甚,以木性暴,且正克也。"其临床特点为胃脘胀痛,走蹿游移,攻撑连胁,情志刺激则加重,常伴嗳气频频,大便不实。肝郁气滞日久可致瘀血阻络,则胃痛更甚,呈固定刺痛。

(三)饮食及毒物伤胃

饮食不节或不洁,恣食生冷海鲜、暴饮烈酒酸酪,损伤脾胃,胃失和降,不能腐熟水谷,脾失升清,不能传输精微,正如《医学正传·胃脘痛》中指出:"致病之由,多由纵恣口腹,复好辛酸,恣饮热酒煎熬,复餐寒凉生冷,朝伤暮损,日积月损深……故胃脘疼痛。"其次误食有毒、腐败变质、不洁、有毒食物,致使邪毒秽浊之气阻遏中焦,脾胃升降失常,或"饮酒过多,酒毒渍于肠胃……令人烦毒昏乱,呕吐无度"(《诸病源候论·饮酒大醉连日不解候》),或服用损伤胃黏膜的药物以及腐蚀性药品,使胃络失养,胃痛骤然发作。饮食伤胃者临床特点是有饮食不节或误食史,出现急性上腹胀痛拒按,厌食恶心,呕吐酸腐食物,嗳气如败卵气臭,腹泻,矢气酸臭。毒物伤胃者一般起病急,多为实证,随食物或药物毒力的大小和病者正气的强弱不同,病情有轻重之别。轻者脘腹胀痛,恶心呕吐,腹泻稀水或脓血便,重者昏迷、脱水、肢厥抽搐、脉微欲脱甚至死亡。《金匮要略·禽兽鱼虫禁忌并治》指出:"秽饭、馁肉、臭鱼、食之皆伤人……六畜自死,皆疫死,则有毒";另外野生有毒的蕈、菌、菇类,误食亦可中毒伤脾胃,如《诸病源候论·食诸菜蕈菌中毒候》所云:"但蕈菌等物,皆是草木变化所生,出于树木为蕈,生于地者为菌,并是郁蒸湿气,变化所生,故或有毒者。人食遇此毒,多致死,甚疾速;其不死者,犹能令烦闷吐利,良久始醒。"

(四)湿热中阻

居潮湿炎热之地,感受湿热或暑湿之邪,或偏食肥腻、辛辣、甘甜食物或饮酒,以及素蕴湿浊化热,引起湿热蕴阻肠胃,胃肠气机郁滞。由外感所致者,其临床表现如薛生白《湿热论》所云:"暑月乘凉饮冷,阳气为阴寒所伤……头痛头重自汗烦渴,或腹痛吐泻。"由饮食所生者其特点是胃部疼痛伴有灼热、烧心感,口苦口黏,脘腹痞满,泄泻急迫、泻而不爽、肛门灼热,舌苔黄腻。内外湿邪常相互关联,外湿困脾,必致脾失健运,内湿停滞,又常易招致外湿侵袭,正如章虚谷所云:"湿土之邪,同气相召,故湿热之邪,始虽外受,终归脾胃。"

(五)脾胃虚弱

脾胃为仓廪之官,主受纳腐熟水谷和转输精微,若素禀脾胃虚弱,或后天失养,热病伤阴、久服香燥之品,损伤脾胃,每因过劳过饮、过饱过饥、情志刺激而诱发胃痛,或因脾阳过弱,寒自内生,因食生冷寒凉食物或药物,或他脏邪气所干,使中焦虚寒,胃络失于温养,络脉拘急而作痛。如《证治汇补·心痛》曰:"服寒药过多,致脾胃虚弱,胃脘作痛。"其临床特点是胃痛反复发作,胃脘隐痛,绵绵不休,劳累后加重,若胃阴亏虚者胃脘呈灼痛,口燥咽干,手足心热,似饥不食,舌红少津;以脾胃虚寒为主者胃痛呈冷痛,喜温喜按,得食则缓,伴食少便溏,呕吐嗳腐。此即叶天士所论:"脾胃有病,升降失常,脾之清气不升为飧泻,胃之浊气上逆为呕吐嗳腐,或脾不健运为中满腹胀,胃失通降而胸满痞闷。"

总之,急性胃炎的病因病机主要是脾胃亏虚、寒邪客胃、肝气犯胃、饮食及毒物伤胃、湿热中阻,致邪滞胃络或胃虚失养。上述病因可单独为患,或合并出现,但总而言之是一种本虚标实之证,正气亏虚为病之本,寒邪湿热、食积毒损气滞为病之标,其病理过程是以正虚为基础,因虚致实,感邪之后,邪毒伤正,或木旺克土,耗伤正气,成虚实夹杂之势,若病情反复发作,可转为慢性胃炎,更呈缠绵难愈之复杂病势。病变脏腑关键在胃,肝脾在发病中有重要作用。

二、发病机制

西医学认为急性胃炎的发病是由多种原因引起的胃黏膜急性非特异性炎症。

(一)发病原因

常由一种或多种内源性或外源性因素引起。凡经口进入胃内引起胃炎的致病因子称为外源性病因,包括细菌、病毒、药物食物中毒等,凡经血液循环到胃引起胃炎的有害因子称为内源性因素,如尿毒症、肝硬化、肺心病、急性传染病合并胃炎、应激性胃炎、过敏性胃炎等均为内因性胃炎。

(二)发病机制

1.胃黏膜上皮损害,屏障破坏

外源性因素(理化因素、生物因素等)均可直接损害胃黏膜,破坏黏膜的屏障作用,胃酸增加,黏膜水肿、糜烂、出血,伴有细菌感染者可致炎性细胞浸润,黏膜血管充血及小的间质出血,严重者黏膜下层水肿、充血。

2.内源性刺激致神经递质释放,损伤胃黏膜

如严重创伤、应激状态、手术、休克等致交感神经及迷走神经兴奋,前者使胃黏膜血管痉挛收缩,血流量减少,后者则导致黏膜下动静脉短路开放,使黏膜缺血缺氧,上皮损害,发生糜烂出血。

休克及应激损伤时 5-羟色胺、组胺大量释放,使胃壁细胞释放溶酶体,并增加胃蛋白酶及胃酸分泌,而前列腺素合成不足,黏液分泌减少,致胃黏膜糜烂、溃疡、出血。

三、临床表现

(一)症状

多数急性起病。症状轻重不一。主要表现为上腹饱胀、隐痛、食欲减退、嗳气、恶心、呕吐,严重者呕吐物略带血性。由沙门菌或金葡菌及其毒素致病者,常于进食数小时或 24 小时内发病,多伴有腹泻、发热,严重者有脱水、酸中毒或休克等。

由药物、腐蚀剂或应激反应引起的可出现突发上消化道出血,表现为呕血、黑便、上腹痛、晕厥、贫血或休克,由腐蚀剂所致者可伴有上腹部剧烈疼痛、咽下困难、恶心呕吐、口腔及咽喉黏膜灼痂。

(二)辅助检查

检查周围血白细胞数增加,中性白细胞增多。X 线检查见病变黏膜粗糙,局部压痛、激惹。胃镜检查见胃黏膜充血、水肿,表面有片状渗出和黏液、斑点状出血、糜烂或小脓肿等。应激性胃糜烂大多数散布于全胃,但以胃底和胃窦部居多。

四、诊断标准

一般根据病史、临床表现和呕吐物及大便化验即可诊断。须排除急性阑尾炎、急性胆囊炎、急性胰腺炎等疾病。胃出血的病因诊断有赖急诊纤维胃镜检查,一般应在出血后 24~48 小时进行。

五、鉴别诊断

应注意和早期急性阑尾炎、急性胆囊炎、急性胰腺炎相鉴别,内镜检查有助于诊断和鉴别诊断。

(一)急性阑尾炎

早期的上腹痛或脐周痛是因内脏神经反射引起,最后转移到右下腹呈固定而明显的疼痛是其特点,同时可出现右下腹壁肌紧张和麦氏点反跳痛,可伴有腹泻,但程度轻,与急性胃肠炎的腹泻不同。腹平片检查可见到盲肠胀气,或有液平面,右侧腰大肌影消失或显示阑尾粪石。

(二)急性胆囊炎

其腹痛常位于右上腹胆囊区,疼痛剧烈而持久,可向右肩放射,常于饱餐后尤其是进食油腻食物之后发作,莫菲征阳性,B超检查可发现胆囊壁增厚和内壁粗糙或胆囊结石。

(三)急性胰腺炎

本病和急性胃炎均可出现上腹痛和呕吐,但急性胰腺炎以 20~40 岁女性多见,腹痛多位于中上腹部,其次是左上腹,疼痛以仰卧位为甚,坐位和前倾位可减轻疼痛,呈持续性钝痛、钻痛或绞痛,常伴阵发性加剧,疼痛程度较剧烈,严重者可发生休克。腹部检查可发现中上腹或左上腹压痛、反跳痛与肌紧张,化验血清和尿淀粉酶升高。

六、治疗

（一）辨证论治

1.寒邪客胃证

证候特点：胃脘部暴痛，恶寒喜暖，遇冷痛重，得温痛减，喜热饮食，脘闷呕吐，或大便泄泻，苔白或白腻，脉弦紧。

治法：散寒止痛。

方药：良附丸加味。

良姜，香附，陈皮，吴茱萸，藿香，紫苏。

加减：痛甚者加木香、延胡索、炒白芍、香橼以理气止痛；如兼见形寒、身热等风寒表证者可加香苏散或藿香正气丸；兼嗳气脘闷、呕吐厌食者为寒夹食滞，可加焦神曲、鸡内金、焦麦芽、枳壳、半夏以消食和胃导滞。

2.肝气犯胃证

证候特点：胃脘胀满，攻撑作痛，脘痛连胁，胸闷嗳气，大便不畅，每遇烦恼郁怒则痛作或痛甚，苔薄白，脉弦。

治法：疏肝理气，和胃止痛。

方药：柴胡疏肝散加味。

柴胡，白芍，川芎，醋香附，陈皮，枳壳，甘草，白及，佛手。

加减：若疼痛较甚者可加炒川楝子、延胡索、蒲黄；胸胁胀闷，嗳气频繁者加降香、沉香、旋覆花、郁金、绿萼梅以降气散郁，理气和胃；肝郁化热，恼怒口苦，灼痛反酸者加山栀子、黄连、蒲公英、煅瓦楞子以清肝泄热，制酸护胃；胃酸多者加乌贼骨、煅瓦楞、煅牡蛎、五灵脂以制酸和胃；若兼呕血黑便，胃痛拒按，夜间痛甚者，为伴瘀血阻络，可加五灵脂、三七、蒲黄炭、藕节炭以活血止血。

3.饮食伤胃证

证候特点：胃痛，胃脘饱胀，厌食拒按，嗳腐酸臭，恶心呕吐，吐出不消化食物，吐后痛减，大便不爽，矢气酸臭，舌苔厚腻，脉弦滑。

治法：消食导滞，和胃止痛。

方药：保和丸加味。

焦山楂，焦神曲，炒莱菔子，半夏，陈皮，茯苓，连翘，鸡内金，枳实。

加减：若脘腹气多胀满者，可加槟榔、厚朴、砂仁以行气消滞。若胃痛急剧而拒按，伴见便秘及舌苔黄燥者，为食积化热，可合用大黄甘草汤加黄连、白芍以清热通腑，缓急止痛；若因误食药物或毒物致胃痛急剧，恶心呕吐，腹泻稀水或脓血便甚至昏迷者，须急救、监护、并根据中毒物之不同，给予解毒药物静脉滴注。

4.湿热中阻证

证候特点：胃脘热痛，胸脘痞闷，口苦口黏，头身重浊，泄泻急迫、泻而不爽、肛门灼热，舌苔黄腻，脉滑数。

治法：清化湿热，理气和胃。

方药：连朴饮合六一散化裁。

黄连，厚朴，山栀子，清半夏，藿香，滑石，甘草，白蔻仁。

加减:若偏热者,加黄芩、蒲公英以增清热泻火之力;偏湿者加薏苡仁、佩兰、荷叶、茯苓以增芳香化湿之功;若寒热互结,干噫食臭,心下痞硬者,可用半夏泻心汤;热重呕血、吐血者用三黄泻心汤。

5.脾胃虚弱证

证候特点:胃痛反复发作,绵绵不休,劳累后加重,若胃阴亏虚者胃脘呈灼痛,口燥咽干,手足心热,似饥不食,舌红少津,脉细;以脾胃虚寒为主者胃痛呈冷痛,喜温喜按,得食则缓,伴食少便溏,呕吐嗳腐,舌淡苔薄白,脉沉细。

治法:胃阴亏虚者治宜益胃养阴止痛;脾胃虚寒者治宜健脾温中止痛。

方药:胃阴亏虚者用益胃汤合芍药甘草汤:北沙参,麦冬,生地,玉竹,淡竹叶,白芍,生甘草;伴灼痛嘈杂者加黄连、吴茱萸。脾胃虚寒者用黄芪建中汤加味:黄芪,党参,干姜,桂枝,甘草,白芍,延胡索,乌药;若泛吐清水痰涎者加姜半夏、吴茱萸、陈皮;内寒偏甚加熟附子、川椒、小茴香。

(二)治疗胃黏膜损伤的常用中药

1.白及粉

味甘、苦,性凉。归肺、胃经。功能收敛止血,消肿生肌。是治疗急性胃炎、胃溃疡、胃及十二指肠出血常用中药。本品质极黏腻,性极收涩,研末内服,可封填破损,愈合溃疡,止血生肌。《本经》记载其"主痈肿恶疮败疽,伤阴死肌,胃中邪气,贼风……",药理研究表明白及胶浆能促进家兔创面肉芽生长及愈合,能明显减轻由盐酸引起的大鼠胃黏膜损伤,其可能的机制是刺激胃黏膜合成和释放内源性前列腺素;白及能显著缩短凝血时间及凝血酶原时间,加速红细胞沉降率,可抑制纤维蛋白溶解,并能增加血小板因子Ⅲ。本品有止血、保护胃黏膜、增加其在胃壁的吸附作用,是一味对炎症、溃疡、出血具有良好功用的药物。如出血明显,可合用三七粉、生大黄粉;反酸明显,可合用海螵蛸粉、制大黄粉冲服,入汤剂白及剂量可用至 20 g。

2.大黄

大黄味苦性寒,归胃、大肠、脾、肝经,走气分,兼入血分,功能攻下导滞,泻火解毒,祛瘀止血;生用功擅泻下解毒,酒制善清上焦血分之热,活血作用增强,熟大黄清利湿热功胜,泻下力缓;生大黄有抗胃溃疡作用,可防止和减轻胃溃疡的发生、发展。对大黄止血不留瘀的特点,清·唐容川云:"大黄一味,既是气药,又是血药,止血不留瘀,瘀血祛则血得归经,如出则虽不止血,血必自止。"治大量吐血,可以炒用甚至炒炭用,以减少快利之性而发挥其止血之功。通过适当配伍,则温清、消补皆宜,温用配炮姜炭、肉桂,凉用配黄连、生地炭,补用可配人参、甘草。动物实验研究表明大黄及其炮制品对大鼠黏膜糜烂性胃出血有良好的止血作用,止血机制与其改善毛细血管脆性、促进骨髓制造血小板、缩短凝血时间、促进血小板聚集及降低纤溶活性有关。大黄还有抗病原微生物、抑制幽门螺旋杆菌的作用,煎剂可抑制多种消化酶,但对胃蛋白酶无影响。生大黄单用即可治疗急性上消化道出血,疗效确切,安全无毒,多用粉剂,每次 3～5 g,每天4次温水调服;或将大黄粉与白及粉、三七粉按1:1:0.5的比例混合,调成糊状,温开水冲服或灌胃,每次 3～5 g,每天4次。有报道用大黄炭、乌贼骨、苎麻根煎汤灌胃治疗上消化道出血85例,有效率98.8%。对急性胃炎、胃溃疡、胃出血属于胃热型者可用泻心汤(生大黄、黄连、黄芩)以泄热凉血,或配合白及、乌贼骨,止血、制酸、护胃作用更强。

3.珠黄散

主要成分为珍珠、牛黄、冰片等。珍珠、牛黄有清热解毒、收效生肌作用,冰片内用清热止痛,外用防腐止痒。散剂内服或鼻饲给药,对胃黏膜的溃疡、糜烂、出血均有较好疗效。

4.乌贝散

乌贝散由乌贼骨、贝母组成,按1∶0.8比例研成粉末,每次3～6 g,每天3次,凉水吞服,治疗急性出血性胃炎有明显疗效。乌贝散有收敛止血、收缩血管、促进血凝,保护胃黏膜的作用。

(三)西医治疗

1.一般治疗

首先去除外因,即停止一切对胃有刺激的饮食和药物,酌情短期禁食,或进流质饮食。急性腐蚀性胃炎除禁食外,应积极组织抢救休克,同时在静脉输液中应用西咪替丁或雷尼替丁,并肌内注射安络血、止血敏等止血药,有继发感染者应用抗生素治疗。为保护胃黏膜,中和酸、碱类化学品可饮用蛋清、牛奶、豆浆类食品,严禁进水、进食和洗胃,禁催吐,要即积极治疗诱发病,有食管和胃穿孔等急腹症患者,应立刻请外科会诊。

2.抗菌治疗

急性单纯性胃炎有严重细菌感染,特别是伴有腹泻者可用抗菌治疗。常用药:黄连素0.3 g口服,每天3次;诺氟沙星0.1～0.2 g口服,每天3次;奈替米星5万～10万 U,肌内注射,每天2次。急性感染性胃炎可根据全身感染的情况,选择敏感的抗生素以控制感染。急性化脓性胃炎,应予足量广谱抗生素,急性腐蚀性胃炎亦可选用抗生素以控制感染。

3.纠正水、电解质紊乱

对于吐泻严重、脱水患者,应当鼓励患者多饮水,或静脉补液等。

4.止血治疗

急性胃炎导致的消化道出血属危重病证,可予冷盐水洗胃,或冷盐水150 mL加去甲肾上腺素1～8 mg洗胃,适用于血压平稳,休克纠正者。保护胃黏膜可静脉滴注H_2受体拮抗剂如西咪替丁、雷尼替丁、法莫替丁;质子泵抑制剂如奥美拉唑等维持胃内pH>4可明显减少出血。小动脉出血者可在胃镜直视下用电凝、激光、冷凝、喷洒药物等方法,迅速止血。前列腺素制剂能预防应激性溃疡的发生。如经上述治疗仍未能控制的大出血可考虑手术治疗。

5.对症治疗

腹痛者给予解痉剂。如颠茄8 mg,或普鲁苯辛15 mg,每天3次。恶心呕吐者,用甲氧氯普胺5～10 mg,或吗丁啉10 mg,每天3次。

(张文海)

第七节　慢性胃炎的中西医结合治疗

慢性胃炎是指不同病因引起的胃黏膜的慢性炎症或萎缩性病变,其实质是胃黏膜上皮遭受反复损害后,由于黏膜特异的再生能力,以致黏膜发生改建,最终导致不可逆的固有胃腺体的萎缩,甚至消失。国际上对本病分类方法较多、较复杂,悉尼标准分为7大类,2000年我国慢性胃炎研讨会共识意见将本病分为慢性浅表性胃炎和慢性萎缩性胃炎(CAG),后者又根据病变部位分为胃窦胃炎和胃体胃炎。本病病程迁延,大多数患者无特异性症状,而有程度不等的上腹隐痛、食欲减退、餐后饱胀、反酸、呕吐等症状,萎缩性胃炎患者可有贫血、消瘦、舌炎、腹泻等。黏膜糜烂者上腹痛较明显,可有出血。本病十分常见,占胃镜检查患者的80%～90%,男性多于女性,随年龄增长发病率逐渐增高,特别是 40 岁以上的患者更为多见。慢性胃炎可归属于中医文献中的"胃脘痛""胃痛""痞满""胃痞""嘈杂"等病证范畴。

一、病因病机

本病病因复杂,既有素体禀赋不足,脾胃虚弱,又有感受外邪、内伤饮食、情志失调、劳倦过度、药物所伤等因素,早期多由外邪、饮食、情志所伤,多为实证,后期常见脾虚、胃虚、肾虚等正虚证候,且实邪之间、虚实之间均可兼夹转化,形成虚实错杂之证,最终导致胃气失和,气机不利,胃失濡养,胃络瘀阻,这是慢性胃炎的基本病机。

(一)肝气犯胃

忧思恼怒,情志不遂,肝失疏泄,气机阻滞,横逆犯胃,胃失和降,而发胃痛;肝郁日久化火,致肝胃郁热,而胃脘灼痛,气滞日久,血行瘀滞,或久病入络,致瘀血阻络而发生胃痛,其痛如针刺、似刀割,痛有定处,入夜尤甚。如《临证指南医案·胃脘痛》:"胃痛久而屡发,必有凝痰聚瘀。"

(二)寒气客胃

外感寒邪,脘腹受凉,寒邪内客于胃;过食生冷,寒积胃中,寒性收引,致胃的气机凝滞不通,胃气不和收引作痛,此即《素问·举痛论》所言:"寒邪客于肠胃之间,膜原之下,血不得散,小络引急,故痛。"

(三)饮食伤胃

饮食不节,暴饮恣食,损伤脾胃,内生食滞,胃失和降,不能腐熟水谷,脾失升清,不能转输精微;或五味过极,辛辣无度,肥甘厚味,饮酒如浆,则蕴湿生热,伤脾碍胃,气机壅滞,脘闷胀痛。

(四)脾胃虚弱

素体不足,脾肾阳虚,失于温煦,或劳倦过度,或饮食所伤,或久病脾胃受损,或过服寒凉药物伤及脾胃之阳,均可引起脾胃虚弱,中焦虚寒,胃失温养而痛;或热病伤及胃阴,或久服香燥之品,耗伤胃阴,胃失濡养,亦致胃痛。

总之,慢性胃炎的病因病机主要是肝气犯胃、湿热中阻,寒邪客胃、瘀血停滞、脾胃虚弱,导致邪滞胃络或胃失濡润,各病因可单独为患,或合并致病。慢性胃炎是一种本虚标实之证,脾胃亏虚为病之本,寒邪、气滞、湿热、血瘀、食积为病之标,其病理过程是以正虚为基础,因虚致实,或感邪之后,邪气伤正,或木旺克土,耗伤正气,损伤脾阳,成虚实夹杂之势。本病大多病情缠绵难愈。病位在胃,主要与肝脾有关,可涉及胆、肾,而脾胃气机升降失常,尤其胃失和降是发病的最直接原因。

二、发病机制

(一)发病原因

西医学对该病的病因尚未完全阐明,一般认为与周围环境的有害因素及易感体质有关,物理的、化学的、生物的有害因素长期作用于易感人体即可引起本病,病因持续存在或反复发生即可形成慢性病变,目前认为与下列多种因素有关。

1.物理因素

食用对胃黏膜有刺激的烈酒、浓茶、咖啡、泡菜,过烫或过冷饮食,使胃黏膜损伤。

2.化学因素

长期服用非甾体类药物如阿司匹林、吲哚美辛等可抑制胃黏膜前列腺素的合成,破坏黏膜的屏障作用;过度吸烟,烟草中的尼古丁可影响胃黏膜的血液循环,还可导致幽门括约肌功能失调,胆汁反流,破坏胃黏膜。各种原因引起的胆汁反流,如胃大部切除术后、胃手术后幽门受损、十二指肠溃疡愈合后或修补后挛缩变形等,破坏或改变胃内环境,幽门括约肌功能失常,而导致胆汁反流,胃黏膜受损,胃黏膜屏障功能减退,使大量 H^+ 反弥散,H^+ 流出量减少,胃腔内 pH 上升。胃酸缺乏,使细菌易于在胃内繁殖,造成恶性循环。

3.生物因素

细菌感染尤其是 Hp 感染与慢性胃炎密切相关,Hp 既可以通过鞭毛运动直接侵袭胃黏膜,又可以产生多种酶、细胞毒素及代谢产物破坏胃黏膜,使细胞空泡变性。另外 Hp 抗体可造成自身免疫损伤。

4.免疫因素

在某些萎缩性胃炎的患者血清中可测得壁细胞抗体(PCA)和(或)内因子抗体(IFA)。1973年 Strickland 等根据病变好发部位及血清中壁细胞抗体的存在与否将 CAG 分为 A 型和 B 型,即病变在胃体,血清 PCA 呈阳性,血中胃泌素高,有内因子抗体,缺乏胃酸分泌,与免疫因素有关者为 A 型;而病变位于胃窦,PCA 阴性,胃泌素正常,无内因子抗体,胃酸分泌正常或稍偏低者为 B 型。壁细胞抗原和 PCA 形成的免疫复合物在补体的参与下,破坏壁细胞,造成胃酸分泌缺乏,IFA 与内因子结合后阻滞维生素 B_{12} 与内因子的结合,导致恶性贫血。

5.其他

急性胃炎治疗不彻底后致慢性胃炎反复发作,日久不愈;鼻、口、咽喉等局部病灶的细菌或其病毒,吞入胃内长期对胃造成刺激;营养不良,长期缺乏蛋白质、B 族维生素;心力衰竭或门脉高压,使胃长期处于瘀血和缺氧状态;遗传因素,根据 Varies 调查,慢性萎缩性胃炎患者的第一代亲属间,慢性萎缩性胃炎的发病率明显增高,恶性贫血的遗传因素也很明显,有亲戚关系的发病率比对照组大20倍;糖尿病、甲状腺病、慢性肾上腺皮质功能减退和干燥综合征患者同时伴有萎缩性胃炎的较多见,其他疾病如胃息肉、胃溃疡等也常合并慢性萎缩性胃炎。

(二)发病机制

1.发生于黏膜层至腺区的慢性炎症、萎缩、破坏

疾病初期,慢性胃炎表现为浅表性黏膜炎症,胃小凹和胃黏膜固有层的表层甚至全黏膜层中有浆细胞、淋巴细胞的浸润,在胃炎活动期,还出现中性粒细胞的浸润,黏膜上皮出现变形、脱落、水肿、充血,而腺体尚保持完整。当炎症进一步发展,扩展到深部,会造成黏膜腺体的破坏、萎缩、消失,腺体数量减少,黏膜变薄,胃黏膜表现为萎缩、分泌功能减退。

2.胃黏膜发生不完全再生、不典型增生

慢性炎症的持续存在,致胃腺逐渐转变成肠腺样,即肠腺化生,近幽门部的黏膜腺体转化为幽门腺的形态,称为假性幽门腺化生,增生的上皮和肠化的上皮可发生细胞形态和功能的异常,形成不典型增生,中重度的不典型增生被认为是癌前病变。

三、临床表现

(一)症状和体征

慢性胃炎起病隐匿,临床表现缺乏特异性,一般多见于以下情况。

（1）胃脘部疼痛，呈隐痛、胀痛、钝痛，急性发作时也可见剧痛或绞痛，有的胃脘不适或胃脘部难受无可名状。疼痛可出现在胁部、背部、腹部或胸部，可局部压痛或深压不适感。

（2）上腹部胀满、痞闷、嗳气，胃脘胀或腹部、胁部、胸部胀满，或见胃脘堵塞感。痞闷症状较上腹疼痛顽固。嗳气频繁发作，有持续而声音响亮者，或间断而声低者。

（3）食欲减退甚至无食欲，或虽有食欲，但进食后或进食过量，或进食生冷后即感胃脘部胀满不适或消化不良。

（4）大便秘结，数天1次，或便溏，肠鸣音亢进。

（5）反酸烧心或嘈杂不适。

（6）睡眠障碍。

（7）日久可见虚弱诸症，身体疲乏无力、神情倦怠、精神萎靡等。伴胆汁反流者，可出现口苦、口干、胁痛、恶心等，胃大部切除术后萎缩性残胃炎者还可出现消瘦、头晕、乏力；伴恶性贫血者，头晕、乏力、睑结膜色淡、甲床色淡或苍白、面色萎黄。

慢性胃炎除了上腹有轻压痛外，一般无明显的腹部体征，伴贫血者可有消瘦、贫血貌。多数患者有黄、白厚腻舌苔。

（二）实验室检查

1.胃液分析

正常胃内容物的pH为1.3～1.8，如刺激后，最大分泌时的pH＞6.0则可诊断为真正胃酸缺乏。A型萎缩性胃炎患者无酸或低酸，提示壁细胞数量显著减少；B型萎缩性胃炎患者大多为正常或正常值低限，但一般不会乏酸。浅表性胃炎一般为正常，少数呈高酸，也可以为低酸，低酸可能是由于H^+逆弥散进入炎性胃黏膜所致。

2.血清学检查

（1）血清胃泌素：空腹血清胃泌素正常值30～120 pg/mL（多数人认为100 pg/mL），浅表性胃炎患者此值正常或偏低，CAG患者空腹血清胃泌素正常或偏高，因为胃酸缺乏，胃窦部黏膜的G细胞数量不减少，反馈性高分泌胃泌素；伴发恶性贫血时血清胃泌素水平可升高数倍至数十倍，维生素B_{12}水平则下降；而B型患者胃窦黏膜萎缩，直接影响G细胞分泌胃泌素功能，血清胃泌素低于正常。

（2）内因子（IF）检查：IF对萎缩性胃炎、胃萎缩及恶性贫血的诊断有帮助，CAG患者尤其以体部病变明显者则明显降低；病变严重而伴有恶性贫血者，内因子缺如或降至微量。

（3）血清PCA和胃泌素细胞抗体（GCA）：这些抗体存在于萎缩性胃炎的血清中，A型萎缩性胃炎的发病机制与壁细胞抗体有关，而B型萎缩性胃炎则可能与胃泌素细胞抗体有关。我国以胃窦部CAG居多，血清中存在PCA的患者较少。

3.HP测定及其抗体测定

伴有活动性胃炎时，此检查常呈阳性。检测方法有血清HP抗体测定和^{13}C或^{14}C-尿素呼气试验。

4.伴恶性贫血

伴恶性贫血者，其贫血性质为巨幼红细胞性贫血，可见Howell-Jolly小体，网织红细胞增高，部分患者白细胞及血小板计数轻度低下。骨髓象显示有核细胞增生，以红细胞系增生为特征，红细胞呈巨幼型改变。

5.胃蛋白酶原测定

在胃液、血液、尿液中均可以测得,其水平高低基本与胃酸平行,浅表性胃炎时常属正常水平[尿中为(575±471)U/24 h;胃液中为 40~60 U/mL];而萎缩性胃炎常呈低水平分泌。

6.微量元素的测定

CAG 患者血清锌、铜、铁、锰等元素随萎缩性病变的加重而增加,在重度 CAG 时,则与胃癌值相近。

7.X 线检查

浅表性胃炎的 X 线无阳性表现,气钡造影下重度慢性萎缩性胃炎可显示黏膜皱襞细小或消失,由于其特异性和敏感性均不如胃镜,已很少使用。

8.胃镜检查

胃镜检查是诊断慢性胃炎的最可靠的方法,按悉尼标准,慢性胃炎的胃镜表现可分类为:充血渗出性胃炎、平坦糜烂性胃炎、隆起糜烂性胃炎、萎缩性胃炎、出血性胃炎、反流性胃炎、皱襞增生性胃炎 7 种。

(1)浅表性胃炎表现:黏膜充血与水肿混杂出现,镜下呈红白相间,以红为主,表面附着灰白色分泌物,可见局限性出血点和糜烂。

(2)CAG 表现:黏膜呈灰白、灰黄、灰色或灰绿色;同一部位的黏膜深浅不一致,红色强的地方也带灰白色,一般灰黄、灰白色的地方也有略隆起的小红点或红斑存在,萎缩黏膜的范围可以是弥漫的,也可以是局部的,甚至呈小灶状,黏膜变薄而凹陷,境界常不明显。萎缩初期可见到黏膜内小血管,重者可见到黏膜下的大血管如树枝状,暗红色,有时犹如在黏膜表面上,易与皱襞相混;胃底贲门的血管正常时也可见到。

CAG 也可合并浅表性胃炎:腺体萎缩后腺窝可增生延长或有肠上皮化生,黏膜层变厚,此时不能看到黏膜下血管,只见黏膜表面粗糙不平,颗粒或结节僵硬感,光泽也有变化。

镜下黏膜活检有助于病变的病理分型和鉴别诊断。

四、鉴别诊断

(一)与消化性溃疡相鉴别

消化性溃疡常表现为规律性上腹部疼痛,胃溃疡多饭后发作,而十二指肠溃疡常空腹发作,进食则缓解。消化性溃疡常反复发作,在活动期 X 线检查可发现溃疡壁龛。但在十二指肠球部溃疡较表浅或呈巨型十二指肠溃疡以及十二指肠球内瘢痕变形时,X 线则不易发现活动性溃疡,此时要借助于纤维胃镜作出诊断。

(二)与胃癌相鉴别

胃癌患者临床表现缺乏特异性,因此常常在查体时意外发现。癌肿位于胃底部或邻近贲门时,可出现吞咽困难,位于幽门区者可有幽门梗阻症状。X 线检查可见胃内钡剂充盈缺损,肿瘤表面有溃疡时可见龛影。X 线检查较难鉴别良、恶性肿瘤,应行纤维胃镜检查,经活组织检查可确诊。

(三)与慢性胆道疾病鉴别

慢性胆道疾病与本病的消化道症状易混淆,但前者上腹疼痛部位偏右上腹,常向右肩胛和后背部放射,莫菲征阳性,呕吐、厌油腻症状突出,疼痛多为持续性,常伴有发热,行十二指肠引流、胆道造影、胆囊 B 超和胃镜检查可以鉴别。

五、治疗

（一）辨证论治

1.辨证要点

（1）辨寒热虚实：寒性收引凝滞，故寒邪犯胃的胃痛，多疼痛较剧而拒按，喜暖恶寒，或呈绞痛，有胃脘部难以名状的堵塞痞闷感，苔白，脉弦紧；虚寒证者多呈隐痛、痞满，遇冷加重，喜温喜按，不能食或食少不化，大便通利，舌淡苔白，脉虚大无力或弦或涩；湿热阻滞或肝郁化热之胃痛，多为灼痛、胀痛、痞塞不通感，遇情志刺激则加重，苔黄腻或黄燥，舌红，脉滑数或弦滑。

（2）辨脏腑气血：初病在气，久痛在血，在气者胃胀且痛，伴胀满痞塞、上逆嗳气、矢气可缓，揉按气散可缓，时发时止，痛处走蹿，或连及胁、背、胸；病属血分者，持续刺痛，痛有定处，持续疼痛，而夜间尤重，按之疼剧，或有吐血黑便，舌质紫暗。本病病位在胃，涉及脾、肝、胆，如肝气犯胃，肝胃郁热，则常兼见胸胁胀满，心烦易怒，嗳气频作，发病与情志有关等肝气郁滞的表现；而脾气虚弱，中阳不振，则见神疲乏力，大便溏薄，食少纳呆等脾胃虚寒之征象。另外本病与胆、肾等脏腑有关，当随证辨之。

2.治疗要点

本病病机关键是中焦气机阻滞，升降失和，病机有邪滞中焦之实和脾胃虚弱之虚，且常虚实夹杂，治疗原则以通为用，以降为顺，补虚泻实，和胃为主，兼顾各相关脏腑，理气为要。当随病邪性质而施治，"通则不痛""六腑以通为顺"，理气通导之剂实属必要，只是不可过用香燥，以免耗津伤液，对于虚证，尤当慎重。

3.分证论治

（1）肝胃不和证。

证候特点：胃脘胀满疼痛，痛蹿两胁，嗳气频繁，嘈杂反酸，每因恼怒等情志刺激而发病，或有胃脘灼痛，口苦口干，烦躁易怒，大便干燥，舌质红，苔薄白或黄，脉弦或弦数。

治法：疏肝泄热，理气和胃。

方药：柴胡疏肝散加味。

柴胡，芍药，香附，川芎，陈皮，甘草，山栀子，青皮。

加减：若见胃脘灼痛，口苦口干，烦躁易怒，大便干燥，舌质红等肝胃郁热证候，可合用丹栀逍遥散或化肝煎，或在上药基础上加黄连、丹皮、黄芩、当归。反酸嘈杂明显加乌贼骨、连翘、旋覆花、清半夏、苏梗。胁痛脘痛明显加延胡索、川楝子、制乳香、香橼、荔枝核理气通络止痛。

（2）脾胃湿热证。

证候特点：胃脘痞满胀痛或灼热，口苦口黏，纳呆恶心，大便黏滞不爽，肛门灼热。舌质红，苔黄厚或厚腻，脉滑或濡数。

治法：清热化湿，通降气机。

方药：半夏泻心汤加减。

清半夏，黄连，黄芩，干姜，党参，甘草，蒲公英，茵陈，厚朴。

加减：若恶心呕吐者加竹茹、苏梗、枳实、藿香、生姜以化湿和胃降逆；兼表湿者加香薷、藿香以解表化湿；食欲缺乏明显者加佩兰、鸡内金、炒神曲、焦麦芽以消食导滞；嗳气者加菖蒲，郁金、苏梗理气化浊降逆。本型若湿重热轻者可用三仁汤（《温病条辨》）加减，或用连朴饮加味。有低热者，加金银花、柴胡化湿清热；胃黏膜充血、糜烂者加地榆、仙鹤草、旱莲草；Hp感染者加白花蛇舌草。

（3）胃络瘀阻证。

证候特点：胃脘刺痛或刀割样痛，痛处固定、拒按，或见吐血、黑便、面色晦暗。舌质紫暗或有瘀点瘀斑，舌下脉络瘀血或扩张，脉细涩或弦细。

治法：活血化瘀，通络止痛。

方药：血府逐瘀汤合失笑散加减。

当归，生地，桃仁，红花，赤芍，柴胡，川芎，桔梗，川牛膝，蒲黄，五灵脂。

加减：若见吐血黑便，加三七粉、白及粉、大黄粉或云南白药粉吞服，出血量较大者宜配合现代医学手段先止血；胃脘疼痛较剧者加延胡索、炒蒲黄、三七；兼有气虚加黄芪、黄精以益气；兼血虚加熟地、阿胶以补血。

（4）脾胃虚弱证。

证候特点：胃脘痞闷，食后胀甚，食少纳呆，胃脘发堵，倦怠乏力，面色萎黄，泛吐清水，大便溏薄，舌质淡或胖淡，苔薄白，脉沉弱。

治法：补中益气。

方药：香砂六君子汤加味。

党参，白术，茯苓，木香，砂仁，陈皮，炙甘草，半夏，炒麦芽，干姜。

加减：若夹食滞者加莱菔子、神曲、鸡内金以消食导滞，气血两虚者加当归、黄芪、熟地以益气补血；兼出血者加生三七、白及以化瘀止血；胃脘冷痛，泛吐清水明显者加吴茱萸、桂枝、乌药；肠上皮化生或异型增生者加败酱草、莪术、薏苡仁，薏苡仁有化湿健脾、防癌之功效。

（5）胃阴不足证。

证候特点：胃脘隐痛或灼痛，饥不欲食，口干舌燥，或有手足心热，大便干燥，舌红少苔或有裂纹，或花剥苔，脉细数。

治法：养阴清热，益胃生津。

方药：麦门冬汤加味。

麦冬，党参，半夏，大枣，沙参，生地，百合，乌药，八月札，白梅花。

加减：夹湿者加茵陈、黄芩以清热化湿；阴虚内热重加山栀子、黄连、知母；饥不欲食者加焦三仙、鸡内金、白术；伴肠上皮化生者加败酱草、白花蛇舌草、仙鹤草，仙鹤草有保护细胞免疫功能及免疫调节作用；疼痛较重者加九香虫、白芍、木香；胃酸缺乏者加用石斛、天花粉、乌梅；兼血虚者加当归、女贞子、熟地、川芎养血活血。

4.治疗慢性胃炎常用中成药

（1）胃苏冲剂（颗粒）：由香附、陈皮、紫苏梗、香橼、佛手、鸡内金等组成，是在香苏散基础上与董建华验方结合而成。香苏散出自《太平惠民和剂局方》，由香附、陈皮、紫苏叶、炙甘草组成，共为细末，冲服或水煎服，主治四时瘟疫、伤寒，现代多用此方与良附丸配合治疗寒邪客胃之胃脘痛。与董氏验方结合研制成的中药新药胃苏冲剂，具有舒肝理气、和胃健脾之功效，成为最常用的治疗慢性胃炎的中成药，方中香附、陈皮、苏梗有理气和胃、解痉止痛之功效，且能抗菌消炎、修复胃黏膜；佛手、香橼、鸡内金等可以消胀和胃，健脾，助消化。现代医学研究表明胃苏冲剂可抑制胃分泌，降低胃蛋白酶活性，促进黏膜炎症消退和溃疡愈合，还可增强胃肠蠕动。

（2）胃复春片：由菱角、三七、枳壳等组成，功能：健脾益气，活血解毒，用于慢性胃炎、胃癌前病变及肠上皮不典型增生、胃癌术后辅助治疗。药理研究证明本品可抑制幽门螺旋杆菌作用，提高人体血浆 cAMP 含量,改善胃黏膜病变,使肠上皮不典型增生逆转,抑瘤作用达到 30％。

(3)摩罗丹及摩罗丹浓缩丸:由百合、泽泻、茯苓、三七、地榆、川芎、九节菖蒲、麦冬、乌药、茵陈、玄参、蒲黄、白芍、鸡内金、石斛、当归、延胡索、白术 18 味中药组成,具有和胃降逆、健脾消胀、通络定痛的功效,用于慢性萎缩性胃炎及胃痛、胀满、痞闷、纳呆、嗳气、烧心等症。

(4)血府逐瘀胶囊:由桃仁、红花、当归、生地、赤芍、川芎等组成,具有活血化瘀、行气止痛的功效,用于治疗瘀血内阻所致的头痛、胸痛、失眠、急躁等症,也常用于消化系统多种疾病,如慢性肝炎、慢性肥厚性胃炎、十二指肠球部溃疡、顽固性呃逆等。

(5)香砂六君子汤由人参(党参)、白术、茯苓、甘草、陈皮、半夏、砂仁、生姜、木香等组成,功效:健脾和胃,理气止痛。用于脾胃气虚,寒湿滞于中焦所致的纳呆、嗳气、胃脘胀满或疼痛、呕吐、泄泻等症。药理研究表明本品能改善消化系统功能,增加机体免疫力,调节内分泌及环核苷酸代谢。

5.合并症治疗

(1)合并溃疡性结肠炎:少数慢性胃炎可合并溃疡性结肠炎,刘玉东报道了 57 例此类患者,并进行了中医辨证治疗,57 例患者均以脘腹部胀痛不适、大便稀烂或黏液血便为主症。

(2)合并胆石症:晏珍元等报道了对 112 例慢性胃炎合并胆石症患者的临床观察,全部病例均经 B 超和纤维胃镜确诊。

(二)西医治疗

1.抗酸药

抗酸药多为弱碱性药物,口服能中和胃酸,保护胃黏膜,缓解烧心、吐酸等症状。再舒平 2～4 片,每天 3 次,胃得乐,2～4 片,每天 3 次,复方铝酸铋 1～2 片,每天 3 次。

2.黏膜保护剂

黏膜保护剂如硫糖铝,每次 1 g,3 次/天,可保护胃黏膜及黏膜屏障,组织学证实硫糖铝能促使黏膜增殖、再生和血管新生。铋剂如德诺、果胶铋等,也可服维酶素片 6 片,3 次/天,麦滋林 0.67 g,3 次/天,硫糖铝 1 g,3 次/天。

3.抑酸剂

(1)H_2 受体拮抗剂:西咪替丁 0.2～0.3 g,每天 3 次,雷尼替丁 150 mg,每天 2 次,法莫替丁 20 mg,每天 2 次。

(2)质子泵抑制剂:奥美拉唑 10～20 mg,每天 1 次,兰索拉唑 30 mg,每天 1 次。

4.解痉剂

解痉剂用于疼痛明显者,如颠茄 8 mg,或普鲁苯辛 15 mg,每天 3 次;山莨菪碱 5～10 mg,每天 1～2 次,肌内注射;颠茄合剂,每次 0.3～0.6 mL 或颠茄片每次 4～8 mg,口服。

5.抗 Hp 药

常用的有以下几种方案。

(1)铋剂标准剂量＋阿莫西林 500 mg＋甲硝唑 400 mg,均每天 2 次,连用 2 周。

(2)铋剂标准剂量＋克拉霉素 250 mg＋甲硝唑 400 mg,均每天 2 次,连用 2 周。

(3)质子泵抑制剂标准剂量＋克拉霉素 500 mg＋阿莫西林 1000 mg,均每天 2 次,连用 1 周。

(4)质子泵抑制剂标准剂量＋克拉霉素 250 mg＋甲硝唑 400 mg,均每天 2 次,连用 1 周。

(5)质子泵抑制剂标准剂量＋阿莫西林 1000 mg＋甲硝唑 400 mg,均每天 2 次,连用 1 周。

（6）雷尼替丁枸橼酸铋 400 mg 替代上述方案中的质子泵抑制剂。

（7）H_2 受体拮抗剂或质子泵抑制剂＋上述方案（1）或（2），组成四联疗法。

6. 促动力剂

促动力剂用于胃动力弱，胀满嗳气、恶心者，吗丁啉 10 mg，每天 3 次，西沙必利 5 mg，每天 3 次，胃复安 5～10 mg，每天 3 次。

7. 健胃药

健胃药用于胃酸偏低及术后残胃萎缩性胃炎者，稀盐酸 0.5～2 mL，每天 3 次；胃蛋白酶 0.5～1 g，每天 3 次；乳酶生 0.3～1 g，每天 3 次；或胃蛋白酶合剂，每次 10 mL，3 次/天。

8. 抗贫血药

伴贫血者可根据病情服用或肌内注射铁剂或维生素 B_{12} 或口服叶酸。

（张文海）

第八节　消化性溃疡的中西医结合治疗

消化性溃疡是一种常见的慢性胃肠道疾病，简称为溃疡病，通常指发生在胃或十二指肠球部的溃疡，分别称为胃溃疡和十二指肠溃疡。实际上本病可发生在所有的可能与胃酸接触的部位，包括食管下端、胃肠吻合术后的吻合口及其附近的肠襻，以及含有异位胃黏膜的 Meckel 憩室，严重病例甚至可出现于食管的中上段、咽喉或十二指肠降部黏膜。所以，溃疡病的发生与胃酸和胃蛋白酶关系密切，自从 1985 年澳大利亚医学家 Marshall 和 Warren 发现 Hp 并获得 2005 年的诺贝尔医学奖以来，Hp 在消化性溃疡的发病中所起的作用已经得到公认。但依然有学者认为，对黏膜的直接损伤导致溃疡的出现还是依靠胃酸和胃蛋白酶的作用，Hp 仅在消化性溃疡发病的初起和复发中起到重要的作用，故认为"无酸无溃疡"的说法依然是正确的。本病在中医归于"胃脘痛"范畴。

目前已知胃溃疡和十二指肠溃疡是两种不同的疾病，它们在发病原因、机制等方面均有明显的区别。

一、病因病机

中医认为，胃在中焦，与脾互为表里，胃主受纳，脾主运化，胃以降浊，脾以升清，共同起到吸收营养、化生气血以供养全身的重要作用，同时，脾胃的功能受肝胆的调节，肝胆疏泄正常，脾胃也能很好地吸收运化水谷精微；而一旦肝气不舒，极易横逆克脾，导致脾胃升降失常，从而出现呕吐、口苦、腹胀、泄泻的症状。脾胃又是一个水谷受纳之所，贵为娇脏，易损而不易平复，饮食不节、烟酒无度、饥饱失常必将伤及脾胃，长期反复戕害刺激，脾胃不能修复，极易导致溃烂出血之症。

（一）情志所伤

多因忧思恼怒，久郁不解，伤及于肝，肝气不舒，横逆犯胃，胃失和降而致腹痛或胃痛。肝气犯胃，若迁延不愈，可以转化为下述几种情况。

（1）肝气不舒，郁而化火，火热移于胃，耗伤胃阴，胃失润降则胃脘灼痛、口干口苦，胃火炽盛，迫血妄行则呕血、便黑。

（2）肝失疏泄，横逆犯胃，中焦气滞，胃失和降，而见胃痛、吐酸等症。

（3）肝气郁滞，胃络瘀阻，病久迁延，"久痛入络"，脉络失和，气血瘀滞，故痛有定处而拒按，甚则脉络破裂而出现呕血、便血。

（4）肝气侮脾，脾失运化，湿浊内生，或湿浊化热，湿热胶结，中焦气阻，脾胃失和，胃气不降而出现痞满、腹痛等症。

（5）病久迁延，伤及脾阳，中阳不振，寒气内生，中焦失于温煦而脾不能运化，胃不能受纳则见纳呆、腹部隐痛、四肢不温等症。

（二）饮食不节

饮食不节包括嗜食肥甘、辛辣、烟酒，或饮食不洁，或饥饱失调等。

（1）损伤脾胃，脾不运化，胃失和降，气机阻滞则见腹痛、腹胀。

（2）脾不运化，湿浊内生，湿郁化热，则见口苦、恶心、纳呆、腹痛。

（3）脾阳虚衰，中焦寒凝，胃络失温而见胃痛、反酸等症。白天属阳，夜间属阴，阳虚寒凝夜间为重，故有夜间痛甚之症。

（4）胃火内炽，胃液亏虚，或因老年之体，胃阴自亏，皆致胃火内盛，灼伤胃液，胃体失养，生机不荣，失其润降，而见胃痛等症。

（5）若腹痛经久不愈，脾胃虚弱，中气不足，脾不统血，血渗脉外，则吐血、便血、气短、消瘦。

二、发病机制

人体正常的胃和十二指肠黏膜具有很好的自我保护功能，黏膜上皮的黏膜屏障——黏液屏障，黏膜下层的血流量，细胞更新及前列腺素等多种因素构成一道强有力的防线，使得黏膜能够抵御高浓度的胃酸、胃蛋白酶的侵袭。有的时候，药物、微生物或其他有害物质也会对胃十二指肠黏膜造成损害，只有在黏膜的自我保护功能下降和（或）胃酸-胃蛋白酶侵袭作用增强超过胃黏膜的修复功能，溃疡病才会发生。一般认为，胃溃疡的发生是因为胃黏膜受到损伤，例如胃黏膜的炎症不能得到及时的修复而出现，也就是防御或修复功能下降而致；十二指肠溃疡的发生则是在胃酸-胃蛋白酶的浓度过高，超过了胃黏膜的正常修复能力的基础上出现的，也就是侵袭因素增强所致。

（一）损害因素

1.胃酸的致病作用

正常情况下胃液 pH 为 1.5～2.5，由于胃黏膜屏障的保护，这种强酸环境并不造成胃黏膜损害。在下述情况下，胃酸可造成黏膜损害。

（1）胃酸分泌过多：当胃酸分泌过多，胃内 pH<1.3 时可对胃黏膜造成损害。当 pH 降低时，胃蛋白酶可加重黏膜损害，甚至造成黏膜自身消化，故过高的胃酸是溃疡病发病的病理生理基础。

（2）胃酸相对增多：以胃酸为主的攻击因子与保护因子的动态平衡被破坏，有时虽胃酸分泌正常甚至偏低，但因保护因子的明显削弱，不能维持二者的平衡，相对高的胃酸仍可致病，故临床上治疗仍以抑酸为主。

（3）胃酸的大量异位：食管黏膜的细胞间连接较松，不具备黏膜屏障功能，胃酸过多地反流入食管，就容易通过细胞连接渗入黏膜引起症状或黏膜损伤。

（4）胃内氢离子即[H^+]通透性增加：尽管胃酸的分泌量正常，但某些致病因素如 Hp 和反流入胃的胆盐等可增加[H^+]的通透性而损伤黏膜。

2.胃泌素和胃窦部功能障碍

胃窦部运动障碍可使食物在此处滞留，刺激 G 细胞分泌胃泌素，促进胃酸分泌而导致胃溃疡形成。

3.饮食不当和情绪应激

粗糙食物不易被胃液消化，使胃黏膜发生物理性损伤，酸辣食物可致化学性损伤，烈酒可直接损伤黏膜，还能促进胃酸分泌，咖啡也可刺激胃酸分泌，这些均是消化性溃疡发病和复发的因素。情绪应激和心理不平衡对消化性溃疡的发病作用有争议，但目前多数学者认为有部分患者与之有关，情绪波动可影响胃的分泌和运动功能。这主要通过两个途径影响胃的功能：①迷走神经反射学说，迷走神经功能亢进使胃酸分泌增多，胃运动加强，交感神经兴奋剂使胃黏膜血管收缩而缺血，胃运动减弱。②内分泌学说，通过下丘脑-垂体-肾上腺轴而使皮质酮释放，促进胃酸分泌并减少胃黏液分泌。

4.药物性损伤

最常见的药物有阿司匹林、布洛芬、吲哚美辛等非甾体抗炎药（NSAID），其不但能直接损伤胃黏膜，还可抑制前列腺素合成，损伤黏膜的保护作用。肾上腺皮质酮可致上消化道出血，该药能促进胃酸分泌，使黏液分泌减少，蛋白质分解可能影响黏膜的修复。

（二）削弱黏膜的因素

1.黏膜-黏液屏障作用被破坏

正常的胃黏膜被其上皮分泌的黏液覆盖，黏液与正常的上皮细胞间紧密连接形成一屏障线称为"黏液-黏膜屏障"，它具有以下主要功能：滑润黏膜不受食物的机械磨损；阻碍胃腔内[H^+]反弥散入黏膜；上皮细胞的碳酸氢根即[HCO_3^-]可扩散黏液层中，中和胃液中[H^+]，从而使胃黏膜表面之 pH 保持在 7 左右，维持胃腔与黏膜间酸度阶差；保持黏膜内外电位差。过多的胃酸、乙醇、阿司匹林等药物，十二指肠反流液可破坏这种黏膜屏障，使[H^+]反渗入黏膜内，引起上皮细胞破坏及黏膜炎症，为溃疡形成创造条件；十二指肠球部黏膜也有这种屏障，Brunner 腺主要分泌黏液和[HCO_3^-]，当十二指肠发生溃疡时这种分泌减少，且胆汁和胰液中[HCO_3^-]也减少，因此由胃腔内进入十二指肠的胃酸不能充分被中和，导致十二指肠溃疡形成。

2.前列腺素缺乏

前列腺素具有促进黏膜上皮细胞分泌黏液与[HCO_3^-]、加强黏膜血运循环和促进蛋白合成等作用，是增强黏膜上皮细胞更新、维持黏膜完整性的一个重要保护因素。前列腺素缺乏，可能是溃疡形成的原因之一。NSAID 能抑制前列腺素的合成，认为是该类药物引起黏膜损害的机制之一。

3.胃及十二指肠炎症

炎症可破坏黏液-黏膜屏障，上皮细胞分泌[HCO_3^-]能力降低，[H^+]反弥散加剧，削弱了黏膜的抗酸能力，为溃疡形成创造条件。消化性溃疡常发生在胃及十二指肠炎的基础上，约 50% 溃疡患者有胃窦炎。

4.幽门螺旋杆菌感染

近年来认为溃疡与 Hp 感染有关，在胃溃疡的周围黏膜约 85% 可检测到 Hp，十二指肠溃疡周围也常检出 Hp，Hp 虽无直接形成溃疡的证据，但可致黏膜炎症，可能间接参与溃疡的发生。

Hp 定植于人体胃黏膜表面与黏液层之间,通过黏附、毒力因子对黏膜细胞的直接损伤,以及机体对细菌的免疫反应等机制而引起黏膜损伤和溃疡、慢性胃炎、胃癌、胃 MALT 淋巴瘤。Hp 作为消化性溃疡的主要致病因素已无争议,Hp 感染人群中有 $10\%\sim20\%$ 患消化性溃疡,危险率是不感染人群的 $3\sim4$ 倍。十二指肠溃疡患者 Hp 感染率达 90%。致病作用的相关因素包括尿素酶、鞭毛、黏附素、蛋白酶、磷脂酶、细胞空泡毒素和细胞毒素相关蛋白等。另外,感染诱导宿主的免疫 Hp 反应,特别是 CD4+ T 细胞亚群中 Th_1 介导的细胞免疫反应,通过 INF-γ 导致黏膜炎症损伤,在消化性溃疡的发生中起重要作用。由于 Hp 在人群中的感染率为 $50\%\sim80\%$,感染者可持续带菌数十年甚至终生,但 $10\%\sim15\%$ 的感染者发生消化性溃疡等胃十二指肠疾病,因此,不同基因和(或)表型特征的 Hp 菌株和所具有的毒性被认为与其致病性相关。

5.黏膜的上皮细胞更新及血循环

胃及十二指肠黏膜层有丰富的微循环网,以清除代谢废物及提供必要的营养物质,以保证上皮细胞更新,从而保持黏膜的完整性。正常的胃十二指肠黏膜细胞更新很快,3~5 天可全部更新一次。若血液循环障碍,黏膜缺血坏死而细胞的再生更新差,在胃酸-胃蛋白酶的作用下即有可能形成溃疡。

吸烟能引起血管收缩,降低胰液和胆汁中的 $[HCO_3^-]$ 含量,还能加剧十二指肠液反流,亦为削弱黏膜的重要保护因素。持续抽烟还不利于溃疡的愈合,且可引起复发。

三、临床表现

(一)症状和体征

1.症状

上腹部可有烧灼痛、隐痛、钝痛的不同,有节律性和复发性的特点;春秋季节多发。胃溃疡疼痛部位常在剑突下或偏左,多在餐后 0.5~2 小时发作,经 1~2 小时胃排空后缓解,规律是进食-疼痛-缓解;十二指肠溃疡疼痛部位常在剑突下或偏右,多在空腹和夜间发作,进餐或饮水后缓解,规律是疼痛-进食缓解-饥饿疼痛。二者起病多缓慢,病程可长达数年或数十年,往往伴有嗳气、反酸、流涎等症状。对于胃底贲门区溃疡、幽门管溃疡、巨大溃疡、多发性溃疡等特殊类型溃疡的患者,疼痛往往不典型。

2.体征

缓解期多无明显体征,发作时仅上腹部有压痛,胃溃疡压痛点常在中上腹或偏左处。十二指肠溃疡压痛点常在中上腹或偏右处,后壁穿透性溃疡在背部第11~12胸椎两旁常有压痛。

(二)辅助检查

1.胃液分析

先插胃管抽取空腹胃液计算基础胃酸(BAO),再用五肽胃泌素肌内注射以刺激胃酸分泌,抽取一定时间内全部胃液计算最大胃酸分泌(MAO)。胃溃疡患者的胃液分泌正常或稍低于正常,十二指肠溃疡患者约半数增高,以 BAO 和夜间分泌更明显。由于操作复杂和耗时较久,对鉴别良恶性溃疡也无明显价值,现已少用。

2.粪便隐血试验

此试验阳性,提示活动性溃疡,应用单克隆法可以鉴别是否为人体来源的血红蛋白,故不必经素食准备。

3.腹部超声

高分辨率的超声仪器可将胃壁分为5层结构,表现为强回声和低回声相向排列。正常人胃壁厚度范围为2~5 mm,平均值3.7 mm。十二指肠球部一般仅能显示3层结构,厚度测量一般为3 mm。发生溃疡性病变时,局部可见黏膜局限增厚,增厚区中央可见溃疡,但超声检查对溃疡的诊断只能作为临床参考,特别是对浅表及小范围溃疡显示较困难,对显示有胃溃疡或十二指肠壶腹部溃疡还是建议做胃镜检查,以免漏诊恶性溃疡。但常规超声对胃壁层次受损情况及邻近脏器观察是其优势,对恶性溃疡、胃癌可以观察浸润范围和深度,对年老体弱、小儿、孕妇患者,胃超声可作为腹部疾病的初选手段。

胃溃疡:胃壁局限增厚,厚度<15 mm,回声低,溃疡直径多在10 mm,增厚区中央可出现3~8 mm深度的凹陷,边缘隆起为溃疡面周围黏膜圈集现象,称"黏膜纠集征"。如胃壁结构不清,有较高回声自黏膜穿过浆膜面向外隆起,提示胃溃疡并发胃穿孔。幽门管壁厚,管腔狭窄,内容物通过困难,空腹8小时胃内容物>200 mL,提示幽门梗阻、胃潴留。

十二指肠球部局限增厚,厚度一般<10 mm,溃疡病变周围呈低回声,球部形态不整或变形,管腔变小或充盈欠佳,常伴有激惹或痉挛现象,较大溃疡可见凹陷,凹陷表面可探及强回声团。

4.X线钡剂检查

气钡双重造影有较好的诊断价值,直接征象可见龛影,但对一些浅小溃疡或胃底贲门区溃疡则不易发现。间接征象可见溃疡对侧有痉挛性切迹。

5.胃镜检查和活组织检查

胃镜不仅可以看到一些浅小溃疡,而且对溃疡的严重程度以及鉴别其良、恶性有很大价值。镜下可有溃疡呈圆形或椭圆形,边缘充血、水肿,底部有白苔,有时可见皱襞向溃疡集中,镜下可根据所见分为活动期(A_1、A_2)、愈合期(H_1、H_2)、瘢痕期(S_1、S_2),同时可直视下取活检作病理检查。也可经内镜取活组织作Hp检查,诊断其溃疡是否与Hp感染有关。

活动期的镜下表现是:溃疡的基底部覆盖有白色或黄白色厚苔或陈旧性出血斑块,边缘光整,四周黏膜充血水肿,有时见出血。一旦水肿消退,则黏膜纹向溃疡集中。溃疡周围常见红晕环绕。

愈合期的镜下表现:溃疡缩小变浅,四周水肿消退,基底出现薄苔。薄苔是愈合期的标志。

瘢痕期的镜下表现:溃疡基底部的白苔消失,遗下红色瘢痕(即红瘢期,S_1期)。最后红色瘢痕转变为白色瘢痕,四周有黏膜纹辐射(白瘢期,S_2期),表示溃疡已完全愈合。由于溃疡与胃酸有关,故多出现在泌酸区,如果在胃底或胃体上段的非泌酸区见到溃疡要特别引起注意,应除外恶性溃疡。

因胃镜的广泛应用,能熟练进行胃镜操作的医师很多,并且已有经鼻胃镜的引进,检查时的恶心等不适明显减轻,故提倡将胃镜检查作为胃部疾病的首选,以免遗漏早期的恶性疾病。

6.Hp检测

按检测方法分为侵入性和非侵入性两大类。前者需通过胃镜检查取胃黏膜活组织进行检测,主要包括快速尿素酶试验、组织学检查、Hp培养和聚合酶链反应等;后者主要有[13]C或[14]C-尿素呼气试验([13]C或[14]C-UBT)、粪便Hp抗原检测及血清学Hp抗体检查。

(三)并发症

1.出血

消化性溃疡是上消化道出血最常见的病因(约占所有病因的50%)。并发于十二指肠溃疡者多于胃溃疡,球后溃疡更为多见。小量出血仅表现为粪便隐血,大量出血表现为呕血和（或）黑便。

2.穿孔

溃疡病灶向深部发展穿透浆膜层则并发穿孔。溃疡穿孔临床上可分为急性、亚急性和慢性3种类型,以第一种常见。急性穿孔的溃疡常位于十二指肠前壁或胃前壁,出现急性腹膜炎体征。十二指肠或胃后壁的溃疡深至浆膜层时已与邻近的组织或器官发生粘连,穿孔时胃肠内容物不流入腹腔,称为慢性穿孔,表现为腹痛规律改变,变得顽固而持续,疼痛常放射至背部。邻近后壁的穿孔或穿孔较小时,只引起局限性腹膜炎时称亚急性穿孔,症状较急性穿孔轻而体征较局限。

3.幽门梗阻

可见恶心、厌食、上腹胀,呕吐出隔顿或隔天食物,上腹部可见胃型和蠕动波。

4.癌变

胃溃疡癌变的发生率为 $1\%\sim2\%$,十二指肠溃疡则少有癌变者。出现癌变者,可逐渐出现面色苍白、厌食、消瘦,对既往治疗疗效下降等表现。有的患者症状如上腹部疼痛等可在 H_2RAs 或 PPIs 治疗后得到暂时缓解,故不能以治疗是否有效来作为良、恶性疾病的判断。

5.特殊类型溃疡

如穿透性溃疡、无症状型溃疡、幽门管溃疡、多发性溃疡、胃及十二指肠复合性溃疡、球后溃疡、巨大溃疡、老年人消化性溃疡、儿童期消化性溃疡、胃泌素瘤、应激性溃疡以及类固醇性溃疡等。特殊类型的溃疡常不具备典型溃疡的疼痛特点,往往缺乏节律性。胃泌素瘤多有顽固性症状和多发性难治性溃疡,手术后近期多复发,有的伴有水泻和脂肪泻。

四、诊断标准

（1）长期反复发作的周期性、节律性上腹部疼痛,应用制酸和碱性药物可缓解。

（2）上腹部有局限性压痛。

（3）胃镜检查可见到溃疡,并经活组织病理检查排除恶性溃疡。

（4）X 线钡餐造影见溃疡龛影。

五、鉴别诊断

（一）慢性胃炎

有慢性上腹不适或疼痛,部分有胃黏膜糜烂性病变者可有近似消化性溃疡的症状,但周期性与节律性一般不明显。胃镜检查是二者主要的鉴别方法,组织病理学可见胃黏膜慢性炎症、萎缩以及肠上皮化生、不典型增生等改变。

（二）功能性消化不良

有慢性上腹不适或疼痛,溃疡型可有近似消化性溃疡的临床表现,但多以早饱、腹胀为主要症状,但无明显消化系统器质性疾病。上消化道 X 线钡餐或胃镜无溃疡表现。

（三）胃癌

胃溃疡必须鉴别是良性溃疡还是恶性溃疡。溃疡型早期胃癌单凭内镜所见很难与良性溃疡鉴别,必须依靠直视下取活组织检查鉴别。胃癌如属进展期,内镜下与胃溃疡鉴别一般困难不大,恶性溃疡的内镜特点为:①溃疡形状不规则,一般较大。②底部凹凸不平、苔污秽。③边缘呈结节状隆起。④周围黏膜皱襞中断。⑤胃壁僵硬、蠕动减弱。活组织病理学检查发现肿瘤细胞是确诊胃癌的金标准。怀疑恶性溃疡而一次活检阴性者，必须在短期内复查胃镜进行再次活检；即使内镜下诊断为良性溃疡且活检阴性，仍有漏诊恶性溃疡的可能，因此对初诊为胃溃疡者，必须在完成正规治疗的疗程后进行胃镜复查。胃镜复查溃疡愈合不是鉴别良、恶性溃疡的可靠依据，必须重复活检加以证实，胃黏膜染色和放大胃镜可以提高活检的准确性。对黏膜下弥漫浸润型胃癌，胃镜检查除可见黏膜僵硬外不易发现有明显隆起或溃疡性病变，活组织检查也不容易取到病变部位，容易漏诊，对高度怀疑该疾病者，要做病变同一部位的深部取材。

(四)慢性胆囊炎和胆石症

慢性胆囊炎和胆石症多见于中年女性，常呈间歇性、发作性右上腹痛，常放射至右肩胛区，多与进食油腻食物或饮酒有关，发作时可有右上腹疼痛、发热、黄疸、莫菲征阳性，有的患者可以引起胆源性胰腺炎，出现左上腹和左侧腰背部疼痛，血、尿淀粉酶增高，B超、上腹部CT和MRCP检查常可发现胆道结石征象。有些发作不典型者，可仅表现为上腹不适、隐痛、饱胀，可长期作为慢性胃炎治疗而疗效不稳定，对这些患者应该行肝胆胰B超检查以除外慢性胆囊炎和胆石症。

(五)胃泌素瘤

胃泌素瘤亦称 Zollinger-Ellson 综合征，胃十二指肠球部和不典型部位(十二指肠降段、横段甚或空肠近端)发生顽固、多发性溃疡，且具难治性特点，多伴有不明原因的腹泻和消瘦。有过高胃酸分泌(BAO 明显升高，可>15 mEq/h，给予五肽胃泌素刺激后，MAO 无明显增加，使 BAO/MAO>60%)及高空腹血清胃泌素(>1000 pg/mL)。

六、治疗

(一)辨证论治

1.辨证要点

消化性溃疡属于中医的胃脘痛范畴，其辨证要点是：一是要辨别邪气的偏盛；二是要辨别病证的虚实。临床上病因都有长期情志不舒和饮食不节的情况，故无论因何致病都有本虚的因素在先，而后或因气滞，或因湿热，或因寒凝，或因阴液不足而致病者都有本虚标实的情况，只是虚实多少和外邪不同。肝气郁滞，侵犯胃腑，起病较急，以实证为主；遇寒而痛，反复发作，是外寒入内加重阳虚内寒，虚实俱病；嗜食肥甘、辛辣、烟酒或饥饱失常而致病者，多是脾胃虚弱为主。

2.分证论治

(1)肝气犯胃证。

证候特点：胃脘疼痛或痞满，烧心反酸，两胁胀痛，走窜不定，每因情志不舒加重，伴见嗳气呃逆，嘈杂不适，善太息，急躁易怒，大便不爽，舌质暗，苔薄白，脉弦。

治法：疏肝理气，和胃止痛。

方药：柴胡疏肝散加减：柴胡、郁金、川楝子、丹参、黄芩、百合、白芍、香附。

(2)脾胃湿热证。

证候特点：胃脘痞满，疼痛，纳呆乏力，口苦而黏，恶心欲呕，口干不欲饮水，肢体困重，烦躁身热，大便黏腻而不爽，小便赤黄，舌质红，苔黄腻，脉濡数或滑数。

治法：清热化湿，健脾和胃。

方药：温胆汤加减：黄芩、茯苓、滑石、枳壳、白术、三棱、生大黄、鸡内金、煅瓦楞、清半夏、陈皮、竹茹。

(3)脾胃阳虚证。

证候特点:胃脘疼痛,痛势绵绵,喜温喜按,饥饿或劳累后加剧,食后痛缓,泛吐清涎,形寒肢冷,倦怠乏力,面色萎黄或苍白,大便溏薄,或下利清谷,舌质淡胖而嫩,苔白或滑,脉沉细无力,或沉细而迟。

治法:温阳健脾,暖胃散寒。

方药:黄芪建中汤加味:黄芪、白芍、桂枝、甘草、饴糖、白及。

(4)胃阴亏损证。

证候特点:胃脘隐隐灼痛,嘈杂似饥而不欲饮食,烧心反酸,口舌咽喉干燥,烦渴思饮,或干呕呃逆,形体消瘦,面色干枯,大便秘结,舌质红少津或有裂纹,苔少或苔花剥,脉细数。

治法:养阴益胃,滋阴清热。

方药:一贯煎加减:沙参、麦冬、生地、枸杞子、当归、川楝子。

(5)脾胃虚弱证。

证候特点:脘腹痞满,食后为甚,或胃脘隐隐,反复发作,神疲乏力,少气懒言,纳少不食,烧心反酸,面色萎黄或苍白,大便溏薄,舌质淡嫩,苔薄白,脉细弱无力。

治法:益气健脾,制酸和胃。

方药:香砂六君子汤加减:党参、白术、茯苓、陈皮、木香、甘草、半夏、砂仁。

(6)瘀血阻滞证。

证候特点:腹痛持续,如针如刺,夜间较重,按压更甚,烧心反酸,面暗便黑,舌暗或见瘀斑,苔薄白,脉弦涩。

治法:活血化瘀,理气止痛。

方药:膈下逐瘀汤加减:五灵脂、川芎、丹皮、赤芍、乌药、延胡索、当归、桃仁、红花、甘草、香附、枳壳。

3.常用中成药

舒肝和胃丸:适用于肝气犯胃型,每次 6 g,每天 3 次。

舒肝止痛丸:适用于肝气犯胃疼痛较重者,每次 6 g,每天 3 次。

附子理中丸:适用于脾胃阳虚型,每次 9 g,每天 2～3 次。

虚寒胃痛颗粒:适用于脾胃阳虚型患者,每次 1 袋(5 g),每天 3 次。

胃气止痛丸:适用于胃寒较甚,疼痛较明显的患者,每次 6 g,每天 3 次。

大补阴丸:适用于胃阴亏虚兼有肝火者,每次 6 g,每天 3 次。

养胃舒胶囊:适用于胃阴亏虚,口苦较重者,每次 2～3 粒,每天 2～3 次。

参苓白术散:适用于脾胃虚弱,湿邪较重者,每次 6 g,每天 3 次。

气滞胃痛颗粒:适用于腹胀胃痛患者,每次 1 袋(5 g),每天 3 次。

(二)西医治疗

1.治疗原则

(1)胃溃疡:抑酸＋保护胃黏膜。

(2)十二指肠溃疡:抑酸。

不论是胃溃疡或十二指肠溃疡,凡是合并 Hp 感染者,都要进行 Hp 根治。

2.抑制胃酸

(1)中和胃酸药。复方氢氧化铝每次 2～3 片,每天 3～4 次,嚼碎后服用较好。碳酸氢钠每次 2～3 片,每天 3～4 次,嚼碎后服用较好。

(2)抑制胃酸分泌药有以下几种。①H$_2$ 受体阻断剂(H$_2$RAs):西咪替丁每天 3 次,每次 200 mg,或者每晚 1 次,每次 400 mg;雷尼替丁每天 2 次,每次 150 mg,或每晚 1 次,每次 300 mg;法莫替丁每天 2 次,每次 20 mg;尼扎替丁每天 2 次,每次 150 mg,或每晚 1 次,每晚 300 mg。②质子泵抑制剂(PPIs):奥美拉唑每天 2 次,每次20 mg;兰索拉唑每天 2 次,每次 30 mg;泮托拉唑每天 2 次,每次40 mg;雷贝拉唑每天 2 次,每次 10 mg;埃索美拉唑每天 2 次,每次 20 mg。

疗程:十二指肠溃疡 4～6 周,胃溃疡 6～8 周。

特别提示:对诊断不明确者,特别是不能排除有恶性溃疡者尽量不用 PPIs,以免掩盖病情。

3.黏膜保护剂

(1)硫糖铝:每天 3～4 次,每次 1.0 g,本品系抗胃蛋白酶抑制药,具有细胞保护活性,能增加胃黏液分泌,并促进黏膜前列腺素的合成,不仅对胃十二指肠溃疡疗效显著,亦能显著抑制复发,两餐之间、空腹口服效果较好。除便秘外,偶有腹泻、恶心、皮疹、胃部不适、眩晕、背痛等不良反应,需停药者罕见。本品不能与 H$_2$RAs、四环素等同时应用,如需联用应间隔 2 小时,否则会影响生物利用度,因为本品要求在酸性环境下激活。

(2)替普瑞酮:每次 50 mg,每天3 次,饭后 30 分钟内服用。可增加黏液、黏膜中的糖蛋白含量及疏水层磷脂的含量,促进胃黏膜损伤的修复,促进内源性前列腺素的合成,改善胃黏膜血流,促进胃黏膜再生,主要用于治疗胃溃疡。服用本品可能出现便秘、腹泻、口渴、恶心、食欲缺乏、腹痛等一过性消化道症状,肝酶可以一过性增高、头痛、变态反应、胆固醇升高等,总的来说不良反应少,安全性高。

4.对症治疗

(1)腹胀:多潘立酮每天 3 次,每次 10～20 mg,饭前服;莫沙必利每天 3 次,每次 5～10 mg,饭前服用;伊托必利每天 3 次,每次 50 mg,饭前服用。

(2)腹痛:山莨菪碱每次每天 3 次,每次 10 mg;颠茄每天 3 次,每次 5～10 mg。

(3)出血。①使用 H$_2$RAs 或 PPIs 抑制胃酸即可达到止血目的,出血量较少,可以按常规剂量口服 H$_2$RAs 或 PPIs,出血量较大时可以用 H$_2$RAs 或 PPIs 的静脉制剂,如:法莫替丁 20 mg ＋5%葡萄糖生理盐水 250 mL 静脉滴注,每天 2 次;或奥美拉唑 40 mg 或泮托拉唑 40 mg＋5%葡萄糖生理盐水 250 mL 静脉滴注,必要时,可以重复使用。②云南白药:每天 3 次,每次 2 g。③生大黄粉每天 2～3 次,每次 2～3 g,不但可以止血,还可以促进胃肠道的瘀血排出,减轻腹胀等吸收反应。

(张文海)

第九节　肝硬化的中西医结合治疗

肝硬化是由不同病因引起的慢性肝病在发展过程中的后期阶段。病变呈弥漫性分布。基本病理变化主要是肝实质变性坏死,纤维结缔组织增生,假小叶形成,导致肝脏逐渐变硬。后期可阻碍门静脉回流,导致门脉高压症。临床表现为肝功能不良,门脉高压以及多系统损害。病因以病毒性肝炎较多见,此外有寄生虫病、营养不良、酒精中毒等,部分病例与自身免疫有关。根据病因、病理或临床表现,一般分为结节性肝硬化与胆汁性肝硬化,以结节性肝硬化较多见。

本病可分属于中医的"黄疸""胁痛""积聚""癥瘕"范围,晚期可出现"臌胀""血证""昏迷"等严重并发症。上述各主症可为本病先后阶段的演变发展,也可错杂存在。前人曾有黄疸、癥瘕、积聚是"中满胀病之根"之说。

一、病因病理

主要病因:情志不遂,饮食不节,多嗜烈酒,或染湿热疫毒,蛊毒,或续发于黄疸,疟母、久泻久利、某些化学药物中毒等。诸因皆可致脏腑受损、失调。一般先伤肝脾,肝郁木不疏土,导致脾失健运,肝脾不调,气机阻滞。初病在气分,形成痞块;久则由气入血,使血行不畅,经隧不利,形成癥积。积聚迁延,或因黄疸湿热郁久伤脾,中气匮乏,斡旋无权,湿热益盛,肝气亦不能条达,遂致气血凝滞,脉络瘀阻,湿热壅结肝脾,使气、血、水交互搏击,最终形成臌胀。或寒湿困遏脾阳,脾阳受损,由脾及肾,脾肾阳虚。脾不运湿,肾失开合蒸化,导致水湿内停。或若阳虚及阴;或湿热久壅,肝肾之阴暗耗;或阴津既亏,阳无以化,则水津失布;阴虚生郁热,热越大,水越溢,"水从火溢",这些均是形成阳虚或阴虚型腹水的重要原因。至此肝、脾、肾三脏俱虚,运行蒸化水湿的功能更差,气滞、水停、血瘀三者错杂为患,壅结更甚,其胀日重。由于邪愈盛而正愈虚,故本虚标实更为错综,病势日深。同时,水臌与癥积又阻滞气、血、水的运行,影响膀胱气化和消伐正气,使水势愈壅愈甚,形成恶性循环。

如肝肾阴虚,内有郁热;或正虚感邪,邪从热化,因热生痰,内扰心神,热动肝风;或水湿热毒深重,正气不支;或痰浊蒙蔽心窍,均可导致昏厥、谵妄、痉搐等严重变证。若肝不藏血,脾不统血,阴虚或湿热,内热伤络,或生冷硬物,刺激性食物损伤血络,则可并发严重血证。终致邪陷正虚,气阴耗竭,由闭转脱,危及生命。

二、诊断

肝硬化起病及过程可极缓慢,常潜伏3~5年乃至更长时间才发病。慢性肝病史、感染血吸虫,大量酗酒、慢性心衰、营养不良、肝病阳性家族史有参考价值。30%~50%的早期肝硬化因静止不活动,代偿功能良好而无明显症状。即使有也缺乏特异性,难以从临床上确定诊断,往往在健康检查,或因其他疾病行剖腹手术或尸解时方被发现。

(一)代偿期

1.症状

易倦,纳差,腹胀,便溏,恶心,体重下降,低热,肝区隐痛。也可症状较轻缺乏特异性,或无任何不适。

2.体征

肝脾常肿大,质地偏硬,有或无压痛。面色黧黑,晦滞,可见蜘蛛痣,肝掌,面颊部毛细血管扩张等。

3.实验室检查

肝功能可在正常范围或轻度异常,血清球蛋白常有不同程度升高,清蛋白正常或偏低,影像学检查可显示门脉内径轻度扩张,或脾脏轻度肿大。

（二）失代偿期

进入此期，上述表现加重，主要表现为门静脉高压和肝功能损害二大症群。

1.门脉高压症群

（1）脾大及脾功能亢进，可破坏血细胞，使周围血象三系减少，以血小板及白细胞减计数少明显。白细胞计数常在 $3.5×10^9/L$ 以下，血小板计数多在 $50×10^9/L$ 以下。

（2）门腔静脉间侧支循环开放，为门脉高压的特征性表现，可见腹壁静脉曲张，尤以食管下段和胃底静脉曲张最具特征性，痔核形成。

（3）后期可出现腹水和身形浮肿。

2.肝功能损害症群

（1）乏力，纳差，腹胀等症状加重，常感腹痛，常现低热。

（2）内分泌功能失调：出现典型的肝病面容，面色黧黑或呈青灰色，面颊，颈胸部毛细血管扩张，出现蜘蛛痣，肝掌，性欲减退，多数男性乳房发育及乳房疼痛，与雌激素灭活失调有关，女性月经不调，不孕。

（3）黄疸：常发生，为肝细胞坏死所致，黄疸严重程度与预后成正比，若总胆红素＞120 mmol/L，需注意重症肝损的发生，持续上升者预后差。

（4）出血倾向：凝血酶原时间明显延长，易出现鼻衄，齿衄，或皮下黏膜瘀斑甚至胃肠道黏膜出血。

（5）腹水：为失代偿期的重要标志，初为轻度腹水，随病变进展而逐渐加重。若无感染主为漏出液，比重＜1.018，李凡他反应阴性，细胞数＜ $100×10^6/L$ ，蛋白定量＜25 g/L。

（6）血浆清蛋白＜34 g/L，球蛋白＞36 g/L，A/G＜1，γ球蛋白显著增高，可＞40%（正常值9.0%～16.0%）。

（7）血 AFP：常中度升高，在活动性肝硬化时尤为明显，其增高表示有肝细胞坏死和再生。肝功好转后，可渐降至正常范围。

（三）特殊检查

1.B超检查

典型肝硬化有下述特征性改变：肝脏表面不光整，呈波浪状或锯齿状，肝体积缩小，肝内光点分布不均匀，回声增强增粗，或呈网状结构。肝静脉变细，走形扭曲。门静脉直径（PV）＞14 mm，脾厚＞40 mm，脾静脉内径＞8 mm，胆囊壁增厚，水肿，双边影。腹水。

2.CT 检查

CT 检查显示肝叶形态失常，肝叶比例失调，肝表面呈波浪或锯齿状，肝裂增宽或移位。伴有脂肪变时肝密度降低。在肝炎后肝硬化时右叶肝萎缩明显。在血吸虫性肝纤维化可见地图样或呈蟹状改变并可清楚显示脾大，腹水。借助 SCTA 血管成像技术可清晰窥视门脉系血管形态变化及侧支循环开放状态。

3.MRI

MRI 对肝脏形态及门脉血管改变的显示较 CT 更为清晰，可显示肝硬化再生结节及与肝癌结节的鉴别。

4.血管造影

血管造影包括肝动脉造影和门静脉造影等，可了解肝静脉侧支循环状况，对肝内还是肝外阻塞导致的门静脉高压可资鉴别；肝硬化时作选择性肝动脉造影可发现异常改变；还可早期发现较小的癌结节、了解肝内占位的性质。可进行肝动脉置管化疗或栓塞治疗术。

5.同位素扫描

同位素扫描可获取肝脾大小、形态及放射性分布图像,可作门静脉流速测定,较清楚显示门体分流程度和门脉高压程度。

6.胃镜

胃镜可直观食管-胃底静脉曲张程度、范围及判断有无破裂出血的危险。

7.食管吞钡

食管吞钡可显示食管-胃底静脉曲张程度及范围。

8.腹腔镜

腹腔镜可直接窥见肝表面,并可直视下进行肝穿,可获确诊。对鉴别本病与其他肝病、原发性肝癌等均有较大帮助。

9.肝活组织检查

隐匿型肝硬化或疑有其他肝病时,应作肝穿取活检,多可获肯定诊断。目前多用一秒钟快速穿刺法,简单安全。

(四)早期诊断要点

肝硬化的早期诊断和早期治疗是改善本病预后的关键。由于临床症状与病理不一定平行,因此依靠临床症状,难以作出早期诊断。为了能早期诊断,对具有下列之一者应严密随访:①出现原因不明的消化道症状或体力减退者;②原因不明的肝大伴健康状况下降、消瘦、乏力且经久不愈者;③原因不明的脾大;④有传染性肝病史,尤其反复发作者;⑤有中毒性或药物过敏性肝炎史,肝功长期不易恢复;⑥长期营养不良,慢性泄痢或长期大量酗酒者;⑦无原因可寻的蜘蛛状血管痣;⑧长期肝功异常尤其合并有慢性 HBV 携带者。

三、鉴别诊断

(1)腹水需与结核性腹膜炎、缩窄性心包炎、心力衰竭、肾衰竭、癌性腹水、巨大卵巢囊肿等鉴别。

(2)食管、胃底静脉曲张破裂出血需与消化性溃疡、胃炎、胃黏膜脱垂、胃癌出血、胆道出血等相鉴别,尤其是溃疡出血,因肝硬化易并发溃疡。

(3)脾大需与斑替综合征、黑热病、疟疾、慢性白血病、霍奇金病等鉴别。

(4)肝脏肿大需与慢性肝炎、先天性肝囊肿、肝癌等鉴别。

(5)其他原因引起的神经、精神症状,如尿毒症,糖尿病酮症酸中毒引起的昏迷等更须与肝昏迷作鉴别。

(6)还要进行门脉性、胆汁性肝硬化和心源性等不同类型肝硬化的病因鉴别。

四、并发症

(一)食管胃底静脉曲张破裂出血

食管胃底静脉曲张破裂出血常导致大量呕血和黑便,可致休克,诱发腹水与肝昏迷,为主要死亡原因。

(二)肝性脑病

每因消化道出血、腹泻或大量利尿,体内进入多量蛋白质而诱发,出现精神错乱,运动异常,出现扑翼样震颤进而意识模糊,昏迷,血氨增高,也是引起死亡的重要原因之一。

(三)肝癌

肝癌多见于肝炎后肝硬化,常与肝硬化并存。二者并存时肝癌症状易被肝硬化症状掩盖。下列情况应考虑并发肝癌的可能性:①肝硬化经积极治疗,病情无缓解反而迅速恶化;②进行性肝大而有结节及压痛;③血性腹水;④肝区疼痛较剧烈且顽固;⑤黄疸呈进行性加深。肝硬化并发肝癌的概率为 9.9%～39.2%,约 2/3 的肝癌是在肝硬化基础上发生的;⑥血清 AFP 测定,若血清中出现高浓度 AFP,强烈提示原发性肝癌。活动性肝炎时,AFP 也可增高,但很少超过 35 ng/mL(正常值为 0～7 ng/mL),个别虽超过,但病情好转后滴度逐步下降。肝扫描、B 超、CT 等可发现肝区占位性变。

(四)感染

可并发肺炎,胆道感染,败血症,尤其并发腹水感染。此时出现发热,腹痛,血白细胞计数升高,腹水呈渗出性,鲎溶解物试验阳性,腹水培养可有细菌生长。

(五)肝肾综合征

肝肾综合征即并发肾功衰竭或氮质血症,为晚期肝硬化的严重合并症。可见于:①消化道大量出血后,由肠道吸收的氮质增多,休克导致肾功能损伤;②大量放腹水后,由于细胞外液突然减少;③强利尿剂使用后;④手术以后。

(六)门静脉血栓形成

约 10%结节性肝硬化患者并发门静脉血栓形成。如突然发生完全性梗阻,可出现剧烈腹痛、腹胀、呕血、便血、休克等,并有脾增大,腹水甚至肝昏迷;若血栓缓慢形成或侧支循环丰富,则无明显临床症状。

(七)消化性溃疡

消化性溃疡并发率为 5%～10%。故肝硬化出现出血时不可忽视溃疡病引起之可能。

五、中医证治枢要

鉴于肝硬化之基本病理为肝阴不足,气滞血瘀,故柔肝养阴、活血化瘀、软坚散结,为本病之基本治疗大法,养阴,疏肝,活血三者应视症情而有所侧重。

由于肝郁气滞每易招致脾运失司,导致肝脾不调,故着力调理肝脾,实属治疗本病之重要一环。疾病晚期,由于阴津亏耗或阴损及阳,气化不利,水湿停蓄,或湿、瘀化热,出现浮肿、腹水、黄疸、出血或心神受损症状,此时应选用对症之策。

扶持正气,为本病治疗的一个重要方面,必须注意于病程始终。由于本病每现本虚标实,在实施行气活血、软坚散结、逐利水湿时,须衰其大半而止,不可过用攻伐。在需要和可能时,随时掺入扶正之品,因为正气旺盛乃是祛除邪积之必要前提和基础,不容忽视。本病后期常现虚多实少,或虚多实多,必须权衡轻重、缓急、先后、标本,处理好标本的关系,切忌只看到标实而忽视本虚,攻逐太过以求一时之快,往往"自求祸耳"。要尽可能做到稳中求效,缓缓图之,此为上策。扶正的基本原则是养肝、健脾,还要根据阴虚、阳虚之偏,或滋养肝肾,或温补脾肾。

土鳖四逆散系笔者参考诸家,结合自己多年临证经验所制,系在四逆散基础上加入活血软坚健脾之品而成,功能疏肝解郁,柔肝活血,散结软坚。治疗本病之早、中期,有较显著效果。

六、辨证施治

(一)肝脾血瘀

主症:右胁肋胀闷不适,时有隐痛或刺痛,劳倦或情志不遂易诱发加重,面色晦暗黧黑,或见赤丝红缕、蜘蛛痣,易倦,两胁下可扪及痞块。脉弦,舌紫暗或有瘀斑点,舌背青筋显露。

治法:疏肝解郁,活血软坚,散结消癥。

处方:土鳖四逆散Ⅰ号。土鳖虫6～10 g,柴胡6 g,枳壳10 g,白芍10～20 g,郁金10 g,丹参15～20 g,炮山甲10 g,鸡内金10 g,党参15～30 g,白术10～15 g,甘草3～6 g。

阐述:早期肝硬化,本证多见。相当部分患者全身状况较好,用药不妨直入。以土鳖虫直入血分,软坚消癥,对改善微循环,促进肝血流增加,减轻门静脉压力有帮助。四逆散为疏肝主方,内含芍药甘草汤滋柔养肝,缓急止痛。炮山甲化瘀软坚,镇痛之效较佳,很多顽固性肝痛,使用此药后疼痛可获减轻。验之临床,大多数患者经使用本方后,肝区痛胀等症减轻或消失,肝脏回缩,肝功能改善,血清蛋白上升,球蛋白下降。

并脾虚明显,纳差,腹胀,便溏,苔腻,去丹参、郁金,酌减土鳖虫、炮山甲量,加用云苓15 g,薏仁15～30 g,白蔻4～6 g或再加厚朴6 g;气滞明显加青皮10 g,大腹皮10 g,炒莱菔子15 g,莪术10 g;胁痛痞块明显,再入鳖甲15 g,水蛭粉1.5 g(吞),三棱10 g,牡蛎30 g,并用大黄䗪虫丸6 g,2次/天。体虚脾大者用鳖甲煎丸1丸,1～2次/天。苔浊腻,舌暗,属痰瘀互结,加白芥子10 g,法半夏10 g。

本症在运用活血化瘀时,须结合患者体质、症状和体征全面分析,辨证运用。如病久体虚,肝脾气血不足者,宜佐益气养血。见便溏、苔腻、腹胀,滋柔之养血和血之品暂缓。有出血倾向,活血化瘀宜慎。

(二)肝郁湿阻

主症:腹胀,按之空空然不坚,食后胀甚,嗳气胁满,胁痛部位不定,胁有痞块,尿少或下肢浮肿。苔偏腻,脉弦。

治法:疏肝散结,运脾燥湿。

处方:土鳖四逆散Ⅱ号。土鳖虫6 g,柴胡10 g,枳壳10 g,川芎10 g,白芍10 g,香附10 g,郁金10 g,青陈皮各10 g,川朴10 g,连皮茯苓10～30 g,炒白术10 g。

阐述:本方系土鳖四逆散合柴胡疏肝散、平胃散加减。湿阻尿少苔腻,加大腹皮10 g,泽泻10 g,车前子10～15 g(包);大便干结加全瓜蒌30 g,槟榔10 g,枳壳改枳实10 g;便结而脾虚,加生白术30 g;兼脾阳不振,便溏舌淡,加熟附片10 g,炮姜炭6～10 g,川椒6 g;湿从寒化,腹胀大按之如囊裹水,腹皮不急,形寒喜热,面色㿠白或萎黄,面肢浮肿,便溏,苔白腻,加苍术10～15 g,草豆蔻10 g,木香10 g,熟附片10～15 g,川椒6～10 g,生姜皮10～30 g,桂心3～6 g,砂仁6 g(后下)。

(三)肝阴不足

主症:右胁肋隐痛或刺痛,形瘦面黧,头晕乏力,腰酸尿黄少,或腹大膨满,里热皮灼,腹皮紧,口燥咽干,大便干结,或现低热颧红,或面额鼻准多见血缕红痣,盗汗,五心烦热,失眠心悸,时或鼻衄龈血。舌红或红绛少津,苔净或光剥,脉细或细弦数。

治法:育阴柔肝,活血软坚。

处方:土鳖四逆散Ⅲ号。土鳖虫6 g,柴胡4～6 g,赤白芍各12～15 g,丹参15～30 g,太子参

15～30 g,生地 15 g,麦冬 15 g,北沙参 10 g,川楝子 10 g,黑料豆 10～15 g,枸杞 10～15 g,楮实子 10 g,泽兰 10 g,丹皮 10 g,鸡内金 10 g,生甘草 3～6 g。

阐述:处方取土鳖四逆散合参麦地黄汤、一贯煎意。取枸杞子、黑料豆柔养肝阴;泽兰、丹皮和络宁血,以防出血;楮实子入肝、脾、肾,滋阴清肝利水。

伴衄血加墨旱莲 20 g,茅根 30 g(或茅花 10 g),仙鹤草 30 g,三七粉 3 g(分冲),茜草 15 g,山栀 10 g。另用地骨皮 30 g,银花 10 g,白茅根 30 g 煎水含漱;烦躁失眠,潮热盗汗,水亏火旺加枣仁、女贞子、百合、墨旱莲各 15 g,知母 10 g,龟甲 10 g,五味子 6 g,夜交藤 30 g;舌红苔腻,或有便溏脘痞,口干不欲饮属阴虚湿重,去阴柔之品,加厚朴花 6 g,生苡仁 15 g,芦根 30 g,藿香 10 g 等芳化和阴而不燥之品,再入桂枝 3 g 以通阳化气,助膀胱气化,以阳行阴。阴虚腹水时,南京名老中医邹良材采用兰豆枫楮汤(泽兰、黑料豆、路路通、楮实子)为基本方加味,颇具心得;阴虚气滞,腹胀甚者,可少量配用炮姜、木香,待脾气渐旺,精微便得输布,故有时不必将温燥之品一律弃之不用,这也是邹良材的经验之见;血瘀征明显,忌破瘀攻逐,而当养血滋柔,和营消瘀,加当归、红花、桃仁各 10 g;便结加火麻仁 15 g,郁李仁 15 g,首乌 10 g,玄参 10 g,必要时可暂加生军 6～10 g;低热不净加鳖甲 15 g,青蒿 15 g,知母 10 g,白薇 10 g,银柴胡 10 g;湿热留恋,尿黄可取黄柏、猪苓各 10 g,路路通 15～30 g,半边莲 15 g,茵陈、金钱草、马鞭草各 15～30 g,也可选取白花蛇舌草、车前子、陈葫芦、白茅根各 15～30 g;兼脾虚便溏,去生地、丹皮、川楝子,减丹参加薏苡仁、山药、扁豆各 15～30 g,党参 15 g,白术 10 g,谷芽 15 g。

此证临床颇不少见。易反复,恶化较快,多伴水、电解质失衡或腹水感染,正气消耗较多。利水则伤阴,滋阴则助湿碍脾,攻逐则易诱发感染、出血、昏迷,尤其阴虚伴内热血瘀者。治疗较棘手,选方用药要极为小心,瞻前顾后。慎用西药利尿和中药化瘀,忌攻逐破瘀。

当阴虚改善后,可表现为脾虚、阳虚、舌由红转淡,且往往兼夹实邪—湿热、血瘀外感等,要注意标本和先后缓急的恰当运用。治程中要始终注意脾胃功能,不能一味养阴生津。夹湿应芳淡醒脾为主,勿过用香燥、苦化和渗利,以防更伤阴津。

(四)瘀热结黄

主症:胁肋刺痛,胁下痞块,身困目黄久不消退,面色黄暗,腹胀或拒按,或腹水,腹皮绷急,烦热,口干口臭,不欲饮水,大便秘或溏垢,小便短赤甚或灼热涩少。舌多暗红,苔多黄腻,脉弦数。

治法:凉血化瘀、清热利湿。

处方:土鳖四逆散Ⅳ号。土鳖虫 6 g,赤芍 10～30 g,大黄 6～10 g,丹皮 10 g,枳壳 10 g,丹参 15～20 g,炮山甲 10 g,山栀 10 g,茵陈 30～90 g,金钱草 30～60 g,车前子 15 g(包煎),白茅根 30 g。

阐述:方取茵陈蒿汤清热利湿,与土鳖虫、山甲为伍,可入血分,化瘀结而利水道,使瘀热从二便泄出。其中大黄和赤芍、茵陈、土鳖、山甲属必用之品。大黄熟用、生用还是酒制,需根据体质、大便及全身状况,总要使大便稀软,日行 1～2 次为度。大黄不仅能促进胆汁分泌,还能使奥狄括约肌松弛,胆囊收缩,与茵陈合用有很好的利胆、泄热、退黄的协同作用。即使原来便溏不实,也应考虑用少量熟军,往往在继续使用过程中大便渐渐复实。赤芍在有血分瘀热明显,肝痛顽固或有心神症状时宜重用,为凉血泄热,清解瘀热之主药。茵陈、金钱草非量大不能退其久蕴不净之黄疸,但要注意利湿能伤阴,可适当配用枸杞子、黑料豆、女贞子、墨旱莲等纠其偏。瘀黄不退者还可考虑用硝石矾石散、栀子柏皮汤、大黄硝石汤或黛矾散(青黛:朴硝石:明矾粉=1:1:2)每次 1.5 g,2 次/天,口服。

热象明显加生地 15～30 g、大青叶 15 g、银花 15～30 g、龙胆草 6 g;腹胀少尿便结湿热内盛可加商陆 10 g、煨黑丑 10 g;有腹水尿赤可加马鞭草 30 g。浙江名中医魏长春用消膨利水汤(腹水草 30 g、白毛藤 15～30 g、路路通 15～30 g、白茅根 30～60 g),适于腹水而舌深红者。尿仍不多可用蟋蟀粉、蝼蛄粉、沉香粉,按 2∶2∶1 比例,每服 2～3 g,2 次/天;热迫血溢,参考血证;伴心神症状可配用醒脑净 20～40 mL+10% 葡萄糖注射液 200 mL 静脉滴注,1 次/天。

此证多见于顽固性黄疸,尤其伴肝内、外梗阻性黄疸,瘀胆型肝炎,胆汁郁积性肝硬化或伴腹水感染者,治疗非如一般黄疸腹水之易。

(五)脾肾阳虚

主症:肝脾肿大,肚腹膨满,朝宽暮急,水鼓如囊裹水,状如蛙腹,按之濡软,下肢浮肿,面色萎滞淡黄或㿠白,形寒肢冷,神倦体乏,纳呆便溏或解不通爽,尿少色清,腰腿酸痛。舌胖大淡暗或淡润,边有齿痕,苔白滑腻,脉沉细。

治法:温阳以助气化,疏利水气。

处方:实脾饮、真武汤、附子理中汤化裁。熟附片 10～30 g(超过 15 g 宜先煎 30～60 分钟),炒白术 12 g,肉桂 3 g,茯苓 30 g,生姜皮 10～30 g,木香 10 g,大腹皮 10 g,干姜 6 g 党参(或黄芪),15～30 g,半边莲 15～30 g,熟苡仁 30 g,椒目 6 g。

阐述:本型患者全身状况较差,但对中药的反应较好,虽病程迁延经久,但变生血证,昏迷的概率较小,因此预后尚好。脾肾阳虚,气不化水,寒水内蓄,治疗以温补为主,适当加入化气行水药,不过于清利,所谓"离空当照,阴霾自散。"

偏脾阳虚,酌加黄芪或党参 15～30 g,山药 15 g,白扁豆 15 g;偏肾阳虚,加淫羊藿 15 g,仙茅 10 g,鹿角片 10～15 g,胡芦巴 10 g,菟丝子 10 g 等。

七、西医治疗

(一)一般治疗

代偿期患者可作一般轻工作。症状不明显,可不必服药。失代偿期需绝对休息,进高蛋白、高热量、维生素丰富而易于消化的饮食为宜,少食脂类。有食管静脉曲张,忌食坚硬粗糙食物。腹水浮肿者宜低盐饮食并限水。出现肝昏迷先兆,须严格限入蛋白质物。避免使用对肝脏有害的药物。

(二)药物治疗

1.维生素

视情况补充维生素 B_1、维生素 B_6、维生素 C、维生素 A、维生素 D、维生素 K 等。

2.护肝药

适当选用:①益肝灵(水飞蓟素)2 片,3 次/天;②护肝片 2 片,3 次/天;③强肝片 3 片,2 次/天;④转氨酶升高可用双环醇片 1 片,3 次/天。

对无肯定疗效的所谓保肝药以不用或少用为宜,以免增加肝脏负担。

3.止血药物

有出血倾向如齿衄、鼻衄,可选用维生素 K_1,8 mg,肌内注射,1 次/天;或维生素 K_4,4 mg,3 次/天;或卡巴克络,5 mg,3 次/天;或云南白药,1 g,2～3 次/天。

4.静脉内补充营养

失代偿期全身状况较差者,宜于静脉内补充营养,可间歇交替使用血浆或全血 200 mL、

20％清蛋白溶液 50 mL、水解蛋白 500 mL、复方氨基酸 250 mL、肝脑清（支链氨基酸）250 mL、极化液等。

5.利尿剂应用

联合应用 2～3 种利尿剂。配伍原则是使用几种作用于肾脏不同部位的药，排钾利尿与保钾利尿剂的配合运用，以增加利尿效果，减少不良反应，避免电解质紊乱。可选用：①氢氯噻嗪25～50 mg/d＋氨苯蝶啶 100～200 mg/d。②呋塞米 20～60 mg/d，口服，肌内注射或静脉推注。③保钾利尿剂螺内酯片或氨苯蝶啶片 60～180 mg/d 等。

注意，过剧利尿非但不能除腹水，反而可使循环血量骤减而促进肝肾综合征的发生，并易致低钾诱发肝昏迷。用利尿剂的同时，间用清蛋白、血浆或右旋糖酐，可提高胶体渗透压，促进利尿，但昏迷前期需慎用。无低蛋白血症和组织水肿者不宜用清蛋白等制剂。

腹水严重时可适当放腹水，每次 500～1 500 mL，不宜过多，否则加重低蛋白血症及引起电解质紊乱，反使腹水加重，甚至诱发肝昏迷。放水可与利尿剂同时应用。放腹水应严格掌握指征，只有在腹胀难以忍受或引起心肺压迫症状而利尿剂又不能奏效时使用。

腹水静脉回输，难治性腹水可采用。可纠正有效血容量不足及电解质紊乱，补充蛋白质，改善肾功能，恢复对利尿剂的利尿效应，使尿量增加，短期内腹水减少消退，目前已有多种腹水浓缩方法供选用。

八、中西医优化选择

对本病的治疗，目前尚难完全治愈。中西医药配合治疗，效果优于单纯西药或中药。过去西医将出现肝腹水视为肝病晚期，最长寿限不超过 5 年。近年来中西医结合或中医治疗的成果已经打破了这种观念。充分发挥中医辨证治疗专长和以西医的某些治法为补充，中、西医有机结合，取长补短，达到最大限度地恢复和保持肝脏功能，使活动性趋向静止，失代偿转为代偿，有效防治各种并发症，使肝硬化患者得以带病延年，极少数患者几能尽其天年。究其原因，主要关键是正确的中医辨证施治和合理配合西药。

对肝硬化的早、中期，中医较之西医有较明显的疗效优势。中医通过扶正祛邪，调整机体阴阳失衡，祛除湿热、瘀毒，通腑利胆，疏导肝胆肠胃，改善自觉症，提高机体抵抗力和免疫功能，使全身症状得以改善，在此基础上获得肝脏病理、功能的改善，这是中医的主要思路和取效的方法步骤。中医治疗本病的长处主要表现在：良好的退黄，改善肝胆的郁滞状态，促进食欲，改善胃肠功能，减轻肝区疼痛不适，改善凝血功能。通过养阴柔肝，使舌质由红转淡，改变阴虚内热的内环境，从而减少出血、昏迷等并发症；降低转氨酶，促进蛋白代谢是通过内在机制而不是一味靠补充；改善肝脾等脏器组织的微循环，促使肝脾一定程度的软化回缩；通腑解毒，清除瘀毒湿热，抑制炎症反应和清除毒素；消除腹水和水肿，一方面是通过直接的利水，攻逐，一方面则从辨证角度，如滋阴得以利水，温阳则阴水自散，气畅则水顺等而获效的。尽管利尿效果多数情况下较慢，没有西药快而肯定，但一般无西药之不良反应，有时对西药利尿无效的少数患者能起到很好的利水、消腹水效果；改善全身状况是通过纠偏制衡，调动内在正气，合理调整内在正、邪关系而取得的，因此疗效较易巩固，而不像西医，一味靠补给，有时难达预期效果。如在湿热内盛之际，能量药物的补充及具有酸敛作用的五味子人工制剂联苯双脂等，就并非所宜。即使有效，疗效也不易巩固。中医药的主要缺点在于治疗手段较为单一，长期汤药治疗，患者难以坚持，汤药无效则无更好的中医办法可以补充。对少数难治性肝硬化、顽固性腹水、脾功亢进等亦颇感困难。目前对以中医药清除 HBV 的研究,国内有部分单位取得了可喜的进展。

肝硬化的治疗,一般情况下,宜在辨证施治的基础上,吸收西医治疗专长以弥补中医治疗上的缺陷。西医药在下列情况下可以考虑合并使用:①腹水在用中医辨证或验方治疗效果不明显,腹水不消或有增长趋势时,需配合西药利尿剂或其他措施,或以西医药治疗为主,协用中药。②继发感染包括腹水感染时,需配合有效抗生素,力求迅速控制感染,以防生变。同时,还可使中药组方不致面面俱到而缺乏针对性,影响疗效。可采用中、西医各治各的主要矛盾。③全身状况差,中药一时难以纠正,或进食少而中药效果不满意时,应配合西药能量制剂、促代谢药和支持疗法。在低蛋白血症明显时,输注血浆,清蛋白类制剂,弥补中医扶正手段的不足,为常用的有效方法。④少而精的疗效较肯定的保肝药的适当配合使用。⑤肝昏迷时,应以西医治疗为主,使用降血氨药,维持水与电解质平衡,支持疗法等措施适当配用中医药,如静脉输注醒脑静等,可提高疗效,降低死亡率。⑥脾亢时切脾断流术,腹水回输等是西医之专长。

门脉高压是肝硬化自然进程的严重结局,门脉高压的直接后果是导致门静脉与体静脉之间的侧支循环形成,其中最具临床意义的是食管胃底静脉曲张。曲张的静脉极易发生破裂而引起大出血,大出血加重肝损伤,加重腹水,引发肝性脑病及肝肾综合征,甚至在短时间内因失血性休克而危及生命。当大出血发生时,主要应使用西医药迅速降低门脉压力,迅速控制出血。此时使用诸如奥曲肽,血管升压素,胃镜下血管套扎止血及行门体分流术等措施,均有迅速、直接的止血效果,此为西医药界近十余年来治疗本病的显著进展。

关于食管胃底静脉曲张再次破裂出血的防治。门脉高压患者食管静脉曲张破裂血止后再出血的概率及死亡率均很高,对所有患者在血止后均应给予相关治疗以防再出血的发生。西医药主要使用 β 受体阻滞剂与利尿剂,以图降低门脉压力。在这方面,中医药可发挥较强的防治作用。其中,使用笔者研制的土鳖四逆散系列方可有效地降低部分患者的门脉压力,软化肝脏,以达到防止再出血的目的。

九、饮食调护

运化功能差者,宜选用清淡易消化食物,运化功能改善后,再逐渐增加补益味厚的食物。前者如米粥、赤豆粥、苡仁米粥、藕粉、新鲜蔬菜,各种淡水鱼类、瘦猪肉等,后者除普通米、面外,适当增加蛋类、奶类、豆制品、牛肉、禽类、动物内脏以及鳖甲、龟肉等。西瓜清暑利尿,暑天食用颇为有益,苹果厚肠止泻,梨寒凉,宜慎用。山芋、南瓜能助湿生热,故均不宜进食。但应指出,进食过少或饮食过于疏简亦绝非所宜,因为营养不良会导致脏气失调。有腹水应却盐味,可用乌鱼或鲤鱼与一头大蒜煨汤服。

食疗方如下。①赤豆焖鲤鱼:鲤鱼一尾约 500 g 左右,去肠杂纳入赤豆 30 g,以少量糖、生姜,不用盐焖煮一小时,起锅前放少量黄酒,以去腥味,如无鲤鱼,可以鲫鱼代,有利水消肿之功。②桂圆炖甲鱼:取甲鱼一只,去内脏入桂圆 50 g,烹调时加姜、盐适量,隔水清炖一小时,佐餐用。适于慢性肝病营养不良而食欲尚可者。③虫草炖老鸭一只,去内脏毛杂,以冬虫夏草 10~20 枚置腹内,稍加调料,炖烂吃肉喝汤,适于慢性肝病免疫功能低下,肝功不易恢复而证偏阴虚者。④赤豆苡米茯苓粥:白茯苓 20 g、赤小豆 50 g、薏苡米 500 g。先将赤豆浸泡半天,与苡米共煮粥,赤豆烂后,加茯苓粉再煮成粥,加白糖少许,随意服用,每天数次。适于肝硬化脾虚湿重者。

(张文海)

第十节　尿崩症的中西医结合治疗

尿崩症是指抗利尿激素又称精氨酸加压素(AVP)分泌不足,或肾脏对 AVP 反应缺陷而引起的一组症状,前者称为中枢性尿崩症,后者称为肾性尿崩症。其特点是多尿、烦渴多饮、低比重尿和低渗尿。病因可分为原发性和继发性两大类。原发性又可分为遗传性和特发性。继发性的中枢性尿崩症大多由脑部肿瘤、外伤、手术、感染性疾病等引起,而继发性的肾性尿崩症由代谢紊乱、药物中毒、慢性肾病等引起。

尿崩症在中医中无特定病名,一般归属于"消渴"范畴。然而历代医家均认为"消渴"主要是指糖尿病。在《金匮要略》中有云:"男子消渴,小便反多,以饮一斗,小便一斗,肾气丸主之",很类似尿崩症证候的描述。历来有关中医治疗消渴的方药,可作为治疗尿崩症的参考。

一、病因病理

尿崩症多由素体阴虚,加之情志失调、饮食偏嗜、劳欲过度、外邪侵袭、外伤及手术创伤等,致使燥热盛,阴津耗竭而引发。

盖五脏属阴,主藏精,五脏脆弱则藏精不足,阴津有亏。大多数患者均在此基础上,感受外邪,邪热炽烈,或七情五志化火,或膏粱之变,内热壅盛,耗伤肺胃阴津。肺为水之上源,肺阴亏耗,水津不能敷布则多饮以自救,金水不能相生,肾关不固则饮一溲一,引起肾脏失养,导致肾阴亏虚。由此肾水虚,则火越烈,火烈而水越干,构成阴虚燥热之证。故尿崩症者初起大都偏于阴虚燥热,病程迁延不已,导致脾气虚弱,出现气阴两虚。病至后期精气耗损,阴损及阳,则可酿成脾肾阳虚及阴阳两虚之候。

总观本病,病机主要在于肾精不足,这与西医学中抗利尿激素分泌不足,寓有相似之意,并在此基础上引起阴虚、燥热、气虚、阳虚等变证,病变部位主要累及肺、脾、肾。

二、诊断

根据上述患者烦渴、多饮、多尿、持续低比重尿的临床表现,结合实验室检查结果,不难作出尿崩症诊断。

（一）临床表现

中枢性尿崩症可见于任何年龄,通常在儿童期或成年早期发病,男性较女性多见,男女比例约为 2:1。起病常较急,日期比较明确。大多数患者烦渴(口渴常很严重,喜冷饮),多饮,多尿,排尿频繁,尿色清淡,夜尿显著增多。烦渴多尿在劳累、感染、月经期和妊娠期加重。一般尿量常大于 4 L/d,多在 16～24 L/d,最多有达 40 L/d 者。尿比重比较固定,呈持续低比重尿,尿比重小于 1.010。尿渗透压多数＜200 mOsm/(kg·H_2O)。如果饮水不受限制,可影响到睡眠、消化系统甚至引起肾脏的病理改变,患者常表现为注意力不集中、体力下降、食欲减退,导致工作、学习效率降低。严重者可有脱水症状、电解质紊乱和视力下降。但其智力、体格发育接近正常。

肾性尿崩症的症状相对较轻,临床表现多变,尿量波动较大,多伴有原发性肾脏疾病引起的症状,如低血钾、高血钙,当这些原发性疾病治愈后症状会减轻或消失。

（二）实验室检查

1.尿比重

尿比重常低于 1.005，尿渗透压降低，常低于血浆渗透压。血钠增高，严重时血钠可高达 160 mmol/L 以上。

2.血和尿渗透压

血渗透压正常或稍高（正常 290～310 mOsm/L），尿渗透压多＜300 mOsm/L（正常 600～800 mOsm/L），严重者＜60 mOsm/L。

3.禁水加压试验

禁水时间 6～16 小时不等，具体视患者情况而定，禁水开始后，每小时测定 1 次体重，血压，血、尿渗透压和尿比重。当连续 2 次尿量和尿比重变化不大、尿渗透压变化＜30 mOsm/(kg·H$_2$O)或体重下降 3％时，于皮下注射水剂血管升压素 5 U，在注射后60分钟测定血、尿渗透压和尿量，尿比重。正常人禁水后体重、血压、血浆渗透压变化不大，尿量减少，而尿渗透压可以超过 800 mOsm/(kg·H$_2$O)，注射水剂加压素后，尿渗透压上升不超过9％。中枢性尿崩症患者禁水后反应迟钝，尿量无明显减少，尿比重和尿渗透压不升高，体重下降可＞3％，注射加压素后，尿渗透压上升幅度至少增加 10％以上。但肾性尿崩症患者在禁水和应用外源性 AVP 后尿渗透压不会升高。

4.影像学检查

利用影像学检查对进一步确定中枢性尿崩症患者下丘脑-垂体部位有无占位性病变具有重要价值。

三、鉴别诊断

（一）中枢性尿崩症与肾性尿崩症的鉴别

在禁水试验后给予 AVP，中枢性尿崩症可出现尿量明显减少，尿渗透压上升。而肾性尿崩症尿渗透压不会升高，尿量不能减少。同时测随机血 AVP 时，中枢性尿崩症是降低的，肾性尿崩症正常或升高。

（二）完全性和部分性中枢性尿崩症的鉴别

完全性中枢性尿崩症较部分性中枢性尿崩症症状严重。前者在禁水后，尿渗透压上升不明显，在给予外源性 AVP 后，尿渗透压迅速升高，上升幅度可以超过 50％，尿量明显减少，尿比重可上升至 1.020。后者在禁饮后尿液有一定的浓缩，但注射 AVP 后，尿渗透压升高一般不超过 50％。

（三）原发性或精神性烦渴与尿崩症的鉴别

原发性或精神性烦渴患者多饮多尿常常是不稳定的，且常无夜间多尿。禁水试验时，患者尿渗透压可以增高，但不能达到正常人禁饮后的水平。在禁饮后注射 AVP，尿渗透压不升高或升高很少，可与尿崩症鉴别。

（四）糖尿病与尿崩症的鉴别

糖尿病常有多饮、多尿、多食、消瘦症状，血糖升高，尿糖阳性，易与本病鉴别，需注意个别病例既有尿崩症，又有糖尿病。

四、并发症

（1）饮水过多、过快时可引起水中毒，表现为头痛加剧、恶心呕吐、体温下降、精神错乱、惊厥、昏迷,甚至死亡。

(2)患者因失水过多、禁饮、高热、昏迷、口渴中枢功能异常或发育不全致渴感消失,可导致高钠血症,血浆渗透压可>350 mOsm/L。

(3)急性高渗性脑病多见于婴幼儿,表现为呕吐、发热、呼吸困难或抽搐,重者昏迷、死亡。

(4)慢性高钠血症多见于成年患者,表现为淡漠、眩晕、无欲、嗜睡、肌张力高、腱反射亢进、抽搐等。

(5)中枢性尿崩症可导致骨量减少,甚至骨质疏松。

五、中医证治枢要

本病初起以阴虚燥热为主,后期则偏重于气虚、阳虚,辨证主要为本虚标实,其中虚证多于实证,本虚证见于阴虚、脾肾阳虚、气阴两虚、阴阳两虚证,标实则主要表现为口渴引饮、烦躁、失眠、面红、唇燥、苔黄、舌面干涩、脉弦细数等燥热症状。

本病以肾精不足为基本病机,治疗以标本兼治为主。在用药时应注意滋阴、补气、温阳的不同而有所侧重。同时还应根据不同辨证将治标与治本灵活应用。标证明显时,宜以清热止渴为主;后期正虚为主或脾肾亏虚时,当治其本,着重于滋阴填精、培补脾肾、温阳益气、固肾缩尿。但由于津液的大量流失,温补不宜过燥,以防重伤津液,而应"阴中求阳",使阳得阴助而生化有源。

治疗本病的常用方剂,主要是六味地黄丸、知柏地黄丸、金匮肾气丸等,皆是以治肾为主,是宗"治消之法,以治肾为主","必须补肾中之水,水足而火自消"之旨,在药理研究中,发现补肾中药可以调节和改善下丘脑-垂体-靶器官功能低下状态,此或许是补肾药治疗尿崩症的内在机制,在补肾药中,地黄为主药,且其用量宜大,一般常用量为20~30 g,这既有药理作用的内在因素,也吻合辨证施治的治疗原则。

六、辨证施治

(一)阴虚燥热

主症:烦渴引饮,尤喜冷饮,口干舌燥,唇赤颧红,无汗或盗汗,五心烦热,夜寐不安,尿频量多,大便干结;妇女经少或经闭,月经愆期。舌质红或红绛,苔黄,脉弦细数。

治法:滋阴清热,润燥生津。

处方:知柏地黄丸合白虎加人参汤加减。生熟地各30 g,山药15 g,山茱萸15 g,丹皮10 g,知母12 g,黄柏10 g,生石膏30 g,麦冬10 g,天花粉10 g,芦根30 g,甘草10 g。

阐述:尿崩症者此型较为多见,方中生熟地滋阴益肾,山茱萸养肝肾而益精,山药补脾肾而摄精微,三药相配,滋养肝脾肾,达到三阴并补的目的。同时知母、黄柏相须为用,可滋阴、清虚热,共奏滋阴清热之效;方中再加入石膏,用以清肺胃之热,并能止渴除烦,知母与之配伍,可加强其清热生津之功。麦冬、天花粉、芦根均可入肺胃经,起到清热生津的作用。如口渴明显加乌梅、玄参;大便干结加生大黄、火麻仁;午后潮热加地骨皮、胡黄连;心悸失眠加远志、枣仁;排尿频数加益智仁、覆盆子。

在临床应用中,如患者阴虚明显,可主要以知柏地黄丸、地黄饮子、麦门冬汤、三才封髓丹化裁。如燥热明显者,主要以玉女煎、玉泉散加减,其中石膏用量宜大,过小则起不到清热止渴之效。林有岳以滋阴清燥立法,应用六味地黄丸、白虎加人参汤或玉女煎加减治疗尿崩症,多数患者经过治疗后,尿量、尿比重接近正常,经随访1年以上未见复发。

（二）气阴两虚

主症：口渴多饮，多尿，消瘦乏力，自汗气短，皮肤干燥，手足心热，失眠多梦，头晕耳鸣。舌嫩红，苔薄白少津，脉细数。

治法：益气养阴，敛津固摄。

处方：生脉散合六味地黄丸加减。党参15 g，麦冬15 g，五味子15 g，生熟地各30 g，山药30 g，山茱萸15 g，茯苓20 g，丹皮10 g，甘草10 g。

阐述：生脉散中党参益气生津；麦冬甘寒柔润，益津滋阴；五味子味酸，收敛耗散之气；合麦冬则酸甘化阴，而能敛液生津；三药一补一清一敛，共奏益气养阴，敛津固摄之效。六味地黄丸则益肾精以固真阴。如有多汗、心悸者，加龙骨、牡蛎，以敛汗镇心；口渴烦热者，加生石膏（先下）、知母，以清热生津除烦；大便秘结者，加玄参以滋阴润肠；气虚甚者，加人参、黄芪，以补元气。龚燕冰等在临床上将本病分为阴虚热盛型、气阴两虚型、肝肾阴虚型、阴阳两虚型辨证治疗，其中气阴两虚型用生脉散加减治疗，取得了较好的疗效。

（三）脾肾阳虚

主症：口渴引饮，尿色清长，小便频多，尤以夜尿为甚，腰膝酸软，神疲乏力，纳呆便溏，形寒怯冷，面色苍白。舌淡嫩，苔白，脉沉细弱。

治法：温阳益气，固肾缩尿，健脾助运。

处方：鹿茸丸加减。鹿茸3 g，熟地黄12 g，麦冬20 g，山茱肉15 g，补骨脂15 g，肉苁蓉15 g，五味子15 g，党参15 g，黄芪30 g，茯苓15 g，白术10 g，桑螵蛸15 g，甘草10 g。

阐述：源于《三因极一病证方论》的鹿茸丸主要用于肾虚消渴、小便无度。方中以鹿茸、肉苁蓉温肾助阳；熟地黄、麦冬养阴生阳；黄芪、党参、茯苓、白术、甘草合用取四君子汤之意，补中健脾；山茱肉、补骨脂、五味子、桑螵蛸固肾摄液。原方中牛膝因可利尿通淋，引药下行，恐影响药效，因此去之。如口渴引饮加葛根、升麻补脾生津；尿次频数加芡实、益智仁；肾阴不足加生地、龟甲；气短懒言加生晒参、核桃肉；纳呆明显加鸡内金、山楂。若经过治疗之后，多饮、多尿之症已基本缓解，尿比重有所增高，则可用补中益气汤或四君子汤善后，不必过用温阳之剂。潘文奎经过研究认为脾肾阳虚是尿崩症主要证型，用药主要以金匮肾气丸、鹿茸丸、玄菟丸等化裁，患者经治疗后，多饮、多尿症状逐渐减轻，尿比重逐步提高，从远期疗效来看，多数患者疗效稳定，很少复发。

（四）阴阳两虚

主症：口渴引饮，尿频尿多，呈饮一溲一之态，形体憔悴，面色黧黑，耳轮干枯，咽干舌燥，畏寒汗出，阳痿早泄或月经延期，记忆力减退。舌淡，苔干，脉沉细无力。

治法：温阳滋阴，补肾固涩。

处方：金匮肾气丸加减。制附子8 g，肉桂6 g，生熟地各30 g，山药15 g，山茱肉15 g，茯苓12 g，丹皮12 g，甘草10 g，乌药6 g，益智仁9 g。

阐述：尿崩症见阴阳两虚证时，已入此病后期。此时虽有阴虚精亏之基本病机，但已呈阳虚为主的征象，故在治疗时以金匮肾气丸为主，方中附子与肉桂相须为用温补阳气，但恐其孤阳无以生，配生熟地、山药、山茱肉滋阴填精，助桂附之效，从而达到阴中求阳，阴阳并补的目的。病至此期，患者渴饮、尿频的症状更为严重，可达到饮一溲一的状态，因此取缩泉丸之义在方中加入乌药和益智仁，以奏健脾补肾，固精气，缩小便之效。若有脾虚失运，加黄芪、升麻；有燥热之象者，加玉竹、知母。本病至此，难以在短期见效，固可将本药制成丸剂，以图缓治。在临床中，朱太平用金匮肾气丸加味治疗肾阴阳两虚之尿崩症,患者在服药后尿比重逐渐升高,调治月余后改汤为丸,连服半年,体力逐渐恢复,随访7年未见复发。

七、特色经验探要

(一)关于滋阴、温阳治则的选择

本病以肾精不足为基本病机,燥热证以及疾病后期的气虚、脾肾阳虚均由其发展而来,因此,滋肾养阴应贯穿于疾病始终。特别是当阳虚证出现的时候,不应认为阴虚者不可温阳,阳虚者不可滋阴,而应清楚本病的发病过程,在补阳的同时,加入滋阴药物,使阳得阴助而生化无穷,阴得阳升而泉源不竭。因此在本病的治疗中,当顾及阴阳双方,尤其注重滋养肾精之品的应用,源于六味地黄丸中的地黄、山药、山萸最为常用,亦可选用黄精、肉苁蓉、菟丝子等药物,此皆具有补肾填精之功,补阴助阳之效,在阴虚或阳虚的病证中均可加减选用。在临床应用中,一般以金匮肾气丸为常用方加减。这也正是张景岳所云"善补阳者,必于阴中求阳;善补阴者,必于阳中求阴"的具体体现。

(二)关于清燥止渴治法的运用

在本病早期,患者以阴虚燥热证多见,患者虽愁于尿次频多,但更苦于口干烦渴。在燥热明显时,理应以清燥止渴为主治疗,但是追究其原因,并非由外邪燥热所致,乃是阴虚使然。故在患者燥热证明显时,可主要用诸如石膏、知母、羚羊角粉等清燥止渴药治疗,方剂可用白虎汤或玉女煎加减。在烦热渴饮症状缓解后,即可停用前法,转用滋阴生津法善后,药用生地、麦冬、五味子、天花粉等,方用六味地黄丸之辈加减,并加用芦根等能调动体内津液到达病所的药物以治病求本。这也是《黄帝内经》主张"燥者濡之"的具体体现。

(三)关于固涩缩尿药物的使用

本病名为尿崩症,以多尿为临床主要症状,可影响患者正常生活,故在治疗时常常加入诸如桑螵蛸、龙骨、牡蛎等固涩缩尿的药物,但收涩之剂仅仅针对多尿这一主症,而非去除病因之策,单纯使用这些药物收效甚微,只有结合辨证论治,与滋阴清热、益气养阴、温阳益气、温阳滋阴方剂同用,才可使尿次减少。从药物分析,龙牡等均为含钙之质,或有助于改善电解质紊乱,从而改变血渗透压,减少肾小管之滤过液或促进其滤液的重吸收,但对垂体抗利尿激素的分泌机制不产生直接影响,也仅是治标之法,故不能将其作为主药来治疗本病。

(四)各家经验及现代研究成果

潘文奎经过总结病例资料认为本病主要分为阴虚燥热及脾肾阳虚二型。阴虚燥热型以知柏地黄丸、三才封髓丹或白虎加人参汤、玉女煎化裁为主,其中地黄用量宜大,脾肾阳虚型以金匮肾气丸、鹿茸丸、玄菟丸等化裁。樊蓥则将尿崩症的治疗分为清热滋阴法、养阴生津法、固津摄尿法、培补脾肾法四大类,认为治疗上常以滋阴清热治其标,后以培补脾肾(须分阴虚、阳虚、阴阳两虚)治其本,结合固津缩尿和甘草制剂。地黄、黄芪、甘草等主要药物须重用,用药时间须足够长,疗程一般须1个月以上,并须重视善后调理。另外有的学者认为在本病中用玄参、麦冬剂量过重,或用茯苓、牛膝均对病情不利;还有不少学者采用大剂量甘草,也有推崇鹿茸为主药者。有的学者认为龟甲、鳖甲对本病有卓效,林兰常在补肾的基础上加入龟甲、鳖甲、鹿角胶等血肉有情之品,以益气血,补肾填精,生髓补脑。她认为鳖甲不但可以滋阴清热,还可以软坚散结,抑制结缔组织增生,提高机体抗肿瘤的免疫力,对于继发性尿崩症鞍区肿瘤或组织细胞增生症的患者尤为适宜。

八、西医治疗

（一）中枢性尿崩症的治疗

1.AVP 制剂

（1）人工合成 1-脱氨-8-右旋-精氨酸血管升压素（DDAVP）：DDAVP 增加了抗利尿作用，而缩血管作用只有 AVP 的 1/400，抗利尿与升压作用之比为 4000：1，作用时间达 12～24 小时，是目前最理想的抗利尿剂。该药目前已有口服剂型［如去氨加压素（弥凝）］，每片 0.1 mg，口服 0.1～0.2 mg，一般可维持 8～12 小时的抗利尿作用。同时该药还有注射剂和鼻喷剂供选择。

（2）水剂加压素：皮下注射 5～10 U，药效可持续 3～6 小时。每天须多次注射，长期使用不便，常用于颅脑外伤或术后神志不清尿崩症患者的最初治疗。

（3）粉剂尿崩停：每次吸入 20～50 mg，每 4～6 小时 1 次，长期应用可引起萎缩性鼻炎。

（4）长效尿崩停：为鞣酸加压素制剂，应深部肌内注射。使用时从小剂量开始，初始剂量为每天 1.5 U，应根据尿量调整药物剂量，切勿使用过量引起水中毒，一般每周注射 2 次。

2.其他口服药物

（1）氢氯噻嗪（双氢克尿塞）：抗利尿机制不明，对中枢性和肾性尿崩症均有效，可使尿量减少 50% 左右。与氯磺丙脲合用有协同作用。成人每次 50～100 mg，每天 3 次，服药过程中限制钠盐摄入，同时应补充钾盐。

（2）氯磺丙脲：刺激 AVP 释放并加强 AVP 对肾小管的作用，对肾性尿崩症无效。200～500 mg，每天 1 次。其不良反应为低血糖、肝细胞损害、白细胞减少等。

（3）卡马西平：为抗癫痫药物，可刺激 AVP 释放，每天 400～600 mg，分 3～4 次服用。但服药后头疼、眩晕、恶心、粒细胞减少等不良反应较多。

3.继发性中枢性尿崩症

继发性中枢性尿崩症应治疗其原发病。

（二）肾性尿崩症的治疗

由药物或代谢紊乱所致的肾性尿崩症只要停药，代谢紊乱即可恢复。家族性肾性尿崩症治疗相对困难，可限制钠盐摄入，应用噻嗪类利尿剂或吲哚美辛。上述治疗可使尿量减少 20%～50%。

（三）妊娠期尿崩症的治疗

原有中枢性尿崩症的妇女妊娠时，一般应用 DDAVP。如果尿崩症是由希恩综合征所致，则应在治疗尿崩症的同时治疗腺垂体激素的缺乏。妊娠性尿崩症的治疗中应区分抗利尿激素分泌不足引起的尿崩症和渴感异常引起的尿崩症，后者应用 DDAVP 可引起水中毒，所以最好测定血中 AVP 含量来指导治疗。在尿崩症患者，妊娠中没必要停药，相反应增加药量；哺乳期也没必要停药，因乳汁中药物的含量甚微。由于尿崩症在妊娠后会自然缓解，分娩后应密切注意尿量变化，及时减少药物剂量和停药，防止水中毒发生。

（四）严重尿崩症的治疗

应以及时纠正高钠血症，积极治疗高渗性脑病，正确补充水分，恢复正常血浆渗透压为准则。但要注意纠正高渗状态不宜过快，如果原来的高渗透压下降太快，容易引起脑水肿。液体补充的速度以血清 Na^+ 每 2 小时下降 1 mmol/L 为宜。具体补液原则为：如果有循环衰竭或严重高钠血症，可输注低渗盐水，意识清醒者可经口服；如果不存在循环衰竭仅有高钠血症者，可输注

5％葡萄糖溶液,输注速度要低于葡萄糖代谢速度,以避免高血糖发生和渗透性利尿。但是对于严重高钠血症伴循环衰竭逐渐发展超过 24 小时者,应补充等渗溶液。

九、中西医优化选择

尿崩症确属疑难病,西医学对此则采用激素替代疗法和运用抗利尿药物,这些药物一般起效较为迅速,但是患者需终身服药或肌内注射药物,且常出现水中毒及肝肾损害等不良反应。而中药可根据每个患者的不同辨证,采用滋阴、清热、润燥、益气、温阳、缩尿等治法,在治本的同时,可改善患者口干舌燥、尿频尿多等症状,提高患者的生活质量,而且没有西药的诸多不良反应。但是中药起效较慢,因此可以采用中西医结合治疗的方法,在使用西药的同时,用中医辨证论治,使患者逐渐恢复垂体分泌抗利尿激素的能力,然后根据病情,逐渐减少西药用量,达到治疗本病的目的。

十、饮食调护

(1)尿崩症是由于垂体抗利尿激素分泌不足所致,故凡饮食中含有不利于抗利尿激素分泌的因素均应予以排除。如酒精可使抗利尿激素分泌减少,故尿崩症患者应忌饮酒及含有酒精成分的各种饮料。

(2)尿崩症患者之多尿不仅排出水分,同时也泻出了部分钠、钾、氯等电解质,故患者在渴饮之时,不宜饮用白开水,应适当加入盐分,并补充钾离子等,以弥补尿液中丢失的成分,对具有利尿作用的茶叶、西瓜等饮料或水果也宜少服。

(3)尿崩症患者宜进食血肉有情之品,以发挥其滋阴填精之效,诸如紫河车、鹿茸、鳖甲、龟甲等,此等均具有激素样作用,可促进激素的分泌或补充激素不足。

(米佳蕾)

第十一节　更年期综合征的中西医结合治疗

更年期综合征是指妇女由生育旺盛的性成熟期后逐渐过渡到老年期而出现的一组症状。发病年龄多在绝经期前后或绝经期。病因以卵巢功能衰退最为可能,卵巢功能衰退是一个渐进的过程,故本病又称"围绝经期综合征"。其他可能因素有精神因素、病前性格特异、遗传等。本病多数可以自行缓解,但也有部分患者症状较严重,影响生活和工作,需要治疗。

本病根据临床表现可归属于中医"月经不调""头痛""不寐""惊悸""郁证""虚劳"等病证范畴。严重者属"癫证"范畴。目前也有称本病为"经断前后诸证"或"绝经前后诸证"。

一、病因病理

岁入更年,脏腑功能渐衰,肾气不足,冲任脉虚,阴阳平衡失调。肾阴亏虚,水不涵木,则肝阳上亢;水不济火,则心火偏旺。肾阳亏虚,元神失养,则神气耗散;肾阳虚衰,脾胃之阳无以温煦可致脾阳不振。

本病主见于岁入更年之期,但并非到此岁月必然发病。发病大多或因禀性多疑,素性抑郁,或因遗传,或用脑过度,就易在肾气虚亏时产生本病。

二、诊断

(一)发病年龄

女性在 45～55 岁,以往无精神病发作史,系首次发病。

(二)类似神经症症状

头痛、头昏、失眠、手抖、耳鸣、心悸、疲乏、对声光刺激敏感、易激惹、焦虑、情绪不稳、无力等。

(三)自主神经功能紊乱的症状

烘热汗出、腰背酸痛、口腔及咽部灼热、恶心呕吐、注意力不易集中、记忆力减退等。

(四)性腺内分泌障碍的症状

表现为月经期紊乱、苍老、性功能减退等。

(五)代谢功能紊乱

身体发胖,或出现浮肿、便溏。

(六)病情发展

发病缓慢,可延续数年,然后逐渐康复。也有一部分患者进一步发展为更年期抑郁症或更年期偏执状态。

(七)生殖器表现

生殖器可有不同程度的萎缩。

(八)需排除其他器质性病变

需除外心血管、神经精神和泌尿生殖系统的器质性病变。

(九)实验室检查

内分泌检查显示妇女雌激素减少,促卵泡激素明显增高,为诊断本病的客观依据。

三、鉴别诊断

(一)更年期抑郁症

更年期抑郁症亦发病于更年期,常由更年期综合征发展而来。突出表现是焦虑与情绪低落,常抱不切实际的病态妄想和疑病观念,伴有自主神经功能紊乱的表现。

(二)药源性抑郁症

有服用利血平、氯丙嗪等药物史,有神经症的各种表现,患者常有焦虑感及自责倾向,有时肢体颤抖或口齿不清,停药后症状逐渐消失。本病多见于老年动脉硬化患者,应与本病鉴别。

四、中医证治枢要

(一)辨证重点分清虚实

本病辨证重点是首先分清虚实。若属虚证,则要分清肾阴虚或肾阳虚。

(二)辨证时需重视"虚阳"

本病可能出现"阳"性症状,但不能以为是实证,而用攻伐之品;一般可能是阴虚引起"虚阳"症状。随着阴虚得到治疗,则所谓"阳"性症状均能随之消失。若需要用清、消之药,也得少少用之,不可喧宾夺主。

（三）心理治疗也是一个重要内容

本病虽是因肾气衰减,体内阴阳平衡失调而起,但大多数患者或有精神因素,或有某些特殊性格,故在辨证论治中,心理治疗也是一个重要内容。中医心理治疗方法颇多,可择善选用之。

（四）及早治疗,防止病情加重

本病较重者必须及早治疗。因为若延误不治,则很可能逐渐变为较严重的抑郁症或癫证,预后不良。

五、辨证施治

（一）肝郁气滞

主症:心烦易怒,神志异常,两胁胀满,胸闷不舒,食欲缺乏,腹胀泄泻,或月经不调。舌苔薄腻,脉弦。

治法:疏肝理气,解郁畅中。

处方:更年解郁汤。柴胡9～12 g,香附9～12 g,枳壳6～10 g,陈皮6～9 g,芍药10～12 g,佛手10～12 g,郁金10～12 g,远志10～12 g,生甘草3～6 g。

阐述:本证型以肝郁气滞为主,故以柴胡、香附、枳壳、佛手、郁金等理气解郁。唯本病总与心有关,故加远志养心宁神。理气药易伤阴,故以芍药伍之,以防阴伤。若胁胀明显,可加青皮、川楝子;腹胀泄泻明显,系肝气乘脾之证,可加苍术、乌药;性情急躁,系气郁化火之证,可加丹皮、栀子。

（二）肾阴亏虚

主症:头晕耳鸣,腰膝酸软,潮热,汗出,五心烦热,面红颧赤,口干便秘,小便短赤,月经前期或前后不定期,经色鲜红,量或多或少。舌红少苔,脉细数。

治法:滋养肾阴,兼以潜阳。

处方:更年养阴汤。熟地9～12 g,山药6～9 g,山茱萸6～9 g,枸杞子6～9 g,茯苓3～4.5 g,何首乌9～12 g,龟甲9～12 g,炙甘草3～4.5 g。

阐述:本方虽宗六味地黄丸,但除去了丹皮、泽泻,加上枸杞子、何首乌、龟甲、炙甘草,故养阴之力比六味地黄丸强,清热作用不明显。可以看出本方意在以滋养肾阴为主。

若兼见烦躁易怒、胁痛口苦、失眠梦多、舌红苔薄而干、脉细弦,则可在原方基础上作加减。头痛头晕较重者,加白芍、夏枯草、石决明、白菊花;失眠者,加酸枣仁、合欢花、夜交藤;心悸者,加柏子仁、丹参;肝郁不舒者,加醋炒柴胡;口苦重者,加黄芩;哭笑无常者,加淮小麦、大枣。

（三）肾阳虚损

主症:精神不振,形寒肢冷,腰膝酸冷,纳呆腹胀,大便溏薄,或经行量多色淡,面浮肢肿,夜尿频多或尿失禁。舌淡或舌体胖嫩,边有齿印,苔薄白,脉沉细无力。

治法:温补肾阳。

处方:更年温阳汤。熟地18～24 g,白术9～12 g,山茱萸9～12 g,枸杞子9～12 g,鹿角胶9～12 g(烊化),当归9～12 g,肉桂6～9 g,制附子6～9 g。

阐述:肾阳亏虚,元神失养,则精神衰萎等症可见。故治疗非温肾阳不能振其元神。本方即以温肾药为主组成,并以补气健脑药为辅。肾阳充实,脾胃阳气赖以温煦,则后天化生有所依靠,不仅肾阳虚损诸症可除,脾阳不振各症亦随之消失。脾气虚明显者,加党参、黄芪;便溏明显去当归、熟地、鹿角胶,合用参苓白术散;浮肿明显者,加猪苓、泽泻;经量过多者,加阿胶、炮姜;遗尿重者,加桑螵蛸、炙黄芪、乌药。

(四)肾阴阳两虚

主症:腰酸膝软,头晕心烦,或心情抑郁,疲乏无力,畏寒怕冷,时而烘热汗出。舌苔薄白,脉细。

治法:滋肾扶阳,补益冲任。

处方:更年双补汤。仙茅12~15 g,淫羊藿12~15 g,巴戟天9~12 g,当归9~12 g,黄柏3~4.5 g,知母6~9 g,杜仲9~12 g,肉桂心3~4.5 g,熟地6~9 g。

阐述:本方组成一为温补肾阳,若仙茅、淫羊藿之辈;一为清泻肝火,以保肾阴,若知、柏等。本病证主要病机为肾阴肾阳均虚,以致冲任失养,而有虚阳上亢之兼证。故不能因临床见有烘热汗出,而用清热泻火之药。应分清主次,以调养为主,苦泻为辅。临证抓主证十分重要。注意清热不能过于苦寒,祛寒不宜过于辛热,不能妄用克伐。

六、特色经验探要

(一)更年期综合征症状的动静与组方动静主次问题

更年期综合征的症状以"动"为主,如头痛、心悸、失眠、焦虑、易激惹、情绪不稳、烘热汗出等。但这些"动"象系由"静"——肾虚所致的虚火、虚阳浮越所致,虚是疾病的本质,治疗必须以补肾为主。以静克刚,以静制动,当以守而不走之熟地、山茱萸、知母、黄柏等静药为主体;并应在大队静药之中,配伍一二动药,这样既突出治病求本的原则,又能做到补中有散,补而不滞。另宜兼顾兼证,如胸胁胀满加柴胡、青陈皮;浮肿加茯苓、泽泻等。使处方能动静合宜,阴阳平衡。

(二)关于肾与肝、心、脾诸脏在更年期综合征治疗中的关系

本病虽以肾虚为主,但易见心、肝、脾诸症,并与肾虚具有密切关系,因此临床在突出补肾的同时,也应兼顾其他各脏。

1.水不涵木

真水亏耗,则肝阳易张,肝火易亢,盖因乙癸同源,水不涵木,肝失滋柔,则刚强之性易发故也。症见烦躁易怒、胁肋胀痛、头晕目赤,甚则手抖动风之象。治疗当滋水以涵木,柔肝以潜阳。方用杞菊地黄丸加减。桑叶、白菊花、代赭石、枸杞子、白芍、生熟地、丹皮、石决明、珍珠母、生牡蛎、女贞子、旱莲草、首乌等为常用之品。

2.心肾不交

若肾水不能上济于心,则心火易亢,甚则反过来下汲肾阴或扰动精室,症见心烦、失眠、健忘、心悸怔忡、梦多等症。治疗当滋阴降火、交通心肾,所谓泻南补北。方用天王补心丹、知柏地黄丸加减。

3.火不生土

脾的运化功能,需赖肾中阳气之温煦。若肾阳不足,火不生土,则影响脾的正常健运功能。临床可见精神倦怠、腰酸不适、食欲缺乏、饮食减少、食后胀满、晨起便溏、性欲减退。女子经少色淡。治疗方法为温肾健脾,炉中添薪。方用金匮肾气丸合人参健脾丸。

如果数脏病变兼见,则应兼而顾之。

七、西医治疗

（一）精神治疗

应给患者作耐心解释，使其了解更年期是一个正常生理阶段，消除患者的精神负担。同时也应给患者介绍精神因素与发病的关系，帮助其正确对待。

（二）对症治疗

（1）服用氯氮（利眠宁）、地西泮（安定）、谷维素等药物，以改善睡眠，调整自主神经功能。

（2）对精神抑郁者，可选用多塞平（多虑平）25 mg，每天 3 次；焦虑者可用奋乃静 2～4 mg，每天 3 次。

（三）内分泌治疗

内分泌治疗主要是性激素治疗，可以调整性腺内分泌的功能，减轻症状。绝大多数更年期妇女并不需要内分泌治疗，此疗法仅用于上述治疗效果不佳的患者。

1.雌激素替代疗法

雌激素替代疗法可明显改善血管舒缩功能，减少更年期神经精神方面的反应。对子宫内膜癌、乳腺癌、肝病及易发生血栓的患者，禁用雌激素。对一些特殊体质（如肥胖）女性患者，慎用雌激素。常用的有以下 2 种。

（1）炔雌醇 0.05 mg，每晚 1 次，连用 1～2 周。

（2）己烯雌酚 0.25～0.5 mg，每天 1 次。

2.雌激素与雄激素联合应用

对垂体的抑制有协调作用。可用己烯雌酚 0.5 mg，每天 1 次；甲睾酮 5 mg（舌下含化），每天 1 次，连用 3 周，停药 1 周。

八、中西医优化选择

对于本病的病因，中西医在认识上有相通之处。中医认为本病多属肾虚，西医认为本病多因性腺功能减退而致。因而在病因治疗上，中医补肾为主，西医则补充性腺激素。在这方面，中医与西医疗效接近。但本病属内分泌因素所致，雌激素减少者方可用内分泌疗法，对部分患者效果较好。但是绝大多数患者并不适宜内分泌治疗，除上述雌激素禁忌证和某些特殊体质疾病不适宜性激素治疗外，还应考虑到这类药物易出现乳房疼痛、食欲减退、阴道分泌物增多、水肿、体重增加等不良反应，只有在中医辨证治疗加心理治疗不理想时才作为配合治疗措施加以运用。而西医镇静等对症治疗疗效多不理想，因此强调应以中医为主。

本病发病状态时，往往不是单纯的阴虚或阳虚；而经常出现面部潮红、烦躁、夜不能寐等心肝火旺的上热证，又同时出现便溏不适、四肢寒冷的下寒证。此时，若纯以卵巢功能减退来解释，较为勉强。而中医治疗重在调整阴阳，通过补肾、养心、健脾、益脑和平肝、清心、安神等合理配伍，使亢奋症状得以平复，同时也可使"下寒"诸证能够消除。肾之失衡之阴阳得到调整，对调节内分泌、镇静安神定志起到很好的协调作用，且无明显不良反应。故中医辨证治疗本病，比单纯提高雌激素水平之治疗，有一定优越性。

九、饮食调护

更年期综合征患者的饮食应少肥甘和辛辣之品，以清淡为主，平时注意怡情养志，清心恬淡，以免助湿生痰,掀动君相之火。宜多食鸡蛋、豆类、菜蔬、水果以保证营养。辅助食品可选取有滋肾补肝养心作用的龙眼肉、百合、莲肉、黑木耳等。偏于肾阴虚者,可用银耳、龟肉、黑豆、桑椹子等。偏于肾阳虚者,可用核桃仁、韭菜、麻雀肉等。可采用以下食疗方。

（一）枸杞蒸鸡

枸杞子 15 g,子母鸡 1 只(约 1 500 g),调料若干。将枸杞子装入子母鸡腹内,加入调料,隔水蒸熟,取出即成。功能滋补肝肾,适于肾亏的更年期综合征。

（二）白糖炖鱼肚

白砂糖 50 g,加入鱼肚(约 50 g)中,隔水炖熟即成。适于肾阴亏虚的更年期综合征。

（三）栗子龙眼粥

栗子 10 个,龙眼肉 15 g,粳米 50 g。将栗子、龙眼肉加入粳米中煮粥,粥成加白糖即成。适于以心悸、失眠、腰膝酸软为主症的更年期综合征。

（米佳蕾）

参考文献

［1］王玉,蔡鸿彦.实用中西医结合肺病学[M].北京:中医古籍出版社,2020.

［2］刘明军,张欣.中医经典背诵手册[M].北京:中国中医药出版社,2020.

［3］魏伟.黄斑病变的中医治疗[M].北京:科学出版社,2020.

［4］金瑛.头痛中医特效疗法[M].北京:中国科学技术出版社,2019.

［5］沈宇峰.中医方法论[M].北京:中医古籍出版社,2018.

［6］刘善军.实用中医内科基础与临床[M].北京:科学技术文献出版社,2020.

［7］蒋燕.中医基础理论[M].北京:中国盲文出版社,2020.

［8］邹丽妍.中医内科临床实践[M].长春:吉林科学技术出版社,2020.

［9］余小萍,方祝元.中医内科学第 3 版[M].上海:上海科学出版社,2018.

［10］杨峰.中医特色诊断与治疗[M].北京:中国中医药出版社,2017.

［11］苏小军.新编中医内科学[M].上海:上海交通大学出版社,2018.

［12］杨关林,吕晓东,关雪峰.实用中医传统疗法[M].北京:中国中医药出版社,2017.

［13］杨旸.实用中医诊疗手册[M].郑州:河南科学技术出版社,2017.

［14］马宁.现代中医内科诊疗进展[M].长春:吉林科学技术出版社,2020.

［15］谭元生,周德生.新编中医手册[M].长沙:湖南科学技术出版社,2017.

［16］赵秀花.现代中医内科学[M].上海:上海交通大学出版社,2018.

［17］步运慧.现代中医内科诊治精要[M].北京:科学技术文献出版社,2020.

［18］贺菊乔,周青.中医外科特色疗法[M].太原:山西科学技术出版社,2016.

［19］云秀花.实用中医内科学[M].上海:上海交通大学出版社,2018.

［20］冯翠军.实用中医内科诊疗[M].天津:天津科学技术出版社,2018.

［21］张聿涛.现代中医诊疗指南[M].天津:天津科学技术出版社,2018.

［22］王一东.中医内科临床实践[M].武汉:湖北科学技术出版社,2018.

［23］吕允涛,李青.临床中医诊疗应用[M].北京:科学技术文献出版社,2018.

［24］郭光爱.中医肿瘤研究[M].天津:天津科学技术出版社,2020.

［25］吴勉华,王新月.中医内科学第 9 版[M].北京:中国中医药出版社,2020.

［26］曲丽芳.中医基础理论[M].上海:上海世界图书出版公司,2018.

［27］尤俊文.实用中医妇科诊治精要[M].北京:中国纺织出版社,2018.

[28] 宋恩峰.常见疾病中医特色疗法[M].武汉:湖北科学技术出版社,2018.

[29] 周艳艳.中医妇科学[M].太原:山西科学技术出版社,2020.

[30] 冯宗文.中医妇科诊治辑要[M].北京:中国中医药出版社,2018.

[31] 徐承德.实用中医内科诊疗学[M].上海:上海交通大学出版社,2018.

[32] 黄甡,李晓峰.中医儿科学[M].太原:山西科学技术出版社,2020.

[33] 梁湛聪.中医基础与临床[M].广州:中山大学出版社,2018.

[34] 宁云红.中医特色专科诊疗研究[M].北京:科学技术文献出版社,2018.

[35] 谢萍.中医妇科外治法[M].成都:四川科学技术出版社,2018.

[36] 梁培干,罗秋平.现代岭南名医肺系医案收集整理概况[J].世界最新医学信息文摘,2019(54):174-175.

[37] 李铎,李佳,刘悦.基于中医基础理论探讨痰证现代生物学基础[J].辽宁中医杂志,2020,47(2):93-95.

[38] 詹杰,邓丽金,翁慧.中医辨证的原则[J].天津中医药,2020,37(4):394-397.

[39] 尉万春,张其成.从文化属性看中医学理论创新发展的方向[J].中医杂志,2020(3):185-188.

[40] 李灿东,翁慧,魏佳.中医诊断的思维原理[J].天津中医药,2020,37(1):14-17.